Handbuch der Urologie
Encyclopedia of Urology · Encyclopédie d'Urologie

Gesamtdisposition · Outline · Disposition générale

	Allgemeine Urologie	General Urology	Urologie générale
I	Geschichte der Urologie Anatomie und Embryologie	History of urology Anatomy and embryology	Histoire d'urologie Anatomie et embryologie
II	Physiologie und pathologische Physiologie	Physiology and pathological physiology	Physiologie normale et pathologique
III	Symptomatologie und Untersuchung von Blut, Harn und Genitalsekreten	Symptomatology and examination of the blood, urine and genital secretions	Symptomatologie et examens du sang, de l'urine et des sécrétions annexielles
IV	Niereninsuffizienz	Renal insufficiency	L'insuffisance rénale
V/1	Radiologische Diagnostik	Diagnostic radiology	Radiologie diagnostique
V/2	Radiotherapie	Radiotherapy	Radiothérapie
VI	Endoskopie	Endoscopy	Endoscopie

	Spezielle Urologie	Special Urology	Urologie spéciale
VII/1	Mißbildungen	Malformations	Malformations
VII/2	Verletzungen. Urologische Begutachtung	Injuries. The urologist's expert opinion	Traumatismes. L'expertise en urologie
VIII	Entleerungsstörungen	Urinary stasis	La stase
IX/1	Unspezifische Entzündungen	Non-specific inflammations	Inflammations non-spécifiques
IX/2	Spezifische Entzündungen	Specific inflammations	Inflammations spécifiques
X	Die Steinerkrankungen	Calculous disease	La lithiase urinaire
XI	Tumoren	Tumours	Les tumeurs
XII	Funktionelle Störungen	Functional disturbances	Troubles fonctionnels
XIII/1	Operative Urologie I	Operative urology I	Urologie opératoire I
XIII/2	Operative Urologie II	Operative urology II	Urologie opératoire II
XIV	Gynäkologische Urologie	Gynaecological urology	Urologie de la femme
XV	Die Urologie des Kindes	Urology in childhood	Urologie de l'enfant
XVI	Schlußbetrachtungen General-Register	Retrospect and outlook General index	Conclusions Table des matières

HANDBUCH DER UROLOGIE

ENCYCLOPEDIA OF UROLOGY

ENCYCLOPÉDIE D'UROLOGIE

HERAUSGEGEBEN VON · EDITED BY
PUBLIÉE SOUS LA DIRECTION DE

C. E. ALKEN **V. W. DIX** **H. M. WEYRAUCH**
HOMBURG (SAAR) LONDON SAN FRANCISCO

E. WILDBOLZ
BERN

IX/1

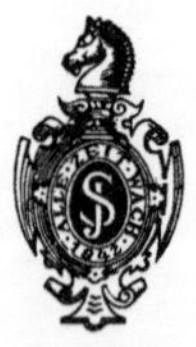

SPRINGER-VERLAG BERLIN HEIDELBERG GMBH

ENTZÜNDUNG · INFLAMMATION

I

UNSPEZIFISCHE ENTZÜNDUNGEN
NON-SPECIFIC INFLAMMATIONS
INFLAMMATIONS NON-SPÉCIFIQUES

VON / BY / PAR

GEORGES BICKEL, GENÈVE · HERMANN DETTMAR, DÜSSELDORF
W. VON NIEDERHÄUSERN, BERN · V. J. O'CONOR†, CHICAGO
FRANZ SCHAFFHAUSER, ZÜRICH · E. WIESMANN, ZÜRICH
E. WILDBOLZ, BERN · HANS U. ZOLLINGER, FREIBURG I. BR.

MIT 101 ABBILDUNGEN
WITH 101 FIGURES
AVEC 101 FIGURES

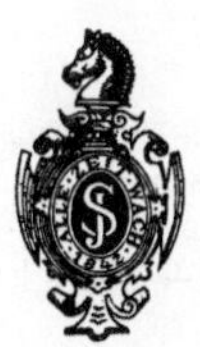

SPRINGER–VERLAG BERLIN HEIDELBERG GMBH

ISBN 978-3-662-01124-9   ISBN 978-3-662-01123-2 (eBook)
DOI 10.1007/978-3-662-01123-2

Ursprünglich erschienen bei Springer-Verlag OHG · Berlin · Göttingen · Heidelberg 1964

Softcover reprint of the hardcover 1st edition 1964

Library of Congress Catalog Card Number 64-14617

Druck der Universitätsdruckerei H. Stürtz AG, Würzburg

Titel-Nr. 5883

Inhalt — Contents — Table des matières

Mitarbeiter von Band IX/1 — Contributors to volume IX/1
Ont collaboré au volume IX/1

GEORGES BICKEL, Professeur de Clinique médicale à l'Université de Genève, Hôpital cantonal, Genève/Schweiz.

HERMANN DETTMAR, Prof. Dr. med., Direktor der Urologischen Klinik Düsseldorf, Städt. Krankenanstalten, Medizinische Akademie, Düsseldorf.

W. VON NIEDERHÄUSERN, Dr., Oberarzt der urologischen Abteilung des Inselspitals Bern, Bern und Genf/Schweiz.

VINCENT J. O'CONOR, M.D., Professor of Urology, Northwestern University, 720 North Michigan Boulevard, Chicago/USA.

FRANZ SCHAFFHAUSER, Privatdozent für Urologie, Universität Zürich, Bleicherweg 20, Zürich 2/Schweiz.

ERNST WIESMANN, Prof. Dr. med., Direktor des Institutes für Medizinische Mikrobiologie der Universität Zürich, Gloriastr. 32, Zürich/Schweiz.

EGON WILDBOLZ, Professor Dr. med., Urologische Abteilung, Inselspital, Bern/Schweiz.

HANS U. ZOLLINGER, o. Professor Dr., Direktor des Pathologischen Institutes der Albert-Ludwigs-Universität, Freiburg i. Br.

Die Pyelonephritis
Einleitung

Von

E. WILDBOLZ

In den letzten Jahren ist die Pyelonephritis, vor allem die chronische Pyelonephritis, immer mehr in den Brennpunkt des medizinischen Interesses gerückt. Klinische und anatomische Arbeiten zeigen ihr außerordentlich häufiges Vorkommen. Sie ist heute die bedeutendste Gruppe der Nierenerkrankungen, ja sie hat sogar die Infektionen der Atemorgane von ihrem ersten Rang in der Häufigkeitsskala aller Infektionskrankheiten bei Spitalpatienten verdrängt. Auch der langsam Reagierende muß sich Rechenschaft davon ablegen, daß hinter der harmlosen Etikette einer chronischen Pyurie, einer chronischen Cystitis, einer Cystopyelitis, einer „empfindlichen Blase" sich oft eine Erkrankung verbirgt, die sich über Jahrzehnte hinzieht, progredient ist und schließlich, aller Therapie trotzend, zum Tode führt. Die pyelonephritische Schrumpfniere übertrifft an Zahl bei weitem alle anderen Schrumpfnieren. Diese Untersuchungen haben ferner ergeben, daß die atypischen Formen der chronischen Pyelonephritis ebenso häufig wie die typischen Formen sind, bei denen die chronische Pyurie auf den Ursprung der Erkrankung hinweist. Wir müssen also nicht nur diese Pyurien richtig deuten und auslegen, sondern wir müssen auch bei Erkrankungen wie Anämie, Adynamie, Neurose, an den renalen Ursprung der Allgemeinstörungen denken.

Durch alle Studien, die sich etwas ausführlicher und eingehender mit der Klinik der chronischen Pyelonephritis befassen, zieht sich wie ein roter Faden die Verzweiflung über die Ohnmacht unserer Therapie. Die Therapie mit Antibiotica, die in akuten Fällen so viel Gutes zeitigt und die bei ihrer Einführung die Ausmerzung aller Infektionskrankheiten erwarten ließ, versagt. Die Anzahl der chronischen Pyelonephritiden, ihre Prognose ist nicht nur stabil geblieben: es scheint ohne Zweifel festzustehen (COLBY 1959), daß trotz der Einführung immer neuer, immer wirksamerer Antibiotica die Zahl der Pyelonephritiden steigt. Die meisten suchen ihr Heil in den Segnungen der chemischen Industrie, die zu leugnen Unsinn wäre. Es werden immer mehr, immer neue Antibiotica angewendet. Man wechselt ab, vermehrt die Dosis, mischt; es wird kaum je ein Patient zur stationären Behandlung eingewiesen, der sich nicht schon durch alle Antibiotica durchgefressen hat.

An der urologischen Abteilung des Inselspitals in Bern beschäftigen wir uns seit vielen Jahren — zuerst nur klinisch und nun, zur Abfassung dieser Monographie, auch theoretisch — mit der Pyelonephritis. Während all dieser Zeit hat uns die Frage der Therapie am meisten Kummer gemacht.

Die Pyelonephritiker sind arme Leute; ihre Erkrankung stellt sie in ein Randgebiet der inneren Medizin und der urologischen Chirurgie. Die Patienten mit einer sekundären Pyelonephritis werden nach dem grundlegenden operativen Eingriff nach Hause entlassen; der Stein ist entfernt, das Nierenbecken plastisch umgeformt worden; die kleine Restpyurie wird schon noch verschwinden. Groß ist das Bedauern, wenn einige Jahre später, trotz gut gelungener Operation, die Niere sekundär entfernt werden muß. Die Patientinnen mit einer primär-chronischen Pyelonephritis bevölkern die medizinischen Polikliniken und die Sprechstunde der Internisten. Sie werden mit Antibiotica gefüttert, die Erfolge sind nicht besser als in der ersten Gruppe. Die Urologen interessieren sich nicht für diese langweiligen Patientinnen. Sie denken nicht daran, die kostbaren Spitalbetten für diese nicht operativen Fälle zu opfern. Die Patientinnen fallen im Spalt zwischen Urologie und innerer Medizin unbeachtet zu Boden. Daß diese etwas polemischen Ausführungen nicht allzuweit von der Wahrheit entfernt sind, zeigen unsere eigenen Erfahrungen. Seitdem bekannt wurde, daß wir uns auch für die primär-chronische Pyelonephritis interessieren und keine Mühe scheuen, kommen immer mehr Patientinnen von nah und fern zur stationären Behandlung. Uns scheint, daß die Resultate die Mühe der Behandlung und die Geduld, die Patient und Arzt aufbringen müssen, rechtfertigen.

„Die beste Art, sich mit einem Thema bekannt zu machen, ist, die Feder zu ergreifen und ihm ein Buch zu widmen" (Disraeli). Unsere klinischen Erfahrungen, das Studium der sehr ausgedehnten Literatur, hat in uns die Überzeugung vertieft, daß die ganze Pyelonephritisbehandlung, wie sie heute betrieben wird, falsch ist. Es ist primitiv und unsinnig anzunehmen, daß der Kampf gegen die Bakterien die Quintessenz der Behandlung der Infektionskrankheiten sei; die Unterstützung der Abwehrkräfte des Organismus ist ebenso wichtig, wenn nicht vielleicht noch viel wichtiger, da durch die eingetretene Immunität zu hoffen ist, daß Rückfälle ausbleiben. Man kann heute durch Ersatz der verloren gegangenen Flüssigkeit und Elektrolyte bei der Behandlung der Cholera genau gleich gute Resultate erzielen, wie mit der auf die Vibrionen gerichteten Chemotherapie. Die Cholera benimmt sich so, wie wenn nicht die Vibrionen, sondern die abnorme Durchlässigkeit der Darmwand die Krankheitsursache wäre.

Wir sind zur festen Überzeugung gekommen, daß die Antibioticumtherapie, so wichtig sie an und für sich auch ist, uns in eine Sackgasse geführt hat und zwar nicht nur auf dem Gebiet der Pyelonephritis. Um die Erkrankung zu verstehen und ihre Pathophysiologie korrigieren zu können, müssen wir uns weniger um das Bakterienwachstum, um ihre Resistenz gegenüber den Antibiotica und Chemotherapeutica kümmern, als vielmehr um die Veränderungen der Nieren, die es den Keimen — die ja immer schon da waren — ermöglichen, sich unbeschränkt zu vermehren. Wenn wir einmal diese funktionellen, biochemischen und biophysikalischen Veränderungen kennen und beeinflussen können, wird sich die Behandlung auf eine rationelle und aussichtsreiche Grundlage stellen lassen. Bis dahin werden wir uns weitgehend auf empirische Maßnahmen verlassen müssen. Sobald sich diese Problemstellung im Geiste der Forscher eingeprägt hat und sie veranlaßt, sich vom Einerlei der Antibiotica abzuwenden, wird eine Lösung der Probleme, wenigstens eine partielle, nicht mehr allzu ferne sein.

Unsere Stimme ist schwach; Handbuchbeiträge haben sowieso die fatale Gewohnheit, unbeachtet zwischen zwei Buchdeckeln vergessen zu werden. Der Leser wird es mir deshalb verzeihen, wenn ich einen Verbündeten anführe, der unserer Stimme mehr Resonanz geben soll. Die damit verbundene Abweichung vom Thema rechtfertigt sich, da es sich um ein Hauptanliegen der ganzen Monographie über die Pyelonephritis handelt.

René Dubos hat in seinem Buch "Mirage of health" (New York: Harper 1959) sehr ausführlich zu diesem Thema Stellung genommen. Dubos ist seit Jahren am Rockefeller-Institut in New York als exakter Mikrobiologe tätig. Er hat sich durch sein großes Wissen und Können in dieser Zeit zur Weisheit

und zur philosophischen Schau des Menschen und seiner Umgebung empor-
gearbeitet. Es sei mir gestattet — in stark abgekürzter Form und in meiner
eigenen Übersetzung — einige Gedanken wiederzugeben.

Der Mensch hat in der natürlichen Ordnung der Dinge eine einzigartige
Stellung. Nicht nur kann er alles, was er will, als Nahrungsquelle benutzen,
sondern er braucht unter normalen Umständen auch keinem anderen Lebewesen
zur Beute zu fallen. Es gibt nur eine, aber eine sehr wichtige Ausnahme von
seiner beherrschenden biologischen Stellung: Wie jedes andere Lebewesen kann
er das Opfer von Mikroorganismen werden; diese sind für einen großen Teil
seiner Erkrankungen verantwortlich. Außerdem ist ein Teil seines wirtschaft-
lichen Lebens von der Tätigkeit der Keime abhängig, einer Tätigkeit, über die
er wenig oder gar keine Kontrolle ausüben kann. Bodenkeime verwandeln
Pflanzenabfälle in Humus und vergrößern so die Fruchtbarkeit des Bodens,
aber sie zerstören gleichzeitig einen Teil der Ernte. Sie sind für viele techno-
logische Prozesse unentbehrlich, doch sie verderben jegliche Art Nahrungsmittel.
Mit wenigen Ausnahmen benehmen sich die Keime heute noch so undiszipliniert
wie vor Jahrhunderten.

Wir unterscheiden *gute* und *schädliche* Bakterien, je nachdem ob sie für
unsere Zwecke nützlich oder schädlich sind. Diese anthropozentrische Einstellung
ist von fraglichem Wert; ihre Bedeutung ist viel unklarer, als es auf den ersten
Blick scheint. Die gleichen Bakterien, Hefen und Pilze, die vom anatolischen
Schafhirten, dem bulgarischen oder französischen Bauern gebraucht werden,
um die Milch in Kumiss, Yoghurt oder Camembertkäse zu verwandeln, werden
vom hygienischen Amerikaner als schädlich angesehen, da sie seine pasteuri-
sierten Milchprodukte sauer oder faulig machen. Das Virus der Masern und der
Poliomyelitis, die kaum eine Bedeutung hatten, werden in der westlichen Welt
als Resultat verbesserter Hygiene immer gefährlicher. Die Viren haben sich in
keiner Weise geändert, aber neue soziale Gewohnheiten ließen sie zu einer schweren
Bedrohung menschlichen Wohlergehens werden.

Die Tatsache, daß Mikroorganismen für den Menschen nützliche Funktionen
haben können, war nie sehr populär. In der Regel interessieren wir uns viel
mehr für die Gefahren, die uns auflauern, als für die biologischen Kräfte, die
uns eine konstruktive Existenz ermöglichen. Kriegsgeschichte war immer span-
nender als die Geschichte der Versuche zur Zusammenarbeit. Pest, Cholera und
Gelbfieber haben das Interesse der Literatur, der Bühne und der Leinwand
gefunden, aber noch niemand hat daran gedacht, einen Bestseller über die nützliche Tätigkeit der Darmbakterien zu schreiben. Und doch ist das Vorhandensein
von Bakterien für unsere Ernährung von großer Bedeutung. Die Aufgabe der
Darmbakterien ist noch wenig bekannt, aber sie spielen sicher eine große Rolle
in der Synthese der von unserem Organismus benötigten Vitamine. Dank ihnen
war uns ein gesundes Leben möglich, bevor die pharmazeutische Industrie ihre
Arbeit aufgenommen hatte. Einige Schutzfunktionen dieser Keime wurden uns
erst bekannt, nachdem sie durch Antibioticumtherapie aus dem Darm verschwunden waren. Das Verdrängen der „guten" Darmbakterien durch „schädliche" Bakterien hat ihre Parallele in der Tierwelt. Durch allzu radikalen Ab-
schuß des Tierräubers Leopard in einigen Gegenden Afrikas, haben sich die
Paviane so vermehrt, daß sie die Ernte schädigen; das Verschwinden der Kaninchen in England nach Einführen des Myxoma-Virus hatte zur Folge, daß
Füchse und Raubvögel anfingen, die Hühnerhöfe zu plündern. *Es ist immer
gefährlich, mit den Kräften der Natur zu spielen.*

Die erste Arbeit PASTEURs zur bakteriellen Infektion: »Mémoire sur la fermentation appelée lactique« erschien zur Zeit der Darwinschen Theorie des "struggle

for survival", des "survival of the fittest". Man ist Freund oder Feind, es gibt keinen Pardon. Diese Haltung hat seither, also 100 Jahre lang, unsere Bemühungen zur Kontrolle der Infektionskrankheiten beherrscht. Wir führen gegen die Bakterien einen heißen Krieg, der sie aus dem kranken Organismus, aus der menschlichen Gesellschaft ausrotten soll. Es gab keinen Platz für die Ideen, die in anderen Gebieten der Naturgeschichte aufkamen, nach denen verschiedene Arten von Lebewesen einen modus vivendi finden können, der beiden ein Überleben gestattet, eine Art friedlicher Koexistenz. Der Gedanke, daß zwischen Bakterien und Wirtsorganismus ein biologisches Gleichgewicht erreicht werden könnte, hatte für Ärzte und Naturforscher keinerlei Anziehungskraft. Auf den ersten Blick scheint es ungeheuerlich, von einem Gleichgewicht zu sprechen zwischen pathogenen Keimen und dem Organismus der Pflanze, des Tieres oder des Menschen, auf dessen Zerstörung sie lauern. Was die Geschichte uns überliefert, ist nicht Gleichgewicht, sondern verheerende Seuchenzüge, die mehr Menschenleben vernichteten, als der Mensch mit seinen technisch vollendetsten Versuchen zur totalen Kriegsführung. Noch in frischer Erinnerung ist uns die Grippe-Epidemie von 1918/19, die ungefähr 20 Millionen Opfer forderte, viel mehr als die schrecklichen Kriegsjahre, die vorangingen.

Die spektakuläre Abnahme der Todesfälle durch Infektionskrankheiten, die wir in den letzten hundert Jahren beobachten konnten, zeugt vom Erfolg unserer Bemühungen um die Unterdrückung der Bakterien. In Wirklichkeit ist aber der Erfolg nicht so groß, wie allgemein angenommen wird. Der Verlust an Menschenleben infolge Infektionskrankheiten nahm ab, schon einige Jahrzehnte vor der Einführung von Kontrollmaßnahmen, die auf Pasteurs Keimtheorie basierten und mehr als hundert Jahre vor der Einführung einer wirksamen Chemotherapie. Verbesserung der Lebensbedingungen in überfüllten Slums, Sauberkeit und gesündere Ernährung, Luft und Sonne erhöhten die Resistenz der Bevölkerung Westeuropas gegen Infektionen in einem heute nicht mehr zu vergegenwärtigendem Maße. Ich erinnere bloß an die Tuberkulose. Die Bekämpfung der Bakterien ist bei weitem nicht der einzige Weg — vielleicht nicht einmal der beste — zur Bekämpfung der Infektionskrankheiten. Vor hundert Jahren galt im wilden Westen der Satz: der einzige gute Indianer ist ein toter Indianer. Und doch wird heute niemand mehr daran zweifeln, daß ein friedliches Nebeneinanderleben von Weißen und Indianern nicht nur möglich, sondern für beide wertvoll gewesen wäre.

Pflanzen, Tiere und auch der Mensch werden im Verlaufe ihres Lebens mit einer Unzahl pathogener Keime infiziert. Tuberkelbacillen, Streptokokken, Staphylokokken und Viren, die Influenza, Darmstörungen und alle Arten von Lähmungen hervorrufen können, alle möglichen Protozoen und Würmer finden sich in Geweben von Individuen, die sich für gesund und munter halten. Noch vor einer Generation mußte angenommen werden, daß sich jeder einmal mit Tuberkelbacillen infizierte und trotzdem ein normales, arbeitsreiches Leben führen konnte. Kurz, die Gegenwart von pathogenen Mikroorganismen im Körper kann Krankheit verursachen, tut es aber meistens nicht.

Die Welt schaudert mit vollem Recht beim Gedanken, daß jährlich Tausende von Opfern durch die Kinderlähmung getötet oder gelähmt werden. Viel außergewöhnlicher, wenn auch viel weniger dramatisch ist die Tatsache, daß Millionen und Millionen von jungen Leuten auf der ganzen Welt mit einem Poliovirus infiziert werden, ohne daran den geringsten Schaden zu nehmen.

Obwohl wir wissen, daß viele Arten von Parasiten die Möglichkeit haben, ihre Opfer zu lähmen, zum Verhungern oder Verbluten zu bringen und sie in wenigen Tagen oder Jahren zu töten, ist es wahr, daß dieselben Keime sich oft während des ganzen Lebens in völlig normalen, gewöhnlichen Mitmenschen finden, die niemals ahnen, daß sie infiziert sind und wer weiß, vielleicht davon sogar einen Nutzen haben. Es sind die dramatischen Episoden des Kampfes zwischen Mensch und Keimen, die die menschliche Phantasie anregen. Daß eine Infektion vorkommen kann ohne Krankheit, wird kaum beachtet.

Anfänge sind immerhin gemacht, der Zweifel ist gesät. Sicher scheinende Tatsachen werden in Frage gestellt. So ist man skeptisch, ob die Colibacillen wirklich die wichtige Rolle spielen, die man ihnen seit dem Aufkommen der Mikrobiologie zuweist (BOURQUES und MEISSER 1921; LEMIERRE 1925; LATZKO 1928; aber auch neuere Autoren: JACKSON, POIRIER und GRIEBLE 1957; BRAUDE et al. 1959).

Das Interesse an den prädisponierenden Faktoren nimmt zu. Die Kenntnisse aber aus deren Studium sind noch gering. Schon 1954 machte DUBOS darauf aufmerksam, daß die Empfänglichkeit des Wirtsorganismus das Resultat einer *reversiblen Störung biochemischer Natur* sein müsse. Den Kinderärzten ist schon seit längerer Zeit aufgefallen, daß erhebliche Unterschiede in der Empfänglichkeit für ansteckende Krankheiten von Kind zu Kind bestehen (HIRSZFELD 1939). Sie führten neben der Immunität noch den Begriff der *Promunität* ein. Wir dürfen voraussagen, daß das Studium der Vererbung der Prädisposition uns wertvolle Kenntnisse ergeben wird. Auch von der *geographischen Pathologie* dürfen wir Fortschritte erwarten. BERNING (1955) hat während eines dreijährigen Aufenthaltes in Venezuela keinen einzigen Fall von Pyelonephritis bei den Eingeborenen des Landes gesehen.

Der Begriff der *kongenitalen Mikroobstruktion* auf der Höhe des Nephron wurde zum erstenmal 1925 durch VINCENT für den Glomerulus eingeführt; Arbeiten von MARSHALL (1953) und PASTERNAK (1960) haben den Begriff präzisiert.

Nichts hindert die Vorstellung, daß anläßlich physiologischer Bakteriämien oder Bakteriurien beim Säugling Keime in diese rudimentären, mikroskopischen Gebilde gelangen und dort gefangen bleiben. Später können sie sich dort vermehren; der cercle vicieux Stase—Infektion beginnt seine verderbliche Runde schon in der frühesten Kindheit.

Seit einem Jahrzehnt interessiert man sich für die *psychosomatischen Probleme* in der Urologie (CHERTOK, ABOULKER und COHEN 1953), obschon natürlich schon lange vorher der Zusammenhang zwischen Organ und Psyche bekannt war. SMITH und AUERBACK (1960) sind der Ansicht, daß ungefähr 10% aller Blasenstörungen, die unter dem Namen Cystitis laufen, eine psychische Ursache haben. Dieser Zusammenhang könnte auch bei der Pyelonephritis bestehen. Man versucht, kleine Dyskinesien der ableitenden Harnwege zu fassen; es braucht nicht eine völlige Lähmung der Austreibungskräfte zu bestehen, um sich eine Verzögerung des Transportes, die die Infektion begünstigt, vorzustellen (BOYCE und EDWARDS 1960).

Da einstweilen noch diese Zustände unseren Erkenntnissen und therapeutischen Bemühungen entgehen und die chronische Pyelonephritis deshalb unheilbar bleibt, sind wir gezwungen, die *Prophylaxe der chronischen Infektion* überzubetonen und jede akute Infektion der Harnorgane als eine chronische Pyelonephritis in nuce zu betrachten, bis langdauernde Kontrollen bewiesen haben, daß diese Befürchtung unnötig ist. Sieht ein Arzt einen ihm bis dahin unbekannten Patienten aus scheinbar voller Gesundheit an einer Herzinsuffizienz zugrunde gehen, so ist das Bedauern, daß die ursächliche chronische Pyelonephritis nicht früher diagnostiziert und behandelt wurde, eher akademisch. Aber in der Krankengeschichte, die BIRCHALL (1952) anführt, ist die Situation ganz anders: Bevor

die 37jährige Patientin in BIRCHALLs Behandlung kam und an Niereninsuffizienz
starb, war sie als Kind von einem Pädiater wegen Harninfektion, von einem
Gynäkologen als Deflorationspyelitis auf der Hochzeitsreise, von einem Urologen
wegen eines Pyelitisrezidivs und zum Schluß von einem Nephrologen wegen
Niereninsuffizienz behandelt worden. Wenn es auch keineswegs sicher ist, daß
diese fatale Entwicklung durch konsequente Behandlung hätte aufgehalten werden
können, haben wir doch das Gefühl eines beruflichen Versagens.

„Was wir wissen, sehen wir." (GOETHE)

In der kürzlich erschienenen Arbeit von KLEEMANN, HEWITT und GUZE (1960)
lesen wir, daß die Diagnose einer akuten oder chronischen Pyelonephritis in
einem hochqualifizierten Spital in mehr als 80% (!) nicht gestellt wurde, obschon
nur 35—50% atypische Fälle waren. Wenn wir diese Zahlen bedenken, dazu
die außerordentliche Häufigkeit der Affektion und ihre schlechte Prognose, sind
wir überzeugt, daß sich die Mühe einer weiteren Klarstellung der Probleme
der Pyelonephritis lohnt. Daß die Diagnose möglich ist, wenn der Untersucher
überhaupt an sie denkt, zeigen die Arbeiten — neben den eben zitierten —
von BERNING (1950—1959), BROD (1956) und REUBI (1960). Wir haben aus
diesen Quellen ausgiebig geschöpft.

Klinisch muß man von vorneherein zwei große Gruppen von Pyelonephritiden
auseinanderhalten:

Die erste Gruppe umfaßt etwa drei Viertel aller Kranken. Bei ihnen ist ein
prädisponierender Faktor für die Infektion zu finden, meistens eine Stase. Es
handelt sich dabei um rein urologische Probleme: Auffinden des prädisponierenden
Faktors, Beseitigung desselben und anschließend erst Behandlung der Infektion.
Der verderbliche Einfluß der Stase, der die potenzierte Vermehrung der Keime
und ihr Überleben gestattet, ist übrigens in keiner Weise auf die Infektion der
Harnorgane beschränkt.

Die zweite Gruppe, ein Viertel der Kranken, besteht praktisch nur aus Frauen.
Drei von vier sind unter 40 Jahren. Die Erkrankung ist von Anfang an so
schleichend, daß sie bei ihrer ersten Diagnosestellung schon als chronisch und
irreversibel erscheint. Man findet keine Stase, wenigstens nicht am Anfang.
Der schuldige Mikroorganismus ist fast immer der Colibacillus, gelegentlich wird
er von einem anderen Erreger begleitet. Vielleicht wäre es richtig, sie als Nephropyelitis zu bezeichnen, wie es ALKEN 1955 vorschlug, als "genuine pyelonephritis",
um sie klarer von der ersten Gruppe zu unterscheiden und um das Vorwiegen
der dumpfen Veränderungen des Nierenparenchyms gegenüber den auffallenderen
Störungen der ableitenden Harnwege besser hervorzuheben. Wir werden sie
als primär chronische Pyelonephritis beschreiben.

Bakteriologie

Von

E. Wiesmann

I. Bakteriologische Untersuchungsmethoden

Bei allen entzündlichen Prozessen müssen wir eine möglichst exakte ätiologische Diagnose anstreben. Eine solche ist notwendig zur wirklichen Erkennung des Krankheitsbildes, zur Prognosestellung und vor allem auch therapeutisch. Ohne ätiologische Diagnose können wir keine zielgerichtete spezifische Therapie einleiten.

Zur Identifizierung von Krankheitserregern stehen uns drei Methoden zur Verfügung: 1. Die direkte mikroskopische Kontrolle, 2. die Kulturmethode, 3. der diagnostische Tierversuch.

Nur mikroskopisch können wir in den wenigsten Fällen eine genaue Diagnose stellen (man denke an die große Gruppe der gramnegativen Bakterien). Wir sind deshalb darauf angewiesen, mehrere Methoden sinnvoll zu kombinieren.

In Urin oder anderem Untersuchungsmaterial vorkommende Mikroorganismen zu isolieren und zu identifizieren, sollte dem Fachbakteriologen keine Schwierigkeiten machen. Problematisch wird erst die richtige Interpretation positiver Befunde. Bekanntlich sind die Schleimhäute der Urethra mit verschiedenartigen Keimen besiedelt, die dort aber epiphytäre Bedeutung besitzen. Wegen dieser Keime gelingt es auch bei Gesunden relativ selten, durch Miktion oder Katheterismus vollständig bakterienfreie Urinproben zu gewinnen. Aus der Urethra mitgeschleppte Bakterien liegen im frischen Urin naturgemäß in relativ geringer Zahl vor, während aus entzündlichen Prozessen stammende Infektionserreger weit zahlreicher vertreten sind. Will man also einen bakteriologischen Urinbefund richtig interpretieren können, ist man nebst dem qualitativen, diagnostischen Befund auch auf einen quantitativen, die relative Keimzahl berücksichtigenden angewiesen.

Verabreichte Antibiotica können im Urin in bedeutend höheren Konzentrationen vorkommen, als in den übrigen Körpersäften. Sie beeinflussen die Bakterien der Harnwege. Vor Inangriffnahme einer genauen bakteriologischen Untersuchung ist es deshalb angezeigt, die Applikation von Bakteriostatica während drei Tagen zu unterlassen.

1. Die mikroskopische Darstellung von Krankheitserregern

a) In nativem Zustand

Nativpräparate zwischen Objektträger und Deckglas können im abgeblendeten Hellfeld, mit dem Phasenkontrastkondensor oder im Dunkelfeld betrachtet werden. Diagnostisch ist diese Methode bedeutungslos.

b) In gefärbtem Zustand

In der bakteriologischen Routinediagnostik werden die Bakterien in abgetötetem, meist hitzefixiertem Zustande mit basischen Anilinfarbstoffen gefärbt.

Mit Hilfe der Gramfärbung teilt man die Bakterien in zwei große Gruppen ein:
die grampositiven und die gramnegativen. Einzelne Bakteriengattungen lassen
sich infolge ihrer chemischen Zellkonstitution nur schwer färben und man ist
zu ihrer Darstellung auf besonders drastische Färbemethoden angewiesen (Mycobakterien, Ziehl-Neelsen-Färbung).

Gefärbte Bakterienpräparate geben uns nur Aufschluß über approximative
Zahl, Form und Anordnung der Mikroorganismen. Genaue diagnostische Rückschlüsse sind selten zulässig, weil sich eine ganze Reihe verschiedener Bakterienarten morphologisch nicht auseinanderhalten läßt. Wir müssen Einblick bekommen in die biologischen Geschehnisse des Bakterienstoffwechsels, was nur
möglich ist mit dem Kulturverfahren. In bestimmten Fällen sind wir zudem
auf die Prüfung der Tierpathogenität angewiesen. Das mikroskopische Präparat
wird uns aber immer wichtige Hinweise geben, welche Bakterienarten mit im
Spiele sein können; es wird uns ermöglichen, bei der kulturellen Untersuchung
gezielt vorzugehen und die zweckmäßigsten Nährmedien einzusetzen.

2. Die kulturelle Untersuchung von Krankheitserregern

a) Qualitativ (diagnostisch)

Heute lassen sich fast alle uns in diesem Zusammenhange interessierenden
einzelligen Lebewesen auf künstlichen (leblosen) Nährsubstraten kultivieren.
(Außerhalb des Wirtes lassen sich nicht kultivieren: viele Protozoen, die Rickett-
sien und die Viren.) Vorbedingung für eine kulturelle Vermehrung der Mikroorganismen sind: daß diese überhaupt noch vermehrungsfähig sind, daß das
Nährsubstrat diejenigen Grundstoffe in geeigneter Form enthält, die zum syn-
thetischen Aufbau der Bakteriensubstanz notwendig sind, daß die beimpften
Substrate genügend lange, bei optimaler Temperatur und günstigen atmosphäri-
schen Bedingungen bebrütet werden.

Grundsubstrat der gebräuchlichsten Nährmedien sind immer noch Fleisch-
wasser-Pepton-Bouillon bzw. Agar. Beide können durch Beigabe zusätzlicher
Stoffe wie Kohlenhydrate, tierisches Eiweiß, Vollblut usw. verbessert werden.
Genaue Nährbodenvorschriften siehe Hallmann.

Man tut gut, jedes Untersuchungsmaterial grundsätzlich zu verimpfen: in
ein flüssiges Nährsubstrat, auf einen festen Oberflächennährboden (Einzelkolo-
nien), in ein Medium für Anaerobenwachstum.

Wollen wir einen Krankheitserreger genau prüfen, muß derselbe unbedingt
in Reinkultur vorliegen. Normalerweise entspricht eine Einzelkolonie auf einem
festen Nährboden einer Reinkultur. Wir besitzen nur dann einigermaßen Ga-
rantie, eine Reinkultur vor uns zu haben, wenn diese von einer Einzelkolonie
stammt.

Die Bebrütung menschenpathogener Keime erfolgt in der Regel bei 37° C
während mindestens 48 Std.

b) Quantitativ (relative Keimzahl)

Einen bakteriologischen Urinbefund können wir nur dann sinnvoll interpretieren, wenn wir, wie schon einleitend angedeutet, orientiert sind über die
ungefähre Anzahl Keime im frisch gelösten Urin. Weil der Urin für viele Bakterien ein gutes Nährmedium ist, muß er unbedingt in den ersten 30 min nach
erfolgter Miktion quantitativ geprüft werden.

Keimzahlbestimmungen werden im allgemeinen kulturell auf festen Nährböden durchgeführt. Dabei stehen uns zwei Methoden zur Verfügung:

1. Man vermengt ein bestimmtes Volumen frischen Urins bzw. einer Urinverdünnung mit einem verflüssigten Agarmedium, gießt dasselbe in eine Petrischale, läßt erstarren, inkubiert 24—48 Std bei 37° C und zählt die entstandenen Kolonien. Die Koloniezahl entspricht ungefähr der Zahl der im Urin enthaltenen vermehrungsfähigen Keime.

2. Man spatelt ein bestimmtes Volumen frischen Urins bzw. einer Urinverdünnung rasch und gleichmäßig auf die Oberfläche eines festen Nährmedium aus (in Petrischale), inkubiert und zählt die Kolonien.

Eigene Versuche haben gezeigt, daß die beiden Methoden — innerhalb ihrer Fehlergrenzen — übereinstimmende Resultate ergeben. Das sub 2. beschriebene Ausspateln auf eine fertige, feste Nährbodenoberfläche ist technisch einfacher, die Kolonien lassen sich leichter zählen, weil sie alle an der Oberfläche liegen; das Ausspateln des Urins muß aber sehr rasch erfolgen, weil wir sonst wegen schnellen Hineindiffundierens in den Nährboden keine gleichmäßige Verteilung der Keime erzielen.

Die kritische Zahl, die aussagt, ob Mikroorganismen im gegebenen Krankheitsfall von pathogener Bedeutung sind oder nicht, beträgt nach den meisten Literaturangaben übereinstimmend 100000. Man darf sich an die Faustregel halten, daß Keimzahlen, die wesentlich unter 100000/1 ml Urin liegen, bedeutungslos sind, Keimzahlen über 100000 dagegen auf einen entzündlichen Prozeß schließen lassen.

Nachdem uns in der Praxis weniger die absolute Keimzahl interessiert als die Frage, ob diese wesentlich unter 100000 liegt oder darüber, gehen wir konkret wie folgt vor:

Mit frisch gewonnenem Urin macht man eine dezimale Verdünnungsreihe in einer sterilen physiologischen Lösung; man stellt Verdünnungen her von 1:10, 1:100, 1:1000 und eventuell 1:10000.

α) Gußmethode. Man wählt entweder die zwei Urinverdünnungen 1:100 und 1:10000 oder nur die eine Urinverdünnung 1:1000. 1 ml der gewünschten Urinverdünnungen mischt man mit 10 ml verflüssigtem, auf 50° C abgekühltem Agar und gießt das Gemisch in eine Petrischale. Nach unseren Erfahrungen genügt für eine approximative Bestimmung der Keimzahl die eine Urinverdünnung von 1:1000.

β) Spatelmethode. Man braucht nur eine Urinverdünnung von 1:100, bringt davon 0,1 ml auf eine erstarrte Agaroberfläche und spatelt unverzüglich möglichst gleichmäßig aus. Beim Berechnen der Keimzahl muß man berücksichtigen, daß man nur 0,1 ml der Urinverdünnung ausgespatelt hat. 100 Kolonien entsprechen 100000 vermehrungsfähigen Keimen pro 1 ml Urin.

3. Die Untersuchung im Tierversuch

Ist ein Erreger für ein bestimmtes Laboratoriumstier pathogen, kann uns der Tierkörper nicht nur ein lebloses Nährmedium ersetzen; er wird uns zusätzlich den gesuchten Erreger in Reinkultur liefern, falls das Substrat mit anderen, apathogenen Keimen kontaminiert sein sollte.

Wir werden den Tierversuch dort anwenden, wo der gesuchte Erreger in nur geringer Zahl vorliegt und vor allem dann, wenn wir Aufschluß haben möchten über die Pathogenität (Virulenz) eines Keimes.

Auf urologischem Gebiete sind wir eigentlich nur bei der Tuberkulosediagnostik auf den Meerschweinchentierversuch angewiesen.

4. Sensibilitätsprüfungen gegenüber Bakteriostatica

Sensibilitätsprüfungen, auch Resistenzprüfungen genannt, sind vor allem dann einer diagnostischen bakteriologischen Untersuchung anzugliedern, wenn Staphylokokken oder gramnegative Bakterien mit im Spiele sind. Den Arzt, der ja schließlich therapeutische Maßnahmen einleiten soll, interessiert nicht nur die Art des Infektionserregers, sondern auch dessen Ansprechbarkeit gegenüber den in Frage kommenden Bakteriostatica. Selbstverständlich sollte jedem Arzt das Wirkungsspektrum des von ihm gewählten Antibioticums oder Chemotherapeuticums bekannt sein. Wir alle wissen aber, daß unter den Bakterienarten, die an sich auf ein Bakteriostaticum ansprechen sollten, mehr oder weniger häufig sog. resistente Stämme vorkommen, d. h. Stämme, die infolge Selektion aus einzelnen resistenten Mutanten entstanden sind. Es ist Aufgabe der Sensibilitätsprüfung, zu vermeiden, daß man ein Therapeuticum einsetzt, auf das der betreffende Infektionserreger gar nicht mehr anspricht.

Die Sensibilitätsprüfungen isolierter Bakterienstämme werden in der Untersuchungspraxis ausschließlich in vitro durchgeführt. Normalerweise benützt man feste Nährböden und bedient sich des Agardiffusionstestes. Diese nicht sehr exakte, aber praktische Methode liefert vor allem vergleichende Resultate und sagt uns, ob ein Bakterienstamm durch ein bestimmtes Bakteriostaticum gehemmt wird oder sich diesem gegenüber als resistent erweist. Die in vitro-Resultate dürfen nur bedingt auf die in vivo-Verhältnisse übertragen werden. Vor allem sollten wir sicher sein, daß der Bakterienstamm, den wir prüfen, im betreffenden Fall von pathogenetischer Bedeutung ist.

Sensibilitätsprüfungen sollten nur mit Reinkulturen von Bakterien durchgeführt werden. Erweist sich dabei ein Keim einem Bakteriostaticum gegenüber hochgradig resistent, ist es unmöglich, daß dieser Keim in vivo durch physiologischerweise erreichbare Konzentrationen beeinflußt wird. Die Hauptaufgabe der Sensibilitätsprüfungen besteht darin, zu vermeiden, daß Bakteriostatica therapeutisch eingesetzt werden, gegen die der pathogene Keim resistent ist. Ob die Resistenz des Bakterienstammes schon primär bestand oder sekundär erworben ist, bleibt in diesem Zusammenhange irrelevant.

a) Technik der Sensibilitätsprüfungen gegenüber Antibiotica

In der Routinediagnostik bedient man sich fast ausschließlich irgendeiner Modifikation des Agardiffusionstestes. Man benützt meistens Plättchen oder Discs, welche das Antibioticum in einer bestimmten Konzentration (normalerweise 10—50 γ) enthalten.

Man sollte wenn möglich nur vorher identifizierte Bakterienreinkulturen prüfen; in dringenden Fällen kann man aber auch Untersuchungsmaterial direkt ausimpfen.

Am besten geht man von einer 18stündigen Bouillonkultur aus, verdünnt diese 1:100, wenn es sich um grampositive Erreger handelt und 1:500—1:1000 bei gramnegativen Bakterien. (Es ist wichtig, keine zu konzentrierte Einsaatmenge zu benützen.) Von der Kulturverdünnung werden 0,1 ml auf eine Agarplatte (Petrischale) getropft und sofort über die ganze Agaroberfläche gleichmäßig ausgespatelt. Darauf legt man die Testplättchen mit den uns interessierenden Antibiotica gleichmäßig verteilt auf die Agaroberfläche, läßt die verschlossene Schale 2 Std bei Zimmertemperatur stehen und inkubiert anschließend während 18—24 Std bei 37° C. In dieser Zeit sind die meisten Bakterienarten so gut gewachsen, daß man die um die Plättchen freigebliebenen Hemmhöfe genau beurteilen und messen kann. Wenn die Antibioticamengen in den Plätt-

chen aufeinander abgestimmt sind, darf der Durchmesser des Hemmhofes als
Maßstab der Wirksamkeit des betreffenden Antibioticums, dem geprüften Bakterienstamm gegenüber, betrachtet werden.

Um auch auf weite Sicht vergleichbare Resultate zu erhalten, sollte die
Bakterieneinsaatmenge stets ungefähr gleich konzentriert sein und muß die
Nährbodenschicht in allen Platten gleich dick sein. Für eine Petrischale von
9 cm Durchmesser benötigt man 20 ml Nährmedium. Wir müssen ein optimales
Nährmedium verwenden, auf dem sich alle zu prüfenden Keimarten gut ver-
mehren können.

Wünschen wir über die Wirksamkeit eines Antibioticums einem Bakterienstamm gegenüber präzise Auskunft, müssen wir mit dem Antibioticum in einem
flüssigen Nährmedium eine abgestufte Verdünnungsreihe herstellen, alle Röhr-
chen der Reihe mit der gleichen Menge zu prüfender Bakterienkultur beimpfen,
inkubieren und kontrollieren, welche minimale Antibioticummenge das Bakterienwachstum noch zu hemmen vermag.

b) Technik der Sensibilitätsprüfungen gegenüber Chemotherapeutica

Auf urologischem Gebiete wären Sensibilitätsprüfungen nicht nur gegenüber
Antibiotica, sondern auch gegenüber Chemotherapeutica, vor allem Sulfonamiden,
wünschenswert. Die Erfahrung zeigt aber, daß die Prüfungen Sulfonamiden gegenüber nur brauchbare Resultate liefern, wenn man sich bei Anwendung des Agardiffusionstestes an eine Methode mit spezifizierter Technik hält.

Wegen der relativ geringen Löslichkeit der Sulfonamide in alkalischem Milieu
müssen jene stark überdosiert zur Anwendung gelangen und es ist noch wichtiger
als bei Antibioticaprüfungen, daß die Bakterieneinsaatmenge nicht zu groß
gewählt wird. Mit diesen beiden Forderungen im Zusammenhang steht eine dritte:
daß man die Resultate möglichst früh ablesen muß, d. h. bevor das im Nährboden gelöste Sulfonamid wieder ausgefallen ist und sich die Keime zu stark
vermehrt haben.

Zur Prüfung der Sulfonamidempfindlichkeit halten wir uns an die von Fust
und Boehni angegebene Technik, eine sog. Zweischichtentechnik:

Als Basisschicht verwendet man 20 ml Difco Blood Base Agar (oder ein
adäquates Medium) mit 10% menschlichem Vollblut. Dem verflüssigten Gemisch
wird bei 50⁰ C 0,1 ml der 1:100 (grampositive Keime) bis 1:1000 (gramnegative
Keime) verdünnten, zu prüfenden Kultur zugesetzt und das Ganze in eine Petrischale von 9 cm Durchmesser gegossen. Nach Erstarren dieser unteren, die zu
prüfende Bakterienkultur enthaltenden Schicht wird diese übergossen mit 7 ml
des gleichen, zuvor verwendeten Agarmediums, jedoch ohne Blutzusatz. Nachdem
auch diese zweite, obere Schicht erstarrt ist, werden die Plättchen, welche mit
Sulfonamiden oder anderen Chemotherapeutica inkorporiert sind, auf die Oberfläche der oberen Agarschicht aufgelegt und das Ganze wird sofort bei 37⁰ C
inkubiert. Das Resultat muß man nach etwa 6 Std ablesen.

Durch den Bakterienstoffwechsel wird das Oxyhämoglobin in der unteren
Agarschicht reduziert und diese verfärbt sich dunkelrot bis blauviolett. Um das
Testplättchen herum wird das Bakterienwachstum, je nach Empfindlichkeit des
Bakterienstammes, mehr oder minder stark gehemmt. Das Blut wird innerhalb
dieser Hemmzone nicht verändert und bleibt hellrot. Die hellroten Höfe =
Hemmhöfe sind Maßstab der Wirksamkeit des Sulfonamides auf den betreffenden
Bakterienstamm. Bei Verwendung von Plättchen mit 9 mm Durchmesser sind
Hemmzonen von über 14 mm Durchmesser als sensibel zu werten, wogegen
Hemmzonen unter 14 mm Durchmesser eher für eine resistente Bakterienpopu-
lation sprechen.

Sulfonamide verschiedenartiger chemischer Konstitution sollten getrennt geprüft werden, d. h. es darf nicht ein wahllos ausgelesenes Sulfonamid als für alle übrigen maßgebend gelten.

Wie weit die Resultate dieser Methode signifikant sind, d. h. mit der in vivo-Wirksamkeit der betreffenden Sulfonamide übereinstimmen, vermögen wir nicht zu beurteilen, da größere vergleichende Untersuchungen noch ausstehen.

Sicher ist, daß die einfache, für Antibiotica anzuwendende Diffusionsmethode zur Prüfung von Bakterienstämmen gegenüber Sulfonamiden nicht brauchbar ist und auf ihre Resultate nicht abgestellt werden darf.

5. Interpretation der bakteriologischen Befunde

Die tägliche Praxis zeigt inmmer wieder, daß die Isolierug und Identifizierung von Bakterien dem geschulten Mikrobiologen kaum Probleme stellt. Es ist dies eine technische Angelegenheit und die Technik soll jeder, der sich ihrer bedient, beherrschen. Gewisse Probleme stellt erst die richtige Interpretation der Befunde, namentlich dann, wenn Mikroorganismen isoliert werden konnten, die von pathogener Bedeutung sein können. Nicht jeder an sich pathogene Mikroorganismus muß auch im betreffenden Krankheitsfall pathogenetisch bedeutsam sein, weil pathogene Keime (Staphylokokken, verschiedenartige gramnegative Bakterien) normalerweise auch auf gesunder Haut und gesunden Schleimhäuten vorkommen.

Der Bakteriologe allein kann seine Befunde in den wenigsten Fällen einwandfrei interpretieren, weil er die klinische Seite es Falles nicht oder zu wenig kennt. Die Interpretation muß durch den Kliniker erfolgen oder in gemeinsamer Aussprache.

a) Bakteriologisch negative (sterile) Befunde

In diesem Falle ist die Situation meistens wenig problematisch. Man hat keinen Erreger nachgewiesen. Immerhin soll man sich Rechenschaft geben, welche Umstände eventuell einen fälschlicherweise negativen Befund abgeben können:

1. Der infektiöse Prozeß ist nicht in Kommunikation mit dem zur Untersuchung gelangten Material.

2. Die Bakterien sind bakteriostatisch (Therapie) derart geschädigt, daß sie sich nicht mehr vermehren.

3. Man hat zu wenig gezielt untersucht (Tuberkelbakterien wachsen nicht auf gewöhnlichem Agar und nicht innerhalb von 48 Std).

b) Bakteriologisch positive Befunde (Bakteriennachweis)

Positive Befunde, auch wenn sie bakteriologisch richtig sind, darf man nicht einfach kritiklos übernehmen und therapeutische Maßnahmen vorbehaltlos darauf aufbauen. Wir müssen uns unter allen Umständen fragen, woher die Keime stammen und welche Bedeutung ihnen im betreffenden Fall zukommt. Wie schon sub 2. ausgeführt, wird diese Frage weniger durch die Art der isolierten Keime beantwortet, denn durch deren relative Zahl. Wir müssen nicht nur die Bakterienart kennen, sondern auch die Bakterienzahl pro Volumeinheit Urin. Daß Keimzahlen unter 100000 pro 1 ml Urin gegen die Herkunft aus einem entzündlichen Prozeß sprechen und Keimzahlen über 100000 für einen solchen, wurde ebenfalls sub 2. erwähnt. Einem qualitativen muß ein quantitativer Befund beigesellt sein.

Den Kliniker wird (aus praktischen Erwägungen) vor allem interessieren, wie weit sich ein direkter mikroskopischer Sedimentbefund quantitativ verwerten lasse.

Eigene Versuche, die mit den Angaben in der zuständigen Literatur übereinstimmen, haben folgendes ergeben:

Zentrifugiert man 10 ml Urin, der pro 1 ml 100000 Bakterien enthält, während 5 min bei 3000 Umdrehungen und macht mit dem gesamten Sediment ein Objektträgerpräparat, das man trocknet, fixiert und färbt, sieht man mit der Immersionsoptik pro Gesichtsfeld eben noch einzelne Mikroorganismen. Keimzahlen von 10000 und weniger lassen sich auf besagte Weise mikroskopisch nicht mehr erfassen. Findet man umgekehrt in einem Urinsediment pro Gesichtsfeld mäßig viel bis reichlich Bakterien, beträgt die effektive Keimzahl weit über 1 Million pro 1 ml Urin. Für die Praxis dürfen aus dem Gesagten folgende zwei Schlüsse gezogen werden:

1. Zentrifugiert man 10 ml Urin und kann man im Sediment mikroskopisch keine Bakterien nachweisen, stammen Keime, die aus der gleichen Urinprobe kulturell isoliert werden können, kaum aus einem entzündlichen Prozeß, sondern sind als akzidentelle Kontamination und damit als belanglos zu betrachten.

2. Lassen sich aber im Sediment frisch entleerten Urins Bakterien nachweisen, darf man annehmen, daß sich irgendwo ein pathologischer Prozeß abspielt, bei dem die gefundenen Bakterien primär oder sekundär beteiligt sind.

Nachgewiesene Bakterien brauchen nicht unbedingt primäre Krankheitsursache zu sein. Sie sind, je nach Umständen, als sekundäres Ereignis und damit als Komplikation zu werten. Die antibakterielle Therapie darf deshalb nicht die alleinige Therapie der Wahl sein. Wenn man aber die Infektion bekämpfen will, sei diese nun primärer oder sekundärer Art, dann soll man dies, nach genauer Abklärung, immer nur streng gezielt und spezifisch tun. Falsch ist es, mit Bakteriostatica gegen Bakterien vorzugehen, die bei kritischer Beurteilung nur als harmlose Commensalen zu betrachten sind.

II. Die im Urogenitaltractus vorkommenden Infektionserreger

Bei entzündlichen Erkrankungen im Bereiche des Urogenitalsystems können wir verschiedenartige Erreger vorfinden. Wir müssen in der Lage sein, dieselben möglichts genau zu identifizieren.

Es kann nicht Sinn dieses Artikels sein, ein bakteriologisches Lehrbuch zu ersetzen. Wir möchten vielmehr im Sinne einer Übersicht zeigen, mit welchen Erregern wir in erster Linie zu rechnen haben und an Hand eines Schemas andeuten, wie man dieselben differenzieren kann. Dabei werden gewisse bakteriologische und urologische Kenntnisse vorausgesetzt.

Entsprechend der Häufigkeit ihres Vorkommens wählten wir nachstehende Reihenfolge. Klassifikation im allgemeinen nach BERGEY.

1. Die gramnegativen Bakterien

Alle Untersuchungen stimmen darin überein, daß gramnegative Bakterien bei entzündlichen Erkrankungen der Harnorgane am häufigsten gefunden werden. Da sich in morphologischer Beziehung alle gramnegativen Bakterien ähnlich sind, ist es nicht möglich, sie mit Hilfe mikroskopischer Präparate auseinanderzuhalten. Eine Identifizierung ist grundsätzlich nur auf kulturellem Wege möglich. Alle uns interessierenden gramnegativen Bakterien sind unter anaeroben Bedingungen leicht kultivierbar.

Wir halten uns, in Anlehnung an KAUFFMANN, an ein Differenzierungsschema von FEY (Schweiz. Escherichia- und Salmonella-Zentrale in Bern) und verwenden zur Identifizierung rein kultivierter Bakterienstämme die in Tabelle 1 vermerkten Nährmedien.

Tabelle 1. *Schema zur Identifizierung gramnegativer Bakterien nach* H. FEY.
(Klassifikation nach BERGEY, zum Teil nach KAUFFMANN)

Familie	Gattung	Art (Species)	Be-weg-lich	(Säure) Lactose	Mannit Säure	Mannit Gas	Indol	Urea	KCN
Enterobacteria-ceae	Escherichia	E. coli	+	+	+	+	+	−	−
		E. freundii (citrobacter)	+	+	+	+	−	−	+
		B. alcalescens	−	V	+	−	+	−	−
	Aerobacter	A. aerogenes	−	+	+	+	X	−	+
		A. cloacae	+	+	+	+	−	−	+
	Klebsiella		−	+	+	+	−	+	+
	Hafnia*		X	−	+	(+)	−	−	+
	Erwinia		+	+	+	(+)	−	−	+
	Serratia		+	−	+	−	−	−	+
	Proteus	P. vulgaris	+	−	−	−	+	+	+
		P. mirabilis	+	−	−	−	−	+	+
		P. morganii	+	−	−	−	+	+	+
		P. rettgeri	+	−	+	−	+	+	+
	Providentia*		+	−	−	−	+	−	+
	Salmonella	diverse	+	−	+	V	−	−	−
	Shigella	diverse	−	−	+	−	V	−	−
	Ballerup-Bethesda*		+	X	+	+	−	−	+
Pseudomonada-ceae	Pseudomonas	P. aeruginosa (Pyocyaneus)	+	−	−	−	−	−	−
Achromo-bacteriaceae	Alcaligenes	A. faecalis	+	−	−	−	−	−	−
	Achromo-bacter	diverse	V	−	+	(+)	−	−	+

+ Positiv, Wachstum; (+) schwach oder verzögert positiv; − negativ, kein Wachstum; X unregelmäßig; V verschieden, je nach Typ; * nach KAUFFMANN.

Alle in Tabelle 1 aufgeführten Bakteriengattungen können im Urin vorgefunden werden, mit Ausnahme von Erwinia. Diese Gattung ist pflanzenpathogen, dürfte medizinisch bedeutungslos sein und ist nur der Vollständigkeit halber vermerkt.

Die meisten pathogenen gramnegativen Bakterien gehören zur Familie der *Enterobacteriaceae.*

Am häufigsten findet man Vertreter der Gattung Escherichia, vor allem *E. coli.*

Aerobacter ist coliähnlich und wird zweifellos nicht in allen Laboratorien von E. coli unterschieden. Wir finden Aerobacter etwa zehnmal weniger häufig als E. coli.

Klebsiella-Befunde stellen keine Seltenheit dar und besitzen fast immer pathogene Bedeutung.

Hafnia und *Providentia* finden wir im Urin fast nie. Erwinia ist nur pflanzenpathogen.

Serratia diagnostizieren wir hin und wieder. Obwohl dieser Keim als apathogen gilt, fällt uns auf, daß er stets in großer Zahl vorhanden ist.

Proteus ist kulturell leicht zu diagnostizieren und kann kaum übersehen werden. Er spaltet Harnstoff, alkalisiert dadurch den Urin und verleiht ihm einen charakteristischen Geruch. Man findet diesen Erreger heute wesentlich häufiger als früher, namentlich in Spitälern. Proteus spricht auf Antibiotica, ausgenommen Chloramphenicol und Neomycin, schlecht an, weshalb es leicht zu einer Selektion solcher Stämme kommt. Vertreter der Gattung Proteus sind, abgesehen von E. coli, die heute am häufigsten gefundenen Infektionserreger der Harnwege.

Salmonellen entdeckt man meistens im Zusammenhang mit allgemeinen oder enteralen Salmonelleninfektionen.

Shigellen kommen an sich nur im Darmtractus vor. Sie sind der Vollständigkeit halber aufgeführt. Sh. madampensis wurde als Cystitiserreger isoliert (CASTELLANI, zit. in BERGEY).

Angehörige der *Ballerup-* und *Bethesda-*Gruppe, letztere auch Paracolon genannt, werden schon deshalb kaum diagnostiziert, weil deren genaue Identifizierung eine serologische Antigenanalyse erfordert. Sollten solche wirklich erfaßt werden, sind sie als coliähnlich zu bewerten.

Vertreter von *Pseudomonas*, syn. *Pyocyaneus*, findet man mit zunehmender Häufigkeit. Obwohl es sich bei diesen Keimen um „Halbsaprophyten" handelt, bilden sie für den Urologen eine Crux, vor allem wegen ihrer Widerstandsfähigkeit gegen Umwelteinflüsse und ihrer natürlichen Resistenz gegen fast alle Antibiotica und Chemotherapeutica.

Unter natürlichen Verhältnissen werden sich sowohl Proteus wie Pseudomonas auf unveränderten Schleimhäuten kaum einnisten. Sie haften vor allem dort, wo bereits bestehende anatomische oder funktionelle Störungen den Weg geebnet haben. Es besteht aber kein Zweifel, daß diese Erreger bei nicht aseptischen Manipulationen in die abführenden Harnwege eingeschleppt werden können und hernach zu langdauernden, widerwärtigen Komplikationen Anlaß geben.

Zu *Achromobacter* gehörende Stämme findet man selten, Sie scheinen in den wenigsten Fällen pathogene Bedeutung zu erlangen.

Alle genannten gramnegativen Bakterien können natürlicherweise bei gesunden Personen auf der normalen, nicht entzündlich veränderten Urethralschleimhaut vorkommen, bei jeder Uringewinnung, ausgenommen Blasenpunktion, vereinzelt in den Urin gelangen und aus diesem kultivierbar sein. Jeder aus einer frischen Urinprobe gewonnene bakteriologische Urinbefund, der die erwähnten pathogenen Bakterien nicht in großer Zahl (über 100000 pro 1 ml, direktmikroskopisch nachweisbar) enthält, ist deshalb als relativ belanglos zu werten.

Gelegentlich können, bei entsprechender Allgemeinerkrankung, aus dem Urin *Brucellen* oder *hämophile Bakterien* kultiviert werden. In bezug auf den Urogenitaltractus dürften beide Befunde ohne Bedeutung sein.

2. Die grampositiven Kokken

Die grampositiven Kokken sind, abgesehen von den gramnegativen Bakterien, die am häufigsten in urologischem Untersuchungsmaterial nachgewiesenen Keime. Auch bei Kokkenbefunden ist es in vielen Fällen schwierig, mit Sicherheit auszusagen, ob sie im betreffenden Krankheitsfall von pathogener Bedeutung seien, oder nicht, denn sämtliche als pathogen in Frage kommende Kokken können — wie die gramnegativen Bakterien — auf der normalen Urethralschleimhaut des Gesunden vorkommen.

Nach der offiziellen Klassifizierung gehören die uns interessierenden Kokken zwei verschiedenen Familien an (s. Tabelle 2). Wir kennen sie unter dem Sammelnamen Staphylokokken und Streptokokken. Die Diagnose der beiden Gruppen ist denkbar einfach, die Sicherstellung pathogener Bedeutung im Einzelfall oft schwierig.

a) Pathogene Staphylokokken

Die Staphylokokken sind kugelige Mikroorganismen, die sich unkoordiniert in allen drei Ebenen des Raumes teilen, wodurch die typischen traubenförmigen Anhäufungen entstehen. Sie vermehren sich auf allen gebräuchlichen Nährsubstraten, verursachen in flüssigen Medien eine diffuse Trübung und bilden auf festen Nährböden relativ große, runde, glatt-glänzende Kolonien mit mehr oder weniger ausgeprägter gelber Pigmentbildung.

Bekanntlich kommen Staphylokokken normalerweise fast ubiquitär in der menschlichen Umgebung, auf dessen Haut und Schleimhäuten vor und es ist bei diesen Erregern ganz besonders schwierig, auszusagen, ob sie als pathogen anzusprechen seien oder nicht. Von seiten des Bakteriologen allein kann die Frage, ob Staphylokokken sicher pathogen sind, nie eindeutig beantwortet werden, es sei denn, man habe sie aus einem sicher pathologischen Prozeß in Reinkultur isoliert.

Von pathogenen Staphylokokken wird verlangt, daß sie 1. Koagulase bilden, d. h. tierisches Plasma koagulieren, 2. verschiedene Hämolysine bilden (von vielen Autoren als relativ bedeutungslos betrachtet), 3. Pigment bilden, 4. verschiedene Zucker, vor allem Mannit, bis zur Säurebildung vergären, 5. Gelatine verflüssigen, 6. kaninchenpathogen sind und nach intravenöser Infektion bei diesen eine Sepsis mit septikämischen Metastasen verursachen.

Alle diese klassischen Merkmale findet man nur bei etwa 80% sicher pathogener Staphylokokken. Selbst wenn alle diese Kriterien vorhanden sind, braucht dies keineswegs zu bedeuten, daß ein solcher Keim im uns interessierenden Einzelfall ebenfalls pathogen sein müsse. Der bakteriologische Befund ist mit den klinischen Begebenheiten immer in sinnvolle Übereinstimmung zu bringen und soll nie für sich allein gewertet werden.

b) Streptokokken, einschließlich Enterokokken

Die Streptokokken, mit den Lactobacillen (= Stäbchenbakterien) in einer Familie vereinigt, teilen sich nur in einer bestimmten Ebene, weshalb es (wie bei Stäbchenbakterien, die sich querteilen) zur charakteristischen Kettenbildung kommt. Auch die Streptokokken vermehren sich auf den gebräuchlichen Nährmedien, bilden aber in flüssigen Medien (mit Ausnahme der Enterokokken) einen Bodensatz und auf festen Nährböden nur feine, nicht pigmentierte Kolonien.

Auf Grund ihres Wachstums auf Vollblutagarplatten unterscheidet man:

α) Hämolysierende Streptokokken, mit vollständig hämolytischem Hof um die feine Kolonie herum (β-Hämolyse). Die menschenpathogenen hämolysierenden Streptokokken gehören größtenteils der Gruppe A an (serologisch definiert) und sind in den meisten Fällen als pathogen zu beurteilen.

β) Vergrünende Streptokokken (grünwachsende, Viridans-Streptokokken), mit grün verfärbtem Hof um die Kolonie herum (α-Hämolyse). Die den Blutfarbstoff vergrünenden Streptokokken sind oft nicht einwandfrei zu gruppieren und können pathogen oder nicht pathogen sein.

γ) Nicht hämolysierende Streptokokken (anhämolytische Streptokokken), als feine graue Kolonien wachsend, ohne Anzeichen von Hämolyse, können aber brauchen nicht pathogen zu sein.

δ) Enterokokken, im allgemeinen etwas größere Kolonien bildend, als die übrigen Streptokokken, können β-Hämolyse verursachen oder auch nicht, wachsen gelegentlich schwach vergrünend. Die Definition der Enterokokken ist nicht ganz einheitlich. Nach GRUMBACH bekäme der Enterokokkenbegriff nur dann einen eindeutigen Inhalt, wenn ihm die Lancefieldsche D-Gruppe zugrunde gelegt würde. Die Enterokokken gehören also zur D-Gruppe.

Die Enterokokkendiagnose, d. h. deren Abgrenzung von den übrigen Streptokokken ist deshalb wichtig, weil sich die Enterokokken sowohl Umwelteinflüssen als auch Antibiotica gegenüber bedeutend resistenter erweisen als die übrigen Streptokokken.

Zur Abgrenzung der Enterokokken von den übrigen Streptokokken benützt man gerne deren Aesculinspaltungsvermögen. Auf dieses alleinige Merkmal darf

Tabelle 2. *Schema zur Identifizierung grampositiver Kokken*

Familie	Gattung	Art (Species) oder Gruppe	Mikroskopisch	Wachstum in Bouillon	Agar	Koagulase	Hämolyse	Äsculinspaltung	Wachstum 10° C	45° C	Hitzeresistenz 30 min 60° C
Micrococcaceae	Micrococcus	M. pyogenes, syn. Staphylococcus	Kokken in Haufen	diffus	große Kolonien	+80%	+ —				
Lactobacteriaceae	Streptococcus	S. pyogenes (Gruppe A)	Kokken in langen Ketten	als Sediment	feine Kolonien		β, γ	—	—	—	—
		S. viridans					α	—	—	—	—
		Enterokokken (Gruppe D)	Kokken in Diploform und kurzen Ketten	diffus	mittelgroße Kolonien		β, γ	+	+	+	+

sich aber höchstens die Routinediagnostik beschränken; man sollte unseres Erachtens vor allem noch ihre relative Hitzeresistenz und ihr Wachstum bei 10° sowie 45° C berücksichtigen. Enterokokken kultiviert man auffallend häufig aus Urinproben. Über ihre Bedeutung gehen die Ansichten auseinander. Uns scheint, daß die Anwesenheit von Enterokokken im Urin, sofern sie nicht aus der Urethra stammen, zumindest ein Indiz darstellt, daß irgend etwas nicht in Ordnung sei.

Die Enterokokken sind wenig penicillinsensibel und bilden infolge Selektion auch anderen Antibiotica gegenüber rasch resistente Populationen.

3. Die gramnegativen Kokken

Im Urogenitaltractus kommt nur eine Art pathogener gramnegativer Kokken vor, die *Gonokokken*, heute Neisseria gonorrhoeae genannt.

Wirkliche Gonokokken müssen wir vor allem unterscheiden können von apathogenen Neisseriae sowie von überalterten, den Gramfarbstoff nicht mehr speichernden grampositiven Kokken. Die Diagnose „Gonokokken" dürfen wir höchstens stellen, wenn wir einwandfrei intracellulär gelagerte gramnegative Diplokokken vorfinden und wenn im Zweifelsfalle die Diagnose kulturell bestätigt werden kann.

Die Gonokokken wachsen nur auf Medien, die menschliches Eiweiß enthalten (10% Serum, Vollblut oder Ascites), gedeihen besser in einer 10% CO_2-Atmosphäre und bilden feine, durchsichtige Kolonien, die oft erst nach 48 Std sichtbar werden. Gonokokken ertragen Abkühlung und vor allem Austrocknung nicht, weshalb die Kulturen direkt am Patienten angelegt werden müssen. Im Gegensatz zu anderen gramnegativen Kokken spalten Gonokokken Glucose, dagegen nicht Maltose.

4. Die Corynebakterien

Ab und zu isoliert man aus Urin Corynebakterien, d. h. grampositive, pleomorphe, meistens gebogene Stäbchenbakterien, die sich auf den gebräuchlichen Nährmedien kultivieren lassen.

Die Bedeutung solcher Corynebakterien, die eventuell mit dissoziierten Streptokokkenformen verwechselt werden können, ist nicht geklärt. Die Möglichkeit, daß solche Mikroorganismen unter Umständen pathogen sein können, ist um so größer, als bestimmte Species von Corynebacterium in der Tiermedizin spezifische Pyelitiserreger mit weltweiter Verbreitung sind.

5. Anaerobe Bakterien, einschließlich Actinomyces

Bei jeder vollständigen bakteriologischen Untersuchung sollten grundsätzlich auch anaerobe Kulturen angelegt werden. Wiewohl die klassischen Anaerobier im Bereiche des Urogenitaltractus selten vorkommen, finden wir in urologischem Untersuchungsmaterial immer wieder Bakterien, die zumindest unter anaeroben Bedingungen besser wachsen als unter aeroben.

Zu den nur anaerob kultivierbaren Mikroorganismen gehören unter anderem die menschen- und tierpathogenen *Aktinomyceten*. Morphologisch imponieren sie als grampositive, unterschiedlich lange Stäbchen und Fäden, oft von unregelmäßiger Dicke, mit einzelnen echten Verzweigungen oder auch als ganze Drusen sich dokumentierend.

Bei Aktinomykoseverdacht sind anaerobe Kulturen anzulegen und während 4 Wochen bei 37° C zu beobachten. Liegen die Aktinomyceten im Untersuchungsmaterial in Reinkultur vor, lassen sie sich relativ leicht kultivieren. Ist das Material noch mit anderen Keimen kontaminiert, gelingt die kulturelle Rektifizierung sehr oft nicht.

6. Die Mycobakterien

Obwohl die Tuberkulose in Band IX/2 dieses Handbuches ausführlich besprochen ist, muß der Vollständigkeit halber auch an dieser Stelle auf deren diagnostische Bedeutung hingewiesen werden.

Tuberkelbakterien findet man bekanntlich nur, wenn man gezielt nach ihnen sucht, d. h. spezifische Färbe- und Kulturverfahren zu Hilfe nimmt. Nicht alle Mycobakterien (= säurefeste Bakterien) sind echte, pathogene Tuberkelbakterien und wir müssen gerade bei nicht tuberkulösen Prozessen in der Lage sein, apathogene Mycobakterien von pathogenen Tuberkelbakterien zu unterscheiden.

Mikroskopisch weist man die Mycobakterien am besten nach mit der allgemein eingeführten Färbemethode nach ZIEHL-NEELSEN. Zur sicheren Unterscheidung der apathogenen Mycobakterien von Tuberkelbakterien ist man auf das Kulturverfahren und vor allem den Meerschweinchentierversuch angewiesen.

7. Die Pilze

Vorhandene Pilzmycelien lassen sich in jedem Untersuchungsmaterial mikroskopisch leicht nachweisen. Eine genaue Pilzdiagnose, d. h. eine verbindliche

Aussage über die Art des vorliegenden Pilzes ist aber nur mikroskopisch nie möglich. Wir müssen den Pilz vorerst reinkultivieren, worauf die Pilzkultur zur Identifizierung einem versierten Mykologen zu überlassen ist.

Die Pilze stellen im allgemeinen keine großen Ansprüche an das Nährsubstrat und deren Kultivierung gelingt meistens leicht auf zuckerhaltigen Agarmedien (SABOURAUD). Man bebrütet Pilzkulturen vorteilhaft parallel bei 37⁰ C und bei 20⁰ C. Dabei stößt man immer wieder auf Pilze, die sich in vitro bei 37⁰ C nicht vermehren, was den Schluß zuläßt, daß sie kaum kausal pathogen sein können.

Es ist in vielen Fällen schwierig, sich über die pathogene Bedeutung auch genau identifizierter Pilze ein Bild zu machen. Findet man in einem Urin, schon mikroskopisch feststellbar, reichlich Pilze, ist diese Tatsache unter allen Umständen als pathologischer Befund zu bewerten. Meistens bedeuten die Pilze eine Komplikation bei Vorliegen anderer organischer Erkrankungen, vor allem auch bei Diabetes.

8. Die P.P.L.O. (Pleuropneumonia-like Organisms)

Die Benennung dieser eigentümlichen Gruppe hätte längst geändert werden sollen. Die P.P.L.O. figurieren auch unter dem Namen Asterococcus oder Mycoplasma.

P.P.L.O. wurden immer wieder isoliert aus eitrigen Prozessen im Bereich des Genitale, dann bei sog. unspezifischer Urethritis und vielfach auch aus der normalen Urethra Gesunder. Über die pathogene Bedeutung dieser biologisch merkwürdigen und deshalb interessanten Mikroorganismen ist man sich, wenigstens auf dem Sektor der Humanmedizin, noch nicht im klaren. Sicher sind sie nicht nur biologisch interessant, sondern spielen praktisch eine gewisse Rolle.

Die Kultivierung dieser Erreger gelingt bei Verwendung der richtigen Technik sowie eiweißreicher Nährmedien (30% Serumagar) relativ leicht. Sie bilden auf der Nährbodenoberfläche winzige, nur mit dem Plattenmikroskop sichtbare Kolonien und zur mikroskopischen Darstellung der gewachsenen Gebilde verfertigt man am besten Klatschpräparate, die spezifisch zu färben sind. Das Arbeiten mit P.P.L.O. sollte dem Eingeweihten überlassen werden, kann aber ohne weiteres in jedem klinischen Laboratorium geschehen.

III. Epidemiologische Gesichtspunkte

Auch auf urologischem Gebiete kann es einen sog. Hospitalismus geben. Das sind Hausinfektionen, die innerhalb bestimmter Spitalabteilungen zu Epidemien führen können. Solche Spitalinfektionen sind immer verursacht durch Erreger, die gegenüber Umwelteinflüssen relativ widerstandsfähig sind und auch getrennt vom Patienten lange Zeit überleben.

Epidemische Hospitalprobleme werden nicht nur verursacht durch Staphylokokken. Auf urologischen Stationen sind es ebenso die gramnegativen Bakterien. Die meisten in Tabelle 1 genannten Bakterienarten verfügen über eine erhebliche Tenacidität und können auch außerhalb ihres eigentlichen Wirtes in Krankenzimmern, an Untersuchungsgeräten und Instrumenten über Wochen vermehrungsfähig bleiben. Vor den „Halbsaprophyten" wie Proteus und Pseudomonas muß man ganz besonders auf der Hut sein, weil diese, einmal verbreitet, überall auftauchen und durch die bekannten Bakteriostatica kaum zu beeinflussen sind.

Es ist heute unbestritten, daß Hauptquellen von Spitalinfektionen fast immer Patienten sind, die ihrerseits selbst an der entsprechenden Infektion leiden und nicht mit der notwendigen Sorgfalt behandelt und isoliert gehalten werden. Ihre Krankheitskeime werden innerhalb der Krankenzimmer und Abteilungen ubiquitär verbreitet durch Pflegepersonal, Gegenstände aller Art sowie durch Luftzug, gelangen in die nächste Umgebung anderer, nicht infizierter Patienten und siedeln sich auf diesen bei erster Gelegenheit an.

Diesen Möglichkeiten sollte auch auf urologischen Stationen Rechnung getragen werden. Ein Idealzustand wäre dann erreicht, wenn manifest infektiöse Patienten von nicht Infizierten streng gesondert gehalten und beide Gruppen strikt getrennt behandelt werden könnten, wenn sie in verschiedenen Operationsräumen chirurgischen Eingriffen unterzogen und mit eigenem Instrumentarium katheterisiert und cystoskopiert würden.

Wo besagte Richtlinien aus äußeren Gründen nicht in allen Teilen befolgt werden können, haben sich Ärzte wie Pflegepersonal an folgende Minimalforderungen zu halten:

a) Infizierte Affektionen sind unter allen Umständen nur mit Gummihandschuhen zu berühren und die Arbeitsschürze muß zwischen Infektiösen und Nichtinfektiösen gewechselt werden.

b) Alles auch nur möglicherweise kontaminierte Material, einschließlich Wäsche, Verbandschalen u. dgl., ist unverzüglich zu desinfizieren. Alle Behandlungsutensilien dürfen ohne vorherige Desinfektion für keine weiteren Patienten verwendet werden.

c) Behandlungstische sind abzudecken und die benützten Tücher nach jedem Patienten sofort zu wechseln.

d) Die leitenden Personen müssen wachsam sein und dafür sorgen, daß nirgends eine Lücke offenbleibt.

Die Desinfektion von Gegenständen erfolgt am sichersten durch Hitze. Wo dies aus Materialgründen nicht möglich ist, sind nur erprobte Desinfektionsmittel zu verwenden, wobei man sich stets vergegenwärtigen muß, daß die Wirkung jedes Desinfektionsmittels abhängig ist von der Zeit der Einwirkung, von dessen Konzentration sowie von der Temperatur. Man tut gut, immer wieder bakteriologisch prüfen zu lassen, ob bestimmte Desinfektionsmaßnahmen die in sie gesetzten Erwartungen erfüllen.

IV. Zusammenfassung

Will man bakteriologische Untersuchungen ohne allzu großen Aufwand lege artis durchführen und die erhaltenen Resultate richtig interpretieren, empfiehlt es sich, wie folgt vorzugehen:

1. Das Untersuchungsmaterial soll richtig entnommen, in genügender Menge, möglichst frisch, d. h. innerhalb von 30 min nach der Entnahme, unter Angabe der klinischen Diagnose (Symptome) zur Verfügung gestellt werden.

2. Mit dem Untersuchungsmaterial sind mikroskopische Objektträgerpräparate anzufertigen und diese, je nach klinischer Diagnose, sinngemäß zu färben. Das mikroskopische Präparat verschafft uns einen vorläufigen Übersichtsbefund.

3. Mit dem Untersuchungsmaterial sind unter allen Umständen Kulturen anzulegen, wobei die Anaerobenverfahren ebenfalls zu berücksichtigen sind. Endziel der kulturellen Untersuchung ist:

a) Die Erzeugung von Reinkulturen.

b) Identifizierung derselben entsprechend der sub II. vermerkten Gesichtspunkte.

c) Ermöglichung von Sensibilitätsprüfungen gegenüber Antibiotica und Chemotherapeutica.

d) Bestimmung der approximativen Keimzahl pro Volumeinheit frischen Urins (sofort nach Urinentnahme vorzunehmen).

Je nach Situation ist das Kulturverfahren durch einen diagnostischen Tierversuch zu ergänzen.

4. Die richtige Interpretation bakteriologischer Befunde ist von größer praktischer Bedeutung. Findet man in einem Untersuchungsmaterial, das an sich steril sein sollte (Punktat, aseptisch entnommener Eiter) Mikroorganismen, muß man diese als pathogen ansprechen, gleich welcher Art sie auch seien. Diese Mikroorganismen brauchen nicht primäre Krankheitsursache zu sein; sie können eine sekundäre Komplikation bedeuten.

Zur richtigen Beurteilung eines bakteriologischen Urinbefundes benötigt man quantitative Angaben. Die kritischen Keimzahl beträgt 100000 pro 1 ml Urin. Keimzahlen, die wesentlich darunter liegen, sprechen für eine Kontamination aus der Urethra und sind belanglos, Keimzahlen von 100000 und darüber dagegen für einen infektiösen Prozeß.

5. Antibiotica und Chemotherapeutica sind von erstrangiger therapeutischer Bedeutung. Aus diesem Grunde gehört beim Vorliegen von gramnegativen Bakterien, Staphylokokken und Enterokokken zu jeder bakteriologischen Diagnose ein Antibiogramm, welches aussagt, ob ein pathogener Keim durch bestimmte Bakteriostatica beeinflußt wird oder nicht.

Wurden vor der bakteriologischen Prüfung schon Bakteriostatica verabreicht, sind diese während 3 Tagen auszusetzen und die Prüfung ist erst nach Ablauf dieser Frist in die Wege zu leiten.

6. Bei allen urologischen Maßmahnen und Untersuchungen sind infektiöse Patienten von nicht oder nicht sicher infizierten streng zu trennen, mit allen sich aus dieser Forderung ergebenden Konsequenzen. Aber selbst Infizierte müssen vor Superinfektionen mit anderen Keimarten unbedingt geschützt werden.

Auch auf urologischem Gebiete gibt es Hospitalprobleme. Dabei spielen die verschiedenen gramnegativen Halbsaprophyten wegen ihrer Tenacidität gegenüber allen möglichen Einflüssen eine wesentliche Rolle.

7. Zur Beurteilung bakteriologischer und epidemiologischer Probleme kann eine enge Zusammenarbeit zwischen Kliniker und Mikrobiologen nicht genug empfohlen werden.

Literatur

BERGEY's Manual of determinative bacteriology, Sixth Edition. Baltimore: Williams and Wilkins Comp. 1948. — FEY, H.: Differenzierungsschema für gramnegative aerobe Stäbchen. Schweiz. Z. Path. **22**, 641 (1959). — FUST, B., u. E. BOEHNI: Gebrauchsanweisung für Sensibilitätsprüfungen mit Hilfe von Madribon-Disks. Basel: Hoffmann-La Roche & Co. (im Druck). — GRUMBACH, A.: In GRUMBACH u. KIKUTH, Die Infektionskrankheiten des Menschen und ihre Erreger. Stuttgart: Georg Thieme 1958. — HALLMANN, L.: Bakteriologische Nährböden. Stuttgart: Georg Thieme 1953. — *International Symposium:* Biology of pyelonephritis. Henry Ford Hospital Detroit, 8.—10. Oct. 1959. Boston (Mass.): Little, Brown & Co. 1960. — KAUFFMANN, F.: Enterobacteriaceae, 2. Aufl. Copenhagen: E. Munksgaard 1954. — KLEEMANN, CH. R., W. L. HEWITT and L. B. CUZE: Pyelonephritis. Medicine (Baltimore) **39**, 3 (1960).

Pathologische Anatomie und Pathogenese der Pyelonephritis
(Destruktive, bakterielle interstitielle Nephritis[1])

Von

HANS U. ZOLLINGER[2]

Mit 64 Abbildungen

I. Einleitung

Die pyelonephritischen Nierenveränderungen bilden fraglos die größte Gruppe der Nierenkrankheiten im heutigen Untersuchungsgut. In den letzten Jahren ist auch das klinische Interesse an dieser vielgestaltigen Form der Nierenentzündung außerordentlich gewachsen. Die Kenntnis der Pathogenese und der Erscheinungsformen ist für den Urologen von ganz besonderer Bedeutung, da dieses Leiden seine operativen und sonstigen Bemühungen um den Patienten bei ungenügender Kenntnis und Bekämpfung häufig zunichte macht. Das Besondere dieser Affektion ist in ihrem oft ganz schleichenden Verlauf zu erblicken, so daß erst nach Jahren und Jahrzehnten eine langsam einsetzende Niereninsuffizienz, eine renale Hypertonie oder anderweitige Störungen auf Vergessenes und Übersehenes aufmerksam machen. Aus diesen Gründen sind auch die statistischen Befunde von größter Bedeutung, da sie den Kliniker auf die notwendige Prophylaxe aufmerksam machen und ihn daran erinnern, daß die Krankheit sich meist nicht von selbst in ihren Frühstadien zeigt, sondern daß nach ihr gesucht werden muß. Entscheidend sind heute die Anfangs- und die Schlußphase der Pyelonephritis, in welchen durch geeignete Prophylaxe und eventuell operative vorbeugende Maßnahmen einerseits und andererseits, wenigstens im Fall der Hypertonie, durch Nephrektomie erfolgreich eingegriffen werden kann.

II. Definition der Pyelonephritis

Während früher vor allem die aufsteigende Natur betont wurde und das Hauptgewicht demzufolge auf die gleichzeitig bestehende schwere Pyelitis gelegt wurde, haben nun insbesondere die Tierversuche gelehrt, daß die Affektion auch hämatogen entstehen kann, wobei das Nierenbecken dann erst sekundär und inobligat ergriffen wird. — Nach PUTSCHAR (1934) ist unter Pyelonephritis eine Entzündung von Nieren und Nierenbecken zu verstehen, welche oft, aber nicht immer, eitrig ist. REUBI (1959) spricht von einer bakteriellen Entzündung von Nierenparenchym und Nierenbecken, in einer neueren Fassung (1960) zählt er

[1] Zusammenfassende pathologisch-anatomische Arbeiten: STAEMMLER und DOPHEIDE (1930), PUTSCHAR (1934), WEISS u. PARKER (1939), RAASCHOU (1948), KLEEMAN et al. (1960), GLOOR (1961a).

[2] Für die finanzielle Unterstützung bei der Durchführung eigener experimenteller und empirischer Untersuchungen sind wir dem Schweizerischen Nationalfonds zur Förderung der wissenschaftlichen Forschung zu größtem Dank verpflichtet. — Abgeschlossen an Ostern 1962.

alle nicht vasculären und nicht glomerulären entzündlichen Veränderungen der Niere zur Pyelonephritis. Wir verstehen unter einer Pyelonephritis eine *destruktive eitrige oder granulomatöse unspezifische Entzündung* der Nieren, wobei das Nierenbecken inobligat ergriffen ist. Eigentlich müßte man, da die Pyelitis nach heutiger Auffassung sehr häufig sekundärer Natur ist, von einer „Nephropyelitis" sprechen (SPÜHLER 1961, SPIESS 1961).

Schon an dieser Stelle muß betont werden, daß eine mit klinischen Symptomen, insbesondere mit Fieber, einhergehende Pyelitis anscheinend gar nicht vorkommt. Diese Erkenntnis ist keineswegs neu (PUTSCHAR 1934; WEISS und PARKER 1939; Lit. ZOLLINGER 1957a, b), doch muß sie aus grundsätzlichen Überlegungen stets neu betont werden. Insbesondere für den Praktiker ist es von entscheidender Bedeutung zu wissen, daß er bei febrilen, mit starker Pyurie einhergehenden Erkrankungen nicht mit einer gewöhnlichen Pyelitis, sondern mit einer eigentlichen Pyelonephritis mit all ihren weiter unten zu schildernden Komplikationen und Konsequenzen zu rechnen hat.

Von einer *Schrumpfniere* sprechen wir, wenn bei einem mittelgroßen Menschen eine Niere weniger als 90 g wiegt. Es handelt sich dabei natürlich um eine ganz willkürlich gewählte Gewichtsgrenze, welche zudem noch in Beziehung zum Gesamtkörpergewicht, zur Altersatrophie usw. gebracht werden muß. Als ganz grober Maßstab hat sich der Begriff aber praktisch gut bewährt.

III. Häufigkeit der Pyelonephritis

Die Angaben in der Literatur über die Häufigkeit der Pyelonephritis schwanken naturgemäß ziemlich stark, da es sich meist um ein ganz unterschiedliches Sektionsgut handelt, ferner Fragen der Definition mitspielen und schließlich der Schweregrad der Veränderungen unterschiedlich klassiert wird. So fand STAEMMLER (1957) unter 3765 Sektionen 77 akute und subakute Fälle, sowie 25 Schrumpfnieren pyelonephritischer Natur. Unter 9888 Sektionen beobachtete HAGE (1939) 598 Pyelonephritiden (= 6,04%), darunter 69 pyelonephritische Schrumpfnieren. WEISS und PARKER (1939) fanden in 20% aller Autopsien pyelonephritische Narben, allerdings wurden auch ganz geringfügige Veränderungen einbezogen. JACKSON et al. (1957) sowie JACKSON u. GRIEBLE (1957) stellten in einem Zehntel aller Autopsien eine Pyelonephritis fest; in einem Drittel davon war dieselbe als Todesursache anzusprechen. Bei 15% bestand eine Hypertonie. In den Untersuchungen von KIMMELSTIEL (1960) sowie KIMMELSTIEL et al. (1961) zeigen nur 2,8% der Autopsiefälle eindeutige pyelonephritische Veränderungen; von diesen sind 18,6% (vom Total: 0,54%) an Urämie gestorben. Die Autoren kommen eigentlich ganz im Gegensatz zu allen übrigen Untersuchern zum Schluß, daß die Pyelonephritis eine klinisch wenig wichtige Erkrankung sei. Sie betonen jedoch, daß von ihren Autopsiefällen mit Pyelonephritis 15—20% eine Hypertonie aufgewiesen haben. Nach SANJURJO und FORTUNO (1957) besteht in 4,6% der Sektionsfälle eine Pyelonephritis, jedoch ist dieselbe nur in 0,078% der Autopsiefälle als Todesursache anzusprechen. Die Schwierigkeiten der statistischen Auswertung der verschiedenen Autoren geht besonders aus der Angabe von BELL (1946) hervor, nach welcher unter 32360 Autopsien nur 64 Fälle von reiner Pyelonephritis gefunden worden sein sollen. Dabei sind aber alle Hydronephrosen (1229 Fälle), welche bekanntlich in etwa 60% mit einer Pyelonephritis einhergehen, ausgeschlossen. Nach RAASCHOU (1948) werden im Autopsiematerial 5,6% *chronische* Pyelonephritiden gefunden, von denen nur ein Sechstel klinisch diagnostiziert werden konnte. Die entsprechenden Zahlen lauten bei KLEEMAN et al. (1960): 15%; $^1/_4$ und bei NESSON u. ROBBINS (1960): 9,6%; $^1/_2$. — Reine pyelonephritische *Schrumpfnieren* fanden STAEMMLER und DOPHEIDE (1930) bei 1,1% aller Sektionen, LINDER (1938): 1%, HASLINGER (1928): 3,8% und DREYER (1951): 1,66%, HAGE (1939): 6,9%. Im ganzen gesehen ist die pyelonephritische Schrumpfniere somit eindeutig häufiger als die glomerulonephritische (MANSFIELD et al. 1943, ZOLLINGER 1951, STAEMMLER 1957). Nach GALL (1961) sind 51% aller Urämiefälle durch Pyelonephritis bedingt. In letzter Zeit betonen auch die Kliniker die Häufigkeit der Pyelonephritis. So fand STANSFIELD (1954) bei 1,4% aller hospitalisierten Kinder Harnweginfekte und SCHREINER (1958) betont, daß bei Spitalpatienten Infekte der Harnwege oft häufiger seien als diejenigen der oberen Luftwege.

Unsere eigenen Erhebungen gehen aus nachfolgender Tabelle hervor, wobei zu betonen ist, daß wir über ein sehr heterogenes Untersuchungsgut mit zahlreichen Unfallsektionen und rund 5% Neugeborenensektionen verfügen. Die

Tabelle. *Statistik der Pyelonephritis auf 5000 Autopsien*

| | Akut: 43 = 0,86% | | | | Chronisch: 364 = 7,3% | | | | Total |
| | ♂: 20 | | ♀: 23 | | ♂: 185 | | ♀: 179 | | 407 = 8,16% |
	einseitig	duplex	einseitig	duplex	einseitig	duplex	einseitig	duplex	
Harnstauung .	1	2	—	—	38 (11)	116 (53)	32 (2)	38 (5)	227 = 55,8%
Diabetes . .	—	4	—	4	—	1	—	18 (12)	27 = 6,6%
Ursache ? . .	8	5	8	1 1	12 (8)	18 (11)	31 (16)	60 (27)	153 = 37,6%

In Klammern Zahl der Hypertoniefälle. Ursache der Harnstauung s. Abb. 52, S. 58.

letzterwähnten beiden Faktoren erklären, warum wir eine etwas niedrigere Prozentzahl (8,16%) als einige der übrigen Autoren erhalten. Einzelne pyelonephritische Narben wurden in unseren Erhebungen nicht berücksichtigt.

Auch unsere Statistik zeigt die große Bedeutung der Pyelonephritis, besonders ihrer chronischen Form. Im gesamten waren 55,8% unserer Pyelonephritiden durch Harnstauung bedingt (GLOOR 1961b: 60%). Ferner ergibt sich aus der Zusammenstellung, daß die Harnstauung besonders bei der chronischen Pyelonephritis eine Rolle spielt, während sie bei der akuten meist vermißt wird. Auch unsere Erhebungen ergaben ein starkes Überwiegen der Frauen unter den pathogenetisch nicht durch Harnstauung erklärbaren Fällen (s. auch PUTSCHAR 1934, STAEMMLER 1957, RAASCHOU 1948, SCHOEN 1930, BERNING und PRÉVÔT 1952, SARRE 1958, HAGE 1939, GLOOR 1961b, KLEEMAN u. FREEDMAN 1960 u.a.). Interessant ist ferner die Feststellung, daß die weiblichen Patienten mit Pyelonephritiden in der Regel jünger sind als die männlichen, bei welchen häufig eine Prostatahyperplasie die Ursache darstellt. Unter unseren 364 chronischen Pyelonephritiden auf 5000 Autopsien fanden wir 77 Fälle mit doppelseitigen und 29 mit einseitigen Schrumpfnieren. In derselben Autopsieserie wurden 30 Fälle von chronischer Glomerulonephritis beobachtet. Die Zahl von einseitigen Pyelonephritiden betrug 130 auf total 407, d. h. 32,2% aller Pyelonephritiden (BERNING 1956: 25%).

IV. Morphologie der Pyelonephritis
1. Perakute Form

Bei der perakuten Form zeigt die Nierenoberfläche nach Abziehen der Kapsel vereinzelte, meist nur linsengroße, leicht erhabene rötliche Herde mit stark herabgesetzter Konsistenz. Auf Schnitt ziehen sie in schlanker Keilform gegen das Nierenbecken zu. — Das histologische Bild entspricht einer ganz akuten, nicht-eitrigen aber nekrotisierenden hämorrhagischen Entzündung (Abb. 1). Das weitgehend nekrotische Gewebe ist von Erythrocyten und polynucleären Leukocyten durchsetzt und das umliegende Gewebe hochgradig ödematös. — Diese Form wird außerordentlich selten auf dem Sektionstisch beobachtet.

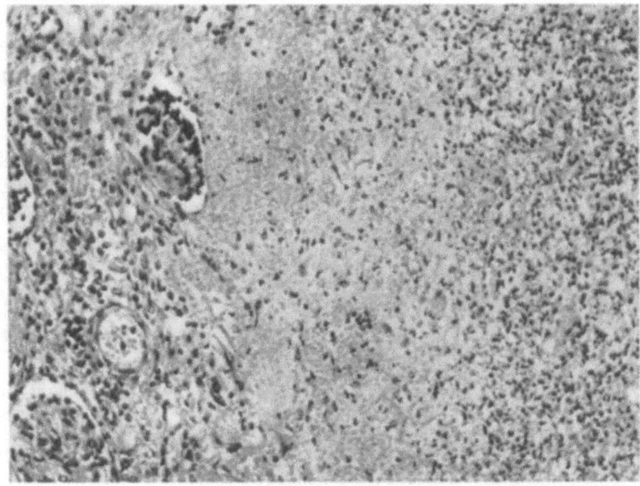

Abb. 1. Perakute hämorrhagisch-nekrotisierende Pyelonephritis bei 3 Wochen altem Säugling. H.E. Vergr. 70 ×

2. Akute Form

Die akute Pyelonephritis ist durch kleine gelbliche erhabene Knötchengruppen an der Oberfläche der Nieren ausgezeichnet (Abb. 2). Die Knötchenumgebung ist hämorrhagisch. Oft konfluieren die Knötchen, und das ganze Organ kann stark vergrößert sein. Wir haben Werte bis zu 420 g pro Einzelniere beobachtet (Abb. 3). Brüchigkeit, Konsistenz und Glanz des Gewebes sind erhöht.

Auf der Schnittfläche sind die Herde wiederum keilförmig, unscharf begrenzt, das Zentrum gelblich-eitrig oder nur gelblich mit mehr oder weniger breiter Randzone (Abb. 4). Das Nierenbecken ist oft, aber lange nicht in jedem Falle gerötet.

Im mikroskopischen Bild überwiegen die polynucleären Leukocyten, welche meist zu kleinen Einschmelzungsherden führen. Besonders bei Kleinkindern entstehen große Absceßstraßen und -seen (Abb. 5).

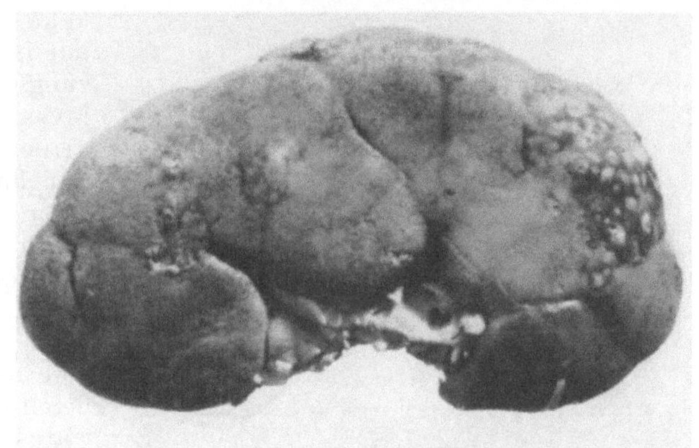

Abb. 2. Akute Pyelonephritis mit gelblichen Knötchengruppen an der Oberfläche der Niere, umgeben von rotem Saum

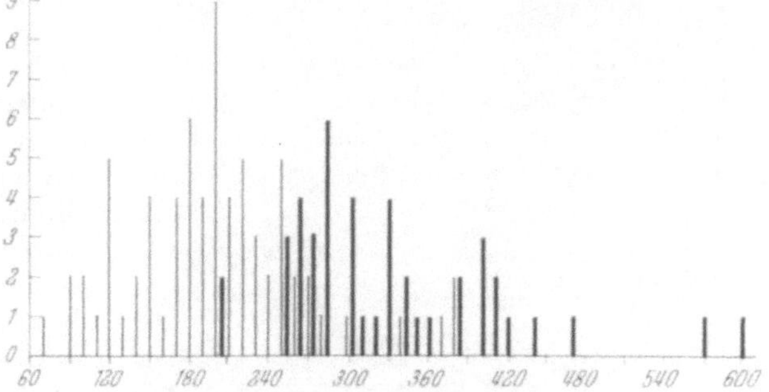

Abb. 3. Nierengesamtgewichte bei 71 Fällen von chronischer Pyelonephritis (dünne Striche) und 44 Fällen von akuter Pyelonephritis (dicke Striche). Höhe der Striche = Zahl der Fälle; Gewichtsklassen am Fuße angegeben

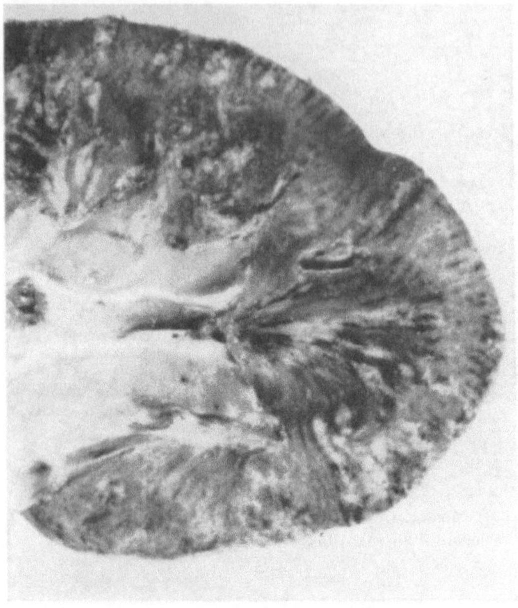

Abb. 4. Makroskopisches Schnittbild der akuten Pyelonephritis: Streifenförmige gelbliche Infiltrate in Rinde und
Mark, Nierenbeckenschleimhaut noch nicht verändert!

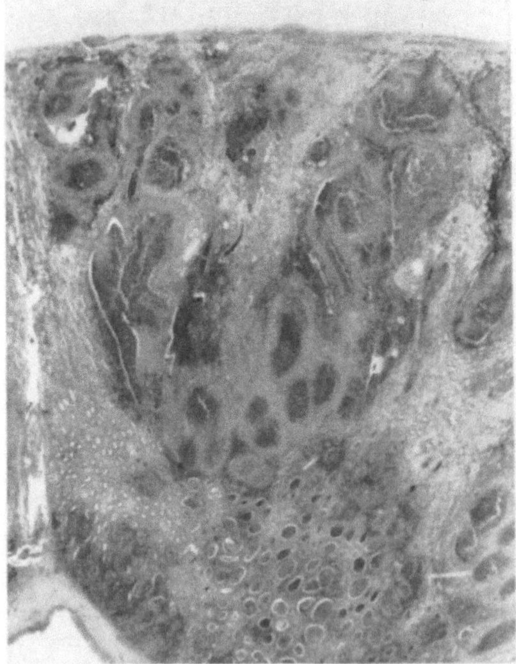

Abb. 5. Schwere exsudative Pyelonephritis bei 4 Monate
altem Kind. Breite konfluierende radiäre Eiterstraßen, von
Papille bis Rinde reichend. H.E. Übersichtsvergrößerung

Zwischen den Leukocyten finden sich Histiocyten in wechselnder Zahl; nicht selten ist ihr Protoplasma prall mit Fetttröpfchen beladen. Bakterien sind im Zentrum der Herde ausnahmslos nachzuweisen. Leukocytenzylinder, welche ebenfalls Bakterien enthalten, zeigen Einbrüche in das Tubulussystem an. Die umgebenden Capillaren sind hochgradig blutgefüllt und das interstitielle Gewebe ist ödematös. Innerhalb der Herde fanden sich stets zerstörte Tubuli, allerdings in ganz wechselnder Zahl. In den Randpartien können sich mehrkernige Tubulusriesenzellen bilden.

Die Glomerula sind in den akuten Fällen meist unverändert, nur im Zentrum der Einschmelzungsherde findet sich eine sog. invasive Glomerulitis (KIMMELSTIEL und WILSON 1936). Beim Säugling dagegen werden die Glomerula im Bereich der Herde schon bald ziemlich völlig zerstört (s. Abb. 5).

In der weiteren Nachbarschaft weist das Interstitium, insbesondere in der Nachbarschaft der größeren Gefäße, ausgedehnte Infiltrate bestehend aus Lymphocyten und Plasmazellen, sowie einzelnen Histiocyten auf (interstitielle Begleitnephritis; ZOLLINGER 1945).

In zahlreichen unserer akuten Fälle fanden wir mikroskopisch eindeutige entzündliche Veränderungen des Nierenbeckens, welche sich vor allem in einem Ödem des Bindegewebes und einer dichten Durchsetzung mit polynucleären Leukocyten äußern. Abscoßbildungen fehlen hier. Besonders stark werden die Kelchwinkel befallen, wobei die hier verlaufenden Lymphgefäße anscheinend schon sehr früh zerstört werden. Das Nierenbeckenepithel ist vacuolisiert und ödematös geschwollen, zum Teil auch vollständig abgeschilfert. Ausgedehnte Ulcera werden besonders bei Säuglingen beobachtet (Abb. 5).

Die Arterien und Arteriolen sind perifokal nicht wesentlich verändert. In den Herden zeigen sie jedoch nicht selten eine hochgradige Auflockerung der Gefäßwand mit leukocytärer Durchsetzung (KINCAID-SMITH 1955, BERNING und WALTERS 1951, PUTSCHAR 1934, WEISS und PARKER 1951). Experimentell sollen derartige Veränderungen schon nach Stunden zu beobachten sein (THELEN et al. 1956). Thrombosen der kleinen Venen sind nur bei ausgedehnter Absceßbildung häufig (PUTSCHAR 1934, WEISS und PARKER 1940).

3. Subakute Form

Es läßt sich eine eitrige von einer nicht-eitrigen Form unterscheiden, wobei die eitrige eigentlich nur eine Mischung von akuten und chronischen Veränderungen darstellt. Bei der subakuten

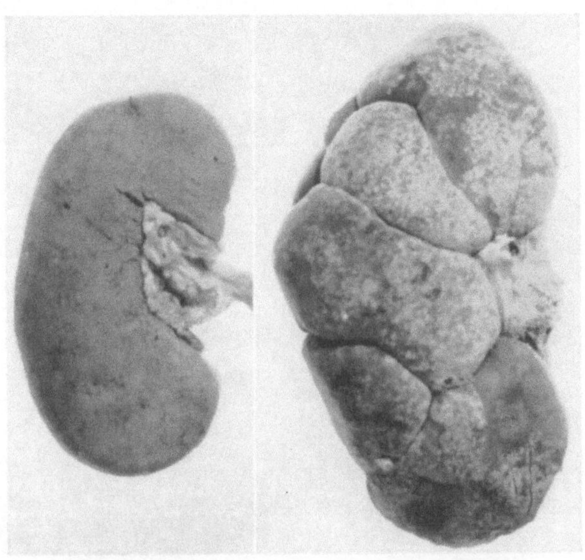

Abb. 6. Subakute Pyelonephritis mit ausgedehnten Feldern, bestehend aus braungelblichen erhabenen Knötchengruppen. Die Einziehungen entsprechen nicht krankhaften Veränderungen, sondern einer erhaltengebliebenen Renculuszeichnung. Links normale Vergleichsniere

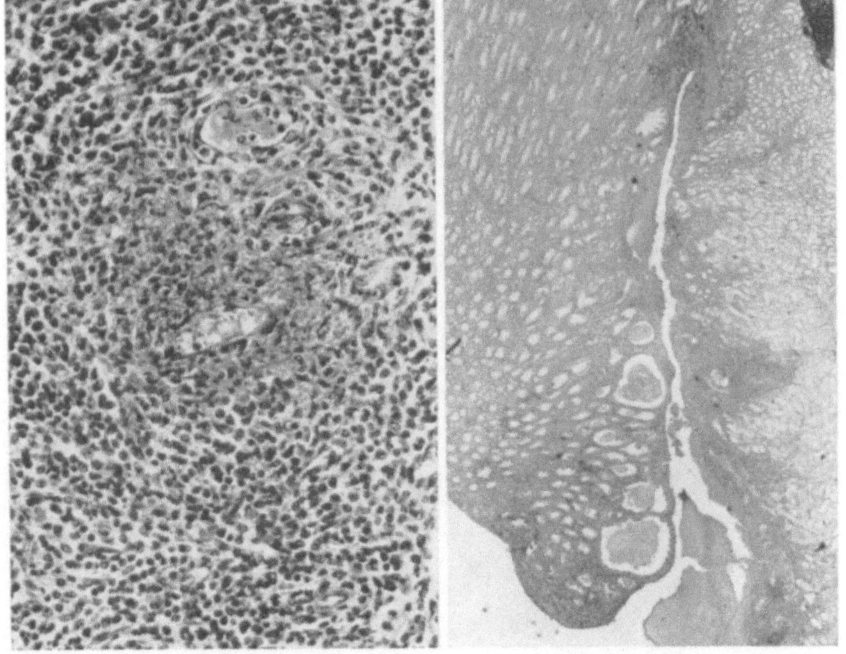

Abb. 7   Abb. 8

Abb. 7. Subakute Pyelonephritis. Die ausgedehnten Infiltrate greifen schon schwer auf die Arteriolen über. H.E. Vergr. 100×

Abb. 8. Schwer erkrankte Kelchnische bei subakuter Pyelonephritis. Klinisch schwere Hämaturie. Operation wegen Tumorverdacht. H.E. Vergr. 15×

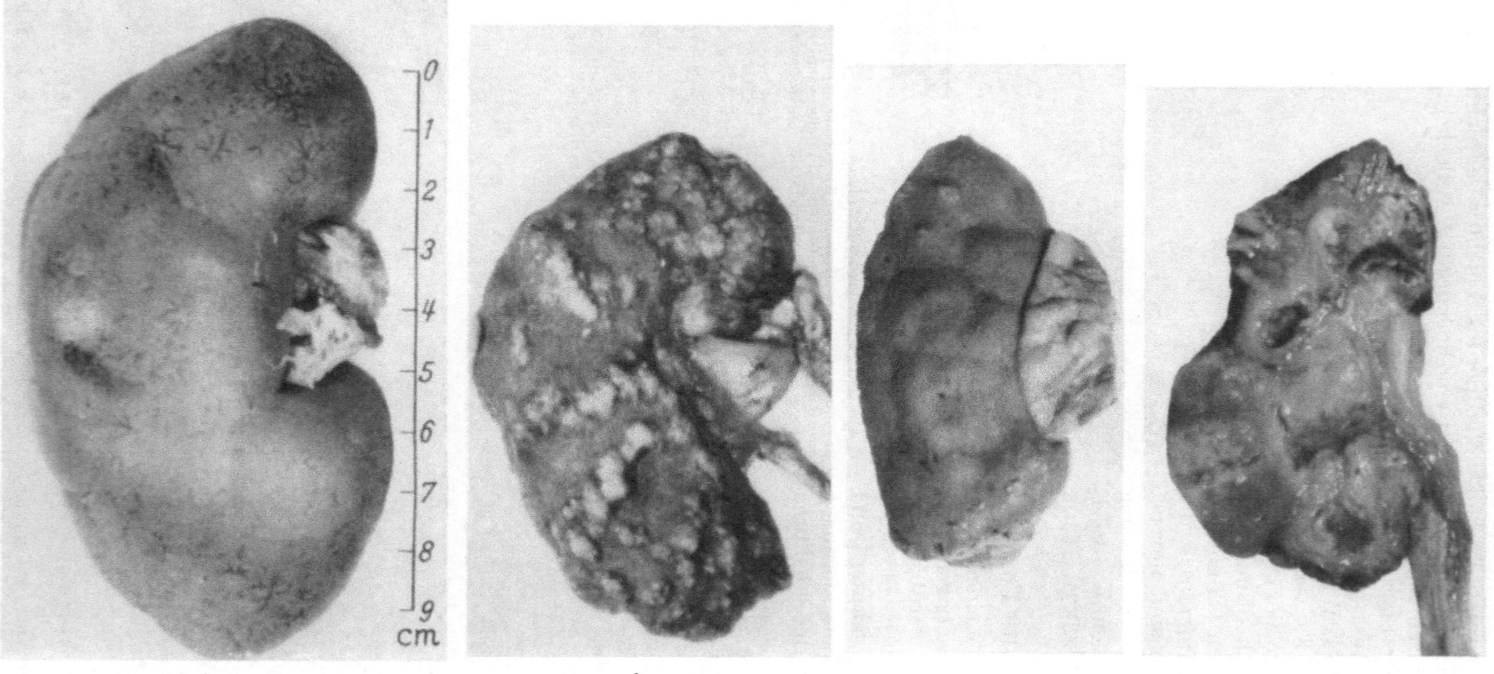

Abb. 9a—d. Spektrum der chronischen Pyelonephritis und der pyelonephritischen Schrumpfniere. a Normale Vergleichsniere. b Herdförmige rote Narbenbezirke, dazwischen einzelne buckelförmige, erhaltene, blaßgelbliche Parenchymabschnitte. c Sog. glatte, d. h. diffus narbig geschrumpfte Pyelonephritis chronica. d Grobbuckelige pyelonephritische Schrumpfniere auf Schnitt: Frischer pyelonephritischer Schub mit streifenförmigen Infiltraten in den erhaltenen Gewebsbuckeln. Nierenbeckenschleimhaut narbig verdickt und frisch gerötet

nicht-eitrigen Pyelonephritis ist die Niere in der Regel stark vergrößert und übersät mit leicht erhabenen, grauen, stecknadelkopf- bis linsengroßen Herdchen ohne roten Saum und ohne Einschmelzung (Abb. 6). Diese Herde können gelegentlich auch eingedellt und weißlich erscheinen. — Die Zeichnung der Schnittfläche ist stark verwischt. Das Nierenbecken kann vollkommen unverändert sein oder auch eine starke Rötung und Verdickung aufweisen. Der Entzündungsprozeß greift eindeutig auch auf die fibröse Nierenkapsel einerseits und auf das Hilusfettgewebe andererseits über.

Die Tubuli sind im Bereich der entzündlichen Infiltrate weitgehend verschwunden. Auch sind nun die Arteriolen wesentlich deutlicher entzündlich

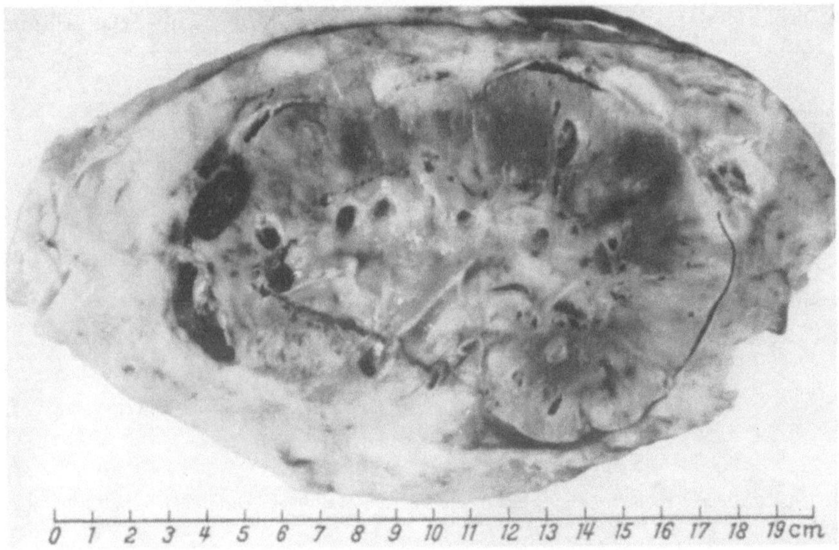

Abb. 10. Chronische Pyelonephritis. Der Prozeß greift ausgedehnt auf die Fettgewebskapsel der Niere über, die Bindegewebskapsel stellenweise vollkommen zerstört

verändert (Abb. 7). Die interstitiellen Infiltrate bestehen aus Lymphocyten, Plasmazellen und Histiocyten; Polynucleäre sind nur noch spärlich vorhanden. Das Nierenbeckenepithel ist weitgehend zerstört, so daß das subepitheliale Gewebe strotzend mit seinen mit Blut gefüllten Capillaren direkt an das Lumen reicht (Abb. 8). Nierenbeckenblutungen sind in dieser Phase recht häufig zu beobachten.

4. Chronische Form

a) Makroskopie

Bei langem Bestehen der Pyelonephritis findet sich entweder eine eigentliche Narbenniere (Abb. 9c) oder eine unregelmäßige Schrumpfniere (Abb. 9b), wobei außerordentlich niedrige Organgewichte gefunden werden (Abb. 3). Bei der Narbenniere imponieren in erster Linie die erhaltenen Parenchymbezirke, da sie prominent scheinen und etwas gelblich-blaß gefärbt sind (Abb. 9b). Tatsächlich sind aber die dazwischen liegenden eingezogenen Partien mit dunkelrotem fein granuliertem Grund die pathologisch veränderten Zonen. Sie sind sehr konsistent, fast knorpelhart, während die gelblichen Abschnitte normale Konsistenz aufweisen. — Häufig wird das Bild durch frische Schübe kompliziert, wobei dann eine Mischung zwischen dem soeben beschriebenen Bild und demjenigen der akuten Pyelonephritis besteht. Nicht selten bilden sich auch stecknadel-kopf- bis reiskorngroße Cystchen mit gelblich-gallertigem Inhalt, doch sind sie wesentlich seltener als bei vasculären Schrumpfnieren. Dasselbe gilt auch für die goldgelben, meist nicht über erbsgroßen Nierenrindenadenome (s. S. 72).

Die fibröse Nierenkapsel ist im Bereich der eingesunkenen Gebiete stets sehr stark adhärent an der Nierenoberfläche und meist nur unter Substanzverlust der letzteren zu lösen. Ferner ist die Kapsel hochgradig bindegewebig verdickt; sie sendet strahlenförmig derbe Narbenstränge in das umliegende Fettgewebe (Abb. 10). In seltenen Fällen kommt es, wahrscheinlich bei frischen Schüben, durch subkapsuläre Hämatombildung zur Nierenkompression. Das Hämatom

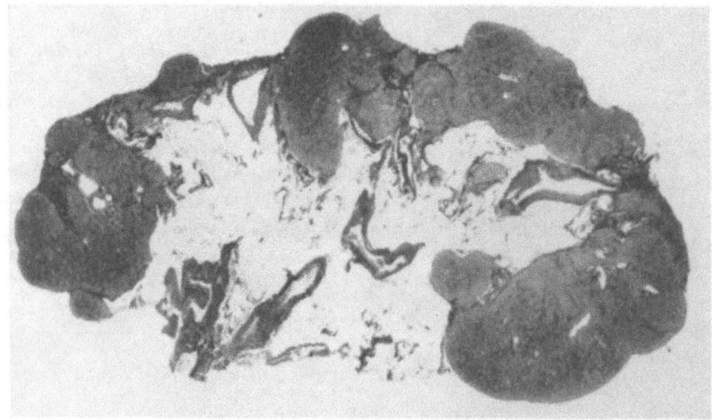

Abb. 11. Histologischer Übersichtsschnitt durch eine pyelonephritische Schrumpfniere mit sektorförmigen Narben und verdickter Schleimhaut. (van Gieson)

wird später organisiert wie bei einer Pachymeningosis haemorrhagica interna und bei erneutem Schub der Pyelonephritis kommt es aus dem neu gebildeten Gefäßschwamm zu einer akuten Blutung.

Die Schnittfläche läßt erkennen, daß die beschriebenen dunkelroten Partien Narbenzonen entsprechen, in deren Bereich das Parenchym bis auf wenige Milli-meter verschmälert sein kann (Abb. 11, 13 u. 14). Sehr alte Narben können in der Farbe von dunkelrot auf blaßgrau bis weiß wechseln. Die ursprüngliche Nierenmarkgrenze ist in ihrem Bereich nicht mehr erkennbar. Die Konsistenz dieses Gewebes ist stark erhöht; ferner bestehen in solchen Nieren häufig Papillen-nekrosen (s. S. 41).

Die Nierenbeckenschleimhaut ist in dieser Phase fast ausnahmslos, der Ureter sehr häufig verdickt (Abb. 9d). Eine Rötung besteht jedoch lange nicht immer und die Schleimhaut kann ganz glatt sein. In anderen Fällen bestehen granuläre Proliferationen. Das Nierenbecken ist recht häufig etwas ausgeweitet, was wir auf eine Ausdehnung e vacuo (Atrophie des Parenchyms) zurückführen, während STAEMMLER (1957) an eine Muskellähmung denkt. — Das perihiläre Fettgewebe ist weißlich, auffällig derb und e vacuo vermehrt. Gelegentlich wird sogar an einen Tumor gedacht (LEBBIN 1942), da es zu schwerer Stenose des Nierenbeckens kommen kann (Abb. 12). Das hiläre Fettgewebe weist meist eine Vakatwuche-rung auf. Diese Veränderung des Nierenbeckens ist röntgenologisch-klinisch erfaßbar (DEJAR und PLAT 1958).

b) Mikroskopie

Das mikroskopische Bild der chronischen Pyelonephritis ist ein außerordentlich buntes. Im Vordergrund steht wiederum in erster Linie die radiäre Anordnung des Prozesses; zweitens ist die granulomatös-narbige Natur und drittens die regelmäßige Veränderung des Nierenbeckens charakteristisch.

Die Breite der radiären Streifen (Abb. 13) schwankt naturgemäß sehr stark. Beim Zusammenfließen mehrerer derartiger Bezirke kommt es zur Ausbildung einer akuten Massennarbe (Abb. 14), welche differentialdiagnostische Schwierigkeiten bereiten kann. Die Streifennarben reichen in allen Fällen bis in die äußerste Nierenrinde, während die Spitze des Streifens zum Teil schon im Bereich der Markrindengrenze, gelegentlich aber erst in den Papillen endigt. — Besonders in ganz alten Fällen kann man gelegentlich die von STAEMMLER und DOPHEIDE (1930) beschriebene „Barriere" im Bereich der Markrindengrenze nachweisen. Sie beruht nach diesen Autoren auf einer lokalen Ischämie, was einleuchtend ist, da die äußerste Rinde einerseits und die innersten Markbezirke andererseits wenigstens teilweise aus der Nachbarschaft ernährt werden können. — Oft finden sich akute eitrige Rezidive, doch kann man gelegentlich auch stumme Zwischenphasen entdecken, in denen fast nur Lymphocyten die durchgemachte Entzündung anzeigen (SANFORD 1959). SAPHIR und COHEN (1959) sprechen dabei von einer „Pyelonephritis lenta". Die Granulombildung (Abb. 15) kann in sehr weiten Grenzen quantitativ wie qualitativ schwanken. Wichtig ist die ausgedehnte Zerstörung,

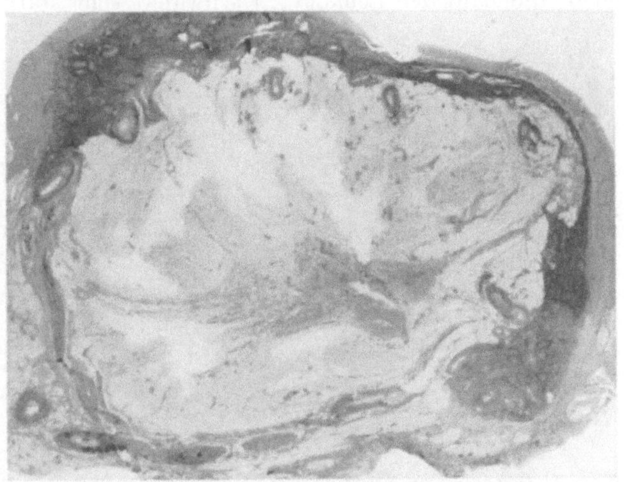

Abb. 12. Pyelonephritische Schrumpfniere. Praktisch kein Parenchym erhalten. Schwere Lipomatose des Hilusfettgewebes. Narbige Durchsetzung des perirenalen Fettgewebes. van Gieson. Natürliche Größe

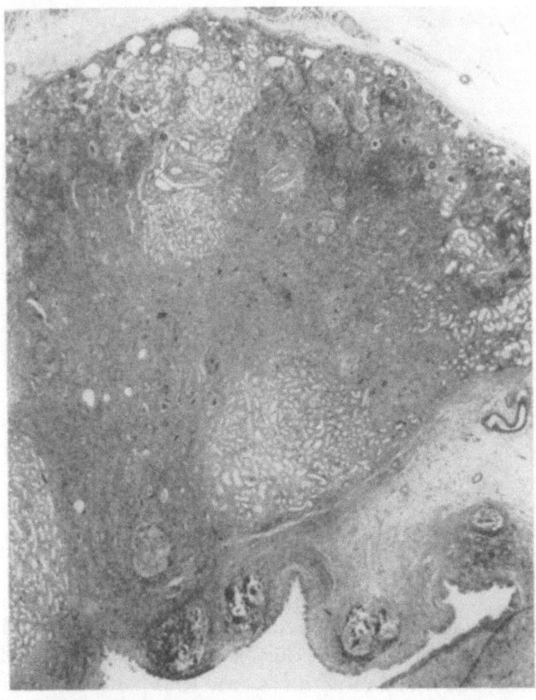

Abb. 13. Chronische Pyelonephritis mit sektorförmigen Narbenbezirken und dazwischen erhaltenem Parenchym. Nierenbeckenschleimhaut chronisch-entzündlich verdickt mit Neubildung von Lymphfollikeln, einzelne auch in der Rinde erkennbar. H.E. Lupenvengrößerung

vor allem der Tubuli (Abb. 15) im Bereich der Granulome und die starke
Bindegewebsneubildung zufolge Fibroblastenwucherung. Die Basalmembranen
sind im Bereich dieser Zonen ganz wirr aufgesplittert. Zwischen den Binde-
gewebselementen finden sich Lymphocyten sowie fast ausnahmslos Plasmazellen; die Zahl der Leukocyten schwankt sehr stark. — Am schwierigsten zu

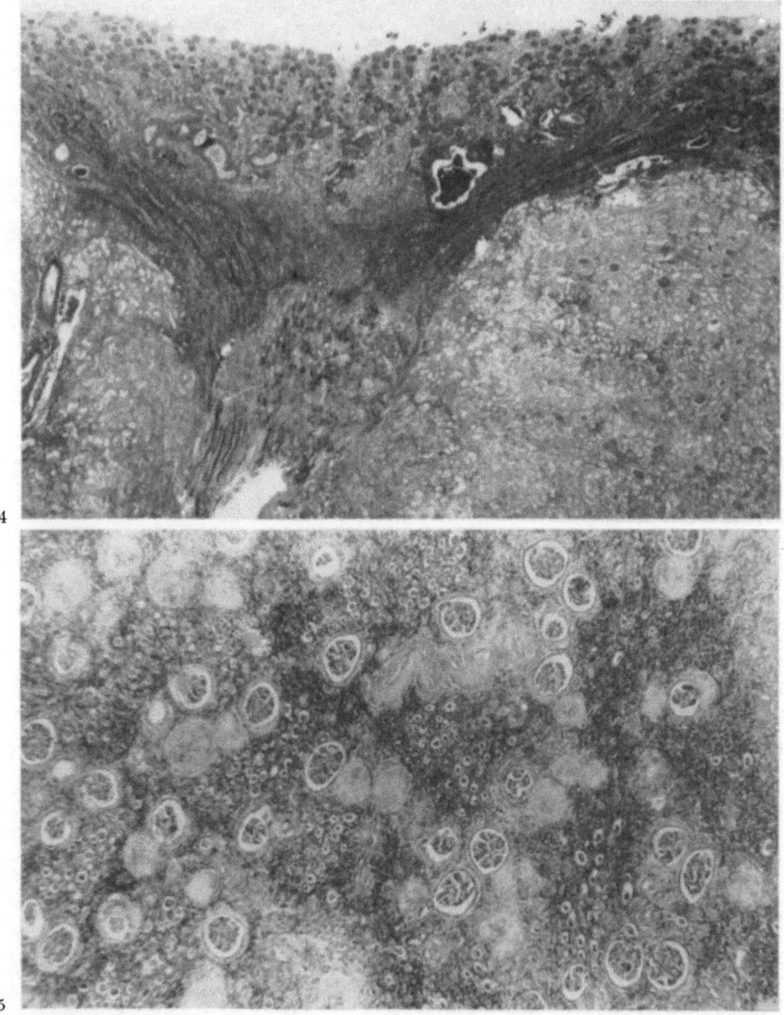

Abb. 14

Abb. 15

Abb. 14. Alte dreieckige Massennarbe der Nierenrinde und des Marks. Kompensatorische Hypertrophie des
anliegenden erhaltenen Parenchyms. Seitliche Eindellung der Narbe. van Gieson. Lupenvergrößerung

Abb. 15. Nierenrinde bei chronischer Pyelonephritis. Die Tubuli fast vollkommen zerstört und jedenfalls schwer
atrophisch, ausgedehnte entzündliche Infiltrate im Stroma. Die Glomerula zum Teil hyalin entartet, die
restlichen noch relativ gut erhalten. Kapseln verdickt. H.E. Vergr. 50×

beurteilen ist das Verhalten der Glomerula. Bis heute können mindestens fünf
verschiedene Typen der bei Pyelonephritis bekannten Glomerulaläsionen unterschieden werden (Zollinger 1961). Ganz allgemein rücken die Glomerula durch
die Schrumpfung sehr viel näher zusammen (Abb. 15). So lange die Glomerula
noch erhalten sind, bietet sich das für die chronische Pyelonephritis ganz typische
Bild des schweren tubulären Unterganges bei dicht gelagerten relativ noch gut

erhaltenen Glomerula (Abb. 15). Im Laufe der Zeit greift jedoch die Entzündung auch zentripetal auf die bindegewebige Kapsel der Glomerula über und es entwickelt sich eine hyalin-bindegewebige Schale um das Glomerulum (Abb. 16a). Diese Narbe wird immer dicker, sie kann auch verfetten und die Schlingen zum Kollaps bringen (kompressiver Typ). Das Kapsel*epithel* wuchert jedoch dabei nicht!

Eine *zweite* Form des glomerulären Unterganges wird vor allem bei Kindern und Säuglingen festgestellt (destruktiver Typ). Im Extremfall werden die Glome-

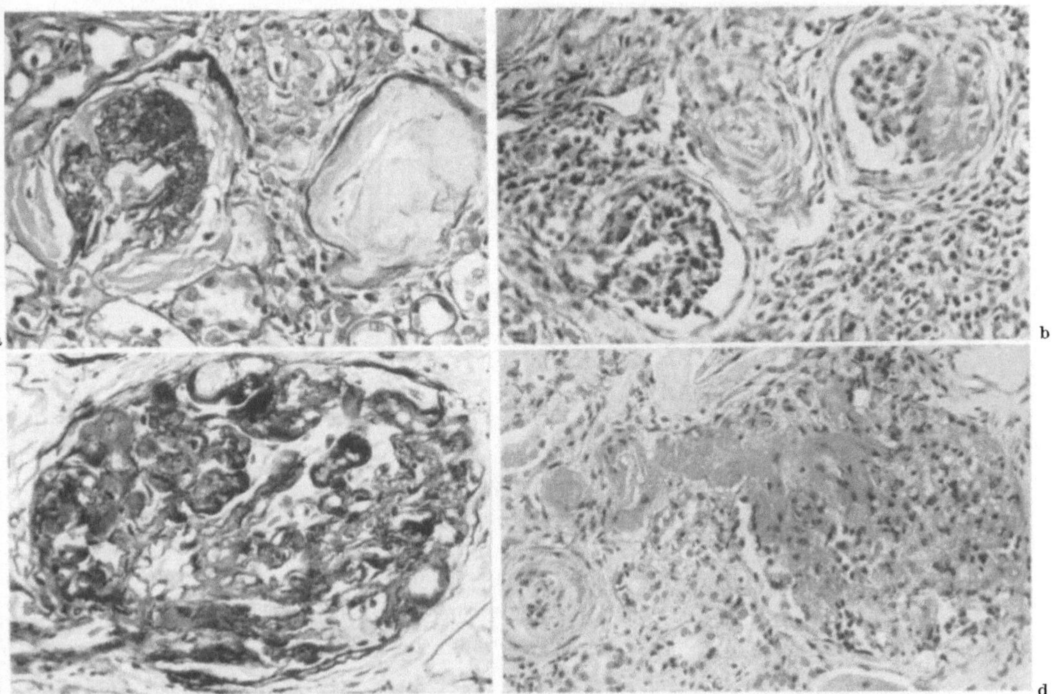

Abb. 16a—d. Sekundäre Glomerulaveränderungen bei chronischer Pyelonephritis: a Kompressiver Typ der Glomerulumveränderung. van Gieson. b Sekundäre Glomerulitis bei frühkindlicher Pyelonephritis. H.E. c Kollapstyp der Glomerulumveränderung. Die Schlingen sind fibrinoid verquollen und kollabiert. PAS. d Arteriolonekrose, übergreifend auf das Glomerulum: Im erhaltenen Anteil einer frühkindlichen pyelonephritischen Schrumpfniere mit renaler Hypertonie. H.E.

rula vollkommen zerstört. Häufig aber findet man entzündlich-reaktive Veränderungen sowohl der Schlingen selbst als nun auch des Kapselepithels (Abb. 16b). Vermutlich dachten KIMMELSTIEL und WILSON (1936) und KIMMELSTIEL (1961) an diesen Prozeß, als sie von „alterativer Glomerulonephritis" sprachen. Auch diese Form der Entzündung führt schließlich zum völligen Untergang der Glomerula, wobei aber keine hyalinen Narben mehr übrig bleiben, was anscheinend ein Spezificum der frühkindlichen Pyelonephritis — wenigstens in quantitativer Hinsicht — ist. Pyelonephritische Narben, welche fast frei von solchen Glomerulamumien sind, sprechen stark für einen frühkindlichen Beginn der Entzündung.

Bei der *dritten* Form des Glomerulumunterganges kollabieren die Schlingen (Kollapstyp) zufolge von proximal liegenden Gefäßverschlüssen (Abb. 16c). Dabei verbreitert sich die Basalmembran der Schlingen sehr hochgradig und verquillt. Das Endothel zerfällt und schließlich verschwindet das Lumen. An derartig fibrinoid-nekrotischen Schlingen können auch kleine Synechien beobachtet werden

(s. auch STAEMMLER 1957, STAEMMLER und DOPHEIDE 1930). In der Endphase findet man einen wirren Knäuel von van Gieson-gelben, homogenen und oft verfetteten Schlingen, umgeben von einem van Gieson-roten, hyalin-bindegewebigen plumpen Ring.

Die *vierte* Form des Glomerulumunterganges findet sich in pyelonephritischen Schrumpfnieren nur selten und nur in den relativ gut erhaltenen Bezirken. Es handelt sich dabei um die Arteriolonekrose als Folge der malignen Hypertonie (Abb. 16d). Die fibrinoide Gefäßnekrose greift dabei von der Arteriole massiv auf das Glomerulum über und bringt es zum Kollaps. Sekundäre Kapselepithelproliferationen sind dabei recht häufig (arteriolonekrotischer Typ).

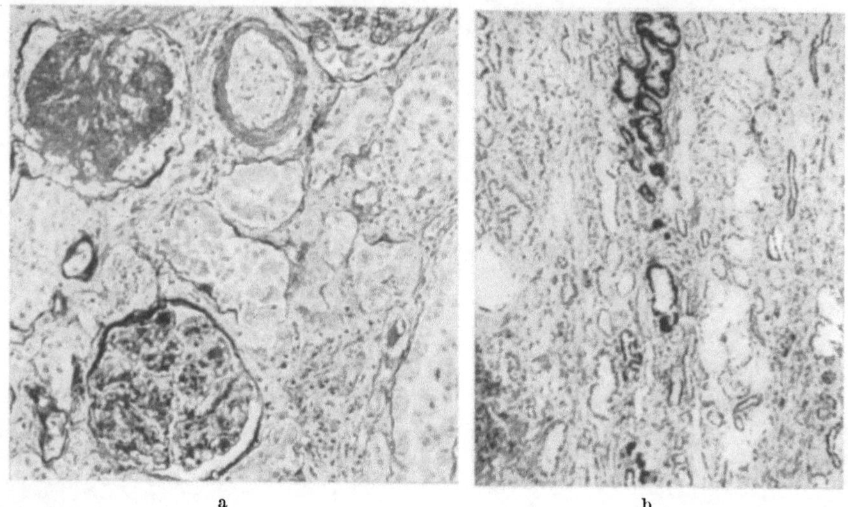

a   b

Abb. 17. a Typ der „Überlastungs-Glomerulitis" im sonst erhaltenen Abschnitt einer schweren pyelonephritischen Schrumpfniere. 34jähriger Mann, ausgesprochenes nephrotisches Syndrom! Die Schlingen zeigen bei PAS-Färbung zuerst herdförmige, und dann diffuse Aufsplitterung der Membranen mit Verödung der Schlingen und Synechien (Dünnschnitt). Vergr. 140×. b Herdförmige schwere Verfettung (doppelbrechend) einzelner Nephrone des in Abb. 17a dargestellten Falles. Vergr. 140×

Schließlich ist als *fünfte* Form der Glomerulaveränderungen in pyelonephritischen Nieren eine eigenartige Schlingenverdickung zu bezeichnen, welche ebenfalls nur in den erhaltenen Zonen zur Beobachtung kommt. Die Schlingen sind stark verfettet, ihre Lumina kaum erkennbar, die Basalmembranen hochgradig verquollen und aufgesplittert. Das Mesoangium ist ebenfalls verbreitert. Deckepithel- und Endothelzellen sind an Zahl eher vermindert, wenigstens in den Frühphasen der Veränderung (Abb. 17a). Synechien sind selten. In einer unserer Beobachtungen (SN 718/60, 34jähriger Mann) hatte sich ein vollständiges nephrotisches Syndrom eingestellt. Histologisch fanden sich dabei die Nephrone, welche zu den veränderten Glomerula gehören, schwer mit Fett- und Lipoidstoffen beladen, so daß man geradezu vom Bild einer „herdförmigen Lipoidnephrose" zu sprechen versucht ist (Abb. 17b).

Die pathogenetische Deutung dieser fünften Form der Glomerulaveränderungen ist schwierig. Es scheint sich um eine Kombination von Schlingenanoxie und funktioneller Überlastung mit entzündlicher Reaktion zu handeln. Durch die Anoxie werden die Endothel- und Epithelzellen der Schlingen und schließlich auch die Membranen geschädigt, so daß eine Glomerulonephrose entsteht, welche zusätzlichen entzündlichen Reizungen gegenüber anscheinend hochempfindlich ist. Die vorgeschaltete Gefäßveränderung ist aber anscheinend doch wieder nicht so schwer, daß es zum Schlingenkollaps kommt, im Gegenteil, die Schlingen sind auffällig weit. — Diese Veränderung haben wir ausschließlich in schwer überlasteten Bezirken, d. h. Schrumpfnieren mit ganz wenig erhaltenem Parenchym, nachweisen können. Die Glomerula sind in diesen Bezirken auffällig groß, was ebenfalls für eine Überlastung spricht. Eine diffuse Glomerulonephritis kann von diesen Veränderungen ohne weiteres abgetrennt werden (s. auch KLEEMAN et al. 1960). Mit diesen Autoren sprechen wir von einer „Glomerulitis", nehmen jedoch im Unterschied zu ihnen nicht eine immunbiologische Schädigung, sondern eine entzündliche Veränderung anoxisch geschädigter und funktionell überlasteter Glomerula an (ZOLLINGER 1961).

Häufig findet man in pyelonephritischen Schrumpfnieren sog. „*Strumaherde*" im Bereich der Rinde distal von den großen Narben- und Granulationsgewebs-barrieren, welche sich in der Markrindengrenze vor allem einstellen (STAEMMLER und DOPHEIDE 1930). Die „Strumaherde" bestehen aus leicht ausgeweiteten Tubuli mit hochgradig atrophischem Epithel und eosinophilen Harnmucoidmassen in den Lumina (Abb. 18). FAHR (1937), ASK-UPMARK (1929), GLOOR (1939, 1941) u. a. deuten diese Herde als Mißbildungen, doch konnte dies OLIVER (1939) an Hand von Zupfpräparaten eindeutig widerlegen. KINCAID-SMITH (1955) fand derartige Bil-

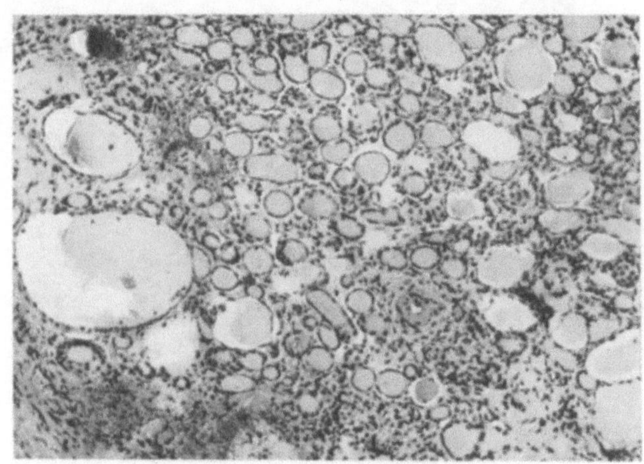

Abb. 18. „Strumabild" in frühkindlicher pyelonephritischer Schrumpfniere. Die Tubuli sind ausgeweitet, zum Teil cystisch und gefüllt mit homogenen Massen. Das Epithel ist hochgradig atrophisch. Stroma nur wenig narbig. H.E. Vergr. 70×

dungen peripher von Tubuli, die durch Leukocyten verstopft waren und auch STAEMMLER und DOPHEIDE (1930), WEISS und PARKER (1939), OBERLING (1924, 1954), SCHREINER (1958), PLATT und DAVSON (1950), MALLORY et al. (1940), ZOLLINGER (1957a, b) fassen die beschriebenen „Schilddrüsenbilder" als Folge einer chronischen Abflußstauung in den Tubuli auf. Die Kolloidmassen scheinen aus Harnmucoid zu bestehen, welches durch die Epithelzellen ausgeschieden wird, denn wir finden diese Massen auch in glomerulafreien frühkindlichen Rindennarben.

Das weitere Schicksal der „Strumaherde" ist nicht sicher bekannt. Mit FAHR (1937) glauben wir, daß es sich um ein Dauerstadium handelt, während STAEMMLER und DOPHEIDE (1930) eine spätere Umwandlung in Narbenherde annehmen.

Eine weitere tubuläre Veränderung, die in pyelonephritischen Narbenherden häufig angetroffen wird, stellen die *Mittelstücksprosse* dar. Es handelt sich dabei um kleine, solide epitheliale Zellgruppen (Abb. 19a), die oft auch kanalisiert sind und eine positive Da Fano-Färbung ergeben (Abb. 19b). Sie entsprechen rein morphologisch den Becherzellgruppen, welche möglicherweise das Renin bilden (s. dagegen GROSS 1958). Genetisch sind diese hellen soliden Tubuli als entdifferenzierte Kanälchen zu deuten, wobei aber nicht abgeklärt ist, ob sie funktionell den Becherzellgruppen entsprechen. Diese Herde erklären vielleicht die bei pyelonephritischen Schrumpfnieren häufig gefundene renale Hypertonie; jedenfalls konnten wir in den seltenen Fällen von anhypertonen pyelonephriti-

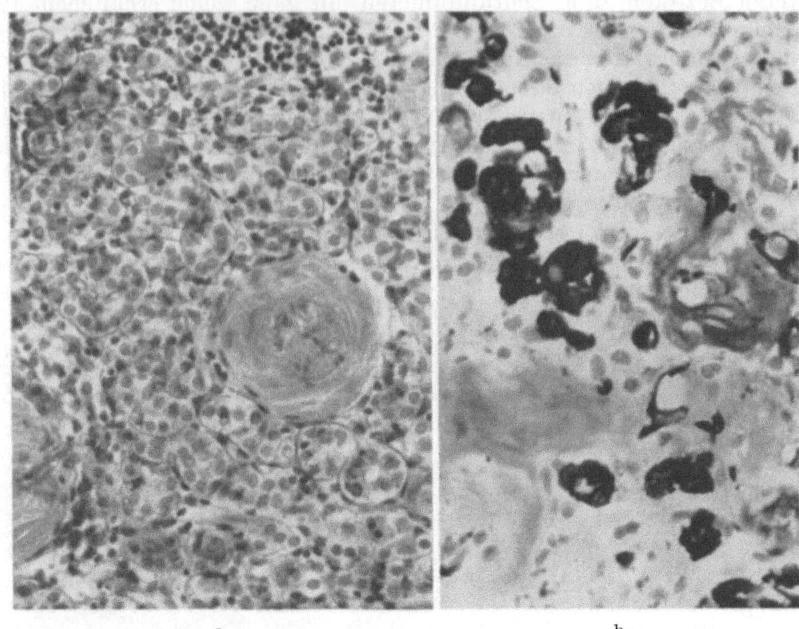

a   b

Abb. 19. a Solide Mittelstücksprosse in einer pyelonephritischen Narbe. Im Zentrum hyalin entartetes Glomerulum. H.E. Vergr. 150×. b Versilberung von Mittelstücksprossen nach DA FANO. Vergr. 150×

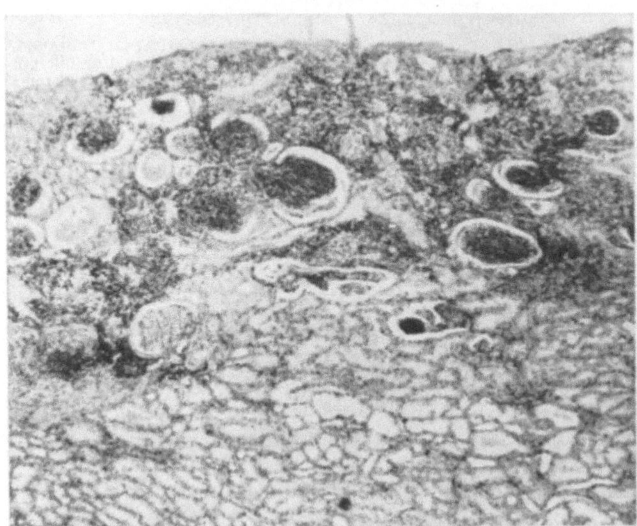

Abb. 20. Pyelonephritis chronica mit vorwiegendem Rindenbefall. Zahlreiche neugebildete heterotope Lymphfollikel, welche zum Teil das Tubulusepithel zapfenartig vorwölben. H.E. Vergr. 40×

schen Schrumpfnieren (s. S. 75) derartige Sprosse nicht vermehrt beobachten. Eine exakte Beziehung zwischen renaler Hypertonie und Mittelstücksprossen konnte aber bis heute nicht festgestellt werden.

Eine sicher sekundäre Veränderung stellt die zum Teil starke Ausweitung einzelner Tubuli mit Epithelabflachung dar, ohne daß das Lumen verschlossen oder mit irgendwelchen Massen angefüllt wäre. Analoge Veränderungen werden auch in glomerulonephritischen Schrumpfnieren festgestellt, so daß wir die Veränderung als Ausdruck einer kompensatorischen Mehrleistung auffassen. Häufig besteht bei derartigen Nieren klinisch das Bild einer „Wasserverlustniere".

Die Nierenbeckenschleimhaut ist auch mikroskopisch stets narbig verdickt. Entzündliche Infiltrate können vorhanden sein, sind aber, mit Ausnahme der Kelchnischengegend, keineswegs obligat. Das Epithel ist oft leukocytär durchsetzt, gelegentlich kann Pflasterzellmetaplasie nachgewiesen werden. Die Neubildung von Lymphfollikeln im subpelvinen Gewebe (Abb. 13) und in der Rinde (Abb. 20) ist als Ausdruck der Gewebsreaktion auf einen chronischen Entzündungsreiz und als Analogon zur Cystitis nodularis sive granularis aufzufassen.

Von großer Bedeutung sind die *Gefäßveränderungen* in pyelonephritischen Narben und Schrumpfnieren. Die allgemeine Einengung der renalen Strombahn

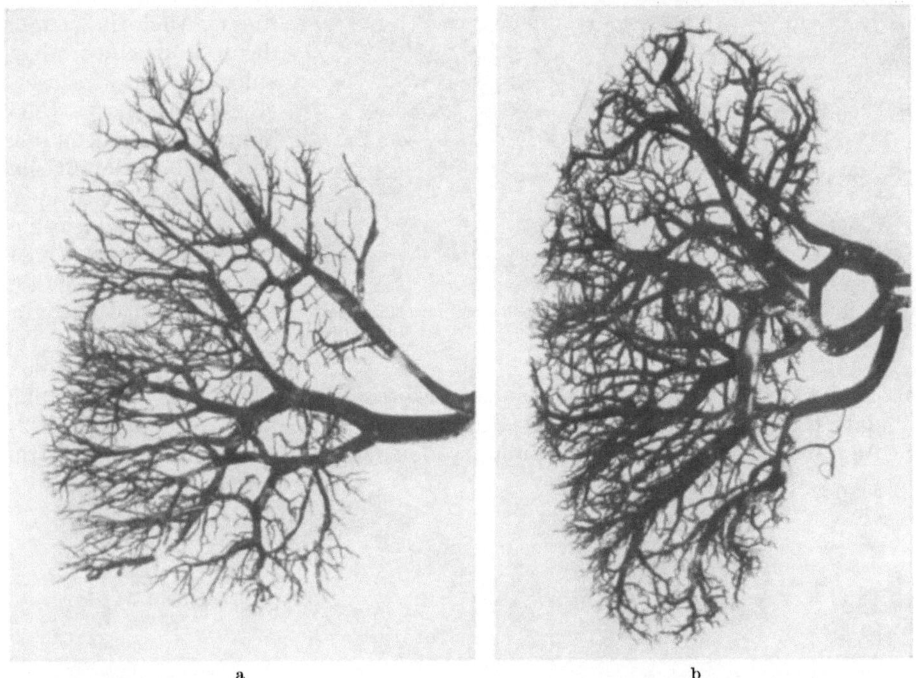

a   b

Abb. 21a. Ausguß des Arteriensystems bei pyelonephritischer Schrumpfniere. Ausgesprochene Rarifikation, besonders der kleinen Endäste im Vergleich zu Abb. 21b, welche einen Gefäßausguß einer normalen Niere zeigt

in pyelonephritischen Schrumpfnieren geht besonders deutlich aus Gefäßausgüssen hervor (Abb. 21a u. b). Daß wenigstens teilweise Zusammenhänge zwischen diesen Gefäßveränderungen und der Hypertonie bestehen müssen, hat schon OBERLING (1924) betont. Normotome Patienten mit chronischer Pyelonephritis zeigen sehr viel weniger Gefäßveränderungen als hypertone (WEISS und PARKER 1939).

Mikroskopisch können wir mindestens vier verschiedene Gruppen von Gefäßveränderungen unterscheiden (ZOLLINGER 1961):

a) *Arteriosklerose* der Nierenarterien und ihrer großen Äste. Selbst bei relativ jugendlichen Individuen sind schwere, aber an sich typische arteriosklerotische Veränderungen sowohl im narbig veränderten Parenchym als auch zum Teil in der Nierenarterie selbst nachzuweisen. Bei einseitiger Erkrankung der Niere sind meist nur die Gefäße dieser Seite schwer verändert. Wir vermuten, daß die periphere Durchblutungsdrosselung in der geschrumpften Niere zu einer Druckerhöhung im proximalen Abschnitt des Gefäßbaumes und eventuell auch zu Oxydationsstörungen und anoxischer Wandschädigung führt. Diese

Gefäßveränderungen ihrerseits engen die Strombahn vermehrt ein, wodurch in der Peripherie zusätzliche anoxische Schäden gesetzt werden können. Das schlußendlich resultierende Nierenbild kann dann fast unentwirrbar werden.

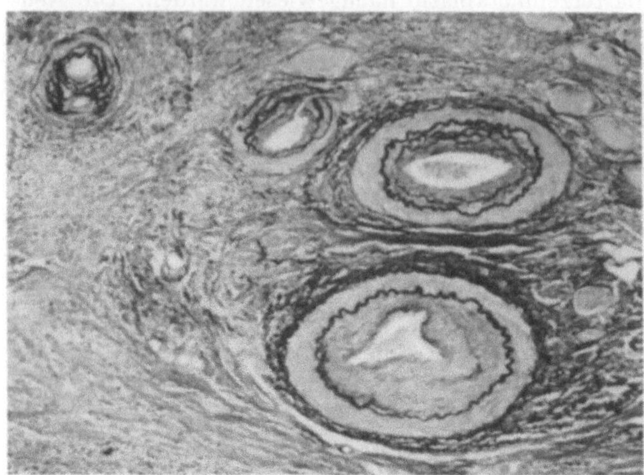

Abb. 22. Schwere Intimafibrose, zum Teil auch Elastose mittelgroßer Arterien bei pyelonephritischer Schrumpfniere. Weigertsche Elastinfärbung. Vergr. 70 ×

b) Als *Intimafibrose* bezeichnen wir eine Arterienveränderung, bei welcher ein teils basophiles, teils blaß-eosinophiles feines Faserwerk die Intima stark verdickt. Auch findet man darin einzelne abgesplitterte Elasticafasern (KINCAID-SMITH 1955, WEISS und PARKER 1939 u. a.). Diese Gefäßläsion wird vielfach als „hyperplastische Arteriosklerose" bezeichnet (KIMMELSTIEL 1960). Das Gefäßlumen wird hochgradig eingeengt, zum Teil vollkommen verschlossen. In der Media findet sich einerseits eine Fibrose und andererseits eine Atrophie der glatten Muskulatur. Die Elastica interna ist stets stark verdickt (Abb. 22). Die Aa. arcuatae und die Interlobulärarterien (Aa. radiatae) sind am stärksten

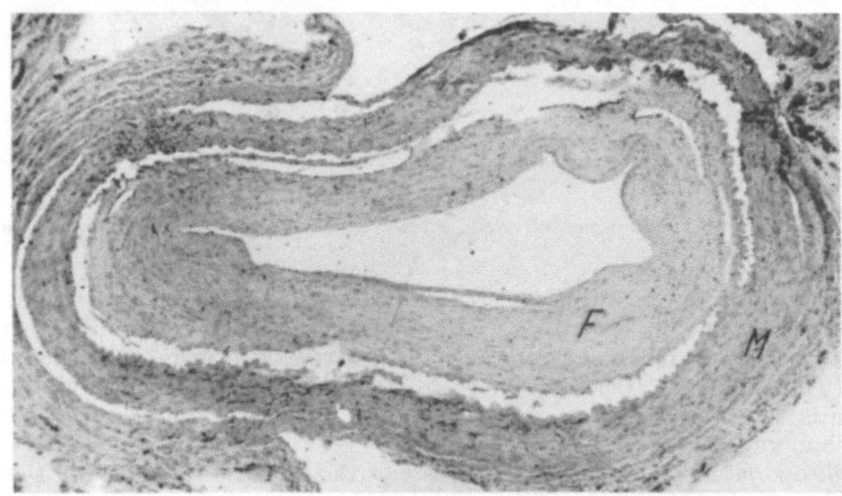

Abb. 23. Ausgesprochene sekundäre Intimafibrose (*F*) des Hauptstammes der A. renalis bei frühinfantiler pyelonephritischer Zwergniere. *M* Media. (Aus ZOLLINGER 1957a.) H.E. Lupenvergrößerung

befallen, während die A. renalis selbst beim Erwachsenen nur geringgradige Veränderungen erkennen läßt. Dagegen ist diese als Anpassungserscheinung zu wertende Gefäßveränderung bei frühkindlich entstandenen Schrumpfnieren besonders deutlich (s. unten, Abb. 23). Sekundäre Arterienthrombosen werden gelegentlich beobachtet, sind aber nicht besonders häufig. Die Einlagerung von atheromatösen Massen wird vermißt. — Der Prozeß ist somit grundverschieden von einer Arteriosklerose (s. auch Putschar 1934). Allen (1951) vergleicht die Veränderung mit derjenigen in der Umgebung eines Ulcus ventriculi, nimmt also ein Übergreifen der Entzündung auf die großen Gefäße an, ebenso Weiss und Parker (1939), welche sie mit den Arterienveränderungen in einer tuberkulösen Lungenkaverne vergleichen. Auch Saphir und Taylor (1952) fassen die Veränderung als Arteriitis deformans auf. Andere Autoren (Linder 1937, 1938, Emmett et al. 1952, Barker und Walters 1940, Zollinger 1957b, Volhard 1931) sprechen nur von Intimafibrose bzw. -sklerose (Holle 1959). Wir glauben, daß diese Veränderung unbedingt von der entzündlichen Läsion der kleinen Arteriolen zu trennen ist und betrachten sie als Anpassungserscheinung bei hochgradiger Reduktion des peripheren Gefäßbettes und damit der Durchblutung.

Eine ähnliche Arterienveränderung wird auch im proximalen Stumpf der A. femoralis nach alter Femuramputation sowie im Stumpf der A. renalis nach Nephrektomie beobachtet. Für echte entzündliche Veränderungen fehlen dagegen die in der akuten Phase zu fordernden akuten destruktiven Veränderungen.

Bei eigentlichen Zwergnieren (s. S. 50) fällt häufig der abnorm kleine Durchmesser der zugehörigen Nierenarterie auf (s. auch Weiss und Parker

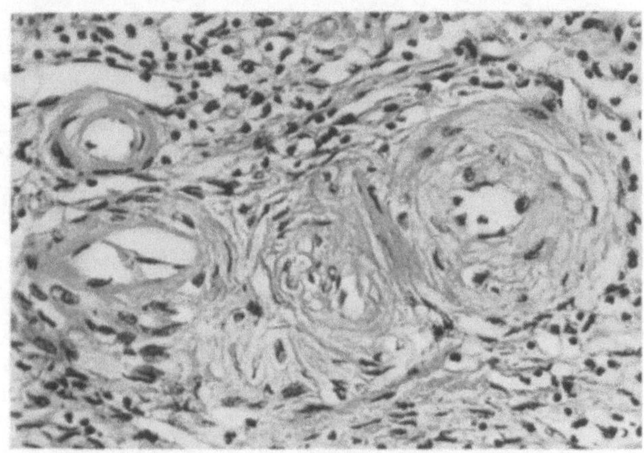

Abb. 24. Arteriolitis proliferans in pyelonephritischer Narbe. Die Gefäße aufgesplittert, das Lumen stark eingeengt, die periphere Begrenzung ganz unscharf, in der Umgebung alte pyelonephritische Infiltrate. H.E. Vergr. 100×

1939, Zollinger 1957a). Einzelne Autoren schließen daraus auf eine Mißbildung als Ursache der Zwergnieren. Im histologischen Schnitt kann jedoch gezeigt werden, daß auch hier eine deutliche Intimafibrose vorliegt (Abb. 23), und zwar meist ohne wesentliche Elasticaaufsplitterung. Die Media ist atrophisch. — Wir fassen auch diese Veränderung als sekundär auf, wiederum im Sinne einer Anpassungserscheinung an die hochgradige Verminderung des peripheren Gefäßbettes. Falls sich die periphere Läsion im frühen Kindesalter ausbildet, so unterbleibt die weitere volle Entwicklung der zugehörigen A. renalis, ohne daß eine eigentliche Mißbildung vorzuliegen braucht.

Die Arteriolen lassen drei verschiedene Veränderungen erkennen.

c) Bei der ersten handelt es sich um eine eigentliche *Arteriolosklerose*, d. h. eine fibrinoide Wanddurchtränkung, wobei die Massen zwischen Endothel und atrophischer Media eingelagert werden (Lit. s. Zollinger 1959). Wir betrachten diese Veränderung als Folge der Blutdrucksteigerung (s. auch Heptinstall und Gorrill 1955, Staemmler und Dopheide 1930), während Allen (1951), Saphir und Taylor (1952) sowie Saphir und Cohen darin eine Folge der Urämie erblicken (wohl in Anlehnung an die ursprüngliche Theorie von Goldblatt), während Linder (1938), Kimmel (1942) sowie Weiss und Parker (1939) einen Zusammenhang zwischen dieser Arteriolenveränderung und der Hypertonie überhaupt ablehnen. Im Gegensatz zu Linder haben wir die soeben beschriebene Gefäßveränderung häufig außerhalb der Narbenzone stärker ausgeprägt gefunden als innerhalb der Narben.

d) Von diesen rein hyalinen Arteriolenveränderungen lassen sich, besonders bei jugendlichen Trägern von pyelonephritischen Schrumpfnieren, alle Übergänge bis zur klassischen *Arteriolonekrose* im Sinne der Fahrschen malignen Nephrosklerose erkennen (Abb. 16d). Diese diffuse Gefäßwanddurchtränkung mit Plasmabestandteilen, welche auch auf die Umgebung übergreifen und hier zu entzündlichen Granulomen führen kann (ZOLLINGER 1959), treffen wir jedoch nur außerhalb der eigentlichen Narbenbezirke in den noch gut durchbluteten und funktionierenden Nierenabschnitten.

e) WEISS und PARKER (1939) beschrieben ferner eine „hyperplastische Arteriolosklerose" mit konzentrischer Bindegewebsvermehrung (Abb. 24). Die Be-

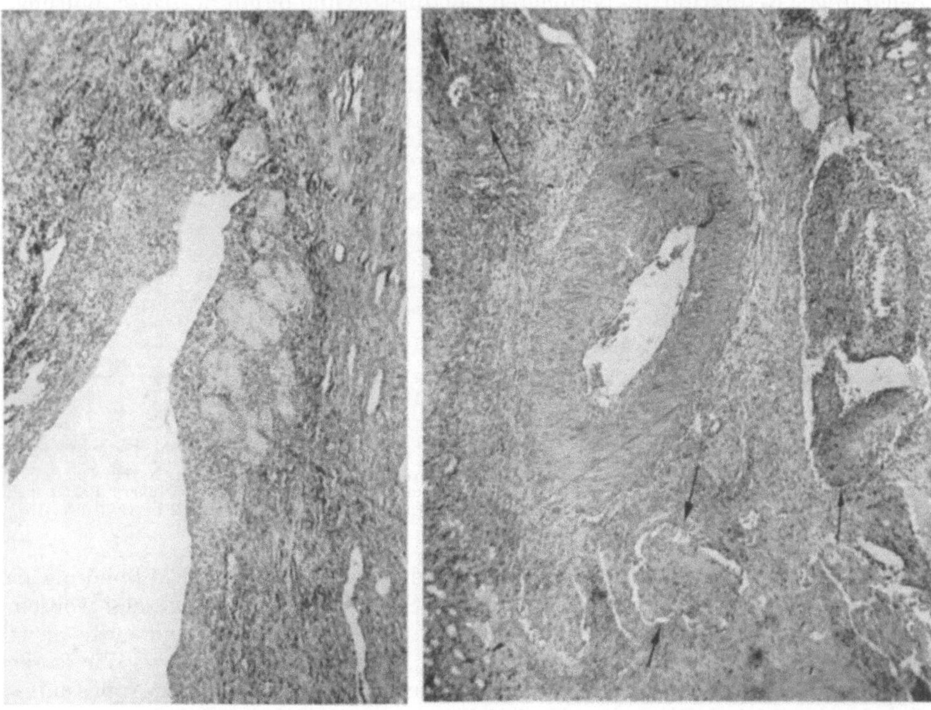

Abb. 25   Abb. 26

Abb. 25. Ausgedehnte Lymphgefäßthromben (hell wiedergegeben) in der Schleimhaut einer Kelchnische bei chronischer Pyelonephritis. H.E. Vergr. 30 ×

Abb. 26. Lymphgefäßzylinder in der Umgebung einer A. arcuata der Niere. Die Zylinder (Pfeile) sind außerordentlich reich an polynucleären Leukocyten. Weiterschreiten der Infektion auf diesem Wege wahrscheinlich. H.E. Vergr. 30 ×

schreibung zeigt, daß diese Autoren nicht die eigentliche Arteriolosklerose im oben definierten Sinn, sondern eine *Arteriolitis proliferans* im Auge hatten. Für diese Form der Arteriolenläsion stimmen wir vollständig mit WEISS und PARKER (1939) sowie KLEEMAN et al. (1960) überein, indem auch wir darin ein Endstadium der oben erwähnten akuten Arteriolitis sehen, wie sie in der Niere fast nur bei der Pyelonephritis gefunden wird (s. Abb. 7 S. 27).

Was schließlich die Venen anbelangt, so lassen dieselben außer einer deutlichen Hypertrophie der Muskulatur und gelegentlichen organisierten Thrombosen keine Besonderheiten erkennen.

Die *Lymphgefäße*, welche ja im üblichen Routineschnitt durch eine Normalniere kaum gefunden werden, können nun bei der akuten Pyelonephritis zufolge ihrer Anfüllung mit thrombotischen Massen (Günther 1937) geradezu in die Augen stechen. Sie nehmen, wie dies Staemmler (1957) vor allem betont hat, vorwiegend von den Kelchnischen ihren Ausgang (Abb. 25). In einzelnen Fällen können auch bei chronisch rezidivierenden Pyelonephritiden große Granulome um die Lymphgefäße sowie Granulationspfröpfe in den Lumina nachgewiesen werden (Abb. 26). Neben diesem entzündlichen Typ des Lymphgefäßverschlusses existiert auch ein mechanischer, wobei das Narbengewebe in den Papillen einer-

seits und dasjenige der Rinde andererseits die Abflußbahnen der Lymphgefäße verschließt, so daß es zu lymphogenen Cystenbildungen kommt (Abb. 27).

5. Papillennekrosen bei Pyelonephritis[1]

Die von Friedrich (1877) erstmals beschriebene Papillennekrose begegnet heute erneutem Interesse, da durch die ausgeschiedenen Sequester (Garrod et al. 1954, Johnston 1952, Zollinger 1957b u. a.) einerseits und durch Verkalkungen bzw. Aussparungen in den Papillen röntgenologisch andererseits (Andersen und Christoffersen 1956, Lit., Rutner u. Smith 1961) die Affektion auch klinisch erfaßbar ist.

Schourup (1957) fand im allgemeinen Sektionsgut 1,6% Papillennekrosen. Wir konnten unter 5000 Sektionsfällen 27mal (= 0,54%) ausgedehnte Papillennekrosen bei Pyelonephritis

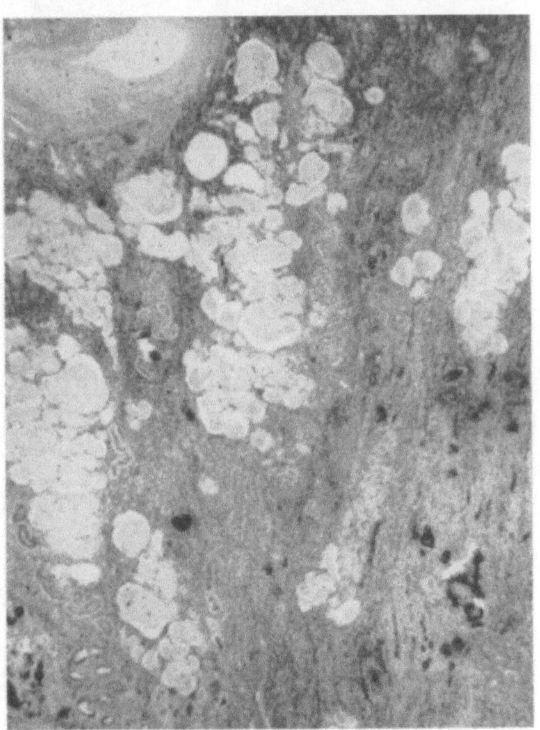

Abb. 27. Alte, anscheinend nicht mehr resorbierbare Lymphgefäßzylinder in der Papille bei chronischer Pyelonephritis. H.E. Vergr. 50 ×

nachweisen, 5mal bei chronisch-interstitieller Nephritis und 2mal bei akuter interstitieller Nephritis, sowie je 1mal bei schwerer Arteriolosklerose bzw. bei Thrombose von Ästen der A. renalis. Bei Pyelonephritis sind die Papillennekrosen statistisch jedenfalls stark vermehrt (Kleeman et al. 1960: 8%, Brun und Raaschou 1961: 27%, Gloor 1961b: 12—23%). Das Verhältnis von Männern zu Frauen betrug bei Schourup (1958) 13:1, bei Gaustad und Hertzberg (1950) 4:6, bei Rutishauser und Morard (1954) 11:1, in unserer Serie 19:8. Eine außerordentlich große Bedeutung hat in pathogenetischer Hinsicht der Diabetes mellitus (Simon et al. 1957, Mandel 1952, Edmondson et al. 1947), ein Problem, auf das wir weiter unten eingehen wollen.

Die frische Papillennekrose ist makroskopisch leicht an der Trübung und schmutzig-gelblichen Verfärbung des betreffenden Papillenabschnittes zu erkennen. Dieser ist zudem auf Schnitt, wie dies ja für eine Koagulationsnekrose fast allgemein typisch ist, leicht prominent (Abb. 28). Gegen die Markrindengrenze und das umgebende Mark ist dieser Bezirk durch eine mehr oder weniger

---

[1] Allg. Literatur Zollinger (1960a).

breite rote Demarkationszone abgegrenzt. Häufig sind mehrere, gelegentlich — besonders bei Diabetes mellitus — sogar alle Papillen einer Niere nekrotisch, meist aber weisen sie nicht denselben Phasenzustand auf. — Etwas später

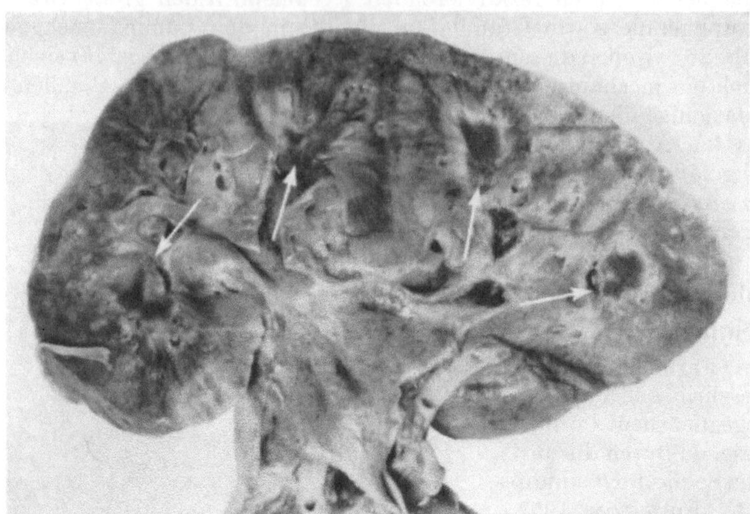

Abb. 28. Schwere exsudative akute Pyelonephritis mit frischen Papillennekrosen (Pfeile) bei Diabetes mellitus. (Aus Zollinger 1960)

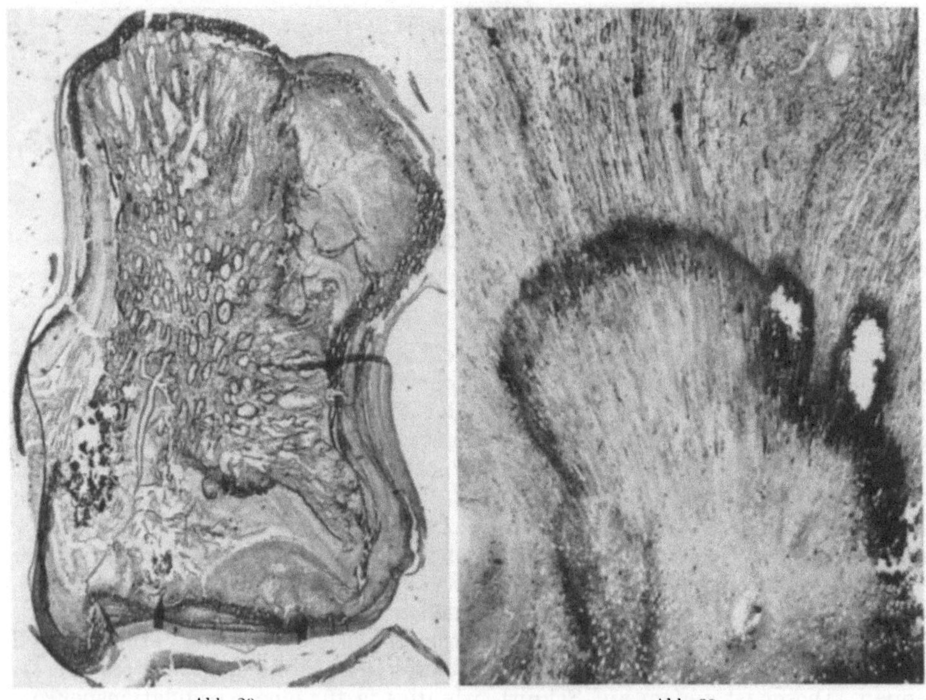

Abb. 29   Abb. 30

Abb. 29. Papillensequester, spontan im Urin entleert. Die Nierenstruktur ist trotz der Nekrose noch deutlich erkennbar. van Gieson. Lupenvergrößerung

Abb. 30. Akute Papillennekrose mit breitem leukocytärem Demarkationsrand. Infektiöser Typ. H.E. Lupenvergrößerung

verfärben sich die nekrotischen Teile und werden meist bräunlich oder grünlich. Schließlich werden sie als Sequester abgestoßen und man findet sie nicht selten im Trichterbereich des Nierenbeckens, eventuell auch im Ureter oder in der Harnblase (Abb. 29). Sie können auch in loco liegenbleiben, wobei dann Verkalkung häufig ist.

Das mikroskopische Bild der akuten Papillennekrose entspricht dem makroskopischen, d. h. die nekrotischen Abschnitte zeigen ziemlich ausgedehnte Verfettung, insbesondere ist dies an den verquollenen Basalmembranen erkennbar. Das Epithel bleibt noch lange schemenhaft erhalten außer in der leukocytär durchsetzten Randzone (Abb. 30). Die reaktive Hyperämie und der entzündliche leukocytäre Randstreifen sind ebenfalls sehr typisch, allerdings ist diese entzündliche Reaktion viel ausgedehnter als z. B. bei einem Herzinfarkt. Bakterienfärbungen zeigen meist massenhaft Kokken (s. dagegen SCHOURUP 1958). Thrombosierte Capillaren haben wir (SCHOURUP 1958, RUTISHAUSER und MORARD 1954, ALLEN 1951, ROBBINS et al. 1947 s. dagegen MANDEL 1952, WARREN und LE COMPTE 1952) nur im Bereich der voll ausgebildeten Nekrosen nachweisen können. Gelegentlich bilden sich tubulovenöse Anastomosen aus (SMITH et al. 1955).

In der entzündlichen Randzone entwickelt sich schließlich ein Granulationsgewebe, welches gelegentlich Riesenzellen enthalten kann (DAHLMANN 1947), eine Erscheinung, die uns bei der Be-

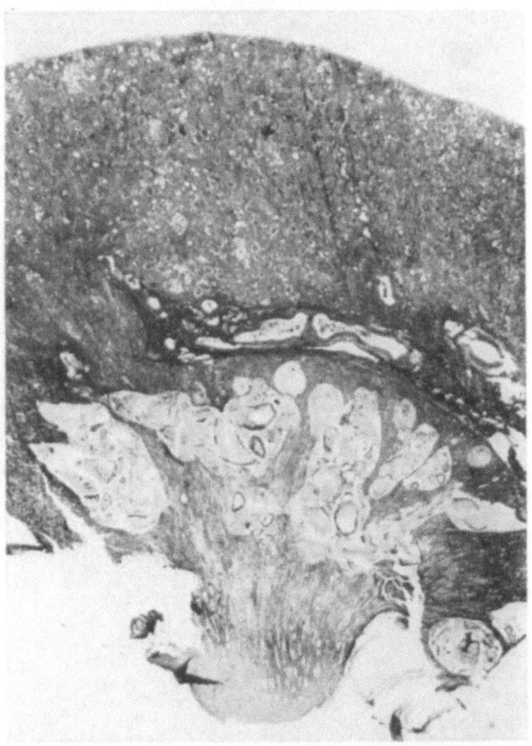

Abb. 31. Chronische Pyelonephritis mit Papillennekrose, proximal davon zahlreiche Retentionscysten, welche Konkremente enthalten. van Gieson. Lupenvergrößerung

sprechung der großzelligen Pyelonephritis (s. S. 49) erneut beschäftigen wird. Die Entwicklung von Makrocysten im Bereich der Entzündungszone (DAHLMANN 1947; Abb. 31) ist ein seltenes Ereignis. Eigentliche „Schilddrüsenbilder" konnten wir in unserem Beobachtungsgut bei reinen Papillennekrosen nie feststellen.

Während ROBBINS et al. noch 1947 glaubten, die Papillennekrosen stellten ein absolut tödliches Leiden dar, wissen wir heute, daß sie auch spontan abheilen können. Die Reepithelisierung des Absetzungsbereiches der Sequester erfolgt von den Epithelien der Kelche und der Sammelröhren aus (SCHOURUP 1958, SPÜHLER und ZOLLINGER 1953). Tatsächlich konnte OVERZIER (1942) geheilte Papillennekrosen mit Reepithelisierung beschreiben. Er fand auch eine leichte Cystenbildung im Absetzungsstumpf, ausgehend von Sammelröhren (s. auch SCHOURUP 1958, DAHLMANN 1947). Auch ROBBINS und ANGRIST beschrieben 1949 geheilte Papillennekrosen (weitere Literatur s. FERNEX 1957).

Bleiben die nekrotischen Abschnitte liegen, so stellen sie ausgesprochene Kalkfänger dar (s. oben), so daß im Zusammenwirken mit der häufig beobachteten

Hypercalcurie ausgedehnte Verkalkungen der Papillen entstehen. Diese neigen zu Knochenmetaplasie.

In *pathogenetischer Hinsicht* unterscheidet SCHOURUP (1957, 1958) zwei verschiedene Typen. Wir sind der Auffassung, daß mindestens drei Formen unterschieden werden können: 1. der infektiöse, 2. der angiopathische und 3. der vasokompressive Typ (Abb. 32).

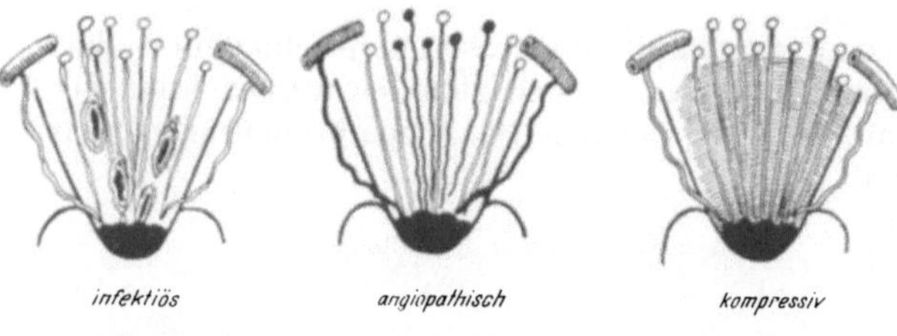

Abb. 32. Die drei Typen der Papillennekrosen, schematisch dargestellt. Bei der arteriopathischen Form spielt die Verödung der Spiralarterien nach BAKER (1959), welche beidseits der Papillen verlaufen, anscheinend eine wesentliche Rolle. (Nach ZOLLINGER 1960a)

α) **Der infektiöse Typ** wird nur bei Pyelonephritis angetroffen, und bei einem Drittel der Fälle besteht zudem ein Diabetes mellitus. Die Patienten sind meist jung und weisen keine vasculären Veränderungen auf (SILBERSTEIN und PAUGH 1953). Diese auch als „nekrotisierende Papillitis" bezeichnete Form der Papillennekrose (ALLEN 1951, ALKEN 1939, ROBBINS 1948) kommt unseres Erachtens durch die entzündliche Kompression der Papillengefäße zustande, welche bekanntlich die längsten Capillaren im Körper darstellen. Eine Einengung dieser Strombahn bei akuter Pyelonephritis konnten MUIRHEAD et al. (1950) und ARTUSI (1926) durch Tuscheinjektionen beweisen.

Das Vorkommen solcher infektiös bedingter Papillennekrosen anerkennen unter anderen auch KOVÁCS (1927), EDMONDSON et al. (1947) und STEVENS et al. (1948), während SHEEHAN (1927), WHITEHOUSE und ROOT (1956), GÜNTHER (1957), BIRCHALL und ALEXANDER (1950) den Infekt als sekundäre Komplikation auffassen, immerhin aber die Capillarkompression durch das entzündliche Ödem anerkennen. Ein typisches Beispiel für die direkt entzündliche Entstehung der Papillennekrosen stellt die Pyelitis necroticans dar (Abb. 33).

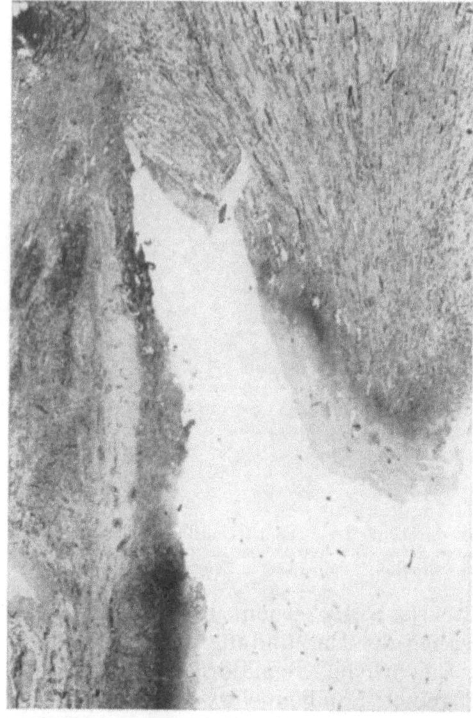

Abb. 33. Pyelitis necroticans bei 44jähriger Frau. Direkte entzündliche Schädigung der Papillenspitze (rechts) und der Nierenbeckenwand (links) mit Auflagerung von reichlich Detritus und Fibrin. H.E. Lupenvergrößerung

Als unterstützender Zufaktor ist die Harnstauung zu betrachten (EDMONDSON et al. 1947, SIMON et al. 1957, JORNOD 1958, LUCAS 1908, SWARTZ u. HOOGSTRATEN 1959 u. a.), ja MUIRHEAD (1950) glaubte experimentell gezeigt zu haben, daß die Harnstauung allein zur Entwicklung einer Papillennekrose genügt.

Wesentlich wichtiger als Zusatzfaktor ist der Diabetes mellitus, bei welcher Erkrankung ja auch die Pyelonephritis außerordentlich häufig ist. Allerdings sind sich die Autoren über die Bedeutung des Diabetes mellitus bei der Papillennekrose nicht ganz einig. SCHOURUP (1958) fand keine Fälle von Diabetes mellitus unter 14 Beobachtungen von Papillennekrosen (s. auch JORNOD 1958). Die verschiedenen Autoren geben folgende Prozentzahlen von Diabetes unter ihren Beobachtungen von Papillennekrosen an: SIMON et al. (1957): 19%, GAUSTAD und HERTZBERG (1950): 50%, KNUTSEN et al. (1952): 56%, ALLEN (1951): 66%. In unserer eigenen Serie fanden wir 50% (MUNZ 1960). Umgekehrt zeigen Diabetiker mit Pyelonephritis nach MANDEL (1952) in 27%, BERNING und WALTERS (1951) in 26%, ROBBINS (1948) in 25% und EDMONDSON et al. (1947) in 27,1% Papillennekrosen. In unserer eigenen Statistik wiesen 35% der akuten und chronischen Pyelonephritiden bei Diabetes mellitus ausgesprochene Papillennekrosen auf. Schließlich werden Papillennekrosen bei Diabetikern ganz allgemein (Pyelonephritiden eingeschlossen) wie folgt gefunden: WHITEHOUSE und ROOT (1956): 24,1%, ROBBINS et al. (1947): 5%, ALLEN (1951): 3%. Wir selbst errechnen 7,2%. Entscheidend ist beim Diabetes vermutlich die Infektanfälligkeit, welche zur Pyelonephritis führt und die ausgesprochen schlechte Abwehrmöglichkeit.

β) **Der angiopathische Typ** ist relativ sehr selten und kommt vor allem bei alten Leuten vor. Eine wesentliche Demarkationszone besteht nicht. Als Grundleiden wird eine Arterienthrombose oder eine Arteriitis gefunden (HEPPLESTON 1955). Experimentell gelang es BESWICK und SCHATZKI (1960), durch Nierenvenenligatur Papillennekrosen zu erzeugen, was MANN (1960) jedoch bestreitet. Meist handelt es sich dabei nicht um weiße, sondern um rote, hyperämische Nekrosen (MURPHY und CAMPBELL 1961). SWARTZ (1954), SWARTZ und HOOGSTRATEN (1959) sowie STIRLING (1958) beschrieben Papillennekrosen bei Nierenvenenthrombosen im Sektionsgut. — Außerordentlich wichtig erscheinen in diesem Zusammenhang die anatomischen Untersuchungen von BAKER (1959), nach welchen die Papillen weitgehend von Spiralarterien ernährt werden, welche im Nierenbecken verlaufen. Diese Gefäße werden in chronische pyelonephritische Prozesse mit einbezogen und zeigen die oben beschriebenen Sekundärveränderungen der Gefäße in erhöhtem Maß.

γ) **Der rein kompressive Typ** wird in einer akuten und einer chronischen Form beobachtet. Akut handelt es sich in der Regel um eine interstitielle Nephritis oder eine Chromoproteinniere (ZOLLINGER 1945, 1952). Er wird auch beim Morbus haemolyticus neonatorum gefunden (ZOLLINGER 1957d) und ganz allgemein bei Säuglingen (GARDIOL 1955, STIRLING 1948, TAMAKI und WHITEMAN 1952). Wir vermuten, daß es sich dabei um eine Kompression der Capillaren durch das akute entzündliche Ödem handelt, während EDMONDSON et al. (1947), ROBBINS und ANGRIST (1949), MARKS (1960) sowie SHEEHAN (1937) Gefäßspasmen und SHEEHAN (1937), CATES und HEWER (1956) einen ,,Sphincterspasmus" der Papillen vermuten. SCHREINER (1958) und MORARD (1959) sahen Papillennekrosen nach Verstopfung der Tubuli(?). Experimentell hat LEVADITI (1901) mit Vinylamin reine kreislaufbedingte Papillennekrosen erzeugen können (MUIRHEAD et al. 1950, MANDEL und POPPER 1951). Durch Nierenarteriendrosselung lassen sich bei der Ratte (HUBER 1960) und durch orthostatischen Kollaps beim Kaninchen (HOLLMANN 1956) Papillennekrosen experimentell erzeugen. Viele Autoren vertreten deshalb die Ansicht, alle Papillennekrosen seien ischämisch bedingt (LAULER et al. 1950).

Die chronische Unterform dieses rein kompressiven Typs ist sehr viel häufiger als die akute. Sie wird vor allem bei der chronisch-interstitiellen Nephritis angetroffen, ist aber auch bei der Pyelonephritis nicht allzu selten. Dabei handelt es sich um eine sekundäre Capillarstrangulation durch das interstitielle sklerosierende Ödem bzw. die Narbenbildung (HELPAP 1933).

Daß die Papillennekrose auch spontan ausheilen kann, haben wir oben auseinandergesetzt. Über operativ geheilte Fälle berichten SARGENT und SARGENT (1955) sowie ANDERSON und CHRISTOFFERSEN (1956).

6. Sonderformen der Pyelonephritis

a) Diabetes mellitus

Die große Bedeutung des Diabetes mellitus für das Zustandekommen und das weitere Ausbreiten der Pyelonephritis wurde schon mehrfach betont. Wir kennen nun eine spezielle Form der Pyelonephritis, welche fast pathognomonisch für Diabetes ist. Es handelt sich dabei um eine *nekrotisierende Pyelonephritis,*

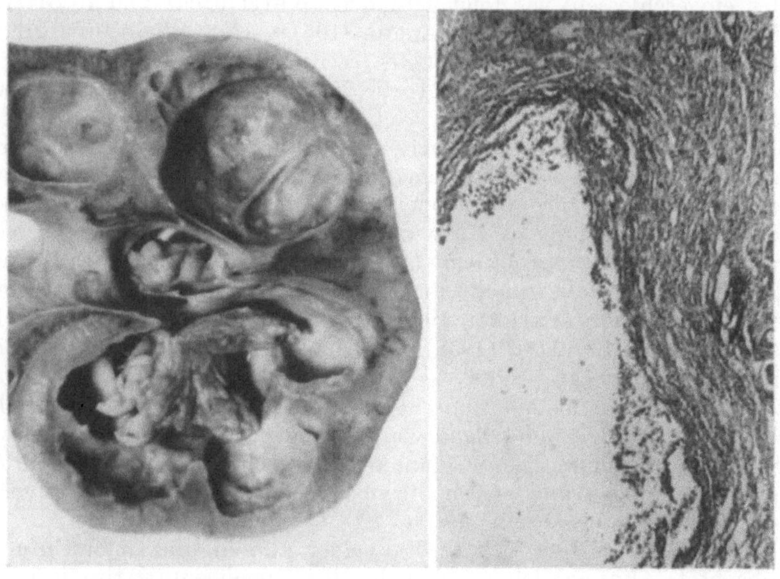

Abb. 34   Abb. 35

Abb. 34. Schwer nekrotisierende Pyelonephritis mit ausgedehnten Papillennekrosen bei Diabetes mellitus, 45jährige Frau. In der unteren Kavernengruppe liegt noch ein Papillensequester. (Aus ZOLLINGER 1960)

Abb. 35. Histologisches Bild einer abwehrarmen exsudativen Pyelonephritis bei Diabetes mellitus (Abb. 34). H.E. Vergr. 40 ×

wobei nicht nur die Papillen, sondern auch das umgebende Gewebe zerfällt. Es kommt dann zur Ausbildung eigenartiger kavernenähnlicher Hohlräume (Abb. 34). Mikroskopisch werden proliferative Veränderungen fast vollkommen vermißt, während Leukocyten außerordentlich zahlreich sind (Abb. 35). Auch hier ist vermutlich wieder die sehr starke Abwehrschädigung des Diabetikers entscheidend im Spiel. Diese Überlegung trifft wohl auch auf die von WELCH und PRATHER (1949) als „Pneumonephrosis" beschriebene foudroyant verlaufende Zerstörung der Nieren durch gasbildende Erreger zu.

b) Xanthomatöse Pyelonephritis

Die xanthomatöse Pyelonephritis ist durch den breiten goldgelben Streifen ausgezeichnet, welcher das Nierenbecken umgibt. In der Mehrzahl der Fälle besteht zudem eine Ausweitung der ableitenden Harnwege (Abb. 36). Da meist Staphylokokken gefunden werden, haben SCHLAGENHAUFER (1916) sowie ROSENBERGER (1947) von einer „Staphylomykose" gesprochen. Sehr häufig entwickelt sich die xanthomatöse Pyelonephritis als Endstadium einer Pyonephrose mit oder ohne Nephrolithiasis (GHOSH 1955, Lit. SELZER 1957). Gelegentlich wird die Affektion makroskopisch auf dem Operationstisch als hypernephroides Nierencarcinom angesprochen und operiert (Abb. 37; SELZER et al. 1957) oder es wird eine Tuberkulose (eigene Beobachtungen) oder eine Aktinomykose (SCHLAGENHAUFER 1916) in Erwägung gezogen.

Mikroskopisch finden sich massenhaft fett- und lipoidhaltige Phagocyten im sonst typisch gebauten Granulationsgewebe der Niere (Abb. 38). Werden diese Zellen im Urinsediment gefunden (Abb. 39), so können sie mit Hypernephromzellen verwechselt werden. Umwandlung in echtes Fettgewebe (FARROW et al. 1949) konnten wir nicht beobachten. Die Herkunft der Fettstoffe

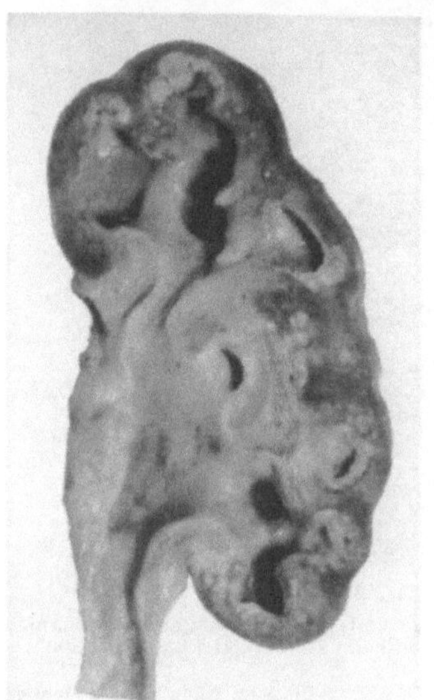

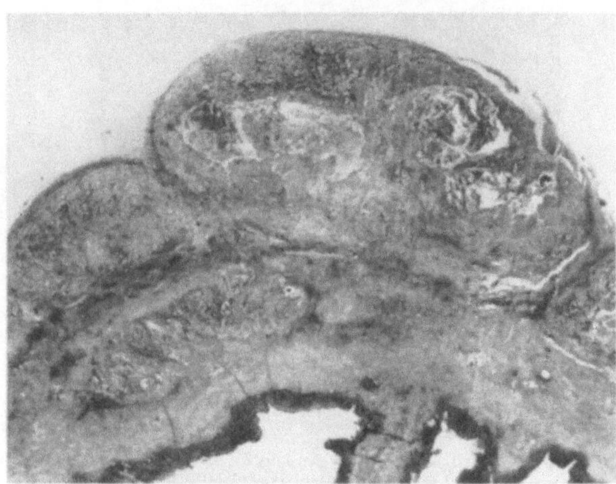

Abb. 36   Abb. 37

Abb. 36. Xanthomatöse Pyelonephritis mit hydronephrotischer Veränderung bei Blasencarcinom. Im Original hellgelbe taumförmige Umhüllung der ausgeweiteten Kelche. (Aus ZOLLINGER 1957b)

Abb. 37. Tumorartige xanthomatöse Pyelonephritis. Das Gewebe ist goldgelb verfärbt und das Organ wurde als Hypernephrom operativ entfernt. Die Struktur vollkommen zerstört. Sudan. Lupenvergrößerung

ist nicht eindeutig bekannt (PUTSCHAR 1934, ÖSTERLIND 1944); wir vermuten, daß sie einem Produkt aus zerfallenden polynucleären Leukocyten und Staphylokokken entsprechen.

c) Pyonephrose

Bei der Pyonephrose handelt es sich grundsätzlich um eine Kombination von Hydronephrose und eitriger Pyelonephritis. Die primäre Form soll durch pyelonephritische Zerstörung des Parenchyms bedingt sein, während bei der sekundären eindeutig eine primäre Hydronephrose vorliegen soll. Ob diese strenge Trennung jedoch im Einzelfall durchzuführen ist, scheint uns außerordentlich fraglich, da jede chronische Pyelonephritis zu Parenchymreduktion und sehr häufig auch durch Harnleitererkrankung zur Harnstauung führt. — Sehr häufig wird die Pyonephrose bei Mißbildungen der ableitenden Harnwege und relativ oft auch bei Prostatahyperplasie gefunden. Nach Angaben der Literatur soll auch die Nephrolithiasis als häufige Ursache im Vordergrund stehen; in unserem eigenen Beobachtungsgut haben wir überraschenderweise keine derartigen Fälle.— Eine Untergruppe der Pyonephrose stellt die von STAEMMLER (1957) beschriebene „Pyocalikose" dar. Dieser Autor beschreibt die narbige Abschnürung eines

Kelches oder einer Kelchgruppe mit sekundärer Infektion. Die Affektion soll vor allem bei Nierentuberkulose häufig vorkommen.

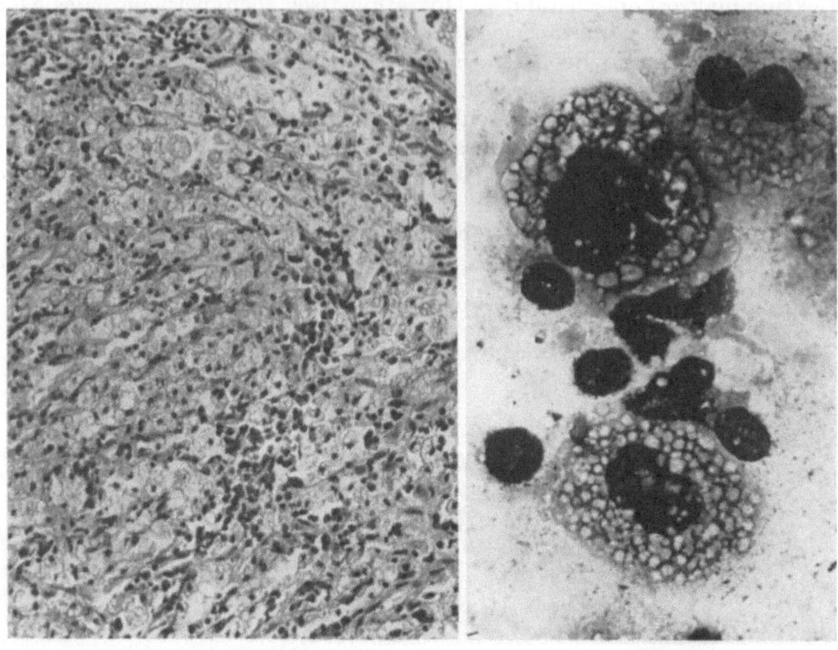

Abb. 38   Abb. 39

Abb. 38 Xanthomatöse Pyelonephritis bei starker Vergrößerung: Stränge und Reihen von großen Schaum-zellen bilden die Hauptmasse der Infiltrate. Dazwischen wenig entzündliche Zellen. H.E. Vergr. 200×

Abb. 39. Ausstrich des Nierensedimentes bei xanthomatöser Pyelonephritis: Große von Vacuolen übersäte Zellen (= Schaumzellen) lassen an ein Hypernephrom denken. Giemsa. Vergr. 900×

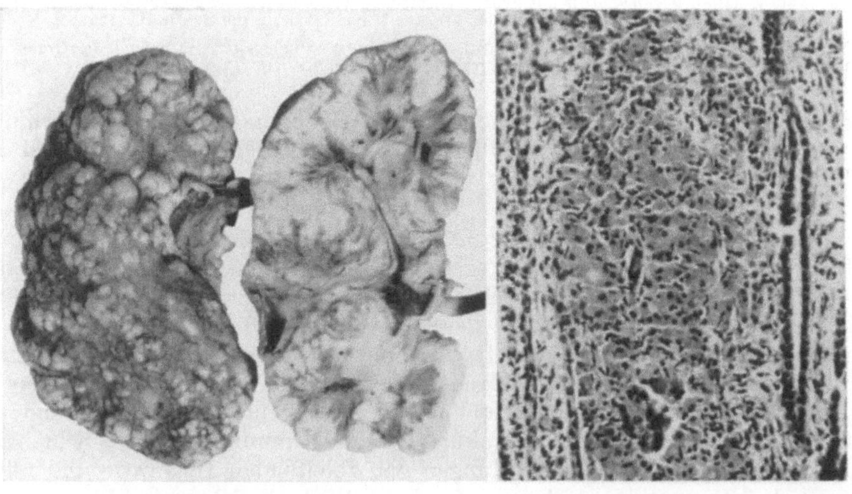

Abb. 40   Abb. 41

Abb. 40. Großzellig-granulomatöse Pyelonephritis. Die weißlichen radiär angeordneten Stränge erreichen die Oberfläche als blasse Knoten. Das dazwischen liegende Gewebe ist nicht narbig verändert, sondern entspricht normalem Nierengewebe

Abb. 41. Histologisches Bild zu Abb. 40. Große epitheloid gelagerte Zellen in streifenförmigen Infiltraten des Marks. H.E. Vergr. 200×

d) Großzellige Pyelonephritis

Die großzellige Pyelonephritis ist eine sehr seltene Sonderform der Pyelonephritis (Abb. 40), vermutlich handelt es sich um eine spezielle Reaktion des Tubulusepithels (RAMSPERGER 1949), möglicherweise auch der interstitiellen Phagocyten (FROBOESE 1952; Abb. 41). Jedenfalls konnten wir (ZOLLINGER 1945) auch eine analoge großzellige interstitielle Nephritis ohne Anzeichen von Pyelonephritis nachweisen. Bis heute haben wir sieben Fälle von großzelliger Pyelonephritis beobachtet. Die Grundursache für diesen abnormen Reaktionstyp, welcher sowohl bei der Pyelonephritis als auch bei der interstitiellen Nephritis vorkommen kann, ist nicht bekannt.

e) Eosinophile Pyelonephritis

Vier eigene Beobachtungen von eosinophiler Pyelonephritis werfen ebenfalls Probleme auf; während bei zwei davon eine Largactilbehandlung erfolgt war, bei einer Patientin von Exanthem begleitet, konnte beim dritten Fall überhaupt keine Ursache nachgewiesen werden. Bei einer kürzlichen Beobachtung handelte es sich um ein 13jähriges Mädchen, welches an einer perakuten eosinophilen Pyelonephritis urämisch ad exitum gekommen war (S.-Nr. 318/62), ohne daß irgendeine Ursache für einen allergischen Prozeß gefunden werden konnte. Bei allen vieren wurde keine Verwurmung festgestellt und

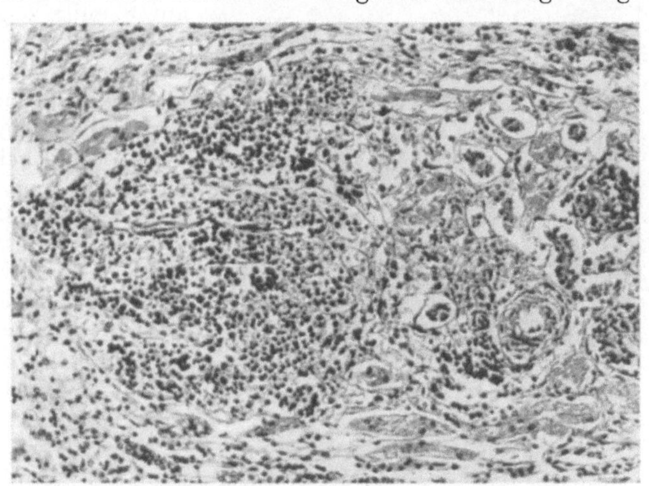

Abb. 42. Ausgedehnte Blutbildungsherde bei infizierter kongenitaler Hydronephrose. Siebentägiges Mädchen. H.E. Vergr. 200 ×

man hatte den Eindruck, die Pyelonephritis sei schon ziemlich alt, die eosinophile Infiltration aber frisch. — Im Schrifttum konnten wir einzig einen Hinweis auf eosinophile Pyelonephritis bei Furadantin-Überempfindlichkeit auffinden (PIRANI 1960).

f) Pyelonephritis bei Säuglingen und Neugeborenen

Einige Besonderheiten weist auch die Pyelonephritis bei Neugeborenen und ganz jungen Säuglingen auf. Die nekrotisierende Form haben wir schon auf S. 25 besprochen; hier möchten wir mehr auf die perifokale Entzündungsreaktion (s. S. 26) eingehen, denn an Stelle der sonst bei derselben vorliegenden lymphoplasmocytären Herde mit einzelnen Eosinophilen und Histiocyten findet man vor allem jugendliche weiße Zellen, besonders viele lymphoide (Abb. 42). Wir konnten früher zeigen (ZOLLINGER 1945b), daß bei allen Affektionen, auf welche der Erwachsene mit lympho-plasmocytären Herden reagiert, der Neugeborene und der junge Säugling Blutbildungsherde bzw. Mischinfiltrate bildet (s. auch BLOCH 1920).

g) Begleitpyelonephritis

Als Begleitpyelonephritis bezeichnet man die Veränderungen unspezifischer Natur, welche vor allem bei Nierentuberkulose zu beobachten sind (COUVELAIRE 1954). Fast 50% der entsprechenden Patienten von JENNI (1958) schieden neben

Tuberkelbacillen auch unspezifische Erreger im Urin aus und von 26 operierten Fällen zeigten sechs das Bild einer schweren begleitenden Pyelonephritis. Bei tuberkulösem Ureterverschluß kann es zur komplizierenden Pyonephrose, beim Kelchverschluß zur ,,Pyocalicose'' (s. oben) kommen.

h) Senile Randatrophie der Niere

Pathogenetisch nicht ganz abgeklärt, wahrscheinlich aber doch in den Rahmen der Pyelonephritis gehörend, ist die sog. senile Randatrophie der Niere (Montaldo 1940). Die Niere ist etwas geschrumpft, die Oberfläche ganz fein granuliert und auf Schnitt zeigt sich schon makroskopisch, daß nur die äußerste Rinde von der Veränderung befallen ist. — Histologisch findet man in der Außenzone der Rinde ausgedehnte interstitielle Narbenbildung und relativ gut erhaltene Glomerula mit oft cystisch ausgeweiteten Kapseln (Abb. 43). Die Tubuli sind weitgehend zerstört. In vier eigenen Fällen konnten wir keine primäre Gefäßsklerose nachweisen, jedoch auch keine abnorm verdickte Nierenkapsel. Diese letztere soll nämlich nach Montaldo (1940) zu einer Durchblutungsstörung der Nierenrinde führen. Nach unserer Auffassung handelt es sich aber eher um eine hämatogen entstandene chronische Pyelonephritis, welche abnorm rasch zur Verlegung der Lymphgefäße der Kapsel führt, sich aber nicht gegen das Nierenbecken ausbreitet.

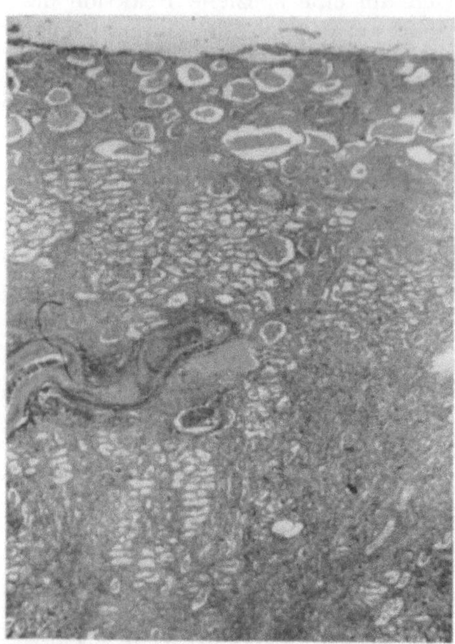

Abb. 43. Senile Randsklerose der Niere: Nur die äußerste Rindenzone zeigt Narbenbildung mit sekundärer cystischer Umwandlung der Glomerulakapseln. Streifeninfiltrate und -narben auch in der tieferen Rinde. H.E. Vergr. 20 ×

i) Einseitige Zwergniere

Ein theoretisch wie praktisch außerordentlich wichtiges Kapitel stellt die einseitige Zwergniere dar[1]. Die rechte Seite ist dabei etwas häufiger befallen als die linke (s. auch Dreyer 1951). Anamnestisch lassen sich nur in einem kleinen Prozentsatz Anzeichen für eine durchgemachte Harnwegserkrankung in früher Jugend erkennen. Der

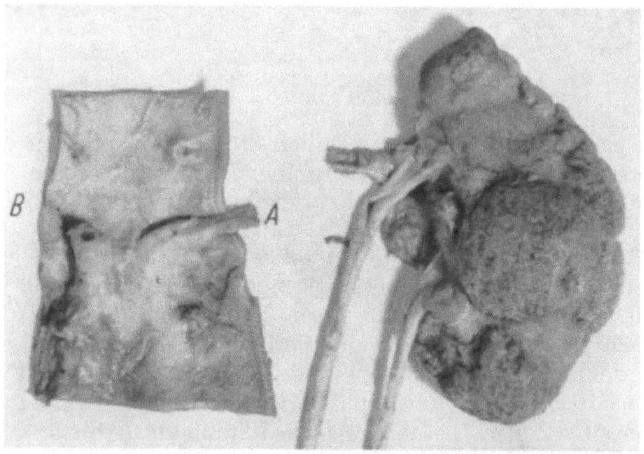

Abb. 44. Pyelonephritische Schrumpfniere bei Doppelureter. Der kraniale Nierenabschnitt besonders stark befallen, da die Ureteren sich überkreuzen und der kraniale mehr distal und meist heterotop mündet. Die zugehörige A. renalis (A) wesentlich dünner als die gegenseitige (B). 63jährige Frau. (Aus Zollinger 1957a)

---

[1] Allgemeine Literatur (Zollinger 1957a).

überwiegende Teil unserer eigenen 29 operativ gewonnenen Fälle kam wegen einer klinisch als renal erkannten Hypertonie zur Operation. In einem Fünftel der Präparate findet sich ein doppelseitiges Nierenbecken mit Ureter fissus, wobei dann meist nur die eine (meist die kraniale) Hälfte der betreffenden Niere erkrankt ist (Abb. 44; Mathé 1956). Im übrigen handelt es sich fast ausschließlich um grobhöckerige Schrumpfnieren, wobei die dunkelroten Einziehungen außerordentlich scharf umgrenzt sind (Abb. 45). — Auf Schnitt ist das Parenchym im Bereich der Einziehungen vollständig narbig umgewandelt und läßt keine Zeichnung mehr erkennen. Auch konnten

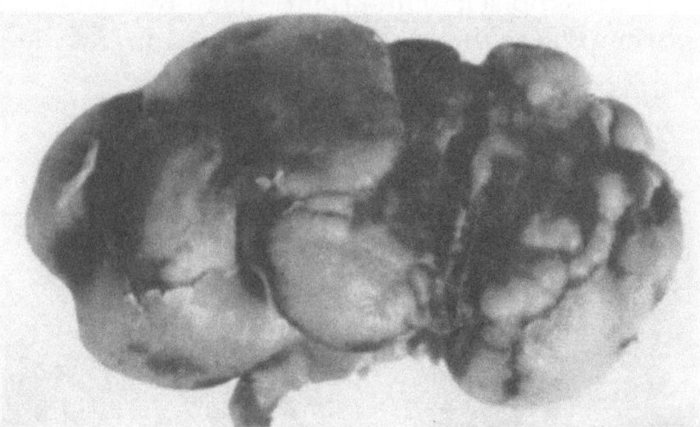

Abb. 45. Frühkindliche pyelonephritische Narbenniere. 13jähriges Mädchen, 7,5 cm lang. (Aus Zollinger 1957a)

wir im Bereich dieser Narben die Papillen meist nicht mehr eindeutig feststellen und somit auch nicht auszählen. Zum Teil findet man außerordentlich tiefe Einziehungen, wobei die Kapsel fast bis an das Becken zu reichen scheint (Abb. 46).

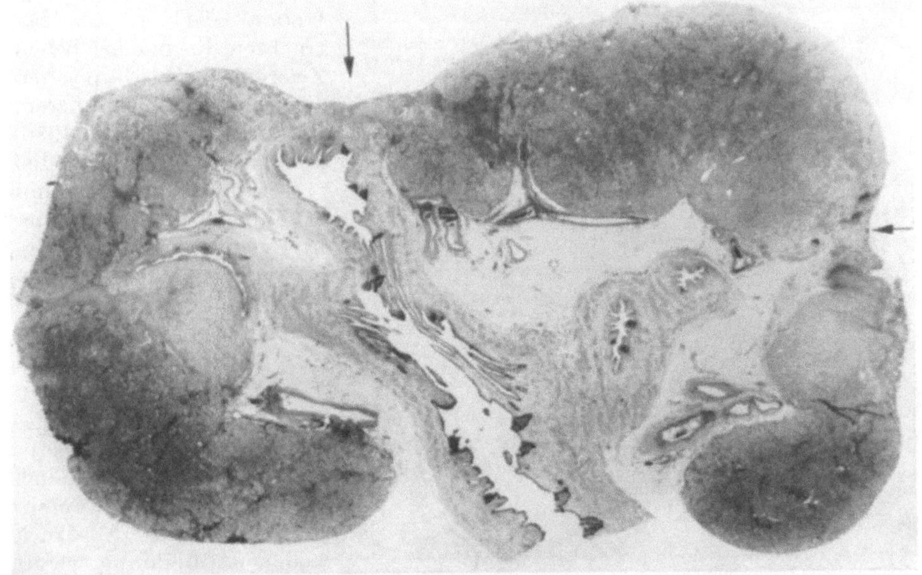

Abb. 46. Frühkindliche pyelonephritische Schrumpfniere, 26jährige Frau, Übersichtsschnitt: Die Pfeile deuten auf narbige Oberflächeneinziehungen. Das Nierenbecken hochgradig narbig verdickt. H.E. (Aus Zollinger 1957a)

Bei den kleinsten Zwergnieren, deren Gewicht zwischen 5 und 25 g schwankt, fehlen die erhaltenen Parenchymhöcker dagegen, so daß die Oberfläche ziemlich glatt erscheint (Abb. 47; Mallory et al. 1940). — Die zur Zwergniere gehörige A. renalis ist wesentlich schlanker als diejenige der anderen Seite (Abb. 47). Sie zeigt mikroskopisch zudem eine starke Intimafibrose (Abb. 23, S. 38). Diese Veränderungen sind nicht als Beweis für eine Mißbildung, sondern nur als eine Anpassung auf eine Reduktion des peripheren Strombettes (Intimafibrose) und andererseits als ungenügende Entwicklung bei sehr frühzeitigem Eintreten der peripheren Strombahnreduktion aufzufassen (Weiss und Parker 1939, Zollinger 1957a).

Mikroskopisch entspricht das Bild demjenigen einer pyelonephritischen Schrumpfniere beim Erwachsenen, nur ist der Parenchymschwund noch sehr viel ausgedehnter und intensiver (Abb. 48). Übersichtsschnitte zeigen besonders deutlich die starke chronisch-narbige Verdikkung der Nierenbeckenschleimhaut und die radiäre Struktur der Narben (Abb. 46). Die oben schon erwähnten „Strumabilder" sowie die Gefäßveränderungen sind noch viel ausgedehnter als bei der banalen pyelonephritischen Schrumpfniere.

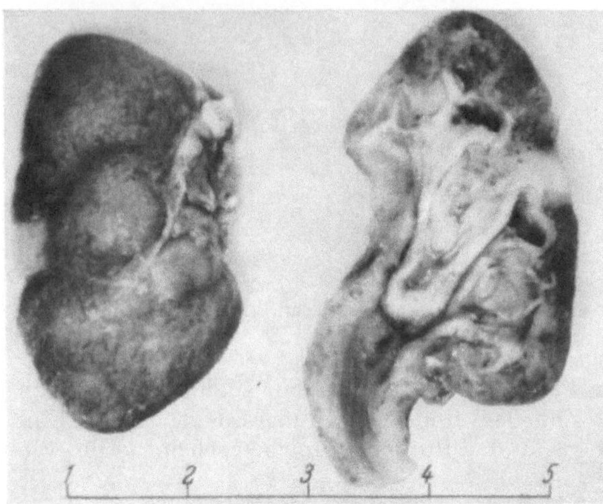

Abb. 47. Glatte pyelonephritische Schrumpfniere bei 28jähriger Frau. Hochgradige Verdickung des Nierenbeckens und des Ureters. (Aus Zollinger 1957b)

Zahlreiche Autoren (Ask-Upmark 1929, Fahr 1937, Gloor 1941 u. a.) betrachten die beschriebenen Zwergnieren als hypogenetische Schrumpfnieren. Porter und Giles (1956) stellten mittels Mikrodissektion bei vier von fünf Fällen von chronischer Pyelonephritis im Säuglingsalter abnorme Tubulusstrukturen fest und Marshall (1953, 1956) will in 62% seiner Autopsien lokale Mißbildungen in der Nierenrinde gefunden haben. Dieser Autor betrachtet auch die Bildung von Lymphfollikeln als Ausdruck einer Mißbildung, womit wir mit Hasche-Klünder (1954), Pasternak (1960) nicht einverstanden sind (Abb. 13, S. 31).

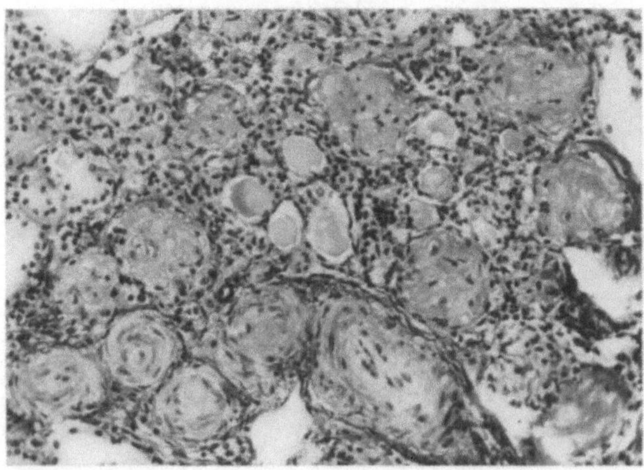

Abb. 48. Ausschnitt aus der Nierenrinde bei frühkindlicher pyelonephritischer Schrumpfniere: Vereinzelte strumaähnliche Herde. Glomerula hyalin umgewandelt oder völlig zerstört, Arteriolen mit starker Arteriolitis proliferans H.E. Vergr. 140 ×

Echte hypogenetische Felder, ausgezeichnet durch fetale cylindrocelluläre Drüsenschläuche, umgeben von ebenfalls fetalem, zirkulär angeordnetem Mesenchym (Abb. 51, S. 57) konnten wir nur in zwei von 29 Fällen nachweisen. Da sie in diesen Fällen gut erhalten waren, kann wohl angenommen werden, daß solche Herde nicht total verschwinden können. In den übrigen 27 Fällen haben somit auch früher keine derartigen Herde bestanden. Bei den Befunden von Porter und GILES (1956) dürfte es sich unseres Erachtens um sekundäre Entwicklungshemmungen bei frühinfantiler Pyelonephritis gehandelt haben, während die Befunde von MARSHALL als typische Nierenrindennarben gedeutet werden müssen. Im übrigen sind sichere hypogenetische Bildungen in den Nieren gar nicht so häufig, wie allgemein angenommen wird (CIBERT u. COLLENET 1952, BERNING und WALTERS 1951, BRAASCH 1922, WEISS und PARKER 1939).

Auch die „Strumaherde" (Abb. 18, S. 35) haben in dieser Hinsicht viel Verwirrung geschaffen. So nahm FAHR (1937) an, es handle sich tatsächlich um eine Mißbildung, da sie Glomerulanarben fast vollkommen vermissen lassen. Wir konnten jedoch (1957a) zeigen, daß in den pyelonephritischen Herden, welche im frühen Kindesalter entstehen, die Glomerula außerordentlich rasch vollkommen zerstört werden. DE NAVASQUEZ (1950) konnte bei Kaninchen experimentell derartige „Strumaherde" erzeugen. Ferner finden wir analoge Herde gar nicht selten in der Peripherie von tuberkulösen Kittnieren. Schließlich sprechen auch die Gefäßverhältnisse für die erworbene Natur dieser Herde, denn innerhalb der „Strumaherde" stehen die Gefäße abnorm nahe beisammen und sind auffällig weit, so daß man annehmen muß, daß es sich um ein ursprünglich größeres Gebiet gehandelt haben muß. Grundsätzlich dieselbe Ansicht vertreten auch CLAIREAUX und PEARSON (1955), PORTER und GILES (1956), PASTERNAK (1960), KLEEMAN et al. (1960).

Es ist somit anzunehmen, daß sich besonders bei frühkindlicher Pyelonephritis durch den narbigen Verschluß der Nephrone im Bereich der Markrindengrenze eine Rückstauung des Tubulusinhaltes einstellt. Die Flüssigkeit scheint weitgehend resorbiert zu werden, während die Harnmucoide, welche durch die Tubuli ausgeschieden werden, zurückbleiben und zu den kolloidartigen Massen führen. Tatsächlich konnten GORRILL und DE NAVASQUEZ (1960) experimentell bei Kaninchen pyelonephritische Endstadien erzeugen, welche der einseitigen Zwergniere des Menschen täuschend ähnlich waren.

Alle diese Schlüsse führen uns dazu, in der beschriebenen Form der einseitigen Zwergniere eine *pyelonephritische Schrumpfniere* zu erblicken, welche allem Anschein nach sehr früh im Leben entstanden sein muß. In diese Richtung deutet auch die Tatsache, daß es sich häufig um junge Individuen handelt, welche schon eine voll ausgebildete pyelonephritische Schrumpfniere aufweisen, ferner ist die Anamnese vollkommen stumm. Auch einige rein theoretische Überlegungen unterstützen diese Ansicht. So ist die Niere des Feten zur Zeit der präpartualen Oligurie für Infekte besonders prädestiniert (CRAIG 1935) und beim Neugeborenen soll eine Pyurie gar keine Seltenheit darstellen (FLORMAN und BASS 1943). Ferner wissen wir heute, daß die so häufig diagnostizierte febrile Kinderpyelitis in der Regel eben eine echte Pyelonephritis ist (GOETTSCH und LYTTLE 1951, WEISS und PARKER 1939, BERNING und WALTERS 1951, BRAINERD und CÉCIL 1956 u. a.). Auch die von SCHWARZ (1927, 1928) sowie von STROHE (1927) beschriebenen Nierenveränderungen bei „Ernährungsstörungen" der Säuglinge müssen mehrheitlich als akute Pyelonephritiden aufgefaßt werden. Dazu kommt, daß die Harnweginfektionen im frühen Kindesalter in mindestens 60% der Fälle zur Chronizität neigen (STANSFIELD 1954). In einer Nachuntersuchung 6 bis 7 Jahre nach dem akuten pyelonephritischen Schub bei Kindern stellten MACAULAY und SUTTON (1957) fest, daß 16% der Patienten gestorben waren, 40% zeigten schwere Rezidive.

Auffällig ist ferner die Tatsache, daß die einseitige Zwergniere fast nur bei Frauen beobachtet wird. Im Säuglingsalter sind jedoch vor allem die Mädchen der Pyelonephritis unterworfen (PALKEN und KENNELLY 1960, JAMES 1959). BEESON (1956) vermutet, daß in der Windelperiode die kurze weibliche Urethra sehr viel stärker verschmutzt werde als die männliche. Der Infekt breitet sich dann möglicherweise durch Eindringen der Erreger in die Urethraschleimhaut hämatogen weiter aus (s. S. 60). In einzelnen Fällen kann der frühinfantile Beginn der Pyelonephritis auch klinisch erfaßt werden (KÄSER 1957, v. TÖRNE 1953, WEISS und PARKER 1939, OBERLING 1954, PORTER und GILES 1956, ZOLLINGER 1957a). Ganz vereinzelt wurden auch Fälle mit pränatalem Beginn mitgeteilt (CLAIREAUX und PEARSON 1955). Nach JAMES (1959) werden in 1,5% aller Lebendgeborenen Pyelonephritiden nachgewiesen.

Wenn wir somit die Nierenaffektion selbst nicht als Mißbildung auffassen, so soll damit nicht gesagt werden, daß nicht Mißbildungen eine wesentliche Rolle spielen können, doch liegen dieselben nach unseren Untersuchungen in den ableitenden Harnwegen (Ureter fissus, eventuell mit heterotoper Mündung des kranialen Anteils, doppeltes Nierenbecken usw.; ZOLLINGER 1957a). Daß bei derartigen Harnwegmißbildungen Urinstauungen und damit erhöhte Infektionsgefahr des entsprechenden Nierenabschnittes besteht, ist eine längst bekannte Tatsache.

Praktisch sind diese frühinfantilen Pyelonephritiden, welche zu einseitigen Zwergnieren führen, von großer Bedeutung, denn sie erzeugen recht häufig eine Hypertonie, welche nicht selten in die maligne Form übergeht. In unserer Serie von 29 Fällen waren nur fünf anhyperton. Ferner zeigen unsere Überlegungen, wie außerordentlich wichtig es ist, die Pyelonephritis im Kindesalter erstens zu verhindern, zweitens rechtzeitig zu erfassen und drittens intensiv zu behandeln. — Ob eine solche Niere als Herdinfektionsquelle in Betracht kommt (RITTER und KRAMER 1950), scheint uns dagegen recht fraglich. — Die vor allem auf dem Balkan beobachtete endemische Nephritis gehört möglicherweise auch in den Rahmen der Pyelonephritiden, jedoch ist diese Frage noch nicht abgeklärt (PUCHLEV et al. 1961).

7. Kombinationsformen

Verschiedene Autoren haben über das gleichzeitige Vorkommen von Pyelonephritis chronica und Glomerulonephritis berichtet (EHRSTRÖM 1942, PIRANI 1961, STAEMMLER 1957 u. a.). Wir haben auf 196 Fälle von chronischer Glomerulonephritis sieben derartige Fälle beobachtet (ZINGG 1960), glauben aber, daß es sich um ein zufälliges Zusammentreffen handelt. Wenn SAPHIR und COHEN (1959) unter 27 Fällen von „Pyelonephritis lenta" nicht weniger als acht Kombinationsfälle aufzählen, so ist zu vermuten, daß diese Autoren die oben beschriebenen glomerulären Veränderungen bei Pyelonephritis allzu extensiv im Sinne einer diffusen Glomerulonephritis ausgelegt haben.

Überraschend selten scheint auch die Kombination einer akuten interstitiellen Nephritis mit einer Pyelonephritis zu sein (s. auch FAHR 1944). Möglicherweise aber übersteigen in diesem Fall die diagnostischen Schwierigkeiten unser Vermögen, so daß eine solche Kombination übersehen wird.

V. Die pathologisch-anatomische Differentialdiagnose der Pyelonephritis[1]

Eine rein histologische Differentialdiagnose ist oft nicht durchzuführen, da der ausgesprochen herdförmige oder sektorartige Charakter der Pyelonephritis Fehldeutungen aus histologischen Schnitten zuläßt. Dies gilt besonders auch für die Nierenpunktion. In den meisten Fällen allerdings ist aber auch am Nieren-

---

[1] Differentialdiagnose der Schrumpfniere s. ZOLLINGER (1961).

punktat die Differentialdiagnose zu stellen (ZOLLINGER 1957c, BRUN und RAA-
SCHOU 1958, 1960, 1961, KIPNIS et al. 1959, KARK et al. 1955, PIRANI 1960,
HUTT und DE WARDENER 1961, HUTT et al. 1961). Nach dem Vorschlag von
PARRISH und HOWE (1953) sowie von KIPNIS et al. (1955) sollte das Punktat
auch bakteriologisch untersucht werden, allerdings nützen die dabei erhaltenen
bakteriologischen Resultate für die Therapie anscheinend nicht viel (BRUN und
RAASCHOU 1961).

Die Differentialdiagnose zwischen Pyelonephritis und nicht-destruktiver,
bakterieller *interstitieller Nephritis* ist im akuten Stadium recht einfach, da der
herdförmige Charakter der
Pyelonephritis, oft auch
der Befall des Nierenbek-
kens und dann vor allem
das Überwiegen der poly-
nucleären Leukocyten die
Pyelonephritis genügend
charakterisiert (WEISS und
PARKER 1939, ZOLLINGER
1945). Zerstörungsherde
fehlen bei der intersti-
tiellen Nephritis in jedem
Fall. Eine Differential-
diagnose ist deshalb un-
ter allen Umständen an-
zustreben (GÖMERI und
SZENDEI 1958 u. a.), was
allerdings einzelnen Kliniker nicht wahrhaben wol-
len (REUBI 1958, 1960).
Auch die *chronisch-
interstitielle Nephritis* kann
von der chronischen Pyelonephritis getrennt werden
(Abb. 49; KIMMELSTIEL
et al. 1961, KIMMELSTIEL
1960, GLOOR 1961a, 1962,
COLOMBI 1961 [klinisch!],
s. dagegen COTTIER et al.
1958), wobei der Makro-
befund außerordentlich
wichtig ist (SPÜHLER und
ZOLLINGER 1953, ZOLLIN-

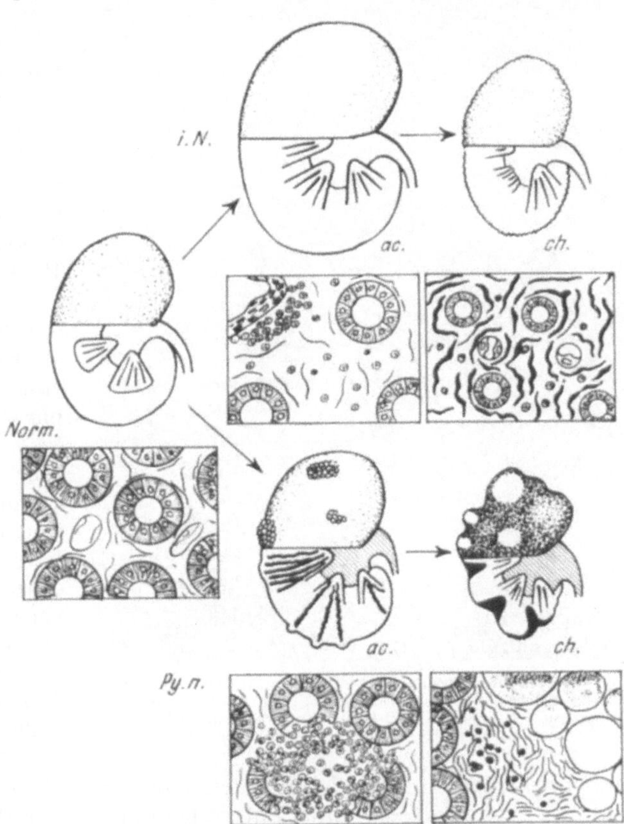

Abb. 49. Schematische Darstellung der Differentialdiagnose zwischen
Pyelonephritis (unten) acuta und chronica einerseits und interstitieller
Nephritis (oben). Links die normale Niere: Oberfläche, Schnittfläche
und histologisches Bild. (Aus ZOLLINGER 1960b)

GER 1950, OBERLING 1954). Die chronisch-interstitielle Nephritis ist in der
Regel an der Oberfläche glatt und zeigt ein unverändertes oder jedenfalls
nicht *chronisch*-entzündlich verändertes Nierenbecken. Papillennekrosen sind bei
der chronisch-interstitiellen Nephritis die Regel, während sie bei der Pyelonephritis doch eher die Ausnahme darstellen (s. oben). Mikroskopisch ist das
radiäre Bild der chronischen Pyelonephritis vom viel diffuseren der interstitiellen
chronischen Nephritis besonders in Übersichtsschnitten leicht zu unterscheiden.
Ferner ist der zerstörende Charakter der pyelonephritischen Granulome sehr
bedeutsam, während bei der interstitiellen Nephritis eine Sklerose des Interstitiums zur Parenchymkompression führt (Abb. 50). Das Stroma ist dabei diffus

sklerosiert, während es bei der Pyelonephritis das Bild einer Narbe zeigt. „Strumaherde" treten bei der chronischen-interstitiellen Nephritis nie auf, während sie für die Pyelonephritis recht typisch sind (s. oben und Oberling 1954).

Die Abgrenzung zwischen der akuten Pyelonephritis und der *embolisch-eitrigen sog. Ausscheidungsnephritis* ist eher willkürlich (Putschar 1934). In erster Linie spielen quantitative und zeitliche Momente eine Rolle, da sich die sog. Ausscheidungsnephritis bei schweren allgemeinen Bakteriämien (Staphylokokken und Streptokokken), die rasch zum Tode führen, entwickelt, was bei der Pyelonephritis nicht der Fall ist. Bei der frischen eitrig-embolischen Nephritis ist das Nierenbecken noch unverändert. Glomeruläre Eiterherde stehen bei der hämatogenen Herdnephritis im Vordergrund (Weiss und Parker 1939), während sie bei der Pyelonephritis kaum je nachgewiesen werden können.

Relativ leicht zu trennen von der chronischen Pyelonephritis ist die *glomerulonephritische Schrumpfniere*, bei welcher keine interstitiellen Zerstörungsherde auftreten; ferner sind die entzündlichen Glomerulaveränderungen an sich schon charakteristisch und ganz diffus verteilt, während die verschiedenen Glomerulaveränderungen bei der Pyelonephritis stets herdförmig sind (s. auch Lieberthal 1939). „Strumabilder" treten bei der chronischen Glomerulonephritis nicht in Erscheinung, auch fehlt narbige Verdickung des Nierenbeckens und der Nierenkapsel. Eine Unterscheidung der beiden Krankheiten ist ohne weiteres möglich (s. dagegen Rammelkamp 1953).

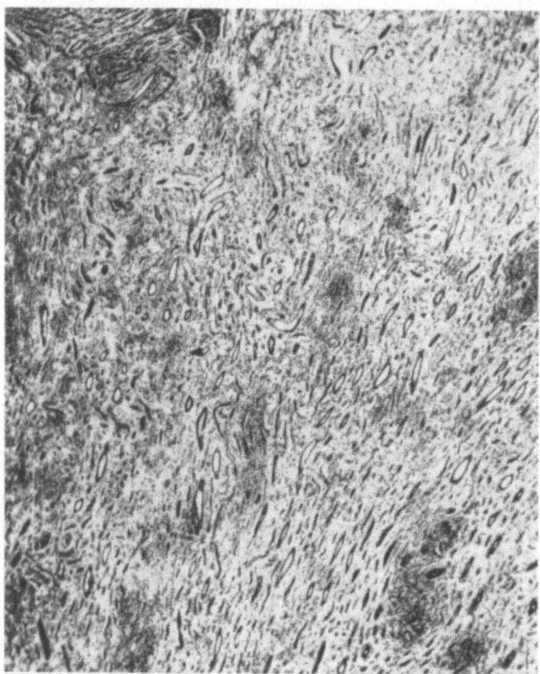

Abb. 50. Chronisch-interstitielle Nephritis, proximales Markgewebe: Schwere Sklerose des interstitiellen Bindegewebes mit Kompression von Tubuli und Capillaren. Infiltrate mehr oder weniger herdförmig verteilt. H.E. Vergr. 70 ×

Außerordentliche Schwierigkeiten kann dagegen die Unterscheidung zwischen *arteriosklerotischen* und pyelonephritischen Narben bereiten, ja in einzelnen Fällen ist ein endgültiger Entscheid, vor allem wenn es sich um Einzelnarben handelt, nicht zu fällen. Ein Unterschied ist in der Topographie der Narbenkeile zu erblicken, welche bei der Arteriosklerose mit ihrer Spitze auf dem verschlossenen Gefäß gewissermaßen reiten, während sie bei der Pyelonephritis weit in die Papille, oft sogar bis zum Nierenbecken reichen. Ferner ist bei der ischämischen Narbe ein Kollaps der Einzelelemente festzustellen, während bei der pyelonephritischen Narbe die Zerstörung im Vordergrund steht (Zollinger 1958). Nach Weiss und Parker (1939) ist die arteriosklerotische Narbe keilförmig, die pyelonephritische U-förmig. — Bei eigentlichen Schrumpfnieren ist dagegen die Differentialdiagnose zwischen den beiden genannten Affektionen ohne weiteres möglich, wobei vor allem das Verhalten des Nierenbeckens wichtig ist.

Die Unterscheidung zwischen *maligner Nephrosklerose Fahr* (arteriolonekrotischer Schrumpfniere) und pyelonephritischer Schrumpfniere ist primär sehr einfach, da bei der malignen Nephrosklerose größere Narbenbezirke fehlen und die kleineren immer mit den schweren Arteriolenprozessen übereinstimmen. „Strumabilder" werden bei der malignen Nephrosklerose nicht beobachtet (WEISS und PARKER 1939, ALLEN 1951). Die glomerulären Prozesse beginnen bei der malignen Nephrosklerose mit einer fibrinoiden Schlingennekrose, bei der Pyelonephritis mit Bindegewebskapselveränderungen. Schwierig werden die Verhältnisse erst, wenn sich eine maligne Hypertonie bei pyelonephritischer Schrumpfniere einstellt, so daß die noch relativ gut erhaltenen Bezirke der Nieren im Sinne einer malignen Nephrosklerose umgewandelt werden (PLATT und DAWSON

1950), was besonders bei Jugendlichen beobachtet wird (s. S. 73).

Was schließlich die *hypogenetische Nierenveränderung* anbelangt, so muß vor allem auf das auf S. 53 und 60 bei Besprechung der Pathogenese der Zwergnieren Gesagte hingewiesen werden (s. auch ERICSSON u. IVEMARK 1958). Echte hypogenetische Herde bestehen aus zirkulär angeordnetem Stroma sowie eingelagerten Cylinderzellschläuchen mit starker Basophilie (Abb. 51). Diese Herde scheinen durch entzündliche Veränderungen nicht zerstört

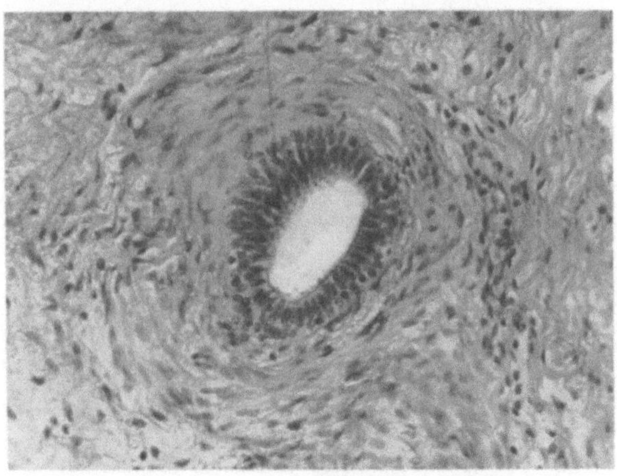

Abb. 51. Hypogenetischer Herd aus der Niere: Embryonaler hochzylindrischer Epithelschlauch umgeben von zirkulär geordneter glatter Muskulatur. H.E. Vergr. 250×. (Aus ZOLLINGER 1957b)

zu werden. THELEN et al. (1956) führen als typische Kriterien für die hypogenetische Niere vermehrte Renculuszeichnung, Verminderung der Papillenzahl, relativ glatte Oberfläche und gleichmäßige Reduktion von Mark und Rinde an. Diese Charakteristica scheinen aber doch eher für die Hypoplasie der gesamten Niere als für die hypogenetische Schrumpfniere zu gelten.

VI. Das kausale Leiden bei autoptisch festgestellter Pyelonephritis

In der hier verarbeiteten Serie von total 407 Fällen von Pyelonephritis im Sektionsgut fanden wir in 44% keine augenfällige Ursache für die Pyelonephritis, 55,8% wiesen eine Harnstauung auf (KLEEMAN et al. 1960: 80%). BELL (1942) fand zwölfmal mehr Fälle mit Obstruktion als ohne; die Ursache war in seiner Serie doppelt so häufig in Blase und Urethra als im Ureter lokalisiert. Die Ergebnisse unserer Erhebungen sind in Abb. 52 schematisch dargestellt. Bei der Frau überwiegen die Collumcarcinome mit Ureterummauerung sowie Dickdarmcarcinome, beim Mann naturgemäß Prostatahyperplasie und -carcinom.

Eine Nephrolithiasis fanden wir bei 12 Fällen, also relativ selten im Vergleich zu den übrigen Autoren. Zudem ist nicht immer eindeutig festzustellen, was primär ist, die Pyelonephritis oder die Nephrolithiasis. Im Material der Urochirurgen scheint die Kombination Pyelonephritis und Nephrolithiasis sehr viel häufiger zu sein (HEUSSER 1957).

Mißbildungen der Nieren, welche zu lokaler und circumscripter Harnstauung führen, fanden wir wie folgt: 41 Fälle von Hypogenese der Niere, davon 17 totale. Acht partielle Hypogenesen waren von einer hämatogen-interstitiellen Nephritis und sechs von einer Pyelonephritis begleitet. KLEEMAN et al. (1960) fanden in 60—70% der „hypoplastischen" Nieren eine begleitende Pyelonephritis. In den partiell hypogenetischen Nieren sind typischerweise nur die hypogenetischen Bezirke pyelonephritisch verändert.

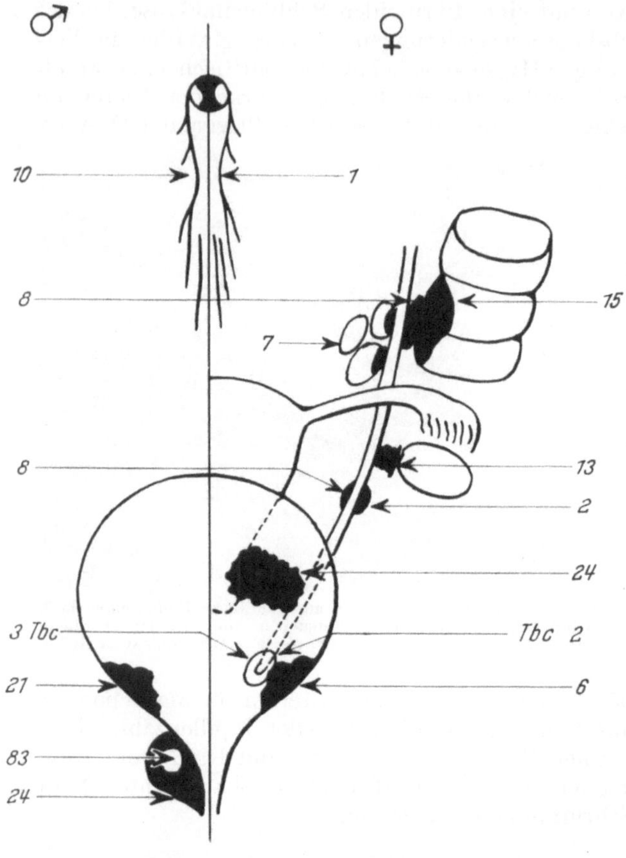

33 Fälle von *Cystennieren* des Erwachsenen zeigten sechsmal eine Pyelonephritis und 22mal eine hämatogene interstitielle Nephritis. Beim Neugeborenen wiesen von elf Fällen sechs eine hämatogene interstitielle Nephritis auf. Nach KLEEMAN et al. (1960) gehen 50—70% aller Cystennieren mit Pyelonephritis einher.

Gesamthaft zeigen von den total 75 Parenchymmißbildungen der Nieren 36 eine hämatogene interstitielle und 12 eine pyelonephritische Komplikation. Die besondere Empfindlichkeit hypogenetischer Herde bezüglich komplizierenden Infektionen wird auch von zahlreichen anderen Autoren unterstrichen (BOEMINGHAUS 1958, MILLIEZ et al. 1956, HIGGINS et al. 1951, ERICSSON und IVEMARK 1958, FAHR 1937, WEISS und PARKER 1939, EICHENBERGER 1950, BERNING und PRÉVÔT 1952, LIEBERTHAL 1939, EMMETT et al. 1952, OBERLING

Abb. 52. Die Ursachen der Harnstauung bei 227 von total 407 Fällen von Pyelonephritis auf 5000 Autopsien (vgl. Tabelle, S. 24). Links Männer, rechts Frauen

1954, ZOLLINGER 1958). Nach FAHR (1937) kann in solchen Fällen von einer „hypogenetischen Nephritis" gesprochen werden. Unseres Erachtens wird ihr zahlenmäßiges Vorkommen im allgemeinen aber überschätzt.

Dagegen sind die Mißbildungen der ableitenden Harnwege von größter Bedeutung für die Entwicklung einer Pyelonephritis. Zahlenmäßig sind aber auch diese Fälle nicht sehr häufig, konnten wir doch nur in rund einem Sechstel derartige Mißbildungen als Ursache der Pyelonephritis bei unseren operativ gewonnenen Zwergnieren nachweisen (ZOLLINGER 1957a). Besonders bedeutungsvoll ist die Pyelonephritis bei den Fällen von angeborener Fehlbildung im Bereiche des Colliculus seminalis (s. TÖNZ 1956). Unter 5000 Autopsien fanden wir drei derartige Fälle. Nach PALKEN und KENNELLY (1960) soll eine urethrovesicale Balancestörung, meist durch Ventilbildung, in nicht weniger als 90% der rezidivierenden Pyelonephritiden kleiner Mädchen die Ursache darstellen.

Auffällig häufig wird eine Pyelonephritis auch bei *Stoffwechselkranken* nachgewiesen, wie dies auch KLEEMAN et al. (1960) betonen. Bei der *Gicht* führen die genannten Autoren diese Erscheinung auf Uratablagerungen zurück. In 10 von 22 eigenen Gichtfällen fanden wir eine Pyelonephritis, ferner in praktisch allen Beobachtungen eine interstitielle nicht-eitrige Begleitnephritis (ZOLLINGER 1945, 1962, KOLLER und ZOLLINGER 1945). Es ist denkbar, daß bei der Gicht wie bei der *Nephrocalcinose* die intrarenale Abflußbehinderung durch die Cylinder als Ursache für eine begleitende Pyelonephritis in Betracht kommt (JACCOTTET 1960). — Dasselbe gilt für die *Plasmocytomniere*, bei welcher aber ebenfalls Pyelonephritiden nach unserer Erfahrung sehr selten sind, während die interstitielle Nephritis fast stets angetroffen wird. Möglicherweise wird dabei die Pyelonephritis durch die Hypogammaglobulinämie gefördert (Infektanfälligkeit). — Neuere empirische Beobachtungen ergaben ferner, daß bei *Hypokaliämie* eine stark erhöhte Anfälligkeit für Pyelonephritis besteht (KARK 1958, MILNE et al. 1957). Auch im Tierversuch fördert die Hypokaliämie die Pyelonephritis beträchtlich (MUEHRCKE 1960). Möglicherweise muß die bei Hypokaliämie gelegentlich beobachtete interstitielle Fibrose (PIRANI 1960) als Erklärung für diese Dispositionsvermehrung für Pyelonephritis angesprochen werden.

VII. Die Pathogenese der Pyelonephritis

Definitionsgemäß handelt es sich bei der Pyelonephritis um eine bakterielle Erkrankung der Niere. Diese Ansicht wird aber nicht von allen Autoren geteilt, so glauben KLEEMAN und FREEDMAN (1960), daß auch andere Faktoren, wie Harnstauung usw. (s. S. 61) imstande seien, eine Pyelonephritis hervorzurufen, ohne aber den experimentellen Beweis für diese Ansicht zu erbringen. Tatsächlich wissen wir, daß die Bakteriurie oft schon lange Zeit, ja monatelang vor der Pyelonephritis erscheinen kann (KASS 1960). Die Ursache der besonderen Coliempfindlichkeit der Niere ist bis heute noch nicht einwandfrei geklärt worden. Möglicherweise spielt ein antikomplementäres Agens eine Rolle, welches in den Tubuli lokalisiert ist und mit der Ammoniakproduktion in Zusammenhang steht (BEESON und ROWLEY 1959).

1. Die ascendierende Genese

Lange Zeit wurde der ascendierende Weg als der einzig mögliche angesehen, besonders da häufig Pyelonephritiden bei Harnstauung gefunden wurden. Daneben sollen auch funktionelle Ureterstenosen (TALBOT 1958) und Störungen des vesico-urethralen Verschlußmechanismus (KLEEMAN et al. 1960) wesentlich sein. Unter den neueren Autoren halten STAEMMLER (1957), BEESON (1955, 1958), SCHOEN (1930), TALBOT (1958), ANDERSEN u. JACKSON (1961), DAVID (1961) an dieser These fest, während andere (BERTRAND-FONTAINE et al. 1954, GORRILL 1956, 1958, BELL 1946, KLEEMAN et al. 1960, ZOLLINGER 1957b, SAPHIR und COHEN 1959, COLBY 1959) den ascendierenden Infektionsweg zwar grundsätzlich anerkennen, nicht aber als Regel. Neben der *ascendierenden canaliculären* Ausbreitung wird auch an eine ascendierende lymphogene, d. h. in den Lymphgefäßen des Ureters, gedacht (STUMPF 1931, GIRGENSOHN und MILLETTI 1939, STAEMMLER 1957, TALBOT 1958, COLBY 1959, MURPHY u. SCHOENBERG 1960). Diese These wird jedoch durch die unten zu besprechenden Tierversuche und eigene Untersuchungen an Ureteren bei akuter Pyelonephritis widerlegt (s. auch RÉNYI-VÁMOS et al. 1960, GORRILL 1958, BELL 1946). Nach WHINSBURY-WHITE (1933) wird unter Druck in die Harnblase gebrachte Tusche in die Ureterlymphgefäße gepreßt, jedoch kann in der Niere selbst keine Tusche nachgewiesen werden (bestätigt durch MacKenzie und Wallace 1935). Die Tatsache, daß nach Lymphgefäßligatur der Niere intravenös injizierte Colibakterien vermehrt Pyelonephritiden erzeugen (Murphy und Schoenberg 1960, Rényi-Vámos und Horváth 1961), spricht keineswegs im Sinne einer lymphogenen Infektion der Niere, sondern sie zeigt nur, daß, wie bei zahlreichen übrigen Organen (z. B. der Lunge), ein intakter Lymphabfluß wesentlich ist für die Infektbekämpfung.

2. Die lymphogene Nachbarschaftsinfektion

Schon vor längerer Zeit hat man erwogen, ob nicht die Niere direkt durch Infektion vom Colon aus auf dem Wege der Lymphgefäße infiziert werden könne, was die ausgesprochene Colibevorzugung der Pyelonephritis erklären würde. Fuchs (1950) hält an dieser These auf Grund von empirischen und experimentellen Untersuchungen fest, während die weit überwiegende Mehrzahl der modernen Autoren diesen Weg ablehnt (s. auch Kleeman et al. 1960).

3. Der hämatogene Infektionsweg

Schon 1927/28 hat Schwarz vermutet, die Pyelonephritis der Säuglinge beruhe auf einem hämatogenen Infekt, und 1925 betonte Stoerk, daß die Nephritis papillaris mycotica, d. h. die Ausscheidungsherde in den Rindenpapillen, welche nach unserer heutigen Auffassung die Vorstufe der Pyelonephritis darstellen, durch Erreger hervorgerufen werden, welche die Glomerula mit dem Blut passiert haben und in den intertubulären Capillaren steckengeblieben sind. Heute wird diese Ansicht generalisiert für die Pyelonephritis in den Vordergrund gestellt (Lit. s. Putschar 1934, Babics und Rényi-Vámos 1955, Rényi-Vámos 1956, Schreiner 1958, Bell 1946, Gorrill 1958). Der ausschließliche Rindenbefall bei ganz akuter Pyelonephritis zeigt zum mindesten, daß diese Fälle hämatogen entstanden sind (Bell 1942). Bei den Spätfällen ist eine solche Unterscheidung leider nicht mehr möglich (Bell 1942, Kleeman et al. 1960).

Anfänglich scheint die hämatogene These nicht gerade einleuchtend, besonders da auch Entzündungen anderer Organe bei Pyelonephritis vermißt werden. Nun zeigen aber besonders die Tierversuche, daß nur ganz bestimmte nephrotope Erreger in den Nieren zur Pyelonephritis führen und dabei in den übrigen Organen anscheinend nicht angehen. Ziemlich neu ist die für den Urologen eminent wichtige Erkenntnis, daß die Schleimhaut der unteren Harnwege eine ausgesprochen günstige Eintrittspforte für Erreger ist. Thiele und Embleton haben jedoch schon 1914 gezeigt, daß im Tierversuch Erreger, welche auf die Urethra verbracht werden, innerhalb kürzester Zeit im Blut nachgewiesen werden können. Ferner wissen wir, daß nach Operationen an der Urethra sehr häufig eine temporäre Bakteriämie auftritt (Barrington und Wright 1930, McHenry et al. 1962, Talbot 1962). Diese Erkenntnisse sind praktisch von außerordentlicher Bedeutung. So fanden Dutton und Ralston (1957) von 80 Patienten einer urologischen Station deren 36 sekundärinfiziert und Rhoads (1957) konstatierte in 35% der Patienten einer urologischen Station Harninfektionen mit „Hautkeimen", welche resistent waren gegen Penicillin (s. auch Garrod et al. 1954). Nach Beeson (1958a) handelt es sich sehr häufig um eine Nebenmann-Infektion im Spital. Möglicherweise gelangen die Erreger auch zwischen Schleimhaut und Katheter in die Urethra (Kass und Schneiderman 1957, Dutton und Ralston 1957). Nach Kass (1955) zeigen 95% der Patienten eine Bakteriurie bei Dauerkatheter, was erklärt, daß die Paraplegiker so häufig von Pyelonephritis befallen werden (s. Abb. 52, S. 58; Dietrick und Russi 1958: 64,7%). — Auffällig ist, wie häufig sich akute pyelonephritische Schübe nach der Entfernung eines Dauerkatheters einstellen (TALBOT 1962). Besonders gefährlich scheint der nicht indizierte Katheterismus bei der graviden Patientin zu sein; bei gleichzeitig bestehender Harnstauung führt er in 40% der Fälle zu einer Pyelonephritis (BRUMFITT et al. 1961). Ganz allgemein muß deshalb heute vor jeder nicht indizierten Instrumentation an den Harnwegen sowie vor unnötigem Katheterismus gewarnt werden (KLEEMAN et al. 1960, NESBIT 1960 u. a.), eine Ansicht, die von anderer Seite auch bekämpft wird, allerdings ohne stärkere Argumente (PRATHER und SEARS 1960).

Diese Infektempfindlichkeit der Urethra erklärt auch die Anfälligkeit der Mädchen im Säuglingsalter für die Pyelonephritis (BEESON 1955, 1958a, STANSFIELD 1954 u. a.).

4. Zusatzfaktoren

Die Harnstauung spielt in diesem Zusammenhang die Rolle eines wichtigen Zusatzfaktors (BELL 1946, STAEMMLER 1957, THELEN et al. 1956, TALBOT 1958 u. a.). Die Urethraschleimhaut wird durch den Urindruck gedehnt, so daß die an sich schon reichlich vorhandenen Erreger resorbiert und in die Blutbahn eingepreßt werden. Zweitens fördert die Harnstauung die Empfindlichkeit der Niere gegenüber hämatogenen Infekten ganz erheblich, wie dies die Tierversuche eindeutig gezeigt haben (s. unten). Ausgesprochen charakteristisch ist ja die

chronische Pyelonephritis beim Carcinom des Collum uteri, bei welchem klinisch nach Behandlung in 7—18% der Fälle eine Harnstauung besteht (KÄSER und IKLÉ 1961); 31% der Patienten sollen postoperativ eine Pyelonephritis zeigen und 12% an Urämie schluß endlich zugrunde gehen (POCKRANDT 1961). Auch die intrarenale Harnstauung, z. B. bei festgefahrenen Plasmocytomcylindern (Abb.53) oder bei Gichttophi kann zur Bildung von lokalen pyelonephritischen Her

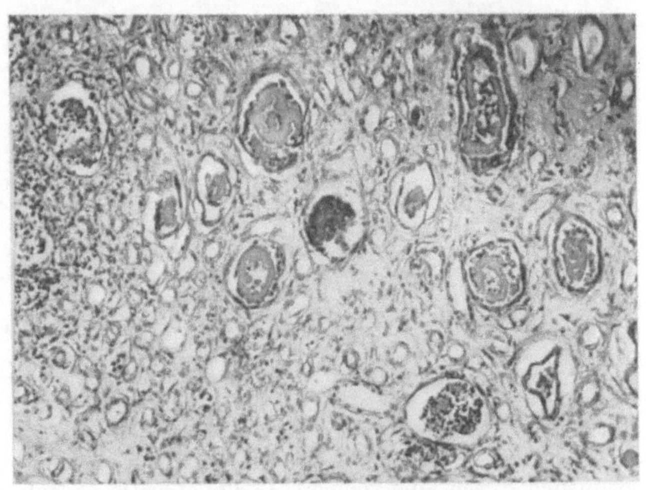

Abb. 53. Von Leukocyten umgebene und zum Teil durchsetzte Harnzylinder bei Pyelonephritis und Plasmocytomniere. H.E. Vergr. 200×

den Anlaß geben. Weiter konnten KATZ und GARBACH (1958) experimentell beweisen, daß bei Ureterverschluß ein starker Druckanstieg in den Lymphgefäßen der Nierenkapsel beim pyelonephritischen Hund eintritt, d. h. man muß eine Umkehr des Lymphflusses in der Niere bei chronischem Verschluß der Hiluslymphgefäße (Pyelonephritis) annehmen. Die weitere Ausbreitung eines hämatogenen Infektes innerhalb der Niere wird somit durch die Harnstauung stark gefördert.

Bei der Frau bestehen, wie dies schon lange bekannt ist, enge Beziehungen zwischen der Gravidität und pyelonephritischen Schüben (HOCHULI u. KÄSER 1958). Nach KASS (1960) sind 6—7% der graviden Frauen bakteriurisch (LEPAGE und LEMERRE 1957: resistente Colibacillen). Von diesen entwickeln nicht weniger als 40% später eine Pyelonephritis, welche verhindert werden kann, wenn die Bakteriurie medikamentös eliminiert wird. Bei späteren Schwangerschaften sind Rezidive sehr häufig, wobei es oft zu einer Graviditätstoxikose kommt (WOODRUFF und EVERETT 1954, FINNERTY 1956, PETERS et al. 1936, KEEFER 1957).

Als weiterer außerordentlich wichtiger Zusatzfaktor für die Entwicklung einer Pyelonephritis gilt seit jeher der Diabetes mellitus. Nach BERNING und WALTER (1951) zeigen 16% der Diabetikerinnen eine Pyelonephritis. Unsere Zahlen gehen aus der Tabelle auf S. 24 hervor: Bei Diabetikern fanden wir in 10,5%, bei Nichtdiabetikern in 8,16% eine Pyelonephritis. Dabei ist die

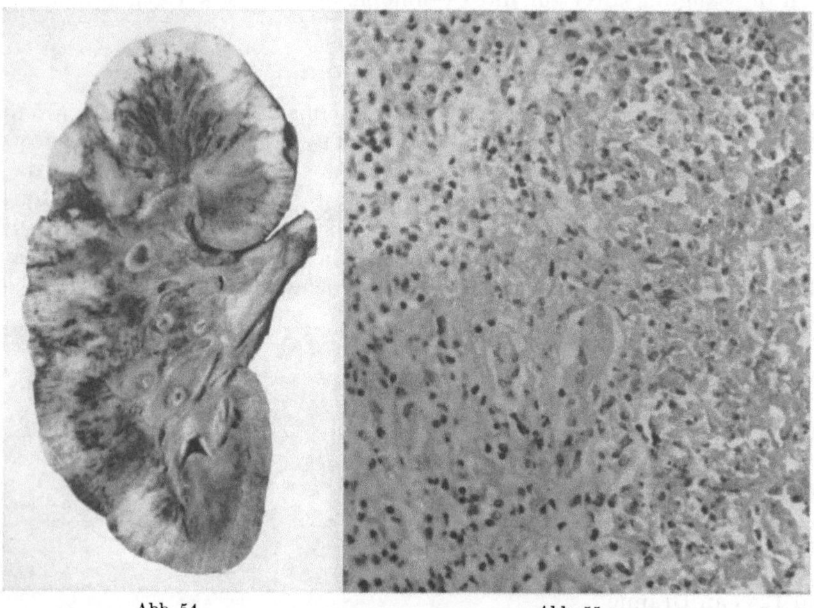

Abb. 54   Abb. 55

Abb. 54. Fast rein exsudativ nekrotisierende Pyelonephritis bei intensiver Cortisonbehandlung

Abb. 55. Histologisches Bild zu Abb. 54. Ausgedehnte Nekrose, vereinzelte Lymphocyten und Plasmazellen, praktisch keine polynucleären Leukocyten. H.E. Vergr. 400×

relativ hohe Zahl von akuten Pyelonephritiden ziemlich typisch für den Diabetes (s. auch SMITH et al. 1955). Sechs von 26 Fällen mit Coma diabeticum waren vermutlich durch eine schwere Pyelonephritis ausgelöst worden.

Weiter können *Medikamente* das gewohnte Bild der Pyelonephritis abwandeln bzw. ihre Entwicklung stark fördern. In zwei Fällen fanden wir im Bereich schwerer pyelonephritischer Schäden eine hochgradige Ablagerung von *Sulfonamidkristallen*, während die restlichen Abschnitte der Niere keine Kristalle aufwiesen. Vermutlich war der Filtrationsdruck der Glomerula noch genügend hoch, während es in den Tubuli zu Totalrückresorption mit Ausfall der Sulfonamide kam. In einer dieser Beobachtungen fand sich eine schwere granulomatöse Veränderung. Umgekehrt scheinen jedoch pyelonephritische Veränderungen durch Kristallverstopfungen bei Sulfonamidmedikation nicht vorzukommen (BAKKEN 1947, HEUCHEL 1950, GEISER 1957).

Eine ausgesprochen exsudative Reaktion mit hochgradiger Unterdrückung der proliferativen Komponenten fanden wir bei einer 71jährigen Frau, welche seit 4 Jahren mit hohen Cortisondosen wegen einer deformierenden Polyarthritis behandelt worden war (Abb. 54). Die cortisonbedingte Unterdrückung der proliferativen Abwehrreaktionen erklärt dieses besondere Verhalten (Abb. 55).

In den letzten beiden Jahrzehnten stellten wir eine Zunahme von chronischen Nierenaffektionen, zuerst der chronischen interstitiellen Nephritis, dann auch der chronischen Pyelonephritis, bei Patienten fest, welche einen Abusus von *phenacetinhaltigen Analgetica* betreiben (SPÜHLER und ZOLLINGER 1953, ZOLLINGER 1955, SPÜHLER 1961). Die Zunahme dieses Abusus einerseits (PLETSCHER 1958, HORRISBERGER et al. 1958, MOESCHLIN 1958, 1959, SCHEID et al. 1961) und die Zunahme von chronischen Nierenaffektionen der genannten Art werden jetzt auch von anderen Autoren bestätigt (GSELL et al. 1957, THÖLEN et al. 1956, SCHEIDEGGER 1958, ROSSI und MÜHLETHALER 1958, SARRE 1958b, SCHWEINGRUBER 1955, DORET und JUNOT 1959, HARVALD u. VALDORF-HANSEN 1960, NISSEN und PEDERSEN 1957, BRUN u. RAASCHOU 1961, weitere Lit. s. Phenacetin-Symposium SARRE 1958c sowie GLOOR 1961a, 1962). Das Bestehen einer eigentlichen „Phenacetinnephritis" (MOESCHLIN 1959, SARRE 1958) lehnen wir im Gegensatz zur Meinung von REUBI (1958b) ab, da keine gesetzmäßige Koppelung besteht (s. auch SPÜHLER 1961, SPIESS 1961). — Zuerst nahmen wir an, daß nur die chronisch-interstitielle Nephritis bei Phenacetinabusus gehäuft vorkomme, doch zeigten die folgenden Jahre, daß auch die Pyelonephritis eindeutig einen Zusammenhang mit phenacetinhaltigen Analgetica zeigen kann. Unter 5000 hier ausgewerteten Autopsien haben wir 14 derartige Fälle vermerkt. Auch in den Serien von UEHLINGER (1958a, b) und von THÖLEN et al. (1956) scheinen sich zahlreiche Fälle von Pyelonephritis zu finden.

Experimentelle Untersuchungen [STUDER und ZBINDEN 1955 und ZOLLINGER (unveröffentlicht)] ergaben bei Ratten und Kaninchen mit chronischer Phenacetinfütterung in sehr hoher Dosis keine positiven Resultate. Dagegen zeigten die Versuche von MIESCHER et al. (1958) und STUDER et al. (1958) eindeutig, daß im Tierversuch die Nieren von phenacetingefütterten Tieren gegenüber intravenös injizierten Erregern ausgesprochen empfindlicher sind (s. dagegen KELLER et al. 1961). Das Phenacetin kommt jedenfalls als fördernder Zusatzfaktor sowohl bei Infekten (Resultat: Pyelonephritis) als auch bei Toxinwirkungen (Resultat: interstitielle Nephritis) in Betracht (s. auch UEHLINGER 1958). Das schädigende Agens sehen wir im Phenacetin, während LARSEN und MØLLER (1959) u. a. das Methämoglobin anschuldigen. Übrigens haben KALBFLEISCH und FROBOESE (1937) schon betont, daß sie Papillennekrosen und Pyelonephritiden bei Schlafmittelabusus gesehen haben.

Ein morphologisch gesondertes Bild zeigt die Pyelonephritis unter Phenacetinabusus nicht, eine „Phenacetinniere" gibt es sicher nicht.

Über *familiär gehäufte Fälle von Pyelonephritis* wurde mehrfach berichtet (STEPHENS et al. 1951, PERKOFF et al. 1958, JACKSON und GRIEBLE 1957, CHAPPELL et al. 1960, PERKOFF 1960), allerdings scheint es sich nicht um eine gewöhnliche Pyelonephritis zu handeln, soweit dies aus den Beschreibungen ersichtlich ist (s. auch PERKOFF et al. 1958). Über ähnliche Fälle mit Augenläsionen und Taubheit berichtete GOLDBOOM (1957; weitere Lit. s. REUBI 1960).

VIII. Intrarenale Ausbreitung und Chronizität der Pyelonephritis

Die primären Ansiedelungsherde der Erreger, seien sie nun ascendierend oder hämatogen in die Nieren gelangt, scheinen in den Papillen und zwar in den seitlichen Abschnitten nahe den Kelchen zu liegen (MÜLLER 1912). Zuerst soll sich die Infektion nach RIBBERT (1915) in den Venen ausbreiten, um dann in die Kanälchen einzubrechen und hier aufzusteigen. Müller (1912), Putschar (1934) sowie Staemmler (1957) denken dagegen an eine lymphogene Ausbreitung. Tatsächlich findet man häufig sog. Lymphgefäßcylinder, d. h. entzündliche Thromben in den perivasculären Lymphgefäßen bei chronischer Pyelonephritis (Abb. 26, S. 40). Man kann sich dabei vorstellen, daß primär die Hiluslymphgefäße durch die Entzündung verschlossen werden und deshalb die Entzündung dann radiär in den Lymphgefäßen gegen die Rinde fortschreitet (s. S. 40) (Babics und Rényi-Vámos 1952). Die schon oben (s. S. 61) erwähnten experimentelle Resultate von Katz und Garbach (1958) unterstützen diese Ansicht weitgehend. Neben der sicher vorkommenden canaliculären und der wesentlich wichtigeren lymphogenen Ausbreitung ist jedoch in der akuten Phase die direkte Wanderung

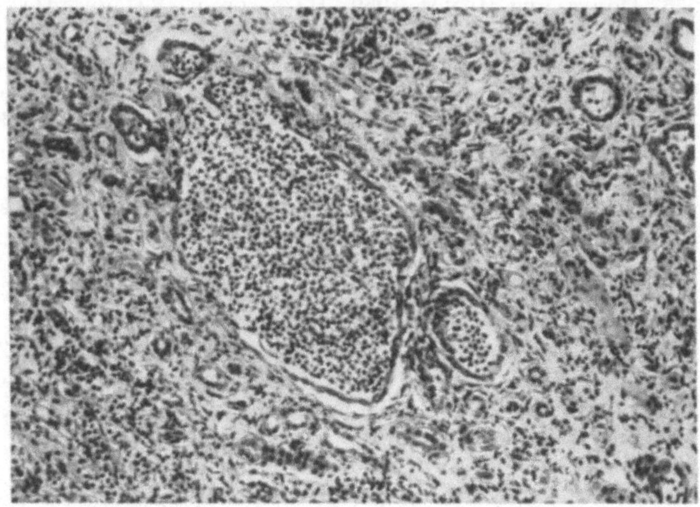

Abb. 56. Chronische Pyelonephritis mit einzelnen ausgeweiteten Tubuli, welche bei einem akuten Schub prall mit polynucleären Leukocyten gefüllt wurden. H.E. Vergr. 200 ×

der Entzündung im Nierenstroma von ausschlaggebender Bedeutung. Tatsächlich kann man diese Verhältnisse bei der perakuten Pyelonephritis ja sehr gut verfolgen. Die drei erwähnten Mechanismen scheinen somit nebeneinander vorzukommen.

Ein sehr wichtiges Problem ist die Frage, warum die Pyelonephritiden eine so ausgesprochene Neigung zur Chronizität und zur Rezidivbildung aufweisen. Woodruff und Everett (1954) sowie Stansfield (1954) zeigen, daß bei jungen Mädchen nach akuter Pyelonephritis in 50 bzw. 60% später chronische Pyelonephritiden gefunden werden. Ganz allgemein erhöht sich die Rezidivgefahr nach jedem pyelonephritischen Schub (Burke 1961). Dabei mag die Miterkrankung des Ureters (Peristaltikhemmung) eine Rolle spielen (Berning und Walters 1951, Talbot 1958), jedoch wird in vielen Fällen von chronischer Pyelonephritis ein intakter Ureter gefunden. Bei den Rezidiven kann es sich auch um Reinfekte mit anderen Erregern handeln, da die pyelonephritischen Narben Infektabwehrverminderung aufweisen (Kleeman et al. 1960). Die genannten Autoren erwägen auch die Möglichkeit einer Autoantikörperbildung durch zerstörtes Nierengewebe (s. auch Gall 1961), doch kann diese Ansicht heute noch nicht belegt werden. In der Regel handelt es sich jedoch beim Rezidiv um ein Aufflammen der ursprünglichen Erregerpopulation, welches durch geringgradige Neuschädigung der Niere, z. B. eine Harnstauung usw., hervorgerufen wird

(s. Tierversuche von HEPTINSTALL u. BRUMFITT 1960). — Auf die Bedeutung der Lymphgefäßverschlüsse, besonders im Hilusgebiet, haben wir schon oben mehrfach hingewiesen. Der normale Schlackenabtransport durch das Hiluslymphsystem wird dadurch verunmöglicht und es kommt zu einer Umkehr des Lymphstromes in Richtung Kapsellymphgefäße, wodurch das Rindenparenchym erneut und vermehrt erkrankt. Experimentelle Untersuchungen von NICOLAI (1960) mit radioaktivem Jod bestätigen diese Ansicht. — Vermutlich stellen auch strangulierte Tubuli mit stagnierendem Inhalt (Abb. 56) ausgesprochene „Bakterienfallen" dar (s. auch MARSHALL 1953, DE NAVASQUEZ 1956).

Sicher steht, daß auch die Gefäßveränderungen in pyelonephritischen Nierennarben die Neigung zum Chronischwerden zum mindesten unterstützen (STAEMMLER und DOPHEIDE 1930, FAHR 1938). Einerseits sind die schlecht ernährten Nierengebiete infektanfälliger, wie das für die übrigen Organe ja ebenfalls bekannt ist. Andererseits führen die Gefäßveränderungen zu neuen Parenchymschäden, in deren Bereich die Entzündung aufflammen kann (HOLLE 1959, KINCAID-SMITH 1955, COTTIER et al. 1958). Bei Besprechung der Glomerulaveränderungen sind wir ja schon auf die Bedeutung der Ischämie eingegangen (s. auch McMANUS und LUPTON 1960). Eigentliche Infarktbildungen konnten wir in unseren eigenen Fällen jedoch nicht nachweisen; im Unterschied zu HOLLE (1959) u. a. ist die Narbenbildung der pyelonephritischen Schrumpfniere unseres Erachtens eine entzündlich bedingte, wobei die Gefäßveränderungen nur als Cofaktor wirken (s. auch HEPTINSTALL et al. 1960).

Während eine Pyelonephritis bei geeigneter Behandlung in vielen Fällen ausheilen kann (HASCHEK 1959, BOHN und KOCH 1959), muß doch angenommen werden, daß bei ungenügender Antibioticabehandlung die akute eitrige Entzündung zwar behoben wird, der Prozeß jedoch weitermottet (SPÜHLER und ZOLLINGER 1953, JASINSKI und WUHRMANN 1956, STANSFIELD 1954, STANSFIELD und WEBB 1954). Diese Feststellung erklärt vielleicht die ausgesprochene Zunahme der chronischen Pyelonephritis in den letzten Jahren.

IX. Ergebnisse der experimentellen Pyelonephritisforschung[1]

Obschon die Resultate von Tierversuchen nicht kritiklos auf den Menschen übertragen werden können, sind experimentelle Befunde, wenn sie korrekt mit den empirischen Tatsachen verglichen werden, doch außerordentlich bedeutsam.— In erster Linie wurde im gesamten bestätigt, daß sich eine Pyelonephritis am einfachsten durch intravenöse Injektion der Erreger erzeugen läßt, was ja eines der Hauptargumente für die Annahme der vorwiegend hämatogenen Pathogenese der Pyelonephritis darstellt (s. oben). Auch im Tierversuch erkrankt das Nierenbecken, wie dies beim Menschen beobachtet werden konnte, erst sekundär (FREEDMAN et al. 1961). Dabei können die beim Menschen bekannten Phasen: die akute typische Pyelonephritis, dann die Scheinheilung mit fast bakterienfreiem Urin und schließlich die asymptomatische Bakteriämie im Tierversuch ebenfalls erzeugt werden (McCRABE und JACKSON 1960).

Der Tierversuch läßt ferner eindeutig erkennen, daß es bestimmte nephrotope Erregerstämme und -gruppen gibt (KUCZYNSKI u. WOLFF 1920, BRAINERD und CECIL 1956). Nierenpathogene Streptokokken (KUCZYNSKI und WOLFF 1920), Pyocyaneus (GORRILL 1952), Monilia (BENHAM 1931), Proteus und Streptokokken (SHAPIRO et al. 1959) sind bekannt. Nicht-nierenpathogene Erreger können im Blasenpunktat nach $^1/_2$—7 Std nicht zurückgewonnen werden (SAHEKI

---

[1] Literatur s. KLEEMAN et al. (1960).

1955), erzeugen jedoch eine lange dauernde Bakteriämie (WOODS 1960). Mit abgetöteten Bakterien können ebenfalls Pyelonephritiden erzeugt werden (BRAINERD und CECIL 1956).

Ferner besteht ein gewisser Parallelismus zwischen der Zahl der injizierten Erreger und der Entwicklung bzw. dem Ausbleiben einer Pyelonephritis (FREEDMAN und BEESON 1958, GORRILL 1958). Immunbiologische Vorgänge scheinen dabei zum mindesten im Rattenversuch eine wichtige Rolle zu spielen: Die Pyelonephritis nach Coliinjektion tritt akut auf, heilt aber von selbst aus; nach Proteus bilden sich Steine, weshalb sich eine chronische Entzündung entwickelt, während nach Klebsiella ein chronischer Zustand entsteht, da keine Agglutinine vom Tier gebildet werden (SANFORD et al. 1962).

Werden die Erreger in den Ureter oder in das Nierenbecken injiziert, so soll sich nach KENNEDY (1932) und THELEN et al. (1956) eine typische akute Pyelonephritis entwickeln, während BRAINERD und CECIL sowie FREEDMAN und BEESON (1958) dies bestreiten. Einlegen einer mit Coli getränkten Gaze in das Nierenbecken (MONTALDO 1942) oder Injektion der Erreger in die Harnblase (ROCHA 1958, SIESS 1950, KASS 1960) erzeugt ebenfalls eine Pyelonephritis. Nach KASS (1960) erscheinen in diesen Versuchen die Erreger nach Ligatur und Durchtrennung des einen Ureters viel rascher und ausgedehnter in der betreffenden Niere (s. auch VIVALDI et al. 1960). Werden die Tiere vorher gegen die betreffenden Erreger sensibilisiert, so entwickelt sich auch mit relativ wenig nierenpathogenen Erregern eine typische Pyelonephritis (SAHEKI 1955, TSUDA 1924, THELEN et al. 1956).

Die vorgängige oder gleichzeitige *Schädigung der Niere* auf mechanische oder andere Weise fördert die bakterielle Pyelonephritis stark: Katheterschaden (ROCHA et al. 1958), Nierenmassage (SHAPIRO et al. 1956, McCRABE und JACKSON 1960), Pulsschlagdrosselung der Niere (SAMELLAS und SZYMBER 1961), Nierenvenendrosselung (BRUMFITT und HEPTINSTALL 1959), Aminonucleosidnephrose (ROSENAU et al. 1961). — Abschnitte mit Narbenbildung sind für das Angehen einer erneuten Infektion der Niere (DE NAVASQUEZ 1956, POURSIN et al. 1950) besonders disponiert. Auch die oben besprochene Phenacetinwirkung auf die Niere würden wir in das Kapitel der vorgängigen, allerdings morphologisch nicht erfaßbaren Parenchymschädigung der Niere einreihen.

Vielfach wurde im Tierversuch auch mit Harnstauung gearbeitet, wobei allerdings zu berücksichtigen ist, daß eine Harnstauung allein schon spontan zur Pyelonephritis führen kann, wenn eine Bakteriämie besteht (GUZE und BEESON 1956, HELMHOLZ und FIELD 1926, STAEMMLER 1957). Sehr gut hat sich die Ausbildung einer muskulären Schleife zur dosierten subtotalen Ureterobstruktion bewährt (HEIM et al. 1957). LEPPER (1921) konnte schon wenige Minuten nach einer Ligatur eine hochgradige Empfindlichkeitssteigerung der Niere gegenüber hämatogenen Infekten darstellen. Bei späterer Lösung von Ligatur oder Schlinge kann die Weiterentwicklung der Pyelonephritis ohne andauernde Harnstauung verfolgt werden (HEPTINSTALL und GORRILL 1955, CECIL et al. 1955, BRUMFITT und HEPTINSTALL 1958, BRAINERD und CECIL 1956, THELEN et al. 1956 u. a.). Bei solchen Methoden entwickelt sich in 75—90% der Tiere eine Pyelonephritis (MALLORY et al. 1940, WEYRAUCH et al. 1957, ROCHA et al. 1958), während die Gegenseite nur in wenigen Fällen erkrankt. Wahrscheinlich beruht dieser Einfluß der Harnstauung auf Kreislaufstörungen. ASHER und SOKOL (1941) fanden auf der hydronephrotischen Seite nach intravenöser Tuscheinjektion wesentlich mehr Tuscheablagerungen als auf der Kontrollseite. Möglicherweise entwickelt sich bei akuter Harnstauung im Sinne eines Selbstschutzes dieser Niere eine subtotale Rückresorption, wobei dann vermehrt Bakterien abgelagert werden.

BRAUDE et al. (1955) und STAEMMLER (1957) nehmen ein vermehrtes Abfangen von Bakterien durch die geschädigte Niere an, während GORRILL (1956), GUZE und BEESON (1956) sowie BRUMFTTI und HEPTINSTALL (1958) durch exakte Bakterienzählung nachwiesen, daß auf beiden Seiten gleichviele Erreger abgelagert werden, jedoch ist die Vermehrung auf der gestauten Seite sehr viel ausgesprochener. In Abhängigkeit von der Funktionsstörung zeigt auch die akut gestaute Niere wesentlich höhere Empfindlichkeit als die chronisch gestaute (GORRILL 1960).

Als primärer Ansiedelungsort kommen die Glomerulumschlingen und die intertubulären Capillaren in Betracht (v. BONSTORFF 1899, GORRILL und HEPTINSTALL 1954, POURSINES et al. 1950). Eine primäre Ansiedelung in den Glomerula allein nehmen ELOVAINIO (1938, 1942), MALLORY et al. (1940), TSUDA (1924), eine rein intertubulär-capilläre ASHER und SOKOL (1941) und ROCHA et al. (1958) an.

In eigenen Tierversuchen zusammen mit HEIM (unveröff.) mit einem speziell renotropen Colistamm, den wir der Liebenswürdigkeit von Prof. Dr. ROLF MEIER, Ciba AG. Basel, verdanken, fanden wir bei intravenöser Injektion nach 30 min bis mehreren Stunden bakterioskopisch Erreger in allen Organen ziemlich gleichmäßig verteilt. Nach 2—3 Tagen jedoch waren Leber, Milz, Myokard und Lungen fast völlig bakterienfrei, während sich die Erreger in den Nieren eindeutig stark vermehrt hatten. Die hauptsächlichsten Entzündungsherde fanden wir im Nierenmark und zwar vor allem in den Papillen nahe den Kelchwinkeln.

Diese Bevorzugung des Nierenmarkes wird auch von GUZE und BEESON (1956), GUZE (1960), ROCHA et al. (1958), CHRIST (1930) bestätigt. Die Bevorzugung der Vasa recta spuria durch die Bakterien wird von DE NAVASQUEZ (1950) ebenfalls betont und auf die Coagulasebildung durch die Staphylokokken zurückgeführt. Ferner konnte HÄMÄLÄINEN (1928) zeigen, daß ganz allgemein bei schwacher Erregervirulenz bakterielle Metastasen in den Markcapillaren, bei hoher Virulenz jedoch solche in den Glomerula entstehen. Die Rindenherde entwickeln sich ferner anders weiter als die Markherde. Schon nach einer Woche verschwinden die Rindenherde, während sich die radiären Entzündungszonen im Mark stark ausgebreitet haben.

Die schon oben erwähnte Zerstörung der Komplemente durch den tubulären Ammoniak (s. auch FREENMAD und BEESON 1961) ist vielleicht geeignet, als Zusatzfaktor für die Lokalisation der pyelonephritischen Herde zu gelten. — Möglich ist auch ein gewisser temporärer Verschluß der Papillenspitze durch die entzündlichen Veränderungen mit retrogradem Ausbreiten der Erreger zufolge der Stase in den Sammelröhren (FISHER et al. 1960) oder Übergreifen der Entzündung auf die pyelovenösen Anastomosen (DOMINGUEZ und ADAMS 1960). Für beide Thesen lassen sich aber bis heute noch keine überzeugenden morphologischen Unterlagen beibringen.

Die Tierversuche sprechen unbedingt gegen eine lymphogene Umgebungsausbreitung als Ursache einer Pyelonephritis. Die direkte Injektion der nephrotopen Erreger in das prävesicale Gewebe oder in den Ureterurin erzeugt nämlich keine Pyelonephritis (BRAINERD und CECIL 1956). Bei direkter Injektion der Erreger in das Nierenparenchym erkrankt häufig die zweite Niere (ROCHA et al. 1958).

Dagegen bestätigen die Tierversuche die Annahme einer perivasculär-lymphogenen Aussaat des einmal in der Niere lokalisierten infektiösen Prozesses (WEYRAUCH und ROSENBERG 1954, MONTALDO 1942, HÄMÄLÄINEN 1928, v. BONSDORFF 1899), wobei dann auch das Nierenbecken erkranken kann. Nach der Ansicht von GUZE und BEESON (1956) breiten sich nur die Markabscesse weiter aus und führen zu einer chronischen Pyelonephritis, während die Rindenherde abheilen, ein Verhalten, das ja bei der menschlichen tuberkulösen Nierenerkrankung recht charakteristisch ist und vermutlich mit der ungünstigen Vascularisation der Nierenpapillen (längste Capillaren des Körpers) zusammenhängt. — Eine Pyelonephritis kann auch experimentell weitermotten, ohne daß Bakteriurie oder Pyurie bestehen (BRAINERD und CECIL 1956), wie dies auch Nierenpunktionen beim Menschen ergeben haben (KIPNIS et al. 1959).

Morphologisch haben die experimentellen Untersuchungen nicht viel Neues gebracht. Sie haben jedoch die Entwicklung von „Strumaherden" bestätigt (SHAPIRO et al. 1956, GORRILL 1960). Ferner konnten Gefäßveränderungen mit Thrombosen schon nach Stunden nachgewiesen werden (THELEN et al. 1956, POURSINES et al. 1950). Immerhin ist festzuhalten, daß auch ohne jegliche Gefäßveränderungen Narben entstehen können (HEPTINSTALL 1960). — Die Gesamtheit der morphologischen Veränderungen soll wie beim Menschen ganz unspezifisch sein (FREEDMAN et al. 1961), was allerdings in dieser lockeren Fassung nicht akzeptiert werden kann.

Eine gewisse Diskrepanz zu den Feststellungen beim Menschen wurde in den Tierversuchen auf dem Gebiete der Blutdrucksteigerung beobachtet. Während die einen Autoren keine Blutdrucksteigerung fanden (SHAPIRO et al. 1956, 1957, GUZE 1960, GUZE und KALMANSON 1961), stellten andere sowohl bei der Ratte (SPITZNAGEL und SCHROEDER 1951, VIVALDI et al. 1960) wie beim Kaninchen (BRAINERD und CECIL 1956 und CECIL et al. 1958) eine eindeutige Blutdrucksteigerung, allerdings nicht bei sämtlichen befallenen Tieren, fest. In den Versuchen von HEPTINSTALL und GORRILL (1955) mit Kaninchen stieg der Blutdruck nur an, wenn die gesunde gegenseitige Niere operativ entfernt worden war. Das Kaninchen eignet sich eben, wie dies schon lange bekannt ist, für derartige Hypertonieversuche nur wenig, da bei diesem Tier das Vorhandensein von gesundem Nierengewebe genügt, um die vasopressorische Wirkung der geschädigten Niere aufzuheben. Ganz eindeutig konnte jedenfalls festgestellt werden, daß bei Pyelonephritis eine zusätzlich gesetzte Hypertonie schwerer verläuft und umgekehrt eine vorbestehende Hypertonie die Niere für Pyelonephritis empfänglicher macht (SHAPIRO und KOBERNICK 1961).

X. Folgen der Pyelonephritis, klinisch-pathologisch-anatomische Korrelationen

1. Allgemeine Bemerkungen

Bezüglich der klinischen Befunde muß auf S. 86 verwiesen werden. Es ist jedoch verlockend, die klinischen Befunde auf Grund der pathologisch-anatomischen Veränderungen zu deuten.

Die chronische latente Pyelonephritis, welche klinisch lange Zeit inapercept ist und allmählich in Urämie oder Hypertonie übergeht, entspricht der pyelonephritischen Schrumpfniere. Diese Form mit vollständig „leerer" Anamnese ist besonders bei Frauen häufig. Viele Autoren sprechen von primär-chronischer Pyelonephritis (SCHOEN 1930, BERNING und PRÉVÔT 1952). Diese Form ist jedoch keineswegs mit der chronisch-interstitiellen Nephritis identisch, wie dies STAEMMLER (1957) annimmt (weitere Lit.: BERNING und WALTER 1951, REUBI 1959, 1960, SCHREINER 1958, COTTIER et al. 1958). Nach einer Zusammenstellung von SCHREINER (1958) wird nur in einem Fünftel dieser Fälle die Diagnose klinisch gestellt. In unserem Beobachtungsgut wurde in 88% dieser Gruppe ein chronisches Nierenleiden klinisch festgestellt, jedoch nur in rund einem Drittel die Diagnose Pyelonephritis als sicher aufgefaßt. Dysurie und Lendenschmerzen sollen nach BROD (1956) in 44% bzw. 64,4% der Fälle auftreten und die Diagnose ermöglichen. Wichtig ist die Tatsache, daß bei derartigen latenten Fällen eine Pyurie, besonders nach Antibioticatherapie, vollständig fehlen kann (WEYRAUCH und ROSENBERG 1954, BRAINERD und CECIL 1956, JACKSON et al. 1958, LINNEWEH 1957). Aus solchen klinisch stummen Herden entwickeln sich nach SAPHIR und TAYLOR (1952) in der Hälfte der Fälle die akuten Exacerbationen. Die in solchem Urin gelegentlich gefundenen großen blassen Zellen mit Vacuolen im Protoplasma und lebhafter Brownscher Mole-kularbewegung der Granula bei Vitalbeobachtung (STERNHEIMER und MALBIN 1951) scheinen nach unseren Untersuchungen Histiocyten zu entsprechen. Diese

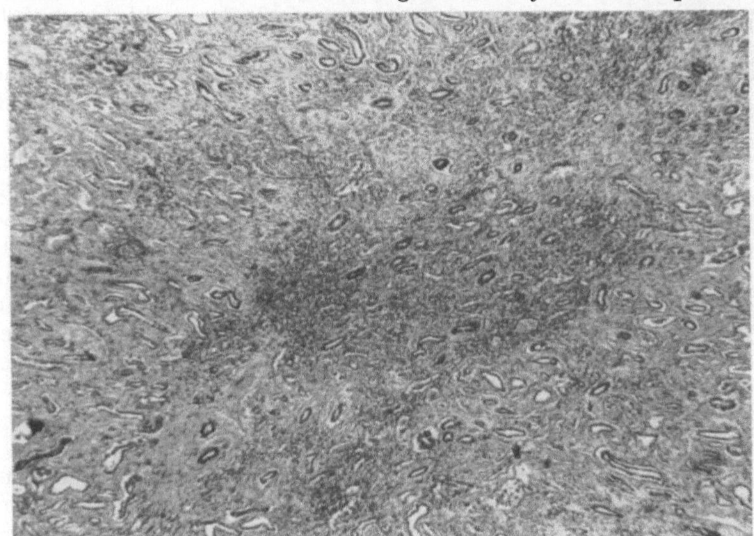

Abb. 57. 16jähriger Knabe mit ausgesprochener Wasserverlustniere (water loosing nephritis). Chronische Pyelo-nephritis mit Verbreiterung des Interstitiums im Markbereich. Kompression von Capillaren und Tubuli. Atrophie der letzteren. H.E. Vergr. 120 ×

können sowohl aus der Harnblase als auch aus den Ureteren und den Nieren-becken stammen. Ihre Herkunft aus dem Nierenparenchym scheint uns äußerst fraglich, da wir in den Sammelröhren nie derartige Zellen angetroffen haben (s. auch SCHMUTZIGER 1960).

Schwere Kelchwinkelinfiltrate (Abb. 8, S. 27) können zu ausgesprochener Hä-maturie bei chronischer Pyelonephritis führen (GÜNTHER 1949, 1950, HARLIN und FOSTER 1950, BERNING und WALTER 1951 und ALKEN und HASCHE-KLÜNDER 1952). Dagegen messen JACKSON et al. (1958), THELEN und WIEGERS (1954) sowie BLOCH (1957) der Pyelonephritis bei der Genese einer Hämaturie nur eine ganz unbedeutende Rolle zu.

Die Proteinurie (Albuminurie) ist bei der Pyelonephritis meist nur angedeutet (BROD 1956, COTTIER et al. 1958, JACKSON et al. 1958). Die Eiweißmassen stammen vermutlich zum Teil aus den entzündlichen Herden direkt und zu einem ganz kleinen Teil aus den geringgradig geschädigten Glomerula.

2. Distal-tubuläre Insuffizienz

Die distal-tubuläre Insuffizienz (MOELLER und REX 1952, BROD 1955, LINNE-WEH 1957 u. a.) ist ein charakteristisches Symptom der chronischen Pyelo-nephritis. Allerdings ist dasselbe bei Pyelonephritis weniger ausgesprochen als bei der chronisch-interstitiellen Nephritis, immerhin bedeutend stärker als bei der chronischen Glomerulonephritis (SPÜHLER und ZOLLINGER 1955). Die Störungen der Konzentrationsfähigkeit und der Harnansäuerung überraschen nicht, da die distalen Tubuli einerseits weitgehend zerstört und andererseits in ihrer Ernährung geschädigt werden bei der *chronischen* Pyelonephritis. Auf Grund von experimentellen Resultaten wird der interstitiellen Entzündung die größere Bedeutung beigemessen für das Entstehen des distal-tubulären Syndroms als den direkten tubulären Schäden (BECK et al. 1961), was allerdings auf Grund der autoptischen Befunde nicht bestätigt werden kann. — Neben der globalen distal-tubulären Insuffizienz werden auch sog. „Verlustnieren" festgestellt. Anatomisch findet man dabei keine spezifischen Veränderungen. Nur das Epithel der Sammelröhren scheint auffällig abgeplattet (MURPHY et al. 1952, RANDERATH und BOHLE 1959, Lit.). Es kann die allgemeine Salzrückresorption, die Wasserrückresorption, die Kali- und die Calciumrückgewinnung isoliert gestört sein. Grundsätzlich handelt es sich um eine Insuffizienz des Tubulusepithels, welches auf die entsprechenden hormonalen Reize (Hypophysenhinterlappen, Aldosteron usw.) nicht oder nur ungenügend reagieren kann (Abb. 57).

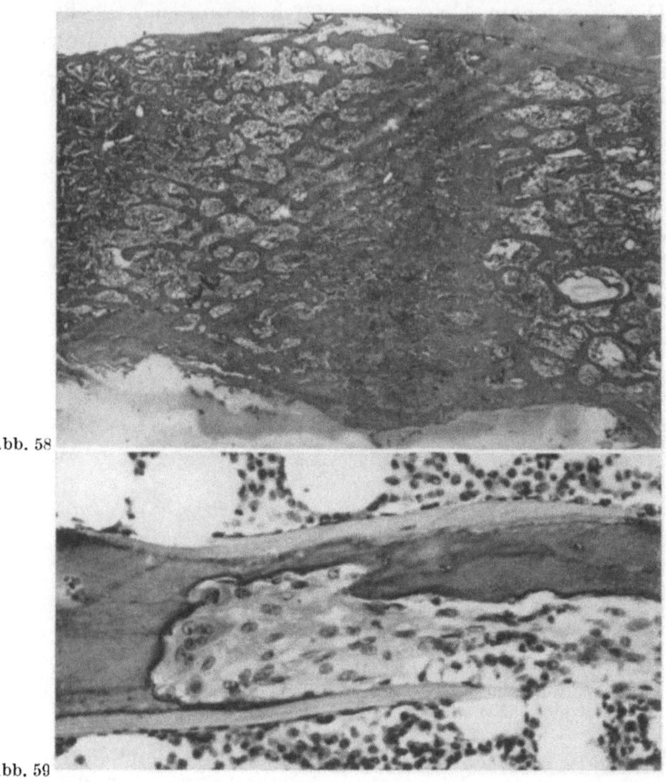

Abb. 58

Abb. 59

Abb. 58. Spontanfraktur einer Rippe bei renaler Osteopathie, sog. Milkman-Syndrom. H.E. Übersichtsvergrößerung

Abb. 59. Stärkere Vergrößerung eines Knochenbalkens von Abb. 58: Fibroosteoklasie, d. h. Eindringen von fibrösem Gewebe mit Längsaufsplitterung des Balkens; Anlagerung von Osteoid zwischen Knochenbalken und Osteoblasten; Osteoporose. H.E. Vergr. 400×

Als Folge des Calciumverlustes und der Acidose, möglicherweise auch der Phosphatstauung, stellt sich in einem Teil der pyelonephritischen Schrumpfnieren eine renale Osteopathie ein (Abb. 58 und 59). Es handelt sich dabei um eine von Fall zu Fall ganz unterschiedlich ausgeprägte Kombination von Fibroosteoklasie (= Folge der Epithelkörperchenstimulation), Osteomalacie (= Folge des Absinkens des Calcium-Phosphat-Produktes in Milligrammprozent unter 30) und Osteoporose. Während früher eine Simultanschädigung von Nieren und Knochen angenommen wurde (HAMPERL und WALLIS 1933, KLUGE 1937, BERNING und PRÉVÔT 1952), wird die Knochenläsion heute als sekundäre Erkrankung, bedingt durch die renale Elektrolytstörung, aufgefaßt (UEHLINGER 1956, LINNEWEH 1957 u. a.).

3. Urämie

Die chronische Pyelonephritis endigt in etwa einem Drittel der Fälle unter dem Bild einer tödlichen Urämie (RAASCHOU 1948: 50%). Die Parallelität zwischen der Zahl der hyalinisierten Glomerula und der Globalausscheidungsinsuffizienz ist eindeutig feststellbar. Inwieweit auch die tubuläre Zerstörung zur Urämie führt, läßt sich bis heute nicht entscheiden.

Ein direkter Zusammenhang zwischen Gesamtnierengewicht einerseits und Rest N-Werten andererseits kann nicht festgestellt werden (s. Abb. 62, S. 74). So beobachteten wir bei einer 82jährigen Frau von 28 kg Körpergewicht ein Nierengewicht von total 70 g, ohne daß eine Rest N-Steigerung aufgetreten wäre. Auf der anderen Seite zeigen akute und gelegentlich auch chronische Pyelonephritiden mit Nierengewichten über 300 g auffällig oft eine Urämie. In einer Beobachtung von akuter Pyelonephritis betrug das Nierengewicht 1000 g . In diesen Fällen ist das Nierenversagen wohl weitgehend eine Folge der intrarenalen Drucksteigerung, wie dies bei der interstitiellen Nephritis ja gut bekannt ist (ZOLLINGER 1945, 1952, 1956).

4. Nephrolithiasis

Zufolge geographischer Unterschiede sind die verschiedenen Berichte über die Beziehung zwischen Pyelonephritis und Nephrolithiasis schwer miteinander zu vergleichen. Sicher entwickelt sich praktisch bei jeder primären Nephrolithiasis durch Harnstauung und lokale mechanische Reizung eine Pyelonephritis.

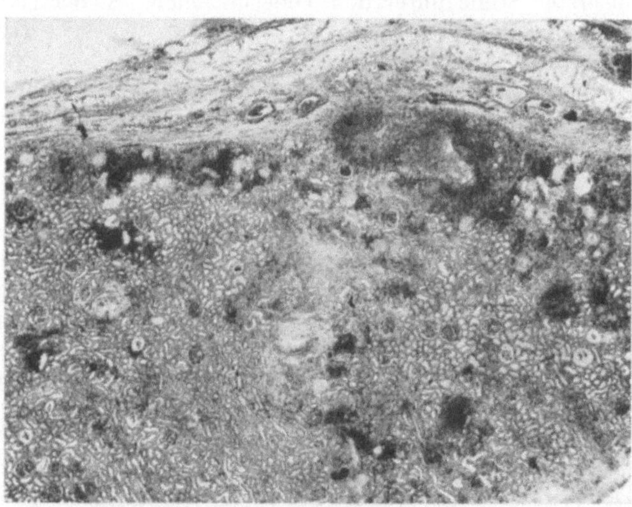

Abb. 60. Frischer eitriger Herd in der äußersten Rinde bei chronischer Pyelonephritis. Durchbruch in das pararenale Gewebe. H.E. Vergr. 40 ×

Unter unseren Fällen von Pyelonephritis zeigten 8 Männer und 11 Frauen eine derartige primäre Nephrolithiasis. Umgekehrt glaubt SCHREINER (1958), daß die sekundäre Nephrolithiasis bei primärer Pyelonephritis sehr häufig sei. Die harnstoffspaltenden Erreger sollen zu alkalischem Urin und dieser wiederum zu Nephrolithiasis führen. Ferner muß man an die Reduktion der distalen Calciumrückresorption mit Hypercalcurie denken (HENNEMAN et al. 1958), welche über eine Epithelkörperchenhyperplasie zur Hypersulphatämie oder zur Nephrolithisais direkt führen kann. Zahlenmäßig scheinen diese Fälle jedoch selten zu sein (HERBUT 1952).

5. Peri- und paranephritische Abscesse

Perinephritische (zwischen Fascia renalis und Nierenkapsel) sowie paranephritische Abscesse (außerhalb der Nierenkapsel) werden klinisch als Komplikation einer Pyelonephritis häufiger beobachtet als pathologisbh-anatomisch. Die paranephritischen Abscesse entstehen in der Regel durch direktes Übergreifen des Entzündungsprozesses auf das perirenale Gewebe und sekundären Einbruch in den pararenalen Bereich (Abb. 60; BERNING und WALTER 1951 sowie ALLEN 1951). Daneben kommen auch direkt hämatogen entstandene pararenale und perirenale Abscesse vor (HERBUT 1952). Bei Kindern sollen sich die lymphogen entstandenen perinephritischen Abscesse zu den per contingentatem entstandenen wie 11:1 verhalten (Swan 1943). Das Exsudat bei perinephritischem Absceß kann die Nierenkapsel stark abheben und durch Kompression der Niere zu akuter Anurie führen (Hofmann 1959).

6. Tumorbildung

Sekundäre Tumorbildung (Adenome, Papillome) durch Epithelregeneration ist in der pyelonephritischen Schrumpfniere im Gegensatz zu den vasculären außerordentlich selten (Abb. 61; Largiadèr 1958, Lit.: Trinkle 1936).

7. Renale Hypertonie[1]

Die Hypertonie mit ihren Folgen steht heute neben den malignen Tumoren an erster Stelle unter den Todesursachen. Sicher ist nur der kleinste Teil der Hypertonien primär durch Nierenkrankheit hervorgerufen worden, in dieser Gruppe jedoch spielt die Pyelonephritis eine überragende Rolle. So zeigten nicht weniger als 146 von unseren 364 chronischen Pyelonephritiden (= 40,1%) eine Hypertonie. Von 63 Autopsiefällen mit beidseitigen pyelonephritischen Schrumpfnieren zeigten in unserer neuen Zusammenstellung 35 eine anatomisch-klinisch festgestellte Hypertonie. Bei den restlichen 28 waren 12 früher einmal Hypertoniker gewesen und bei den übrigen 16 bestand ein schwerer Marasmus

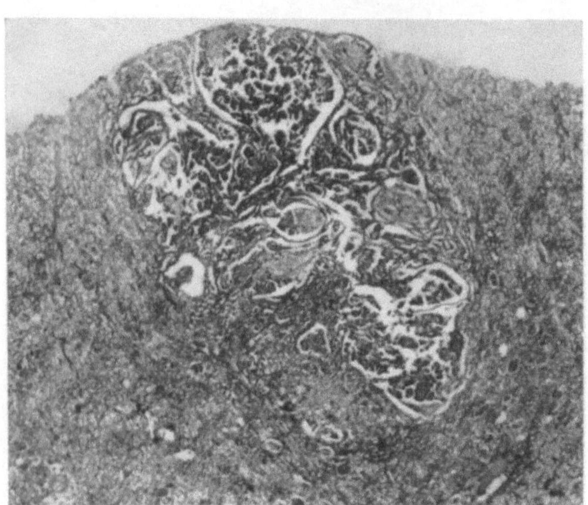

Abb. 61. Nierenrindenpapillom im Gebiet einer pyelonephritischen Narbe. H.E. Vergr. 15×

bei ungenügenden Voruntersuchungen, so daß möglicherweise eine geköpfte Hypertonie vorgelegen hatte. Selbstverständlich ist unter dieser Gruppe ein gewisser Prozentsatz von essentiellen Hypertonien zu erwarten, aus statistischen Gründen muß aber die überwiegende Mehrzahl renaler Natur sein, besonders wenn mit nierengesunden Vergleichsgruppen in der nämlichen Altersverteilung verglichen wird (s. auch Baggenstoss und Barker 1941, Barker und Walter 1940, Weiss und Parker 1939, Brod 1956, Berning und Prévôt 1952, Bretschger 1951). Einigkeit besteht jedoch unter den verschiedenen Autoren über diese Frage keineswegs. Brod (1956) fand unter den Patienten mit chronischen Pyelonephritiden mindestens viermal häufiger Hypertonien als in Vergleichsgruppen. Andere Autoren geben folgende Prozentzahlen für die Hypertonie unter ihren Fällen von chronischer Pyelonephritis im Autopsiegut an: Weiss und Parker (1937): 68%, Raaschou (1948): 15%, Emmett et al. (1952): 37%, Braasch et al. (1940): 46,5%, Kincaid-Smith (1955): 66,6%, Kimmel (1942): (Kinderfälle) 10%, Berning und Walter (1951): 50%, Shure (1942): 44,4%, Berning (1956): 50%, Bretschger (1951): 40,9%, Sarre (1958): 43,9%, Grieble u. Jackson (1960): 35%, Kleeman et al. (1960): 32% und Colby (1959): 28,7%.

Umgekehrt errechneten Weiss und Parker (1937) 12—20% Pyelonephritiden unter allen Hypertoniekranken [Jackson und Grieble (1957): 15%,

---

[1] Allgemeine Literatur s. Wollheim u. Moeller (1960).

GRIEBLE und JACKSON (1960): 25%, CARVER (1947): 30%, ROSENBAUM et al. (1960): 50%]. Die von SARRE (1958) angegebene Zahl (6,1%) deckt sich ungefähr mit der unseren. Die enge Beziehung zwischen chronischer Pyelonephritis und Hypertonie ist heute sicher über jeden Zweifel erhaben (s. auch KLEEMAN et al. 1960). Ein zufälliges Zusammentreffen mit einer essentiellen Hypertonie (BRAASCH und JACOBSON 1940, GOLDRING und CHASIS 1944) kann mit gutem Gewissen ausgeschlossen werden, besonders im Hinblick auf die operativen Resultate bei einseitiger Erkrankung. Die chronische Pyelonephritis ist somit auf Grund unseres heutigen Wissens höchstwahrscheinlich verantwortlich für eine große Zahl von Hypertoniefällen (GRIEBLE und JACKSON 1960), insbesondere gilt dies sicher für die klindlichen Hypertonien (SCHÖNENBERG und STAEMMLER 1960). — Von ganz außerordentlicher Bedeutung ist die moderne Erkenntnis, daß eine *einseitige* pyelonephritische Schrumpfniere zu Hypertonie führen kann, denn in diesen Fällen ist eine operative Behandlung sehr oft erfolgreich. Besonders die oben besprochene frühinfantile pyelonephritische Zwergniere zeigt diese ausgesprochene Neigung zur Hypertonie (ZOLLINGER 1957a). Unter unseren heute 113 Fällen von einseitiger chronischer Pyelonephritis im Autopsiegut (Tabelle S. 24) zeigten 38 (= 33,6%) eine Hypertonie, welche Zahl ganz wesentlich über derjenigen der in dieser Altersgruppe zu erwartenden essentiellen Hypertonien liegt (BRETSCHGER 1951, s. dagegen LANZ und SEILER 1957). Zu berücksichtigen ist bei den autoptischen Fällen immer wieder, daß geköpfte Hypertonien sehr leicht übersehen werden, wenn zudem eine Alterskachexie besteht. Jedenfalls haben JACKSON und GRIEBLE (1957) in ihrer Serie von einseitigen nephrektomierten Hypertoniepatienten nicht weniger als 58% Pyelonephritiden gefunden (s. ferner HOMER SMITH 1948, 1956, ABESHOUSE 1941). Allerdings gibt es immer noch Autoren, welche das Vorkommen einer Hypertonie bei einseitiger pyelonephritischer Schrumpfniere in Abrede stellen oder doch als sehr seltenes Ereignis hinstellen (BELL 1946, SHURE 1952).

Die akute Pyelonephritis soll nach BERNING und WALTER (1951) sowie KIMMELSTIEL und WILSON (1956) ohne Hypertonie einhergehen. Gerade BERNING und WALTER (1951) beschreiben jedoch, daß bei chronischer Pyelonephritis jeder akute Schub mit einem erneuten Anstieg des Blutdruckes einhergehen kann. Auch TANQUIST und EMERSON (1950) beschreiben einen sehr eindrücklichen Fall: Bei einer 46jährigen Frau wurde anläßlich einer Myomoperation der linke Ureter verletzt. Im Verlaufe von 17 Tagen stieg der vorher normale Blutdruck auf 230/130 an. Nach 5 Monaten schritt man zur Nephrektomie, wobei eine Pyelonephritis chronica gefunden wurde. Der Blutdruck sank nach der Operation definitiv auf normale Werte. Ferner haben SAPHIR und TAYLOR (1952) akute Pyelonephritiden mit Hypertonie beschrieben und schließlich geht dieser Zusammenhang auch aus der Statistik von BRETSCHGER (1951) hervor, wobei auffällt, daß meist Jugendliche dieses Zusammentreffen zeigen.

Die Ursache der renalen Hypertonie bei chronischer und akuter Pyelonephritis ist ein noch sehr umstrittenes Problem. Grundsätzlich müssen wir die Durchblutungsdrosselung in den Vordergrund stellen. Dadurch kommt es entweder zur Reizung der juxtaglomerulären Granularzellen, welche degranuliert gefunden werden (SOMMERS u. TURGEON 1960, Lit. s. GROSS 1958), oder zu einer reaktiven Proliferation der Mittelstückssprosse (ZOLLINGER 1950, 1957a, b). Eine eigentliche Reizung der Mittelstückssprosse durch die entzündlichen Vorgänge, wie sie FANCONI et al. (1951) annehmen, scheint uns dagegen sehr unwahrscheinlich. Nach klinischen Untersuchungen von EDVALL (1958) findet man bei pyelonephritisch bedingter renaler Hypertonie stets schwere funktionelle Störungen, welche starke Parenchymläsionen zur Voraussetzung haben. Umgekehrt jedoch

können hochgradige Parenchymveränderungen bestehen ohne Hypertonie (s.
S. 75). Auch die Ausdehnung der Gewebsschrumpfung ist allein für die Hyper-
tonieentwicklung nicht maßgebend (s. Abb. 62). Entscheidend ist nach unserer
Auffassung die Endovasculitis proliferans, möglicherweise spielt auch die reaktive
Intimafibrose eine Rolle (s. BERNING und WALTER 1951, WEISS und PARKER
1939, RAASCHOU 1948, SMITH et al. 1955), während BROD (1956) sowie BONO-
MINI (1959) diese Ansicht bekämpfen. Experimentell ist der enge Zusammenhang zwischen Durchblutungs-
drosselung der Niere und Blutdruckanstieg fast gesetzmäßig
bewiesen. — Die Gefäßveränderung kann auch im Hilusgebiet
der Niere sitzen, wie dies BURNS
(1953) bei einem operativ geheilten Fall gezeigt hat.

Neben den Gefäßveränderungen sind auch die interstitiellen
Prozesse imstande, eine Hypertonie zu erzeugen, indem sie das
Gefäßbett einengen. Für die chronische Pyelonephritis nehmen dies
auch WEISS und PARKER (1939)
sowie ZOLLINGER (1957a, b) an.
Interessant ist in diesem Zusammenhang eine Beobachtung von
KARK (1955): Ein Patient mit
schwerer renaler Hypertonie zeigt
in der Nierenpunktion histologisch das Bild einer Pyelonephritis. Das Punktat ist steril!
Trotzdem spricht der Patient auf
antibiotische Therapie gut an
und der Blutdruck normalisiert
sich wieder. — Die in einem
guten Drittel der chronischen
Pyelonephritiker durch geeignete
antibiotische Therapie erzwun-
gene Reduktion der Blutdruckerhöhung (BOHN und KOCH 1959)

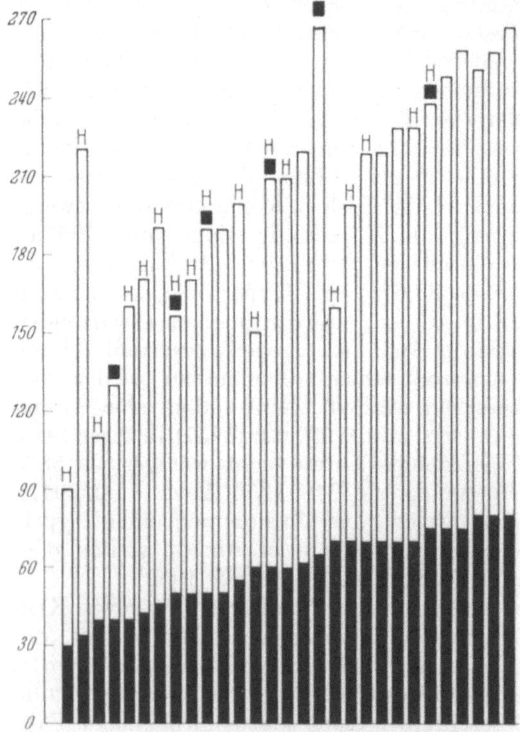

Abb. 62. Nierengewicht, Hypertonie und Urämie bei 29 Autopsiefällen von einseitiger pyelonephritischer Schrumpfniere,
jede Säule entspricht einem Fall, schwarz wiedergegeben das
Gewicht der geschrumpften, weiß dasjenige der gesunden Seite.
H Fälle mit Hypertonie; ■ Urämie. Es besteht somit sicher
keine direkte Proportion zwischen Nierengewicht der Schrumpfniere einerseits und Hypertonie bzw. Urämie andererseits

zeigt ebenfalls, daß die rein entzündlichen interstitiellen Prozesse sicher neben
den vasculären eine gewisse Rolle bei der Pathogenese der renalen Hypertonie
spielen müssen.

Gegen die vielfach noch vertretene sog. „renoprive" These, welche im Wegfall
eines hypertoniehemmenden Substrates ein wesentliches Moment erblickt, sprechen verschiedene experimentelle Beobachtungen. Wird nach einseitiger Nierenarteriendrosselung (monatelanger Bestand) diese Niere entfernt, dann sinkt der
Blutdruck nicht, wird aber die Klemme gelöst und die Gegenniere entfernt,
so normalisiert sich der Druck in vielen Fällen. Ferner spricht auch die anhypertone pyelonephritische Schrumpfniere sehr stark gegen diese These (s. S. 74ff.)

Bei den oben erwähnten Fällen von akuter schwerer Pyelonephritis mit
Hypertonie nehmen wir, wie bei der akuten interstitiellen Nephritis (ZOLLINGER
1945, 1952), eine akute intrarenale Drucksteigerung durch das entzündliche

Exsudat als Ursache der vasculären Drosselung an (Lit. ZOLLINGER 1956). Die Beobachtung von BERNING und WALTER (1951) über schubweise auftretende Hypertonie bei jedem erneuten Schub einer Pyelonephritis läßt sich auf diese Weise gut erklären.

Arteriolosklerose und *Arteriolonekrose* werden heute in erster Linie als *Folge der Hypertonie* angesprochen (Lit. s. ZOLLINGER 1959). Bei einmal entwickelter Hypertonie werden sie als Glied eines Circulus vitiosus eingeschaltet: Hypertonie → hypertensiver Arteriolenschaden → Nierendurchblutungsdrosselung → Verstärkung der Hypertonie.

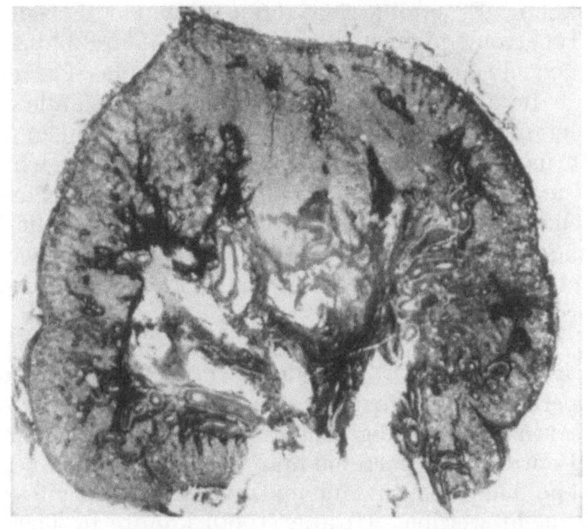

Abb. 63. Anhypertone pyelonephritische Zwergniere, 62 g schwer. Operationspräparat. 59jährige Frau. Vor 23 Jahren „posttraumatische Nierenabscesse" dieser Seite. Weigertsche Elastinfärbung. (Aus ZOLLINGER 1957a)

8. Anhypertonische pyelonephritische Schrumpfniere

Einen scheinbaren Widerspruch zu dem Gesagten stellt die anhypertone pyelonephritische Schrumpfniere dar (ZOLLINGER 1957a, b, KLEEMAN et al. 1960). Meist handelt es sich um eigentliche Zwergnieren (Abb. 63), die früher als Mißbildungen aufgefaßt wurden (GLOOR 1939, ASK-UPMARK 1929), heute jedoch zu den frühinfantilen pyelonephritischen Schrumpfnieren gerechnet werden (s. S. 50ff.; ZOLLINGER 1957a). Bei einem Teil der Fälle handelt es sich um sog. „ausgebrannte" renale Hypertonien, was gelegentlich aus der Anamnese, in anderen Fällen aus dem noch bei der Sektion erhöhten Herzgewicht geschlossen werden kann (BERNING und WALTER 1951). Wir haben eine derartige spontane Rückbildung einer renalen Hypertonie bei der tuberkulösen Kittniere mehrfach beobachten können (ZOLLINGER 1949).

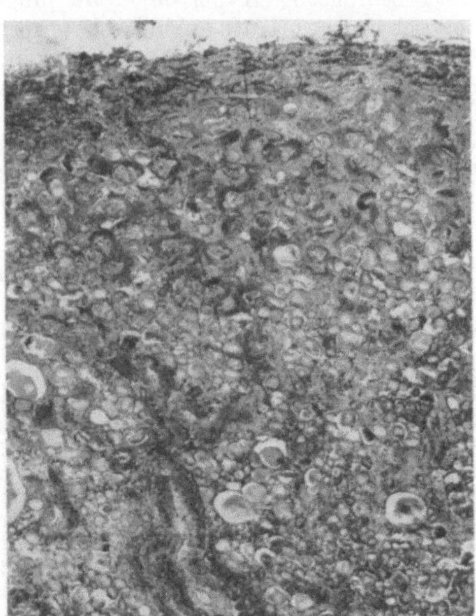

Abb. 64. Stärkere Vergrößerung eines Rindenabschnittes von Abb. 63. Vollkommene Verödung sowohl der Glomerula als auch der Tubuli, die letzteren sind nur noch als kleine Cystenräume erkennbar. Keine Mittelstücksprosse gefunden! H.E. van Gieson. Vergr. 15 ×

Mikroskopisch besteht dann eine solche „ausgebrannte" pyelonephritische Niere praktisch nur noch aus einer hyalinen Bindegewebskapsel mit spärlichen Glomerulanarben und einigen „Strumaherden" (Abb. 64). Erhaltenes Nierenparenchym fehlt praktisch vollkommen. Die Gefäße sind jedoch außerordentlich schwer verändert, wie wir dies oben beschrieben haben. Es ergibt sich somit, daß zur Erzeugung einer andauernden renalen Hypertonie nicht nur eine vasculäre Durchblutungsdrosselung der Niere, sondern auch ein erhaltenes, reninproduzierendes Parenchym notwendig ist.

Außerordentlich selten sind normotone Fälle von pyelonephritischen Schrumpfnieren mit schweren vasculären Veränderungen und noch erhaltenem Parenchym. In unseren eigenen Beobachtungen konnten wir in diesen Fällen fast durchwegs eine schwere, meist kachektisch bedingte Nebennierenatrophie, eine Hypophysenschädigung oder eine ausgesprochene chronische Herzinsuffizienz finden. Es muß angenommen werden, daß in diesen Fällen wohl der renale Stimulus zur Erzeugung einer Hypertonie vorhanden war, jedoch ohne ansprechfähige Erfolgsorgane.

Auch eine „ausgebrannte" pyelonephritische Schrumpfniere mit Hypertonie wird beobachtet. Sie bildet den Hauptharst der wegen Hypertonie erfolglos operierten einseitigen pyelonephritischen Schrumpfnieren (s. Statistik von HOMER SMITH 1956). Abgesehen von der Möglichkeit einer gleichzeitig bestehenden essentiellen Hypertonie muß in diesen Fällen, besonders wenn es sich um Jugendliche handelt, an eine extrarenale Fixierung der primär renalen Hypertonie gedacht werden. HUBER (1960) konnte in Tierversuchen diesen Vorgang genau festlegen. Die hypertensive Arteriolopathie der primär gesunden Gegenniere führt zu einer Durchblutungsdrosselung dieser Niere und damit zu einer „gegenseitig bedingten" Hypertonie. Je jünger das Individuum ist, desto schneller und schwerer verläuft auch die hypertensive Arteriolopathie (ZOLLINGER 1959). Die lockere Struktur und die geringere Polymerisation der Grundsubstanz in jugendlichen Gefäßen scheint das Einpressen von Plasmabestandteilen, welches ja die Grundursache der hypertensiven Arteriolopathie ist, zu erleichtern (Lit. s. ZOLLINGER 1959). Jedenfalls kann am Beispiel der glomerulonephritischen Hypertonie dieser unterschiedliche Befall der verschiedenen Altersstufen durch die hypertensive Arteriolopathie eindeutig dargetan werden (ZOLLINGER 1951).

Literatur

ABESHOUSE, B. S.: Hypertension and unilateral renal disease. Surgery **9**, 942 (1941). — ALKEN, C.: Zur Frage der „Papillitis necroticans". Z. Urol. **33**, 254 (1939). — ALKEN, C., u. R. HASCHE-KLÜNDER: Zur Diagnostik und Therapie der „unklaren Nierenblutung". Z. Urol. **45**, 665 (1952). — ALLEN, A. C.: The kidney. New York: Grune & Stratton 1951. — ANDERSEN, B. R., and G. G. JACKSON: Pyelitis, an important factor in the pathogenesis of retrograde pyelonephritis. J. exp. Med. **114**, 375 (1961). — ANDERSEN, K., and J. C. CHRISTOFFERSEN: Diagnosis and treatment of renal papillary necrosis. Urol. int. (Basel) **2**, 137 (1956). — ARTUSI, C.: Über einen Fall von postanginöser Pyämie mit nekrotisierender Nephritis papillaris embolica. Beitr. path. Anat. **75**, 1 (1926). — ASHER, L. M., and J. K. SOKOL: Bacterial localization in kidneys. Amer. J. Path. **17**, 273 (1941). — ASK-UPMARK, E.: Über juvenile maligne Nephrosklerose und ihr Verhältnis zu Störungen in der Nierenentwicklung. Acta path. microbiol. scand. **6**, 383 (1929).

BABICS, A., u. F. RÉNYI-VÁMOS: Über den Lymphkreislauf der Niere und dessen Bedeutung für einzelne pathologische Prozesse der Niere. Z. Urol. **48**, 618 (1955). — BAGGENSTOSS, A., and N. BARKER: Unilateral renal atrophy associated with hypertension. Arch. Path. **32**, 966 (1941). — BAKER, S. B. DE: The blood supply of the renal papilla. Brit. J. Urol. **31**, 53 (1959). — BAKKEN, K.: The allergic reaction of the kidney to sulphonamide medication. J. Path. **59**, 501 (1947). — BARKER, N., and W. WALTERS: Hypertension and chronic atrophic pyelonephritis. J. Amer. med. Ass. **115**, 912 (1940). — BARRINGTON, F. J., and H. D. WRIGHT: Bacteriemia following operations on the urethra. J. Path. **33**, 871 (1930). — BECK, D., L. R. FREEDMAN, H. LEVITIN, T. F. FERRIS and F. H. EPSTEIN: Effect of experimental pyelonephritis on the renal concentrating ability of the rat. Yale J. Biol. Med. **34**, 52 (1961). — BEESON, P. B.: Factors in the pathogenesis of pyelonephritis. Yale J. Biol. Med. **28**, 81 (1955); — The case against the catheter. Amer. J. Med. **24**, 1 (1958). — BEESON, P. B., and D. ROWLEY: The anticomplementary effect of kidney tissue. Its association with ammonia production. J. exp. Med. **110**, 685 (1959). — BELL, E. T.: Exsudative interstitial nephritis (pyelonephritis). Surgery 11, 261 (1942); — Renal diseases. Philadelphia: Lea & Febiger 1946. — BENHAM, R. W.: Certain monilias parasitic on man. J. infect. Dis. 49, 183 (1931). — BERNING, H.: Über herdförmige Nierenentzündungen. Münch. med. Wschr. 98, 234 (1956). — BERNING, H., u. R. PRÉVÔT: Die klinischen Verlaufsformen der Pyelonephritis. Ergebn. inn. Med. Kinderheilk., N.F. 3, 320 (1952). — BERNING, H., u. J. WALTER: Klinische Untersuchungen über die Pyelonephritis. Z. inn. Med. 148, 542 (1951). — BESWICK, I. P., and P. F. SCHATZKI: Experimental renal papillary necrosis. Arch. Path. 69, 733 (1960). — BETRAND-FONTAINE, TH., J. SCHNEIDER et A. NENNA: Étude clinique des néphrites ascendantes. J. d'Urol. 60, 728 (1954). — BIRCHALL, R., and J. E. ALEXANDER: Medical aspects of pyelonephritis. Medicine (Baltimore) 29, 1 (1950). — BLOCH, H. R.: Essentielle Hämaturie. Helv. chir. Acta 24, 195 (1957). — BLOCH, R.: Hämatopoese (vorwiegend Erythropoese) der Niere bei kongenitaler Syphilis. Virchows Arch. path. Anat. 228, 285 (1920). — BOEMINGHAUS, H.: Nierenhypoplasie und Hochdruck. Z. Urol. 51, 323 (1958). — BOHN, H., u. E. KOCH: Die Wirkung der intravenösen Tetracyclinbehandlung auf die mit Hochdruck einhergehende Pyelonephritis. Dtsch. med. Wschr. 84, 1724 (1959). — BONOMINI, V.: Renal hemodynamics, function and biopsy in pyelonephritis: their relation to arterial hypertension. Urol. int. (Basel) 8, 177 (1959). — BONSDORFF, A. v.: Experimentelle Untersuchungen über die Ausscheidung der Streptococcen durch die Nieren. Beitr. path. Anat. 25, 188 (1899). — BRAASCH, W. F.: Atrophic pyelonephritis. J. Urol. (Baltimore) 7, 247 (1922). — BRAASCH, W. F., W. WALTERS and H. J. HAMMER: Hypertension and the surgical kidney. J. Amer. med. Ass. 115, 1837 (1940). — BRAINERD, H. D., and L. M. CECIL: Observations on the pathogenesis, course and treatment of nonobstructive pyelonephritis. Ann. intern. Med. 45, 232 (1956). — BRAUDE, A. I., A. P. SHAPIRO and J. SIEMIENSKI: Hematogenous pyelonephritis in rats. I. Its pathogenesis when produced by a single new method. J. clin. Invest. 34, 1489 (1955). — BRETSCHGER, E.: Die absolute und relative Häufigkeit der renalen Hypertonie und die ihr zugrunde liegenden Nierenerkrankungen. Cardiologia (Basel) 19, 182 (1951). — BROD, J.: Chronic pyelonephritis. Lancet 1956 I, 973. — BRUMFITT, W., P. I. DAVIS and E. I. ROSSER: Urethral catheter as a cause of urinary-tract infection in pregnancy and puerperium. Lancet 1961 II, 1059. — BRUMFITT, W., and R. H. HEPTINSTALL: Experimental pyelonephritis: the influence of temporary and permanent ureteric obstruction on the localization of bacteria. Brit. J. exp. Path. 39, 610 (1958); — Experimental pyelonephritis: the effect of renal vein constriction on bacterial localization and multiplication in the rat kidney. Brit. J. exp. Path. 40, 145 (1959). — BRUN, C., and F. RAASCHOU: Kidney biopsies. Amer. J. Med. 24, 676 (1958); — Recognition of pyelonephritis in percutaneous renal biopsies. Henry Ford Hosp. Internat. Sympos. Biology of pyelonephritis. Boston: Little & Brown 1960; — Percutaneous renal biopsy in pyelonephritis. Henry Ford Hosp. Internat. Sympos. Biology of pyelonephritis. Boston: Little & Brown 1960. — BURKE, J. B.: Pyelonephritis in infancy and childhood. Lancet 1961 II, 1116. — BURNS, E.: Unilateral renal disease and hypertension. Calif. Med. 79, 415 (1953).

CARVER, J. H.: Chronic pyelonephritis. Brit. J. Urol. 19, 223 (1947). — CATES, J. E., and T. F. HEWER: Renal papillary necrosis. Brit. med. J. 1956 I, 1005. — CECIL, L. M., H. BRAINERD, R. CLARK and M. SCAPARONE: Experimental pyelonephritis of the rabbit. I. Method of production and the natural course of acute "non-obstructive" pyelonephritis. Stanf. med. Bull. 13, 544 (1955). — CAAPPELL, J. A., and W. M. KELSEY: Hereditary nephritis. J. Dis. Child. 99, 401 (1960). — CHRIST, W.: Untersuchungen über experimentell erzeugte hämatogene Staphylokokkennephritiden am Kaninchen. Beitr. path. Anat. 85, 291 (1930). — CIBERT, J., et J. COLLENET: 31 néphrectomics pour aplasie ou atrophie. J. d'Urol. 58, 807 (1952). — CLAIREAUX, A. E., and G. PEARSON: Chronic nephritis in a newborn infant. Arch. Dis. Childh. 30, 366 (1955). — COLBY, F. H.: Pyelonephritis. Baltimore: Williams & Wilkins Company 1959. — COLOMBI, A.: Differentialdiagnose der chronisch-interstitiellen Nephritis und der primär-chronischen Pyelonephritis. Schweiz. med. Wschr. 91, 1099 (1961). — COTTIER, P.: Zur Kochsalzbehandlung der chronischen azotämischen Nephropathie. Helv. med. Acta 25, 524 (1958). — COTTIER, P., A. STRAUSACK u. P. HILTBOLD: Diagnose und Therapie der chronischen Pyelonephritis. Schweiz. med. Wschr. 88, 463 (1958). — COUVELAIRE, R.: L'urologue devant les néphrites ascendantes. J. d'Urol. 60, 753 (1954). — CRAIG, W. S.: Urinary disorders in the neonatal period. Arch. Dis. Childh. 10, 337 (1935).

DABIS, D. M.: Obstruction in the etiology of pyelonephritis. Henry Ford Hosp. Internat. Sympos. Biology of pyelonephritis. Boston: Little & Brown 1960. — DAHLMANN, H.: Schubweise entstandene Mark- und Papillennekrosen der Niere. Z. Urol. 40, 188 (1947). — DEJAR, R., u. V. PLAT: Das Röntgenbild der Nieren und der Harnwege bei der chronischen Pyelonephritis. Z. Urol. 50, 1 (1958). — DIETRICK, R. B., and S. RUSSI: Tabulation and review of autopsy findings in 55 paraplegics. J. Amer. med. Ass. 166, 41 (1958). — DOMINGUEZ, R., and R. B. ADAMS: Pyelovenous communications. A functional study. Henry Ford Hosp. Internat. Sympos. Biology of pyelonephritis. Boston: Little & Brown 1960. — DORET, J.-P., et J.-P. JUNOD: Néphrite interstitielle chronique et abus de phénacétine. J. d'Urol. 65, 279 (1959). — DREYER, L.: Zur Klinik und Pathogenese der einseitigen pyelonephritischen Schrumpfniere mit Hochdruck. Inaug.-Diss. Freiburg i. Br. 1951. — DUTTON, A. A., and M. RALSTON: Urinary tract infection in a male urological ward. Lancet 1957 I, 115.

EDMONDSON, H. A., H. E. MARTIN and N. EVANS: Necrosis of renal papillae and acute pyelonephritis in diabetes mellitus. Arch. intern. Med. 79, 148 (1947). — EDVALL, C. A.: Unilateral renal function in chronic pyelonephritis and renal capillary necrosis. A study on the function of the separate kidneys with the aid of selective renal clearance and renal vein catheterization. Acta chir. scand. 115, 11 (1958). — EHRSTRÖM, M. C.: Mixed forms of pyelonephritis and diffuse glomerular nephritis. Nord. Med. 16, 3116 (1942). — EICHEN-BERGER, H.: Nierenhypogenese und renale Hypertonie. Inaug.-Diss. Zürich 1950. — ELO-VAINIO, E.: Experimentelle Untersuchungen über die Streptococcenausscheidung in den Nieren. Arb. path. Inst. Helsingfors (Jena) 10, 237 (1938). — EMMETT, J. L., J. J. ÁLVAREZ-IERENA and J. R. McDONALD: Atrophic pyelonephritis versus congenital renal hypertension. J. Amer. med. Ass. 148, 1470 (1952). — ERICSSON, N. O., and B. I. IVEMARK: Renal dysplasia and pyelonephritis in infants and children. Arch. Path. 66, 255 (1958).

FAHR, TH.: Über pyelonephritische Schrumpfniere und hypogenetische Nephritis. Virchows Arch. path. Anat. 301, 139 (1937); — Weitere Beiträge zur Frage der serösen Nephritis. Frankfurt. Z. Path. 58, 371 (1944). — FANCONI, G., J. RÜEGG u. E. DIETERLE: Die „benigne" pyelonephritische und postpyelonephritische Hypertension. Helv. paediat. Acta 6, 281 (1951). — FARROW, F. C., J. B. CROSS, S. TANNHAUSER and J. T. ANDREWS: Renal lipomatosis. N. Y. med. J. 49, 2924 (1949). — FERNEX, C.: Papillonécrose guérie et pseudocalculose rénale. J. d'Urol. 63, 626 (1957). — FINNERTY, Toxemia of pregnancy as seen by an internist. Ann. intern. Med. 44, 358 (1956); — Pyelonephritis masquerading as toxemia of pregnancy. J. Amer. med. Ass. 161, 210 (1956). — FISHER, M. W., A. L. ERLANDSON, R. J. McALPINE, L. A. GAGLIARDI and D. E. ROLL: Studies on the pathology and therapy of experimental enterococcal pyelonephritis in mice. Henry Ford Hosp. Internat. Sympos. Biology of Pyelonephritis. Boston: Little & Brown 1960. — FLORMAN, A., and M. H. BASS: Pyuria of the newborn treated with sulfathiazole. J. Amer. med. Ass. 122, 656 (1943). — FREEDMAN, L. R., and P. B. BEESON: Experimental pyelonephritis. IV. Observations on infections resulting from direct inoculation of bacteria in different zones of the kidney. Yale J. Biol. Med. 30, 406 (1958); — Experimental pyelonephritis. VIII. The effect of acidifying agents on susceptibility to infection. Yale J. Biol. Med. 33, 318 (1961). — FREEDMAN, L. R., A. S. WERNER, D. BECK and S. PAPLANUS: Experimental pyelonephritis. IX. The bactiological course and morphological consequences of staphylococcal pyelonephritis in the rat, with consideration of the specificity of the pathological changes observed. Yale J. Biol. Med. 34, 40 (1961). — FRIEDREICH, N.: Über Nekrose der Nierenpapillen bei Hydronephrose. Virchows Arch. path. Anat. 69, 308 (1877). — FROBOESE, C.: Über sequestrierende Marknekrosen der Nieren bei Diabetes mellitus. Verh. dtsch. path. Ges. 30, 431 (1937); — Großzellige interstitielle Nephritis. Resorption nephrogenen Eiweißes durch „Thesaurocyten". Virchows Arch. path. Anat. 322, 359 (1952). — FUCHS, H. K.: Harninfektion durch mechanische und dynamische Stagnation im Dickdarm. Z. Urol., Sonderbd., 385 (1950).

GALL, E. A.: Pyelonephritis. Bull. N. Y. Acad. Med. 37, 367 (1961). — GARDIOL, D.: La nécrose de la papille rénale chez le nouveau-né et le nourisson. Schweiz. Z. Path. 18, 1211 (1955). — GARROD, L. P., R. A. SKOOTER and M. P. CURWEN: The results of chemotherapy in urinary infections. Brit. med. J. 1954 II, 1003. — GAUSTAD, V., and J. HERTZBERG: Acute necrosis of the renal papillae in pyelonephritis; particularly in diabetes. Acta med. scand. 136, 331 (1950). — GEISER, W. W.: Experimentell erzeugte chronische interstitielle Nephritis. Virchows Arch. path. Anat. 330, 463 (1957). — GHOSH, H.: Chronic pyelonephritis with xanthogranulomatous change. Amer. J. clin. Path. 25, 1943 (1955). — GIRGENSOHN, H., u. M. MILLETTI: Anatomische Untersuchungen zur lymphogenen Ausbreitung der Entzündung in den obliterierten Harnwegen. Klin. Wschr. 18, 673 (1939). — GLOOR, F.: Die doppelseitige chronische nicht-obstruktive interstitielle Nephritis. Ergebn. allg. Path. path. Anat. 41, 63 (1941a); — Senile Involution und Alterskrankheiten der menschlichen Niere in morphologischer Sicht. Schweiz. med. Wschr. 91, 1381 (1961b); — Phenacetinabusus und Nierenschädigung. Schweiz. med. Wschr. 92, 61 (1962). — GLOOR, H. U.: Über renale Hypertonie und anhypertonische Schrumpfnieren. Schweiz. med. Wschr. 69, 1169 (1939); — Die hypogenetische Niere und ihre Bedeutung im Problem der renalen Blutdrucksteigerung. Z. urol. Chir. Gynäk. 46, 7 (1941). — GÖMÖRI, P., and A. SZENDEI: Chronic pyelonephritis. Acta med. Acad. Sci. hung. 12, 329 (1958). — GOETTSCH, E., and J. D. LYTTLE: Nephritis and allied diseases in infancy and childhood. In: CAMPBELL, Clinical pediatric urology. Philadelphia: W. B. Saunders Company 1951. — GOLDBLOOM, R. B., F. C. FRAZER, D. WAUGH and M. ARONOVITCH: Hereditary renal disease associated with nerve deafness and ocular lesions. Pediatrics 20, 241 (1957). — GOLDRING, W., and H. CHASIS:

Hypertension and hypertensive disease. London: Oxford Univ. Press 1944. — GORRILL, R. H.: The effect of obstruction of the ureter on the renal localization of bacteria. J. Path. 72, 59 (1956); — Bacteriological conditions leading to destruction of the kidney. Guy's Hosp. Rep. 107, 405 (1958); — The establishment of staphylococcal abscesses in the mouse kidney. Brit. J. exp. Path. 39, 203 (1958); — Bacteriology and pathogenesis of experimental pyelonephritis. Henry Ford Hosp. Internat. Sympos. Biology of pyelonephritis. Boston: Little & Brown 1960. — GORRILL, R. H., and R. H. HEPTINSTALL: The animal pathogenicity of nocardia hebivirans nov. spec. J. Path. 68, 387 (1954). — GORRILL, R. H., and S. DE NAVASQUEZ: The pathogenesis and evolution of experimental pyelonephritis in the mouse with special reference to comparable conditions in man. J. Path. 80, 239 (1960). — GRIEBLE, G. H., and G. G. JACKSON: Bacteriuria, pyelonephritis, and hypertension: a clinical and pathological study. Henry Ford Hosp. Internat. Sympos. Biology of pyelonephritis. Boston: Little & Brown 1960. — GROSS, F.: Renin und Hypertonie, physiologische und pathologische Wirkstoffe? Klin. Wschr. 36, 693 (1958). — GSELL, O., H. K. v. RECHENBERG u. P. MIESCHER: Die primär-chronische interstitielle Nephritis. Dtsch. med. Wschr. 82, 1673, 1718, 1725 (1957). — GÜNTHER, G. W.: Die Thromboide der Nierenvenen. Z. Urol. 40, 181 (1947); — Morphologische Beziehungen zwischen „essentieller", d. h. pyelitischer Hämaturie und Harnsteinbildung. Z. Urol. 43, 390 (1950). — GUZE, L. B.: Experimental pyelonephritis: observations on the course of enterococcal infection in the kidney of the rat. Henry Ford Hosp. Internat. Sympos. Biology of pyelonephritis. Boston: Little & Brown 1960. — GUZE, L. B., and P. B. BEESON: Experimental pyelonephritis. II. Effect of partial uretral obstruction on the course of bacterial infection in the kidney of the rat and the rabbit. Yale J. Biol. Med. 30, 315 (1958). — GUZE, L. B., and M. KALAMANSON: Pyelonephritis. III. Observations on the association between chronic pyelonephritis and hypertension in the rat. Proc. Soc. exp. Biol. (N. Y.) 108, 496 (1961).

HÄMÄLÄINEN, M.: Experimentelle Untersuchungen über die Pathogenese der hämatogenen Staphylococcennephritiden. Arb. path. Inst. Helsingfors 5, 271 (1928). — HAGE, W.: Pathologisch-anatomische Statistik der Pyelonephritis und pyelonephritischen Schrumpfniere. Z. urol. Chir. Gynäk. 44, 172 (1939). — HAMPERL, H., u. K. WALLIS: Über „renale Rachitis" und „renalen Zwergwuchs". Virchows Arch. path. Anat. 288, 199 (1933). — HARLIN, H. C., and L. N. FOSTER: Focal pyelonephritis: a cause of severe hematuria. J. Urol. (Baltimore) 64, 445 (1950). — HARVALD, B., and F. VALDORF-HANSE: Effect on the kidney of drugs containing phenacetin. Lancet 1960 I, 303. — HASCHEK, H.: Langzeitbehandlung der chronischen Pyelonephritis. Urol. int. (Basel) 8, 289 (1959). — HASCHE-KLÜNDER, R.: Über Pyelitis follikularis. Z. Urol. 47, 714 (1954). — HASLINGER, K.: Die pyelonephritische Schrumpfniere. Z. urol. Chir. Gynäk. 24, 1 (1928). — HEIM, U., U. ISLER u. H. U. ZOLLINGER: Experimentelle einseitige Hydronephrose und Pyelographie bei der Ratte. Z. ges. exp. Med. 129, 145 (1957). — HELMHOLZ, H. F., and R. S. FIELD: The acute changes in the rabbit's kidney, particularly the pelvis, produced by ligation the ureter. J. Urol. (Baltimore) 15, 409 (1926). — HELPAP, K.: Über aufsteigende Schrumpfniere durch Sklerose des Nierenmarks. Virchows Arch. path. Anat. 288, 383 (1933). — HENNEMAN, P. H., P. H. BENEDICT, A. P. FORBES and H. R. DUDLEY: Idiopathic hypercalcuria. New Engl. J. Med. 259, 802 (1958). — HEPPLESTON, A. G.: Renal papillary necrosis associated with necrotising angiitis and tubular necrosis. J. Path. 70, 401 (1955). — HEPITNSTALL, R. H., and W. BRUMFITT: Experimental pyelonephritis: reactivation of the healing lesion by ureteric occlusion. Brit. J. exp. Path. 41, 381 (1960). — HEPTINSTALL, R. H., and R. H. GORRILL: Experimental pyelonephritis and its effect on the blood pressure. J. Path. 69, 191 (1955). — HEPTINSTALL, R. H., L. MICHAELS and W. BRUMFITT: Experimental pyelonephritis: the role of arterial narrowing in the production of the kidney of chronic pyelonephritis. J. Path. 80, 249 (1960); — The evolution of the experimentally produced pyelonephritic lesion. Henry Ford Hosp. Internat. Sympos. Biology of pyelonephritis. Boston: Little & Brown 1960. — HERBUT, P. A.: Urological pathology. Philadelphia: Lea & Febiger 1952. — HEUCHEL, G.: Über die Pathogenese des Sulfonamid-Nierensyndroms. Ärztl. Forsch. 4, 629 (1950). — HEUSSER, H.: Die Klinik der chronischen Pyelonephritis. Z. Urol., Sonderbd., 181 (1957). — HIGGINS, T., D. I. WILLIAMS and D. F. NASH: The urology of childhood. London: Butterworth 1951. — HOCHULI, E., u. O. KÄSER: Chronische Pyelonephritis und Präeklampsie. Geburtsh. u. Frauenheilk. 18, 1133 (1958). — HOFMANN, P.: Spontane Nierentamponade durch Exsudat. Schweiz. med. Wschr. 89, 743 (1959). — HOLLE, G.: Die Bedeutung der Nierengefäße für den Ablauf der chronischen Pyelonephritis und Steinpyonephrose. Virchows Arch. path. Anat. 332, 494 (1959). — HOLLMANN, K.-H.: Nierenveränderungen nach orthostatischem Kollaps beim Kaninchen. Frankfurt. Z. Path. 67, 210 (1956). — HORRISBERGER, B., E. GRANDJEAN u. F. LANZ: Untersuchungen über den Medikamentenmißbrauch in einem Großbetrieb der schweizerischen Uhrenindustrie. Schweiz. med. Wschr. 88, 920 (1958). — HUBER, J.: Experimentelle Untersuchungen zur Frage der kontralateral-renalen Fixierung bei einseitigem Nierendrosselungs-Hochdruck. Z. ges. exp. Med. 133, 285 (1960). —

HUTT, M. S., J. A. CHALMERS, J. S. MacDONALD and H. E. DE WARDENER: Pyelonephritis. Observations on the relation between various diagnostic procedures. Lancet 1961 I, 351. — HUTT, M. S., and H. E. DE WARDENER: Correlations between renal biopsy and other diagnostic procedures in pyelonephritis. In: WOLSTENHOLME and CAMERON, CIBA foundation symposium on renal biopsy. London: Churchill 1961.

JACCOTTET, M. A.: Zur Histologie und Pathogenese der Nierenverkalkung (Nephrocalcinose und dystrophische Kalknephrose). Virchows Arch. path. Anat. 332, 245 (1959). — JACKSON, G. G., and H. G. GRIEBLE: Pathogenesis of renal infection. Arch. intern. Med. 100, 692 (1957). — JACKSON, G. G., H. G. GRIEBLE and K. B. KNUDSON: Urinary findings diagnostic of pyelonephritis. J. Amer. med. Ass. 166, 14 (1958). — JAMES, U.: Urinary infection in the newborn. Lancet 1959 II, 1001. — JASINSKI, B., u. F. WUHRMANN: Zur Frage der Schäden infolge Phenacetinabusus. Schweiz. med. Wschr. 88, 1290 (1958). — JENNI, M.: Gleichzeitiges Vorkommen von Nierentuberkulose und unspezifischer Pyelonephritis. Urol. int. (Basel) 6, 174 (1958). — JOHNSTON, D. H.: Repeated bouts of renal papillary necrosis diagnosed by examination of voided tissue. Arch. intern. Med. 90, 711 (1952). — JORNOD, J.: La nécrose des papilles rénales. Étude clinique de 14 cas. Helv. med. Acta 25, 577 (1958).

KÄSER, O.: Die Bedeutung renaler Erkrankungen für die Schwangerschafts-Spättoxikose. Geburtsh. u. Frauenheilk. 18, 335 (1958). — KÄSER, O., u. F. A. IKLÉ: Urologische Komplikationen bei der Behandlung des Kollumkarzimons. Dtsch. med. Wschr. 86, 2465 (1961). — KALBFLEISCH, H.: Diskussion zu FROBOESE. Verh. dtsch. path. Ges. 30, 443 (1937). — KARK, R. M.: Some aspects of nutrition and the kidney. Amer. J. Med. 25, 698 (1958). — KARK, R. M., R. C. MUEHRCKE, C. L. PIRANI and V. E. POLLAK: The clinical value of renal biopsy. Ann. intern. Med. 43, 807 (1955). — KASS, E. H.: Chemotherapeutic and antibiotic drugs in the management of infections of the urinary tract. Amer. J. Med. 18, 764 (1955); — The role of asymptomatic bacteriuria in the pathogenesis of pyelonephritis. Henry Ford Hosp. Internat. Sympos. Biology of pyelonephritis. Boston: Little & Brown 1960. — KASS, E. H., and L. H. SCHNEIDERMAN: Entry of bacteria into the urinary tract of patients with inlying catheters. New Engl. J. Med. 256, 556 (1957); — Bacteriuria and pyelonephritis of pregnancy. Arch. intern. Med. 105, 194 (1960). — KATZ, Y. J., and F. GARBACH: Some factors affecting renal pressure. Circulat. Res. 6, 452 (1958). — KEEFER, CH. S.: Pyelonephritis — its natural history and course. Bull. Johns Hopk. Hosp. 100, 107 (1957). — KELLER, H. M., H. COTTIER u. F. REUBI: Fehlen von Nierenveränderungen nach Colibazilleninjektionen bei mit Phenacetin chronisch behandelten Kaninchen. Schweiz. med. Wschr. 91, 1021 (1961). — KENNEDY, R. L.: The pathologic changes in pyelitis of children interpreted on the basis of experimental lesions. J. Urol. (Baltimore) 27, 371 (1932). — KIMMEL, G. C.: Hypertension and pyelonephritis of children. Amer. J. Dis. Child. 63, 60 (1942). — KIMMELSTIEL, P.: Significance of chronic pyelonephritis. Henry Ford Hosp. Internat. Sympos. Biology of pyelonephritis. Boston: Little & Brown 1960. — KIMMELSTIEL, P., O. J. KIM, J. A. BERES and K. WELLMANN: Chronic pyelonephritis. Amer. J. Med. 30, 589 (1961). — KIMMELSTIEL, P., and C. WILSON: Inflammatory lesions in the glomeruli in pyelonephritis in relation to hypertension and renal insufficiency. Amer. J. Path. 12, 99 (1936). — KINCAID-SMITH, P.: Vascular obstruction in chronic pyelonephritis and its relation to hypertension. Lancet 1955 II, 1263. — KIPNIS, G. P., G. G. JACKSON, F. D. DALLENBACH and J. A. SCHOENBERGER: Renal biopsy in pyelonephritis; correlative study of kidney morphology, bacteriology and function in patients with chronic urinary infection. Arch. intern. Med. 95, 445 (1959). — KLEEMAN, CH. R., W. L. HEWITT and L. B. GUZE: Pyelonephritis. Medicine (Baltimore) 39, 3 (1960). — KLEEMAN, S. E., and L. R. FREEDMAN: The findings of chronic pyelonephritis in males and females at autopsy. New Engl. J. Med. 263, 988 (1960). — KLUGE, E.: Neue Beiträge zur Kenntnis des renalen Zwergwuchses und der renalen Rachitis. Virchows Arch. path. Anat. 298, 406 (1937). — KNUTSEN, A., E. R. JENNINGS, O. A. BRINES and A. AXELROD: Renal papillary necrosis. Amer. J. clin. Path. 22, 327 (1952). — KOLLER, F., u. H. U. ZOLLINGER: Gichtische Glomerulonephrose. Schweiz. med. Wschr. 75, 97 (1945). — KOVÁCS, A.: Über die Nephritis papillaris. Frankfurt. Z. Path. 35, 457 (1927). — KUCZYNSKI, M., u. E. WOLFF: Untersuchungen über die experimentelle Streptoinfektion der Maus. Berl. klin. Wschr. 1920, 33, 777.

LANZ, R., u. ST. SEILER: Zur Frage der einseitigen renalen Hypertonie. Helv. chir. Acta 24, 302 (1957). — LARGIADÈR, F.: Morphologie, Histogenese und Klassifikation der Nierentumoren. Urol. int. (Basel) 6, 273 (1958). — LARSEN, K., and C. E. MØLLER: A renal lesion caused by abuse of phenacetin. Acta med. scand. 164, 53, (1959). — LAULER, D. P., G. E. SCHREINER and A. DAVID: Renal medullary necrosis. Amer. J. Med. 29, 132 (1960). — LEBBIN, E.: Pseudotumoröse Form der chronischen Peripyelitis. Z. urol. Chir. Gynäk. 46, 143 (1942). — LEPAGE, F., et L. LEMERRE: A propos de la pyelonéphrite gravido-toxique. Presse méd. 65, 1831 (1957). — LEPPER, E. H.: The production of coliform infection in the urinary tract of rabbits. J. Path. 24, 192 (1921). — LEVADITI, C.: Experimentelle Untersuchungen über die Nekrose der Nierenpapillen. Arch. int. Pharmacodyn. 8, 45 (1901). — LIEBERTHAL, F.: Pyelonephritic contracture of the kidney. Surg. Gynec. Obstet. 69, 159 (1939). — LINDER, F.: Beitrag zur pathologischen Anatomie der pyelonephritischen Schrumpfniere unter besonderer Berücksichtigung ihrer Gefäßveränderungen. Frankfurt. Z. Path. 51, 150 (1938). — LINNEWEH, F.: Pyelonephritis. Med. Probl. Pädiat. 6, 251 (1960). — LUCAS, D. R.: Physiological and pharmacological studies of ureter. Amer. J. Physiol. 22, 245 (1908).

MACAULAY, D., and R. N. SUTTON: The prognosis of urinary infections in childhood. Lancet 1957 II, 1318. — MAC KENZIE, D. M., and A. B. WALLACE: The lymphatics of the lower urinary and genital tracts. J. Urol. (Baltimore) 34, 516 (1935). — MALLORY, G. K., A. R. CRANE and J. E. EDWARDS: Pathology of acute and of healed experimental pyelonephritis. Arch. Path. 30, 330 (1940). — MANDEL, E. E.: Renal medullary necrosis. Amer. J. Med. 13, 322 (1952). — MANDEL, E. E., and H. POPPER: Experimental medullary necrosis of the kidney. Arch. Path. 52, 1 (1951). — MANN, M.: Morphologische Spätveränderungen und nephrotisches Syndrom nach einseitiger Nierenvenendrosselung bei der Ratte. Z. ges. exp. Med. 133, 270 (1960). — MANSFIELD, J. S., G. K. MALLORY and L. B. ELLIS: The differential diagnosis of Bright's disease: clinico-pathological correlation. New Engl. J. Med. 229, 387 (1943). — MARKS, I. M.: Renal medullary necrosis following exsanguination in infancy. Lancet 1960 II, 680. — MARSHALL, A. G.: Scars of the renal cortex. J. Path. 71, 95 (1956). — MATHÉ, CH. P.: Le «petit rein». Hypoplasie congénitale et pyelonéphrite atrophique. Lyon chir. 51, 557 (1956). — McCRABE, W. R., and G. G. JACKSON: The natural course of retrograde infection of the urinary tract of rats with different serotypes of Escherichia coli or enterococcus. Henry Ford Hosp. Internat. Sympos. Biology of pyelonephritis. Boston: Little & Brown 1960. — McHENRY, M. C., W. J. MARTIN and W. E. WELLMAN: Bacteriemia due to gram-negative bacilli. Review of 113 cases encountered in the five-year period 1955 through 1959. Ann. intern. Med. 56, 207 (1962). — McMANUS, J. F., and C. H. LUPTON: Ischemic obsolescence of renal glomeruli. Lab. Invest. 9, 413 (1960). — MELONI, F.: Mykotische Harntraktinfektion mit transitorischer Nephrolithiasis während langdauernder Immobilisierung. Schweiz. med. Wschr. 85, 651 (1955). — MIESCHER, P., U. SCHNYDER u. U. KRECH: Zur Pathogenese der „interstitiellen Nephritis" bei Abusus phenacetinhaltiger Analgetica. Schweiz. med. Wschr. 88, 432 (1958). — MILLIEZ, P., P. SAMARCQ, J. HIMBERT, G. LAGRUE et H. DUCROT: Hypertension artérielle juvénile malign. Rein droit aplastique, néphrectomie droite. Obstruction de l'artère rénale gauche. Sem. Hop. Paris 32, 1362 (1956). — MILNE, M. D., R. C. MUEHRCKE and B. E. HEAD: Potassium deficiency and the kidney. Brit. med. Bull. 13, 15 (1957). — MOELLER, J., u. W. REX: Nierenfunktionsstörungen bei tubulärer Insuffizienz. Z. klin. Med. 150, 103 (1952). — MOESCHLIN, S.: Phenacetinabusus und Phenacetinschäden in der Schweiz. In: SARRE-MOENCH-KLUTHE, Phenacetinabusus und Nierenschädigung. Stuttgart: Georg Thieme 1958; — Klinik und Therapie der Vergiftungen, 3. Aufl. Stuttgart: Georg Thieme 1959. — MONTALDO, G.: Die senile Randatrophie der Niere. Virchows Arch. path. Anat. 305, 340 (1940). — MORARD, J.-CL.: Néphrose aux sulfamides avec nécrose papillaire. J. d'Urol. 61, 310 (1955). — MUEHRCKE, R. C.: Prolonged potassium deficiency and chronic pyelonephritis in man and animals. Henry Ford Hosp. Internat. Sympos. Biology of pyelonephritis. Boston: Little & Brown 1960. — MÜLLER, A.: Untersuchungen über die Ausbreitung des entzündlichen Prozesses im Nierenparenchym bei der aufsteigenden Pyelonephritis. Langenbecks Arch. klin. Chir. 97, 44 (1912). — MUIRHEAD, E. E., J. VANATTA and A. GROLLMAN: Papillary necrosis of the kidney. A clinical and experimental correlation. J. Amer. med. Ass. 142, 627 (1950). — MUNZ, W.: Häufigkeit und zeitliches Auftreten der Organmanifestationen bei Diabetes mellitus. Schweiz. med. Wschr. 90, 241 (1960). — MURPHY, G. P., and E. W. CAMPBELL: Serial observations on experimental renal medullary necrosis. J. Urol. (Baltimore) 86, 296 (1961). — MURPHY, J. J., and H. W. SCHOENBERG: The lymphatic system of urinary tract and pyelonephritis. Henry Ford Hosp. Internat. Sympos. Biology of pyelonephritis. Boston: Little & Brown 1960. — MURPHY, R. V., E. W. COFFMAN, B. H. PRINGLE and L. T. ISER: Studies of sodium and potassium metabolism in salt-loosing nephritis. Arch. intern. Med. 90, 750 (1952).

NAVASQUEZ, S. DE: Experimental pyelonephritis in the rabbit produced by staphylococcal infection. J. Path. 62, 629 (1950); — Further studies in experimental pyelonephritis produced by various bacteria, with special reference to renal scarring as a factor in pathogenesis. J. Path. 71, 27 (1956). — NEBIST, R. M.: The relation of instrumentation to infection of the kidney. Henry Ford Hosp. Internat. Sympos. Biology of pyelonephritis. Boston: Little & Brown 1960. — NESSON, R. H., and S. L. ROBBINS: Glomerulonephritis in older age groups. Arch. intern. Med. 105, 23 (1960). — NICOLAI, CH. H.: Pyelorenal uptake in the normal and pyelonephritic kidney. J. Urol. (Baltimore) 84, 14 (1960). — NISSEN, N. T., and J. PEDERSEN: Pyelonefritis og phenacetin. Ugeskr. Laeg. 119, 1639 (1957).

OBERLING, CH.: Les grandes formes réactionelles du parenchym rénal. Bull. méd. (Paris) 38, 850 (1924); — Les néphrites chroniques ascendantes. J. d'Urol. 60, 776 (1954). —

ÖSTERLIND, S.: Über Pyelonephritis xanthomatosa. Acta chir. scand. **90**, 369 (1944). — OLIVER, J.: Architecture of the kidney in chronic Bright's disease. New York: Hoeber 1939. — OVERZIER, C.: Ausheilung einer Papillennekrose der Niere. Virchows Arch. path. Anat. **309**, 600 (1942).

PALKEN, M., and J. M. KENNELLY: Recurrent urinary tract infection in girls. J. Urol. (Baltimore) **83**, 745 (1960). — PARRISH, A. E., and J. S. HOWE: Needle biopsy as an aid in diagnosis of renal disease. J. Lab. clin. Med. **42**, 152 (1953). — PASTERNACK, A.: Microscopic structural changes in macroscopically normal and pyelonephritic kidneys of children. Ann. Paediat. Fenn. **6**, Suppl. 14, 3 (1960). — PERKOFF, G. T.: Hereditary chronic nephritis. Henry Ford Hosp. Internat. Sympos. Biology of pyelonephritis. Boston: Little & Brown 1960. — PERKOFF, G. T., C. A. NUGENT, D. A. DOLOWITZ, F. E. STEPHENS, W. H. CARNES and F. H. TYLER: A follow-up study of hereditary chronic nephritis. Arch. intern. Med. **102**, 733 (1958). — PETERS, J. P., P. H. LAVIETS and H. M. ZIMMERMAN: Pyelitis in toxemias of pregnancy. Amer. J. Obstet. Gynec. **32**, 911 (1936). — PIRANI, C. L.: Suspected and unsuspected pyelonephritis in renal biopsies. Henry Ford Hosp. Internat. Sympos. Biology of pyelonephritis. Boston: Little & Brown 1960. — PLATT, R., and J. DAVSON: A clinical and pathological study of renal disease. II. Diseases other than nephritis. Quart. J. Med. **19**, 33 (1950). — PLETSCHER, A.: Über die Toxikologie des Phenacetins. Bull. schweiz. Acad. med. Wiss. **14**, 100 (1958). — POCKRANDT, H.: Die Bedeutung der urologischen Komplikationen nach der operativen Behandlung des Gebärmutterhalskrebses. Krebsarzt **16**, 116 (1961). — PORTER, K. A., and H. C. MCGILES: A pathological study of 5 cases of pyelonephritis in the newborn. Arch. Dis. Childh. **31**, 303 (1956). — POURSINES, Y., J. BRAHIC et M. SURAN: Les lésions rénales dans la staphylococcie expérimentale du jeune lapin. Presse méd. **58**, 1454 (1950). — PRATHER, G. C., and B. R. SEARS: Pyelonephritis. In: Defense of the urethral catheter. J. Urol. (Baltimore) **83**. 337 (1960). — PUCHLEV, A., N. POPOV, A. ASTRUG, D. DOTSCHEV u. S. PETRINSKA: Über die endemische Nephritis in Bulgarien. Schweiz. med. Wschr. **91**, 751 (1951). — PUTSCHAR, W.: Pyelitis, Pyelonephritis und Pyonephrose. In HENKE-LUBARSCH, Handbuch der speziellen pathologischen Anatomie, Bd. VI/2. Berlin: Springer 1934.

RAASCHOU, F.: Studies of chronic pyelonephritis. Kopenhagen: Munksgaard 1948. — RAMMELKAMP, C. H.: Glomerulonephritis. Proc. Inst. Med. Chic. **19**, 371 (1953). — RAMSPERGER, W.: Die großzellig-interstitielle Nephritis. Inaug.-Diss. Zürich 1949. — RANDERATH, E., u. A. BOHLE: Die Pathomorphologie der Ausscheidung. In BÜCHNER-LETTERER-ROULET, Handbuch der allgemeinen Pathologie, Bd. V/2. Berlin-Göttingen-Heidelberg: Springer 1959. — RÉNYI-VÁMOS, F.: Die Bedeutung des Lymphgefäßsystems in der Verbreitung der Infektion. Acta med. scand. **155**, 397 (1956). — RÉNYI-VÁMOS, F., u. L. HORVATH: Experimentelle Angaben zur Pathologie und Pathogenese der von der Harnblase ausgehenden Pyelonephritis. Z. ges. exp. Med. **135**, 216 (1961). — RÉNYI-VÁMOS, F., L. HORVATH u. J. TOTH: Das Lymphgefäßsystem des Ureters und seine Rolle in der Verbreitung der Infektion. Urol. int. (Basel) **10**, 103 (1960). — REUBI, F.: Diskussionsbemerkung: Symposium über Phenacetinabusus und Nierenschädigung. Schweiz. med. Wschr. **88**, 953 (1958); — Zur Frage der sog. „Saridon-Nephritis". Festschr. Dr. G. WANDER. Schweiz. Apoth.-Verein, Zürich 1958; — Die tubulären Nierensyndrome. Ergebn. inn. Med. Kinderheilk., N. F. **9**, 154 (1958); — Nierenkrankheiten. Bern u. Stuttgart: H. Huber 1960. — RHOADS, P. S.: Management of urinary tract infections. Postgrad. Med. **21**, 563 (1957). — RIBBERT, H.: Über die Pyelonephritis. Virchows Arch. path. Anat. **220**, 296 (1915). — RITTER, J. S., and S. E. KRAMER: The hypoplastic kidney and the atrophic pyelonephritic kidney. J. Urol. (Baltimore) **63**, 48 (1950). — ROBBINS, F. D., and A. ANGRIST: Necrosis of renal papillae. Ann. intern. Med. **31**, 773 (1949). — ROBBINS, S. L.: Renal lesions in diabetes mellitus. Bull. New Engl. med. Center **10**, 78 (1948). — ROBBINS, S. L., G. K. MALLORY and TH. D. KINNEY: Necrotizing renal papillitis; a form of acute pyelonephritis. New Engl. J. Med. **235**, 885 (1947). — ROCHA, H., L. B. GUZE, L. R. FREEDMAN and P. B. BEESON: Experimental pyelonephritis. III. The influence of localized injury in different parts of the kidney on susceptibility to bacillary infection. Yale J. Biol. Med. **30**, 341 (1958). — ROSENAU, W., H. YAMAUCHI, H. BRAINERD and J. HOPPER: Experimental pyelonephritis in rats with aminonucleoside-induced nephrotic syndrome. Proc. Soc. exp. Biol. (N.Y.) **107**, 201 (1961). — ROSENBAUM, J., CH. HEIDER, A. N. BRESI and J. H. MOYER: Pyelonephritis and Hypertension. Geriatrics **16**, 503 (1961). — ROSENBERGER, H.: Beitrag zum Krankheitsbild der Staphylomykose der Niere. Chirurg **17/18**, 472 (1947). — ROSSI, G., u. J.-P. MÜHLETHALER: Phenacetinabusus und chronisch-interstitielle Nephritis. Helv. med. Acta **25**, 510 (1958). — RUTISHAUSER, E., et J.-CL. MORARD: Démonstration de nécroses papillaires du rein. J. d'Urol. **60**, 830 (1954). — RUTNER, A. B., and D. R. SMITH: Renal papillary necrosis. J. Urol. (Baltimore) **85**, 462 (1961).

SAHEKI, M.: Experimental studies on the passage of nonpathogenic bacteria through the kidney. Tohoku J. exp. Med. **62**, 27 (1955). — SAMELLAS, W., and J. SZYMBER: Experimental pyelonephritis. The influence of reduced pulse pressure on susceptibility of the kidney to infection. J. Urol. (Baltimore) 86, 507 (1961). — SANFORD, J. P.: Inapparent pyelonephritis — the missing link? J. Amer. med. Ass. 169, 1711 (1959). — SANFORD, J. P., B. W. HUNTER and L. L. SOUDA: The role of immunity in the pathogenesis of experimental hematogenous pyelonephritis. J. exp. Med. 115, 383 (1962). — SANJURJO, L. A., and R. F. FORTUÑO: Clinical and pathological study of pyelonephritis in Puerto Rico: Review of 2800 autopsies and 1887 clinical records. J. Urol. (Baltimore) 77, 339 (1957). — SAPHIR, O., and N. A. COHEN: Chronic pyelonephritis lenta and the "malignant phase of hypertension". Arch. intern. Med. 104, 748 (1959). — SAPHIR, O., and B. TAYLOR: Pyelonephritis lenta. Ann. intern. Med. 36, 1017 (1952). — SARGENT, J. C., and J. W. SARGENT: Unilateral renal papillary necrosis. J. Urol. (Baltimore) 73, 757 (1955). — SARRE, H.: Nierenkrankheiten. In: Physiologie, Pathophysiologie, Klinik und Therapie. Stuttgart: Georg Thieme 1958 (a); — Zur Frage der toxischen Nierenschädigung bei chronischem Phenacetinabusus in Deutschland. Bull. schweiz. Akad. med. Wiss. 14, 131 (1958b). — SARRE, H., A. MOENCH u. R. KLUTHE: Phenacetinabusus und Nierenschädigung. Stuttgart: Georg Thieme 1958(c). — SCHEID, W., P. H. BRESSER u. A. HUHN: Erhebungen zur Frage der Häufigkeit des Medikamentenmißbrauchs. Dtsch. med. Wschr. 86, 929 (1961). — SCHEIDEGGER, S.: Pathologisch-anatomischer Beitrag zur Frage der chronisch interstitiellen Nephritis im Anschluß an Abusus von phenacetinhaltigen Analgetica. Bull. schweiz. Akad. med. Wiss. 14, 139 (1958). — SCHLAGENHAUFER, F.: Über eigentümliche Staphylomykosen der Nieren und des pararenalen Bindegewebes. Frankfurt. Z. Path. 19, 139 (1916). — SCHMUTZIGER, P.: Die Bedeutung der Sternheimer-Malbin-Zellen ("granular motility cells") für die Diagnose der Pyelonephritis. Klin. Wschr. 38, 984 (1960). — SCHOEN, R.: Über die doppelseitige chronische Pyelonephritis. Langenbecks Arch. klin. Med. 169, 337 (1930). — SCHÖNENBERG, H., u. M. STAEMMLER: Maligne Hypertonie infolge einseitiger Nierenvenenthrombose bei Kleinkind. Z. Kinderheilk. 83, 259 (1960). — SCHOURUP, K.: Necrosis of the renal papillae. Acta path. scand. microbiol. 41, 462 (1957). — Necrosis of the renal papillae. Acta path. microbiol. scand. 44, 168 (1958). — SCHREINER, G. E.: The clinical and histologic spectrum of pyelonephritis. Arch. intern. Med. 102, 32 (1958). — SCHWARZ, L.: Anatomische Untersuchungen der Nierenerkrankungen des Säuglings. Virchows Arch. path. Anat. 264, 181 (1927); — Weitere Beiträge zur Kenntnis der anatomischen Nierenveränderungen der Neugeborenen und Säuglinge. Virchows Arch. path. Anat. 267, 654 (1928). — SCHWEINGRUBER, R.: Probleme der chronischen Vergiftung mit kombinierten Phenacetinpräparaten. Schweiz. med. Wschr. 85, 1162 (1955). — SELZER, D. W., D. C. DAHLIN and J. H. DeWEED: Tumefactive xanthogranulomatous pyelonephritis. Surgery 42, 874 (1957). — SHAPIRO, A. P., A. I. BRAUDE and J. SIEMIENSKI: Hematogenous pyelonephritis in rats, II. Production of chronic pyelonephritis by Escherichia coli. Proc. Soc. exp. Biol. (N.Y.) 91, 18 (1956); — Hematogenous pyelonephritis in rats. IV. Relationship of bacterial species to the pathogenesis and sequelae of chronic pyelonephritis. J. clin. Invest. 38, 1228 (1959). — SHAPIRO, A. P., and J. L. KOBERNICK: Susceptibility of rats with renal hypertension to pyelonephritis and predisposition of rats with chronic pyelonephritis to hormonal hypertension. Circulat. Res. 9, 869 (1961). — SHEEHAN, H.: Medullary necrosis of the kidney. Lancet 1937 II, 187. — SHURE, N. M.: Pyelonephritis and hypertension; study of their relation in 11,898 necropsies. Arch. intern. Med. 70, 284 (1942). — SIESS, M.: Experimentelle Untersuchungen über die Resorption von artfremdem Eiweiß in Harnblase und Nierenbecken und über die allergisch-hyperergische Cystitis und Cystopyelitis. Virchows Arch. path. Anat. 318, 476 (1950). — SILBERSTEIN, J. S., and J. T. PAUGH: Necrotizing renal papillitis. Ann. intern. Med. 38, 689 (1953). — SIMON, H. B., W. A. BENNETT and J. L. EMMETT: Renal papillary necrosis: a clinicopathologic study of 42 cases. J. Urol. (Baltimore) 77, 557 (1957). — SMITH, H. W.: Hypertension and urologic disease. Amer. J. Med. 4, 724 (1948); — Unilateral nephrectomy in hypertensive disease. J. Urol. (Baltimore) 76, 685 (1956). — SMITH, J. F., J. R. BOLTON and A. L. TURNBULL: The renal complications of diabetes mellitus. J. Path. 70, 475 (1955). — SOMMERS, S. C., and C. TURGEON: Morphologic studies on relationship of pyelonephritis to hypertension. Henry Ford Hosp. Internat. Sympos. Biology of pyelonephritis. Boston: Little & Brown 1960. — SPIESS, H.: Zur Pathogenese der Pyelonephritis. Inaug.-Diss. Zürich 1961. — SPITZNAGEL, J. E., and H. A. SCHROEDER: Experimental pyelonephritis and hypertension in rats. Proc. Soc. exp. Biol. (N.Y.) 77, 762 (1951). — SPÜHLER, O.: Die chronische „Pyelonephritis". Eine chronische destruierende Nephritis und Nephropyelitis. Schweiz. med. Wschr. 91, 1079 (1961). — SPÜHLER, O., u. H. U. ZOLLINGER: Die chronisch interstitielle Nephritis. Z. klin. Med. 151, 1 (1953). — STAEMMLER, M.: Die Harnorgane. In KAUFMANN-STAEMMLERs Lehrbuch der speziellen pathologischen Anatomie, 11. u. 12. Aufl., Bd. II, S. 405. Berlin: W. de Gruyter & Co. 1957. — STAEMMLER, M., u. W. DOPHEIDE: Die pyelonephritische Schrumpfniere. Virchows Arch. path. Anat. 277, 713 (1930). — STANSFIELD, J. M.: Chronic pyelonephritis in children. Proc. roy. Soc. Med. 47, 631 (1954). — STANSFIELD, J. M., and J. K. WEBB: A plea for the longer treatment of chronic pyelonephritis in children. Brit. med. J. **1954** II, 616. — STEPHENS, F. E., G. T. PERKOFF, D. A. DOLOWITZ and F. H. TYLER: Partially sex-linked dominant inheritance of pyelonephritis. Amer. J. hum. Genet. **3**, 303 (1951). — STERNHEIMER, R., and B. MALBIN: Clinical recognition of pyelonephritis with a new stain for urinary sediments. Amer. J. Med. **11**, 312 (1951). — STEVANS, R. J., S. WERTHAMMER and J. S. PEARSON: Renal papillary necrosis complicating diabetes mellitus. W. Va. med. J. **1**, 12 (1948). — STIRLING, G. A.: Renal papillary necrosis in childhood. J. clin. Path. **11**, 296 (1958). — STOERK, O.: Embolisch-eitrige Nephritis. In Handbuch der speziellen pathologischen Anatomie von HENKE-LUBARSCH, Bd. 6/I, S. 473. Berlin: Springer 1925. — STROHE, H.: Niere bei „Ernährungsstörungen" der Säuglinge. Virchows Arch. path. Anat. **265**, 765 (1927). — STUDER, A., u. G. ZBINDEN: Experimenteller Beitrag zur Frage von Nierenschäden bei Abusus von phenacetinhaltigen Schmerzmitteln. Experientia (Basel) **11**, 450 (1955). — STUDER, A., G. ZBINDEN u. B. FUST: Weitere tier-experimentelle Untersuchungen zur Frage Schmerzmittelmißbrauch und interstitielle Nephritis. Schweiz. med. Wschr. **86**, 469 (1958). — STUMPF, TH.: Über den Entstehungsweg der ascendierenden Pyelitis. Inaug.-Diss. Bonn 1931. — SWAN, H.: Perinephritic abscess in infants and children. Amer. J. Surg. **61**, 3 (1943). — SWARTZ, D.: Renal papillary necrosis. J. Urol. (Baltimore) **71**, 385 (1959). — SWARTZ, D., and J. HOOGSTRATEN: Renal papillary necrosis. Brit. J. Urol. **31**, 419 (1959).

TALBOT, C. H.: Septicaemia due to gram-negative bacilli. Lancet **1962** I, 668. — TALBOT, H. S.: Role of ureter in pathogenesis of ascending pyelonephritis. J. Amer. med. Ass. **168**, 1595 (1958). — TAMAKI, H. T., and M. A. WHITMAN: Hemorrhagic papillary necrosis of the kidney. J. Amer. med. Ass. **150**, 1304 (1952). — TANQUIST, E. J., and E. E. EMERSON: Chronic pyelonephritis and hypertension. Lancet **1950** II, 472. — THELEN, A., K. ROTHER u. H. SARRE: Experimentelle Untersuchungen zur Pathogenese der pyelonephritischen Schrumpfniere. Urol. int. (Basel) **3**, 359 (1956). — THELEN, A., u. H. WIEGERS: Klinische und experimentelle Untersuchungen zur Frage der sog. „essentiellen Hämaturie". Langenbecks Arch. klin. Chir. **277**, 547 (1954). — THIELE, F. H., and D. EMBLETON: Infection: pathways of spread in bacterial infection. Proc. roy. Soc. Med. **7**, 3 (1914). — THÖLEN, H., J. VOEGTLI, H. RENSCHLER u. A. SCHAEFFER: Ein Beitrag zur Genese der interstitiellen Nephritis. Schweiz. med. Wschr. **86**, 946 (1956). — TÖNZ, O.: Zur Pathogenese doppelseitiger Hydronephrosen beim Kleinkind. Schweiz. med. Wschr. **86**, 877 (1956). — TÖRNE, H. v.: Nephrohydrotische Flecknierenbildung nach Pyelonephritis. Virchows Arch. path. Anat. **323**, 645 (1953). — TRINKLE, A. J.: The origin and development of renal adenomas and their relation to carcinoma of the renal cortex (hypernephroma). Amer. J. Cancer **27**, 676 (1936). — TSUDA, S.: Experimentelle Untersuchungen über die Abwehrleistungen der Niere und ihre Kokkenausscheidung. Virchows Arch. path. Anat. **250**, 136 (1924).

UEHLINGER, E.: Pathogenese des primären und sekundären Hyperparathyreoidismus und der renalen Osteomalacie. Verh. dtsch. Ges. inn. Med. **62**, 367 (1956); — Die pathologische Anatomie der interstitiellen Nephritis. In SARRE-MOENCH-KLUTHE, Phenacetinabusus und Nierenschädigung. Stuttgart: Georg Thieme 1958; — Pathologisch-anatomisches Referat: Symposium über Phenacetinabusus und Nierenschädigung. Schweiz. med. Wschr. **88**, 452 (1958).

VIVALDI, E., D. P. ZANGWILL, R. COTRAN and E. H. KASS: Experimental pyelonephritis consequent to induction of bacteriuria. Henry Ford Hosp. Internat. Sympos. Biology of Pyelonephritis. Boston: Little & Brown 1960. — VOLHARD, F.: Die doppelseitigen hämatogenen Nierenerkrankungen (Brightsche Krankheit). In MOHR-STAEHELIN, Handbuch der inneren Medizin, Bd. VII/2. Berlin: Springer 1931.

WARREN, S., and PH. M. LECOMPTE: The pathology of diabetes mellitus, 3. Aufl. Philadelphia: Lea & Febiger 1952. — WEISS, S., and F. PARKER: Pyelonephritis: its relation to vascular lesions and to arterial hypertension. Medicine (Baltimore) **18**, 221 (1939); — Relation of pyelonephritis and other urinary-tract infections to arterial hypertension. New Engl. J. Med. **223**, 989 (1940). — WELCH, N. M., and G. C. PRATHER: Pneumonephrosis, a complication of necrotizing pyelonephritis. J. Urol. (Baltimore) **61**, 712 (1949). — WEYRAUCH, H. M., and M. L. ROSENBERG: Modern concepts and management of nonobstructive urinary infection. Stanf. med. Bull. **12**, 90 (1954). — WEYRAUCH, H. M., M. L. ROSENBERG, A. D. AMAR and M. REDO: Effects of antibiotics and vaccination on experimental pyelonephritis. J. Urol. **78**, 532 (1957). — WHITEHOUSE, F. W., and H. F. ROOT: Necrotizing renal papillitis and diabetes mellitus. J. Amer. med. Ass. **162**, 444 (1956). — WINSBURY-WHITE, H. P.: Spread of infection from uterine cervix to urinary tract and ascent of infection from lower urinary tract to kidneys. Brit. J. Urol. **5**, 249 (1933). — WOLLHEIM, E., u. J. MOELLER: In MOHR-STAEHELIN-BERGMANN-FREY-SCHWIEGK, Handbuch der inneren Medizin, Bd. IX/5. Berlin-Göttingen-Heidelberg: Springer 1960. — WOODRUFF, J. D., and H. S. EVERETT: Prognosis in childhood urinary tract infections in girls. Amer. J. Obstet. Gynec. **68**, 798 (1954). — WOODS, J. W.: Non-obstructive Escherichia coli pyelonephritis in the rat. Proc. Soc. exp. Biol. (N. Y.) **104**, 116 (1960).

ZINGG, E.: Vergleichende pathologisch-anatomische und klinische Untersuchungen an 100 Fällen von diffuser Glomerulonephritis. Virchows Arch. path. Anat. **333**, 294 (1960). — ZOLLINGER, H. U.: Die interstitielle Nephritis. Basel: S. Karger 1945; — Foetale Entzündung und heterotope Blutbildung. Schweiz. Z. Path. **8**, 311 (1945b); — Hypertonie bei tuberkulöser Kittniere. Schweiz. med. Wschr. **79**, 1095 (1949); — Pathogenese und pathologische Anatomie der Hypertonie. Schweiz. med. Wschr. **80**, 533 (1950); — Die pathologische Anatomie der Nephritiden. Helv. med. Acta **18**, 269 (1951); — Anurie bei Chromoproteinurie. Stuttgart: Georg Thieme 1952; — Chronische interstitielle Nephritis bei Abusus von phenacetinhaltigen Analgetica (Saridon usw.). Schweiz. med. Wschr. **85**, 746 (1955); — Pathogenese und funktionelle Folgen der intrarenalen Drucksteigerung. Schweiz. med. Wschr. **86**, 382 (1956); — Pathogenese und Folgen einseitiger Zwergnieren bei Jugendlichen. Schweiz. med. Wschr. **87**, 990 (1957a); — Die Pathologie der chronischen Pyelonephritis. Z. Urol., Sonderbd., 165 (1957b); — Die Nierenpunktion. Dtsch. med. Wschr. **82**, 201 (1957c); — Die pathologische Anatomie der Erythroblastose. Verh. dtsch. path. Ges. **40**, 22 (1957d); — Pathogenese, Form und Folgen der Nierenmißbildungen. Verh. dtsch. Ges. inn. Med. **64**, 358 (1958); — Die hypertensive Arteriolopathie. Schweiz. Z. Path. **22**, 262 (1959); — Papillennekrosen der Niere bei Diabetes mellitus. Dtsch. med. Wschr. **85**, 775 (1960a); — Relationship of renal toxicity of drugs to pyelonephritis. Henry Ford Hosp. Internat. Sympos. Biology of pyelonephritis. Boston: Little & Brown 1960b; — Differentialdiagnose der Schrumpfnieren. Path. et Microbiol. (Basel) **24**, 258 (1961); — Pathologisch-anatomische Untersuchungen über die Gicht. Bern: Hans Huber 1962 (im Druck). — ZOLLINGER, H. U., u. O. SPÜHLER: Die chronisch interstitielle Nephritis. Schweiz. Z. Path. **13**, 807 (1950).

Klinik der akuten und chronischen Pyelonephritis

Von

W. v. Niederhäusern und E. Wildbolz

Mit 7 Abbildungen

I. Akute Pyelonephritis

1. Symptome

Die Infektion überfällt meistens Individuen in voller Gesundheit, vor allem im Winter und im Frühjahr. Die Prodromalerscheinungen sind banal. Nach einigen Stunden allgemeinen *Unwohlseins*, von *Müdigkeit*, begleitet von *Kopf- und Rückenschmerzen*, bei denen gelegentlich der Umgebung eine starke *Blässe* auffällt, beginnt der Patient zu *frösteln*, was sich bis zu einem Schüttelfrost steigern kann. Die *Temperatur steigt unmittelbar stark an*, oft über 40°. Sie hält sich einige Tage hoch und fällt langsam oder plötzlich ab. Dieser über mehrere Tage sich erstreckenden Fieberpause folgt aber ein neuer starker Anstieg der Temperatur, der wie der erste nach einigen Tagen wieder abklingt. Dadurch, daß solche *Rückfälle sich mehrmals in unregelmäßigen Abständen wiederholen*, erhält die Fieberkurve der Pyelonephritis etwas Charakteristisches. Werden während des Fieberanstieges Blutimpfungen vorgenommen, so sind nicht selten im Blut Bakterien nachweisbar und zwar die gleichen wie im Harn. Die Wiederkehr des Fiebers ist oft durch ein Wiederaufflackern der Infektion bedingt, durch eine vermehrte Bakterieninvasion oder durch Ausbreiten der Entzündung auf bisher noch gesunde Gebiete der Niere oder auf die zweite Niere. Andere Male sind die Schwankungen der Temperatur wahrscheinlich lediglich bedingt durch Schwankungen des intrapelvinen Druckes. Fieber und Verhaltung von Urin im Nierenbecken sind bei einseitiger Infektion mit klarem Blasenurin verbunden; die erneute Trübung zeigt, daß der Abfluß aus dem Nierenbecken wieder frei ist und das Fieber bald wieder abfallen wird.

Die *Pulsbeschleunigung* entspricht der Temperatur.

Der *Blutdruck* verändert sich nicht, allerdings ist zu bemerken, daß bei einem akuten Schub einer chronischen Pyelonephritis oft ein Blutdruckanstieg festzustellen ist.

Ödeme findet man sehr selten.

Das Urinvolumen ist leicht reduziert infolge des Fiebers; Oligurie und Anurie kommen fast nie vor.

Die funktionellen Zeichen täuschen. Sie deuten vor allem auf eine Affektion des *Verdauungstraktes* hin. Stansfeld (1954) stellt dies bei 95% der Kinder unter 2 Jahren fest. Man findet Übelkeit und Kopfschmerzen, Erbrechen, das gelegentlich jede Flüssigkeitsaufnahme verunmöglicht, Durchfälle, aber auch Verstopfung mit gespannten Bauchdecken, Druck im Epigastrium, diffuse oder lokalisierte Schmerzen im Abdomen.

Die *Atmung* kann dadurch gestört und beschleunigt sein. Sehr zu beachten sind *Lendenschmerzen:* Es werden einseitige Spannung und Druckgefühl in der Nierengegend angegeben, oder wenn der Patient nur über Rückenschmerzen klagt, sind die Beschwerden auf einer Seite deutlich stärker als auf der anderen. Gelegentlich tritt eine richtige *Nierenkolik* auf, die aber bedeutend weniger intensiv ist, als die Nierenkolik bei Steinleiden. Die Ausstrahlung der Kolik geht dem Ureter entlang nach unten, kann aber auch in die Nabelgegend, sogar in die Schulter ausstrahlen.

Bei der *Miktion* verstärken sich alle Schmerzen, wahrscheinlich wegen der Mitbeteiligung der Bauchpresse.

Es bestehen oft von Anfang an *Dysurie* und *Pollakiurie*, auch beim Fehlen von Cystitis. KASS (1955) u. a. schreiben dies dem Vorhandensein von Bakterienabfällen zu, mit denen der konzentrierte Urin beladen ist. Vermehrung der Diurese bringt diese Symptome rasch zum Verschwinden.

Bei Befragung gibt der Patient oft kleine Miktionsstörungen in den letzten Tagen vor der Erkrankung an: leichtes Brennen bei der Miktion, eine kleine, aber doch deutliche Pollakiurie, einen leichten Druck auf der Blasengegend.

Die *Krankheitszeichen* sind wie die subjektiven Symptome mit einer Ausnahme uncharakteristisch. Die Untersuchung der Zirkulations- und Atemorgane ergibt nichts. Der Herpes labialis tritt häufig auf, die Zunge ist belegt.

In ungefähr der Hälfte der Fälle findet man die charakteristische *Druckempfindlichkeit der Nierengegend.* Ihr Fehlen spricht also keinesfalls gegen das Vorliegen einer Pyelonephritis. Die eine Nierenloge, im Falle des beidseitigen Befallenseins beide Nierenlogen, sind empfindlich auf Palpation und Perkussion. Das Maximum findet sich meistens im Costo-Vertebralwinkel. Die Perkussion wird am besten mit dem cubitalen Rand der Hand oder mit einem Reflexhammer geprüft. Ein wichtiges Charakteristikum dieses Druckschmerzes ist seine *Asymmetrie* auch bei beidseitigem Befallensein. Dieses Zeichen muß aufgesucht werden, da es selten spontan angegeben wird. Die Unregelmäßigkeit im Befall der Nieren mit Pyelonephritis, die Unregelmäßigkeit in der Progression der Erkrankung, die Sprünge, die die Krankheit macht, findet man nicht nur bei der anatomischen Betrachtung der Nieren, sondern auch in der Klinik. Diese Unregelmäßigkeit, dieses einseitige Vorwiegen der Symptome, ist das beste differentialdiagnostische Zeichen, das die Klinik zur Abgrenzung von anderen Nierenerkrankungen kennt.

Meistens ist mit der Druckempfindlichkeit eine gewisse *Spannung der Bauchwand* verbunden, die es unmöglich macht, die wenig vergrößerte Niere zu palpieren. Dieser Druckschmerz kann so lebhaft werden, daß er auf der erkrankten Seite eine Kontraktur verursacht. In extremen Fällen kann diese Kontraktur mit einem akuten Abdomen verwechselt werden. Der Ureterverlauf kann gelegentlich auch eine Druckschmerzhaftigkeit aufweisen mit einem Maximum bei der Einmündung in die Blase, was vaginal und rectal in günstigen Fällen nachgewiesen werden kann. Die Genitalorgane weisen bei der reinen Pyelonephritis keine Veränderungen auf.

Der frisch gelöste Urin weist meistens eine durch die Pyurie verursachte Trübung auf. Wird der Urin im Glas stehengelassen, setzt er ein eitriges Sediment ab, das auch bei nur mäßiger Pyurie massiger und dichter ist als das Harnsediment bei Cystitis. Der darüber stehenbleibende Urin bleibt trüb wie vorher („urines rénales": GUYON 1894). Die *Diurese* ist anfänglich vermindert, in den späteren Tagen der Erkrankung ist eine bescheidene Polyurie die Regel.

Eine *makroskopische Hämaturie,* die den Urin, wenn auch nicht rot, so doch dunkel färbt, ist nicht selten. Sie kommt in 10—15% der Fälle vor.

2. Laboratoriumsuntersuchungen

Die *Pyurie* ist das signum princeps der Pyelonephritis. Doch sofort muß man betonen, wie außerordentlich *variabel* dieses Zeichen ist. Nur wiederholte Untersuchungen können uns vor Irrtum schützen. Ein oder zwei negative Befunde lassen eine Pyelonephritis nicht ausschließen, solange nicht eine andere Diagnose feststeht. *Die falsche Sicherheit, die ein einmaliger normaler Befund uns gibt, ist wahrscheinlich die Hauptursache der vielen Fehldiagnosen und infolgedessen des Übergangs in Chronizität vieler Pyelonephritiden, die hätten geheilt werden können* Die Technik der Untersuchung ist in der letzten Zeit lebhaft diskutiert worden. Die Zählung der Leukocyten und Bakterien (Addis 1931, Hamburger 1950, 1962) hat gezeigt, wie unzuverlässig die Routineuntersuchungen sein können, auch wenn sie wiederholt werden. Auf die damit zusammenhängenden Probleme wird im Kapitel der chronischen Pyelonephritis näher eingegangen.

Die Zählung, so wertvoll sie auch sein mag, wird vorläufig noch kaum in der täglichen Praxis angewendet.

Die heute übliche Methode zur Untersuchung des Urinsedimentes wird deshalb auch in der nächsten Zukunft ausgeübt werden und ausgeübt werden dürfen, unter der Bedingung, daß folgende zwei Regeln beachtet werden:

1. Der Urin muß innerhalb einer $^1/_2$ Std nach der Miktion, höchstens innerhalb 1 Std, untersucht werden;

2. untersucht wird der erste Morgenurin, der eine gewisse Konstanz des Volumens und der Konzentration aufweist, dessen niedriger p_H einen raschen Zerfall der Cylinder verhindert und infolgedessen brauchbare Vergleichsmöglichkeiten zwischen den verschiedenen Tagen erlaubt.

Ferner vermehren sich die Bakterien während ihres nächtlichen Aufenthaltes in der Blase und sind deshalb leichter aufzuspüren. Schon diese wenigen Zeilen lassen uns aber erkennen, wie groß die Variation sein wird, die nur durch die Diurese und Pollakiurie bedingt wird.

Man nimmt mit Stansfeld (1954) an, daß ein Leukocyt pro Gesichtsfeld bei starker Vergrößerung 250—500 Leukocyten pro Kubikmillimeter bedeute. Die normale Leukocyturie beträgt etwa 50 Leukocyten pro Kubikmillimeter, also *ein Leukocyt in jedem zehnten Gesichtsfeld.* Dabei sei die pathologische Bedeutung der Leukocytenballen nicht vergessen. Was die Bakterien betrifft, vermutet man seit den Arbeiten von Kass et coll. (1957), daß eine Zahl von 100000 pro Kubikzentimeter, oder 100 pro Kubikmillimeter eine pathologische Bedeutung habe. Diese Zahl entspricht ungefähr der Grenze der mikroskopischen Erkennungsmöglichkeit im nicht zentrifugierten Urin. Die Methylenblau- oder Gramfärbung ergibt eine erste Klassifizierungsmöglichkeit.

Die *Urinkultur,* unter korrekten Bedingungen ausgeführt [Reinigung des Meatus, Katheterismus bei der Frau, Entnehmen einer Portion aus der Mitte des Harnstrahles (mid-stream method) beim Mann], erlaubt, den pathogenen Mikroorganismus zu identifizieren. Es ist üblich, sich mit Hilfe einer Resistenzprüfung über die Sensibilität des Mikroorganismus gegenüber den Antibiotica zu orientieren. Diese bakteriologischen Probleme sind in einem eigenen Kapitel behandelt worden.

In den klaren Fällen — mit massiver Pyurie — genügen diese Untersuchungen. In den oligosymptomatischen Fällen aber ist die *Zählung der Keime ebenso wichtig wie ihr qualitativer Nachweis.* Die Grenze von 100000 Keimen pro Kubikzentimeter läßt die bedeutungslosen, die zufälligen Kulturen von den echt positiven unterscheiden. Der Colitest mit dem Griess'schen Reagens kann eine annähernde

Schätzung der vorhandenen Colibacillen geben: er wird erst bei einer Zahl von einer Million positiv. Diese Probleme werden im Kapitel „Chronische Pyelonephritis" (S. 103) besprochen.

Die Bedeutung der „grandes cellules pâles" oder „glitter cells", der *Sternheimer-Malbin-Zellen* ist lebhaft diskutiert worden. Seit den Arbeiten von GOODGOLD und REUBI (1955), BERMAN und SCHREINER (1956), NIETH (1956) sowie POIRIER und JACKSON (1957) scheint ihre Bedeutung allgemein anerkannt zu sein.

Es handelt sich bei ihnen nicht um degenerierte Leukocyten, sondern um solche, die frisch aus der Blutzirkulation in den Urin ausgeschieden wurden. Die vorhandene Brown'sche Molekularbewegung der Granula wird ermöglicht durch eine Schwellung der Zelle in dem hypotonischen Urin der Pyelonephritiker.

Die Brown'sche Bewegung verschwindet, wenn die Leukocyten in normalen Urin gebracht werden. Die Sternheimer-Malbin-Zellen sind in keiner Weise für die Pyelonephritis charakteristisch. Man findet sie bei allen eitrigen Prozessen im Organismus. Aber in großer Zahl (d. h. in mehr als 10% aller Leukocyten) kommen sie im Urin nur bei intrarenalen Eiterungen vor. Man findet sie nie bei Glomerulonephritis oder Nephrosklerose (Abb. 1).

Mikroskopische Hämaturie ist häufig. Nach BERNING und PRÉVÔT (1952) stellt man sie in 75% der Fälle fest.

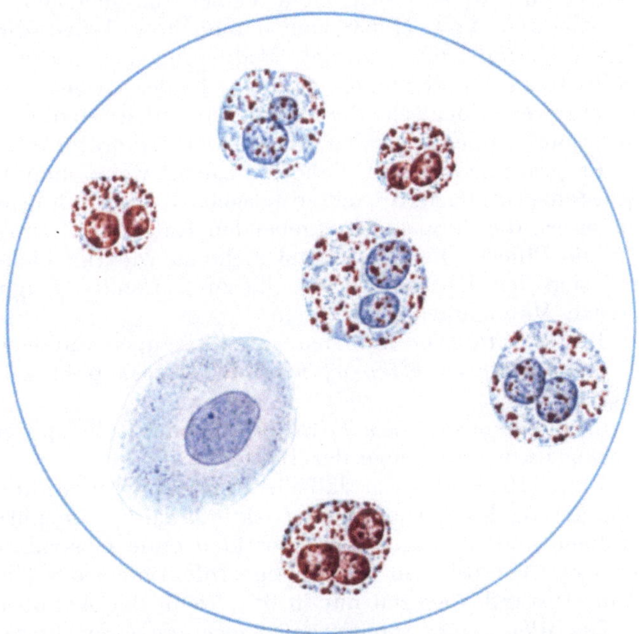

Abb. 1. Sternheimer-Malbin-Zellen. (Nach E. WILDBOLZ: Lehrbuch der Urologie, 4. Aufl. Berlin-Göttingen-Heidelberg: Springer 1959)

Der Form der im Urinsediment gefundenen Zellen wird immer weniger Bedeutung zugemessen. Die kubischen Zellen erregen den Verdacht eines renalen Ursprunges.

Nur die *granulierten Zylinder* weisen auf einen sichtbaren renalen Ursprung der Pyurie hin. Im akuten Stadium haben sie KLEEMAN, HEWITT und GUZE (1960) in 75% gefunden.

Die *Albuminurie* ist bescheiden; nach Filtration des Urins beträgt sie nicht mehr als 1—2 g in 24 Std. In leichten Fällen kann sie sehr diskret sein.

Die *Schlackenwerte* im Blut bleiben meist im Bereich der Norm.

Die *Nierenfunktionen* werden durch einen akuten Schub kaum verändert. Immerhin kommen urämische Schübe, vor allem während der Schwangerschaft, vor.

Das *Blutbild* zeigt eine bescheidene Leukocytose mit Linksverschiebung und eventuell eine leichte normochrome Anämie. Die *Senkungsgeschwindigkeit* der Erythrocyten ist oft außerordentlich beschleunigt.

Die *Blutkultur* kann — wie schon erwähnt — im Moment einer erheblichen Fiebersteigerung positiv werden und dieselben Bakterien wie die Urinkultur nachweisen lassen.

3. Diagnose

Der für die akute Affektion verantwortliche Mikroorganismus ist meistens der Colibacillus, gelegentlich der Staphylococcus oder Streptococcus, selten eine gemischte Infektion. Die damit verbundenen Probleme sind in einem eigenen Kapitel behandelt worden.

Man darf in diesem Zusammenhang nicht vergessen, daß das Anlegen einer Urinkultur vielerlei delikate Manipulationen durch verschiedene Personen erfordert und deshalb sich leicht Fehler einschleichen. Monzon, Ory, Dobson, Carter und Yow (1958) ziehen aus ihrer Arbeit die beunruhigende Schlußfolgerung, daß unter idealen Bedingungen angelegte Urinkulturen nach der „mid-stream"-Methode bis zu 80% Fehler ergeben, wenn man sich mit dem qualitativen Nachweis der Bakterien zufriedengibt. Das ist jedoch heute in der weitaus überwiegenden Anzahl der Laboratorien der Fall.

Es graut einem vor dieser Tatsache, wenn man bedenkt, wie wichtig die Resistenzprüfungen, die diesen falschen Kulturen folgen, genommen werden und wie eisern die daraus sich ergebenden Ratschläge befolgt werden. Der Kliniker hat die Pflicht, die Laborzettel nicht zu wichtig, nicht zu wörtlich zu nehmen und sich den Überblick über alle zu treffenden diagnostischen und therapeutischen Maßnahmen zu wahren.

Bei der *Ätiologie* muß man zwei Gruppen unterscheiden:

die *pathogenen Mikroorganismen*, mikroskopisch oder mit Hilfe der Kultur diagnostiziert;

die *prädisponierenden Faktoren*, die eine Rolle spielen, die mindestens ebenso wichtig ist wie diejenige der Bakterien.

Bell (1946) gibt an, daß die Pyelonephritiden, kompliziert durch Obstruktion, die sog. komplizierten oder sekundären Pyelonephritiden, ungefähr zwölfmal häufiger sind als die Pyelonephritiden ohne Obstruktion. Gibson (1927) fand bei 1800 Autopsien in 89% eitrige Infektionen der Niere, wenn eine Stase des Urins bestand, dagegen nur in 6%, wenn der Abfluß absolut ungestört war.

Die *allgemeinen prädisponierenden Faktoren* umfassen alle schwächenden Krankheiten, insbesondere den *Diabetes*. Außer der Infektionsanfälligkeit müssen wir noch die nervösen Störungen der Blase beim Diabetes anführen, die bei 1—2% der Fälle vorkommen und die zur Dysurie und Retention führen (Spring und Hymes 1953, Lewitt 1954). Die Funktion der Hypogammaglobulinämie als prädisponierender Faktor ist noch umstritten (Johnson und Marshall 1959). Das Geschlecht der Kranken spielt ferner eine Rolle, da bei den unkomplizierten Pyelonephritiden ohne Stase die Frauen dreimal häufiger erkranken als die Männer und zwar meistens vor 40 Jahren. Die stoffwechselbedingte Erhöhung des p_H des Urins kann das Angehen einer Harninfektion begünstigen.

Die *lokalen prädisponierenden Faktoren* umfassen alle möglichen Ursachen der Stase, seien sie anatomisch oder funktionell, «de la papille rénale au méat urétral» (Couvelaire). Die Liste ist sehr lang, sie reicht von der Phimose zur Oligurie mit einem Umweg über die Infektionen und Tumoren der Umgebung der Harnorgane. Wir verweisen dafür auf Band VIII des Handbuches, der ausschließlich den Entleerungsstörungen gewidmet ist.

Die Mikrotraumen der Niere verdienen hier eine besondere Erwähnung. Unter dem Namen "*athlete's kidney*" haben mehrere amerikanische Autoren ein Syndrom von kleinen, anscheinend bedeutungslosen Traumen der Niere beschrieben, die durch sportliche Betätigung entstehen. Es ist dabei zu beachten, daß nicht nur das Ausüben heftiger Sportarten wie Boxen, Fußball, Eishockey zu diesen kleinen Traumen führt, sondern daß auch die brüsken Bewegungen des Stammes, wie sie beim Tennis- und Korbballspielen, beim Skilaufen vorkommen, kleine Traumen verursachen können (KLEEMAN 1960); ähnliche Mechanismen können auch bei körperlich schwerer Arbeit (Lastenheben) eine Rolle spielen.

BRAUDE, SHAPIRO und SIEMINSKI (1955, s. auch Biology of Pyelonephritis 1960) fanden, daß sanftes Massieren der Nieren bei Ratten zum Angehen einer Pyelonephritis disponiert, wenn nachher Colibacillen in das Herz der Versuchstiere eingespritzt werden. Man kann sich ohne Schwierigkeit vorstellen, daß kleine Nierentraumen im Blut zirkulierende Mikroorganismen festhalten und zur lokalen Vermehrung bringen können. Diese Möglichkeit muß klinisch vor allem beim Mann bedacht werden, wenn keine sonstigen ätiologischen Faktoren ausfindig zu machen sind.

Man sagt, daß je tiefer die Entleerungsstörung sich befinde, desto gefährlicher sie sei. Dies ist insofern richtig, als die Entleerungsstörungen der Blase, des Blasenhalses und der Urethra auf beide Nieren gleichzeitig wirksam sind und daß sie häufige instrumentale Manipulationen in der Urethra benötigen. Die Durchlässigkeit der Urethra für Bakterien ist bekannt (SCOTT 1929, BARRINGTON und WRIGHT 1930; s. Kapitel Pathogenese S. 59). In der Serie postoperativer Bakteriämien von SCOTT (1929), nachgewiesen durch positive Blutkulturen, war die Harnröhre in 85% die wahrscheinliche Eintrittspforte der Infektion.

Es ist hier wohl der Ort, ein Wort zur iatrogenen Infektion zu sagen, die in der letzten Zeit — vor allem von internistischer Seite — stark diskutiert wurde. Ihre Existenz ist sicher, ihre Häufigkeit und Wichtigkeit aber schwer zu bestimmen.

Der Blasenkatheterismus wurde oft als kausaler Faktor angeschuldigt. BEESON (1958), dem wir verschiedene bemerkenswerte Arbeiten über die Pyelonephritis verdanken, gibt die Meinung wieder, die in Kreisen der Internisten zu herrschen scheint. Er betont, daß jeder Katheterismus eine Infektionsgefahr bedeute und daß vor allem der Dauerkatheter mit Sicherheit eine Infektion und Pyurie mit sich bringe. Die Erklärung, daß die akuten, unkomplizierten Pyelonephritiden ohne nachweisbare Stauung vor allem bei der Frau vorkommen, sieht er darin, daß durch die kurze weibliche Urethra aus dem Darm stammende Keime mit Leichtigkeit die Blase erreichen können und eine Infektion setzen. Er schließt daraus, daß der Gebrauch der Katheter für die Urinuntersuchung ein kausaler Faktor der Pyelonephritis bei der Frau sei und nur sehr sorgfältig und unter medikamentösem Schutz ausgeführt werden dürfte, obschon diese medikamenöse Prophylaxe nur von fraglichem Wert ist, da viele der die Harnröhre besiedelnden Keime antibioticumresistent sind. Diese Argumentation, die wohl zum Teil auch didaktisch gemeint ist, geht vom post hoc, ergo propter hoc aus und braucht nicht wörtlich genommen zu werden. Sie verdient immerhin einen Kommentar.

PRATHER und SEARS (1960) haben den Gebrauch des Katheters verteidigt: Der Katheter taugt nicht mehr, als derjenige, der ihn anwendet. Die Gefahren des Katheterismus sind uns allen wohlbekannt und werden in allen Lehrbüchern beschrieben. «Un seul sondage, par rupture d'équilibre et par apport infectieux virulent, est susceptible de tuer promptement le grand distendu urinaire» (COUVELAIRE). Der Katheterismus des Patienten, der infolge Prostatahypertrophie oder Harnröhrenstriktur eine akute Retention hat, ist oft mühsam und schwierig und verursacht häufig Schleimhautläsionen, die sich durch eine Blutung aus der Harnröhre manifestieren. SCOTT (1929) konstatierte 18% Mortalität bei den Patienten, die infolge endourethraler Manipulationen eine positive Blutkultur aufwiesen. Die Sorgfalt und leichte Hand, die man für diese Eingriffe haben muß, sind deshalb nicht nur wünschenswerte Eleganz, sondern eine absolute Notwendigkeit, so gut wie die bestmögliche Asepsis. Einem schwierigen, mit allen Mitteln erzwungenen Katheterismus ist oft eine Blasenpunktion vorzuziehen.

Das Instrument darf deshalb nicht angeschuldigt werden, wenn es schlecht gebraucht wird. Ein unter normalen Bedingungen durchgeführter Katheterismus bei einem normalen Patienten ohne Stase darf als gutartig und harmlos betrachtet werden. JACKSON und

Grieble (1957) fanden bei 58 ambulanten Patienten, die 169mal in Intervallen von 2 bis 3 Wochen katheterisiert wurden, 3% Harninfektion, anscheinend gutartig und auf die Blase beschränkt.

Bei Patienten mit Entleerungsstörungen ist die Gefahr viel größer. Aber wenn die Entleerung der Blase unbedingt notwendig ist — wie beim Prostatiker in akuter Retention — und nachher eine Harninfektion auftritt, darf das dem Katheter nicht allzu schwer angekreidet werden. Wahrscheinlich bedeutet die Pyurie bloß Cystitis und nicht akute Pyelonephritis und auf alle Fälle war die Entleerung der Blase unumgänglich notwendig. Sie hätte ausgeführt werden müssen, auch wenn das Auftreten einer Pyelonephritis sicher gewesen wäre.

Auch chronische Pyurie nach endourethralen Manipulationen heißt auf keinen Fall chronische Pyelonephritis. Groß ist die Zahl der Patienten, die nach der Prostatektomie — vor allem der transurethralen — jahrelang eine Pyurie aufweisen und bei denen die Nierenfunktion durch den Eingriff verbessert wurde.

Talbot, Mahoney und Jaffee (1959) untersuchten 50 Dauerkatheterträger, nachdem sie den Katheter 1—14 Jahre getragen hatten. Alle wiesen eine Bakteriurie auf. 72% zeigten keine Nierenstörung, die in der Urographie oder durch Laboratoriumsuntersuchungen nachzuweisen gewesen wären. Wir Urologen betrachten deshalb Beesons Angriff auf den Katheter, der, wie schon gesagt, übertrieben scharf vorgetragen wurde, um die Aufmerksamkeit zu erregen, als ungerecht in den Fällen, wo der Katheterismus unumgänglich nötig war. Wir betrachten den Angriff auch als ungerecht, wo der Eingriff mit falscher Indikation oder falscher Technik ausgeführt wurde.

Wir finden hier eine der häufigen Friktionen zwischen verschiedenen Ärztegruppen, die sich mit demselben Problem an verschiedenen Gruppen von Patienten beschäftigen. Die Internisten sehen vor allem die pathogenen Keime, die Urologen vor allem das Hindernis, das beseitigt werden muß. Unüberlegte Verallgemeinerungen vertiefen das Mißverständnis.

Wenn die erste akute Pyelonephritis gut auf unsere Behandlung anspricht, ist eine klinische Durchuntersuchung unnötig. Wenn dagegen sich die Heilung verzögert, wenn die übliche Dauer der Infektion von 6—8 Wochen überschritten ist, muß man eine Komplikation annehmen und sie suchen. Die urologischen Untersuchungsmethoden treten in ihr Recht. Aber wichtiger als die instrumentellen Untersuchungen ist eine Bestandesaufnahme, eine Bilanz des Krankheitsbildes. An den Anfang dieser Untersuchungen ist die *Urographie* zu setzen. Colby (1959) hält diese Untersuchung für so harmlos, daß er ihre Anwendung sogar im Gipfel des akuten Stadiums empfiehlt. Wir glauben, daß eine kleine Periode des Abwartens nicht schaden kann; die Ausscheidung des Kontrastmittels — einer konzentrierten Jodlösung — verursacht sicher eine, wenn auch bescheidene Reizung des Nierenparenchyms. Auf alle Fälle ist der Überdruck im Nierenbecken, verursacht durch die Kompression der Ureteren, zu vermeiden.

Couvelaire (1955) hat hervorragend ausgedrückt, wie diese Untersuchungsmethode sein soll; sie soll nicht schematisch ein für alle Mal in ihrer Technik festgelegt sein, sondern sich dem Einzelfall anpassen, keinen „Fahrplan" kennen, eine richtige Harnwegspassage darstellen, beschleunigt oder verzögert, wie es der Fall erfordert und der Untersucher im Laufe der Passage wünscht. Dieser Idealforderung nachzuleben, wird im Zeitalter der Monster-Röntgeninstitute immer schwieriger und ist eigentlich nur noch in der Privatklinik zu realisieren, wo der Urologe den Röntgenaufnahmen beiwohnen kann.

Wichtig ist es zu wissen, ob es sich um einen einseitigen oder doppelseitigen infektiösen Prozeß handelt. Wir wissen, daß in der Regel anfänglich nur eine Niere befallen ist. Berning und Walter (1951) fanden in ihrer Autopsieserie 42% einseitige Erkrankungen. Aber wir dürfen nicht vergessen, daß es sich dabei um eine negative Auslese von besonders schweren Fällen, die zum Tode führten, handelt. Daß dabei die bilateralen Formen überwiegen, ist erklärlich. Eine Seitenbevorzugung konnten diese Autoren nicht finden.

Oft gibt der Patient die kranke Seite, die ihn schmerzt, an. Bei den schmerzlosen Formen, also in der Hälfte der Fälle, sollte man sich vom Wunsch nach einer genauen Diagnose nicht zu früh zu unüberlegtem Ureterenkatheterismus hinreißen lassen. Ruhiges Abwarten ist vorzuziehen. Man muß wissen, daß ein urämischer Schub auch bei einseitiger Erkrankung möglich ist. Man nimmt an, daß es sich dabei um Reflexvorgänge handelt, jedenfalls ist eine Urämie durch Verlust funktionierenden Parenchyms dabei unmöglich.

4. Verlauf und Prognose

Der Verlauf der akuten Pyelonephritis ist meistens gutartig. Die Temperatur fällt im Verlauf einer Woche ab, der Urin klärt sich, sobald sich eine Polyurie bemerkbar macht. Die Anzahl dieser benignen Pyelonephritiden zu schätzen, ist absolut unmöglich. Viele leichte, aber typische und an und für sich leicht zu diagnostizierende Pyelonephritiden werden von denen, die befallen sind, als „Grippe" gedeutet und ohne ärztliche Hilfe zu Hause behandelt. Die oligosymptomatischen Formen im besonderen werden als vorübergehende Erkältung oder Übermüdung gedeutet und entgehen erst recht der Diagnose.

MALLORY und ELLIS (1943) finden bei 15% ihrer sezierten Leichen Narben von ausgeheilter akuter Pyelonephritis. McMANUS (1950) meint, daß jeder Erwachsene am Ende seines Lebens mikroskopische Herde chronischer Pyelonephritis aufweist.

Auf alle Fälle dürfen wir mit Sicherheit annehmen, daß die akute Pyelonephritis viel häufiger als die chronische vorkommt; daraus können wir folgern, daß ein großer Teil mit oder ohne Behandlung ausheilt.

Die schweren akuten Fälle, die zum Tode führen können, sind gottlob selten. In COLBYs Statistik (1959), die sich über 9 Jahre erstreckt, figurieren immerhin 2,5% Todesfälle.

Man kann zwei große Gruppen schwerer Fälle unterscheiden. Die Unterscheidung ist selbstverständlich nicht scharf, die zwei Formen sind im Einzelfall ineinander verflochten:

a) die *septische Form*, mit Vorwiegen eines toxischen Zustandes, mit Endokarditis, Myokarditis und Tod an Herzinsuffizienz;

b) die *urämische Form* mit Vorwiegen cerebraler Erscheinungen (Erschöpfung, Unruhe, Kopfschmerzen), die den Patienten unter Umständen in eine psychiatrische Abteilung führen können (BERNING und PRÉVÔT 1952), oder mit Vorwiegen gastro-intestinaler Symptome, die einem Typhus sehr ähnlich sehen.

Eitrige Einschmelzungen der Nierenherde sind häufiger; es sind dies Nierenabscesse, Nierenkarbunkel, Pyonephrosen, Peri- und Paranephritiden. Sie werden später im Zusammenhang besprochen.

Die wichtigste, ja wir möchten sagen, die einzig wichtige Komplikation der akuten Pyelonephritis — die Komplikation, die zum großen Teil von unserer Behandlung abhängt — ist das *Chronischwerden der Pyelonephritis*. Als chronisch werden jene Pyelonephritiden bezeichnet, die nach 3 Monaten noch nicht ausgeheilt sind oder die mehr als einmal rezidivieren. Diese Einteilung der Pyelonephritiden, die nur die Dauer der Erkrankung berücksichtigt, ist sicherlich oberflächlich, aber sie gibt eine Handhabe der Beurteilung. Wir werden später noch darauf zurückkommen.

Folgende *Kennzeichen* müssen verlangt werden, damit von *Heilung* gesprochen werden darf:

Definitives Aufhören der Pyurie, Sterilität des Urins in der Kultur, Fehlen von Albuminurie, normale Temperatur, normale Blutuntersuchungen, insbesondere normale Senkung; bei geschädigter Nierenfunktion muß auch das Normalwerden der Clearances verlangt werden.

Noch einmal sei daran erinnert, daß *mehrere* Urinuntersuchungen, über mehrere Monate verteilt, ein normales Resultat ergeben müssen.

Die *Prognose* hängt vor allem von dem Vorhandensein prädisponierender Faktoren ab, die zu einem Rezidiv führen könnten. Die Schwere der Erkrankung läßt sich aus der Störung des Allgemeinbefindens ablesen; im großen ganzen ist der Allgemeinzustand wenig verändert, wenn einmal die lärmigen Symptome des Anfangs verschwunden sind. Es besteht ein gewisser Zusammenhang zwischen der Anzahl der hohen Fieberzacken und der Ausdehnung der eitrigen Infektion im Parenchym. Dasselbe gilt für den einseitigen oder beidseitigen Befall. Die Schwere der Nierenerkrankung kann ferner in einer quantitativen Bestimmung der Albuminurie abgelesen werden. Wenn diese 2 g in 24 Std überschreitet, muß eine starke Beteiligung der Glomeruli am entzündlichen Geschehen angenommen werden; in dieselbe Richtung weist das Vorhandensein reichlicher granulierter Zylinder sowie das Ansteigen des Harnstoffes.

Die Schwere der Pyurie läßt keine Schlußfolgerung auf die Schwere der Erkrankung zu. Die Leukocyten stammen zum großen Teil aus den abführenden Harnwegen. Man möchte sogar eher sagen, daß eine ausgesprochene Pyurie ein gutes prognostisches Zeichen sei im Sinne eines pus bonum et laudabile.

5. Differentialdiagnose

Die Differentialdiagnose ist leicht, wenn an eine Erkrankung der Harnwege gedacht wird und die Urinuntersuchung aufschlußreich ist. Ist dies nicht der Fall, muß an die Großzahl der akuten fieberhaften Affektionen des Abdomens gedacht werden. Verdacht auf eine *akute Appendicitis* entsteht, wenn die Pyelonephritis rechts sitzt. Im Prinzip sitzt die Druckempfindlichkeit bei der Pyelonephritis höher oben als bei der Appendicitis. Bestehen Koliken, die nach unten ausstrahlen, kann man sich mit dem Anlegen intradermaler Papeln destillierten Wassers helfen.

Werden vier bis fünf solcher Papeln von je 0,1 cm^3 im Verbreitungsgebiet des 12. Intercostalnerven angelegt, verschwinden Schmerzen, ausgehend vom Nierenbecken oder Ureter fast augenblicklich, während solche ausgehend von der Appendix kaum beeinflußt werden. Im übrigen gilt heute wie früher die Regel, daß keine Appendix entfernt werden soll, ohne daß vorher der Urin untersucht wurde. Die retrocöcale Appendicitis, mit ihren urologischen Symptomen stellt häufig ein unlösliches Problem, bis der operative Befund da ist.

Die *akute Cholecystitis* kann auch gelegentlich schwer von der Pyelonephritis zu unterscheiden sein. Die Anamnese und die sorgfältige Palpation des Abdomens erlauben meistens eine vorläufige Diagnose.

Die Differentialdiagnose mit der *Glomerulonephritis* sollte leicht sein. Die Urinuntersuchung, das Vorhandensein oder Fehlen von Ödemen und Hypertonie lassen in typischen Fällen kein Zögern aufkommen. Beim Fehlen anderer Zeichen kann die Asymmetrie der Druckempfindlichkeit der Nieren für Pyelonephritis sprechen.

Kleeman, Hewitt und Guze (1960) fanden in ihrer Serie, daß mehr als die Hälfte ihrer Kranken atypische oder oligosymptomatische Formen aufwiesen. Sie glauben immerhin, daß bei genügender Aufmerksamkeit der Untersucher es in 70% der Fälle möglich gewesen wäre, die korrekte Diagnose zu stellen oder wenigstens zu vermuten, während sie in Wirklichkeit nur in 20% gestellt wurde. Der Grund dieses diagnostischen Unvermögens in einem hochqualifizierten Spitalmilieu liegt einerseits — wie wir schon mehrmals erwähnt haben — im häufigen Fehlen irgendwelcher Symptome, die auf die Harnorgane hinweisen, andererseits im Vorliegen auffälliger Nebenerscheinungen, die die ganze Aufmerksamkeit in Anspruch nehmen.

Eine unerklärliche Fiebersteigerung, das Vorliegen eines toxisch-infektiösen Zustandes ohne Fieber bei einem Greis, unklare, aber doch recht störende gastrointestinale Symptome, der Anstieg einer schon bekannten Hypertonie, eine Albuminurie, das Vorliegen einer makro- oder mikroskopischen Hämaturie sind so viele Fallen in der Diagnose einer immer möglichen Pyelonephritis. Im übrigen haben die eben zitierten Autoren in 4 Jahren 44 Kranke beobachtet, bei denen die zu Lebzeiten diagnostizierte Pyelonephritis bei der Autopsie nicht zu finden war. Es handelte sich um Cystitiden, Glomerulonephritiden, Nephroangiosklerosen. Wie man sieht, ist der Untersucher von diagnostischen Fallen umgeben. *Sein sicherster Führer, vom Anfang bis zum Ende der Erkrankung*, ist die ständig wiederholte Untersuchung des Urinsedimentes: das Vorliegen polynucleärer Leukocyten und granuliert-hyaliner Zylinder, die aus ihren Abfallprodukten entstehen.

6. Behandlung

Die vordringliche Sorge des Therapeuten muß die Angst vor dem Übergang in die Chronizität sein. Er muß zwei Fragen mit Sicherheit beantworten können:

a) Ist die Entwicklung des Krankheitsbildes normal oder bestehen prädisponierende Faktoren?

b) Ist die anscheinende Heilung echt und definitiv?

Im übrigen ist die Behandlung der akuten Pyelonephritis einfach.

1. Die *Allgemeinbehandlung* des infektiösen Syndroms: Bettruhe, einige Tage über den Fieberabfall hinaus eingehalten; flüssig-breiige, reizlose Diät. In diesem Zusammenhang möchten wir in Erinnerung rufen, daß die salzlose Kost nur einen Sinn hat, wenn Hochdruck oder Ödeme bestehen, was bei der akuten Pyelonephritis fast nie der Fall ist. Die Diurese ist anzuregen, ohne zu übertreiben. Je nach der Höhe des Fiebers sind 2—4 Liter täglich notwendig. In schweren Fällen können Infusionen nötig werden: eine allfällige Störung des Elektrolytgleichgewichtes, vor allem die relativ häufige Acidose, wird gleichzeitig korrigiert. An eine genügende Entleerung des Dickdarmes, des Reservoirs der Colibacillen, ist zu denken.

2. Diese Allgemeinmaßnahmen genügen in einer Großzahl der Fälle zur Heilung. Aber heute, wo wir uns so vor dem Chronischwerden der Infektion fürchten, dürfen wir auf die *Chemotherapie* nicht verzichten. Die Sulfonamide sind die Mittel der Wahl bei dieser Infektion, bei der die Colibacillen eine so wichtige Rolle spielen. Wir sind der Ansicht, daß es besser sei, die Sulfonamide nicht schon am ersten Tag der Erkrankung zu verabreichen. Es scheint uns vernünftiger, dem Körper Zeit zu lassen, seine Abwehrmechanismen zu mobilisieren und die Erkrankung ihren natürlichen Verlauf nehmen zu lassen. Die automatische, sofortige Verabreichung von Sulfonamiden scheint uns die Krankheit zu „bleichen"; die Infektion geht in einer abgeschwächten „saprophytischen" Form weiter und es scheint uns, daß sie so eher den Übergang zur chronischen Form findet.

Wir geben deshalb während der ersten 2—4 Tage eine Mixtur von Pyramidon und Urotropin (2 g Pyramidon, 3 g Urotropin in 200 cm³ Wasser mit Korrigens, fünfmal täglich 20 g). Diese Mischung senkt das Fieber, macht die Patienten leicht euphorisch und regt die Ureterperistaltik etwas an. Anschließend folgt eine Sulfonamidkur bis zur völligen Heilung und nicht nur ein Stoß von 10 Tagen Dauer.

Ähnlichen Gedankengängen folgen die Pädiater in der Behandlung des Scharlachs. Seit der Einführung des Penicillins hat der Scharlach seine Schrecken verloren, die Komplikationen sind selten und leicht geworden. Beginnt man bei einem Scharlachkind die Penicillinbehandlung schon am ersten Tage, heilt der Scharlach sehr rasch aus, aber man kann es erleben, daß das Kind 3—4 Wochen später erneut an Scharlach erkrankt, da durch das Coupieren der Infektion die Immunität keine Zeit hatte, sich auszubilden.

Deshalb ist es üblich geworden, die Penicillinbehandlung erst am 4. oder 5. Tag zu beginnen, was die Resultate nicht verschlechtert und die Immunisierung des Patienten nicht stört.

Ist diese Behandlung ungenügend, müssen die pathogenen Keime bestimmt werden, sowie die Antibiotica oder Antibioticamischungen, die auf diese Keime wirksam sind. Diese Resistenzprüfung scheint eine logische und intelligente Grundlage unserer Behandlung zu sein und hat die Hoffnung auf eine spezifische und gezielte Behandlung erweckt. Diese Hoffnung wurde enttäuscht, nicht weil das Prinzip falsch war, sondern weil die Fehlerquellen zu groß sind. Diese Untersuchungen sind zudem zeitraubend und ihre Resultate können nicht immer abgewartet werden. Neuere Methoden, auf der Reduktion des Hämoglobins fußend (Jackson et al. 1955), können diesen Nachteil umgehen und ergeben ein Resultat in einigen Stunden (Mian 1959).

Die modernen Autoren (Reubi 1960, Martin, Nichols und Cook 1959) geben an, daß sie die Resistenzprüfung nur berücksichtigen, wenn sich das erstverordnete Medikament als wirkungslos erweist; Voraussetzung für den Gebrauch des vorgeschlagenen Antibioticums ist folgendes: Das Medikament darf nicht notorisch unwirksam sein, wie z. B. das Terramycin gegen den B. proteus (Reubi 1960). Es muß vom Patienten vertragen werden und die vorgeschlagenen Kombinationen müssen synergisch und nicht antagonistisch sein (Flippin und Eisenberg 1954).

Man darf sich mit Recht fragen, ob der allgemeine Gebrauch der Resistenzprüfung nicht ein falsches Gefühl der Sicherheit gibt und dadurch mit ein Grund zum häufigen Übergang der akuten Pyelonephritis in die Chronizität ist.

3. *Drainage.* In den Fällen, wo der Heilungsverlauf nicht normal vor sich geht, wo die Fieberschübe sich wiederholen, wo Schmerzanfälle auftreten, muß man sich fragen, ob nicht irgendwo eine *infizierte Stase* besteht. Die altehrwürdige Regel unserer Vorfahren: „ubi pus, ibi evacua" hat alle Fortschritte der modernen Medizin überlebt. Eine infizierte Stase kann nicht ausheilen, wenn der Abfluß nicht sichergestellt ist.

Es besteht mit Recht die Vorschrift, daß man im akuten Stadium die instrumentellen Manipulationen vermeiden solle; daß Blasen- und Nierenbeckenspülungen nur Schaden stiften können. Aber wenn eine Entleerungsstörung bei infiziertem Harn nachgewiesen ist, so ist die Wiederherstellung eines gesicherten Abflusses mit mechanischen Mitteln ein unbedingtes Erfordernis. Das gilt für die überdehnte Blase des Prostatikers, für den Ureter und das Nierenbecken beim Steinkranken, um nur die häufigsten Beispiele anzuführen.

4. Mit Absicht erwähnen wir die wiederholte und über Monate fortgeführte *Urinkontrolle,* eine diagnostische Maßnahme, im Kapitel Therapie. Wir möchten noch einmal betonen, daß die beste, ja fast *einzige wirksame Behandlung einer großen Anzahl chronischer Pyelonephritiden im Ausheilen des ersten akuten Schubes besteht.*

Es ist leider eine Tatsache, daß unzählige Behandlungen von Harninfektionen abgeschlossen werden ohne Untersuchung des Urins, geschweige einer Urinkultur. Es ist in diesem Moment, wo alles ruhig und friedlich erscheint, die Gefahr eines Chronischwerdens der Pyelonephritis am größten. Hier findet sich der kritische Punkt der Erkrankung und nicht im akuten Anfang.

Diese monatelang dauernde Nachkontrolle der Heilung scheint heute noch das einzige Mittel zu sein, die alarmierende Zahl der chronischen Pyelonephritiden und die daraus resultierenden zum Tode führenden Schrumpfnieren zu vermeiden.

7. Resultate

Wie wir schon früher sagten, sollte eine unkomplizierte akute Pyelonephritis ohne weiteres ausheilen, vor allem, wenn die Behandlung korrekt, d. h. lange genug durchgeführt wurde.

COLBYs Statistik (1959) aus seinem Material der Jahre 1948—1956 im Massachusetts General Hospital zeigt 90% Heilungen und 10% schlechte Resultate, davon 2,5% Todesfälle. Es ist nicht zu vergessen, daß es sich dabei um eine Auslese der schweren Fälle handelte, die eine Hospitalisation nötig machten. Andererseits ist zu bemerken, daß viele geheilte Kranke nicht nachkontrolliert werden konnten und daß die Anzahl der Rückfälle unter ihnen nicht bekannt ist.

Andere neue Arbeiten geben Grund zu einem gewissen Pessimismus. JACKSON, POIRIER und GRIEBLE (1957) schätzen die Anzahl der Rezidive nach akuter Pyelonephritis auf 50%, trotzdem sich anfänglich 70% günstig entwickelten. Nur ein Viertel der chronischen Pyelonephritiden kann auf Heilung hoffen. Wenn man es anders berechnet, muß man zugeben, daß drei Viertel von 50%, also ein Drittel aller akuten Fälle in eine unheilbare chronische Pyelonephritis übergehen. DOCK und GUZE (1959) kontrollierten 30 Frauen 2—5 Jahre nach einer geheilten akuten Pyelonephritis. 27 davon zeigten keinerlei subjektive Krankheitszeichen. Die quantitative Untersuchung des Urinsedimentes zeigte bei acht Patientinnen eine Harninfektion, die drei, die sich krank fühlten, inbegriffen. Die Urographie war bei sechs von diesen acht normal. Bei einer fand sich eine beidseitige Doppelniere, eine Patientin konnte nicht geröntgt werden. Dieser Befund von acht persistierenden Infektionen, Jahre nach „Heilung" einer akuten Periode, vergleicht sich gut mit dem *Drittel der Fälle, die in das chronische Stadium übergehen,* der soeben zitierten Arbeit von JACKSON et al.

Das Problem ist ungelöst; es ist wichtig. Es ist zu hoffen, daß wir heute, wo das Interesse daran überall erwacht, wo die Untersuchungsmethoden gleichmäßiger und infolgedessen besser vergleichbar werden, allmählich der Lösung näher kommen werden.

Wie auch immer und von welchem Blickwinkel aus wir das Problem der akuten Pyelonephritis betrachten, kommen wir zur selben Schlußfolgerung: *Das Resultat hängt unmittelbar zusammen mit der Gründlichkeit, mit der wir versuchen, eine definitive Heilung mit Hilfe immer wiederholter Urinuntersuchungen zu bestätigen.*

II. Chronische Pyelonephritis

1. Allgemeinsymptome

Allgemeinsymptome, die auf eine bestehende chronische Pyelonephritis zurückzuführen sind, können während Jahrzehnten fast unbemerkt bleiben. Die Klagen, die der Arzt beim sorgfältigen Aufnehmen der Anamnese zu hören bekommt, sind zum Verzweifeln verworren und vage, vor allem bei Frauen, die sich der Menopause nähern. Es handelt sich um *Depressionen:* unbestimmtes Unwohlsein, Ermüdbarkeit und Müdigkeit (die Patientinnen geben oft an, daß sie sich morgens müder fühlen als vor dem Einschlafen), Kopf- und Rückenschmerzen. Alle diese Symptome haben sich so langsam und unmerklich eingestellt, daß die Patientinnen sich daran gewöhnt haben und die Klagen gerne verschweigen, um nicht als neurotische Persönlichkeiten zu gelten.

Der oder besser die Kranke gibt dem Beobachter deutlich den Eindruck schlechter Gesundheit, den Eindruck eines *toxischen Zustandes*, der sich von Jahr zu Jahr verschlimmert.

Nach der heute als klassisch angesehenen Beschreibung von Longcope (1937) klagte die Patientin in der Vergangenheit über geringe Leistungsfähigkeit, Unterernährung, *Untergewicht*, obschon die fetten Pyelonephritikerinnen keineswegs selten sind. Die bleiche, etwas graue Gesichtsfarbe kann auffallen, ebenso die Trockenheit der Haut und die Exsikkation, die die Hautfalten nach Klemmen längere Zeit bestehen läßt.

Die *gelbliche Gesichtsfarbe*, die erst auftritt, wenn die Erkrankung schon sehr lange Zeit besteht, erinnert an einen Morbus Addison, an den übrigens auch die Adynamie mahnt. Berning (1952) hält den von einem Tag zum anderen stark wechselnden Gesichtsausdruck für wichtig, ebenso die Säcke unter den Augen.

Die *Temperatur* ist in der Regel normal, gelegentlich subfebril mit unerklärlichen Zacken.

Der *Puls* zeigt nichts Besonderes, außer wenn eine Hypertension besteht.

Der *Blutdruck*, über den in einem eigenen Kapitel gesprochen wird, ist in einem Drittel bis zu einer Hälfte der Kranken erhöht.

Ödeme bestehen in der Regel nicht, obschon das Gesicht, wie soeben erwähnt, gelegentlich etwas gedunsen aussehen kann. Die Knöchelödeme sind so selten und uncharakteristisch, daß es sich nicht lohnt, eine eigene, ödematöse Form der chronischen Pyelonephritis zu beschreiben, wie es Bertrand-Fontaine, Schneider und Nenna (1954) gemacht haben. In den vorgeschrittenen Fällen besteht meist eine *Polyurie*.

2. Organsymptome

Wie bei der akuten Pyelonephritis, stehen auch bei der chronischen oft die Symptome von seiten des *Verdauungstraktes* an erster Stelle. Es sind dies Übelkeit mit Kopfschmerzen, häufiges Erbrechen, Appetitlosigkeit mit entsprechendem Gewichtsverlust; alle diese Symptome treten wohlgemerkt auch ohne Urämie auf. Brod (1957) hält sie für toxische Folgen der bestehenden chronischen Infektion. Die *Verstopfung* ist sehr häufig und spielt wahrscheinlich eine nicht zu unterschätzende ätiologische Rolle. Man findet aber auch — gelegentlich im Wechsel — eine Vielzahl von *Durchfällen*, verursacht durch abnorme Fermentation und Fäulnisvorgänge und, selten in unseren Breiten, parasitäre Erkrankungen des Darmes.

Kurzatmigkeit findet man erst in vorgeschrittenen Stadien der Herzinsuffizienz infolge Hypertonie; in diesen Fällen kann man auch den charakteristischen urämischen Foetor wahrnehmen.

Bei der Aufnahme der Krankengeschichte können kleine Zeichen, die auf die Harnorgane hinweisen, nicht genug beachtet werden. Enuresis nocturna et diurna, besonders wenn sie auftrat, nachdem das Kind schon trocken war, „kleine" Blasenkatarrhe oder Nierenbeckenentzündungen während der Schulzeit, Eiweiß im Urin, Schwangerschaftspyelitiden, Blasenstörungen während der Menses, wiederholte „Grippe" mit Rückenschmerzen, Ausscheidung stark riechenden Urins, alle diese Symptome müssen durch Befragung ans Licht gebracht werden.

Blasenbeschwerden sind im Zeitpunkt der Untersuchung nicht häufig. Auch sie sind oft so gering, daß der Patient sie nicht spontan erwähnt. KLEEMAN, HEWITT und GUZE (1960) fanden bei der Autopsie von 39 Patienten mit primärchronischer Pyelonephritis nur zehn Fälle (25%), die zu Lebzeiten Symptome hatten, die auf den Harntrakt hinwiesen, bei 155 Autopsien mit sekundärer Pyelonephritis, die sich auf schon bestehende Störungen des Harntraktes aufpfropften, dagegen zwischen 60 und 70%. NESBIT und CONGER (1942) geben nur 17% an. Es handelt sich dabei meist um Blasensymptome: Pollakiurie, terminale Algurie, aber auch Dysurie, Reizblase, unbestimmte suprapubische oder perineale Schmerzhaftigkeit, Schmerzen in der Urethra. DEROW (1956) glaubt, daß diese Störungen beim selben Patienten von einem Schub zum anderen stark wechseln; dies soll bei anderen Nephropathien nicht vorkommen und könne als differentialdiagnostisches Zeichen verwertet werden.

Rückenschmerzen, „mal aux reins", schlecht zu beschreiben, ohne äußere Ursachen, sind etwas weniger häufig als die urologischen Symptome. Sie werden vor allem während der akuten oder subakuten Schüben der chronischen Pyelonephritis empfunden. Es sind hauptsächlich die Nierenkapsel und die ableitenden Harnwege, die diese Beschwerden auslösen. Die Niere selbst kann ohne Schmerzen völlig atrophieren.

Die *Polyurie* und der daraus entstehende *Durst* treten regelmäßig auf, sobald die Konzentrationsfähigkeit der Nieren leidet. Diese auch während der Nacht andauernde Polyurie verursacht eine Nykturie, die die Patientin beachtet, da sie den Schlaf stört. Tagsüber bleibt sie eher unbemerkt, da sich die Patienten an die reichliche Flüssigkeitszufuhr gewöhnt haben. In seltenen Fällen kann die Diurese bis 8 Liter täglich betragen. Da der Urin im Vergleich zur extracellulären Flüssigkeit hypoton ist, entsteht eine extracelluläre Hypertonie, dadurch Durst, der den Flüssigkeitsverlust ausgleichen läßt.

3. Objektiver Befund

Die Befunde an den Harnorganen sind im allgemeinen bescheiden. Häufig findet sich — vor allem bei Hochdruck und Herzinsuffizienz, bei Anämie — eine auffallende Symptomatologie, die die kausale Pyelonephritis verschleiert. KLEEMAN, HEWITT und GUZE (1969) geben an, daß dies Überwiegen einer extrarenalen Symptomatologie in 70% ihrer nicht diagnostizierten Fälle von Pyelonephritis die Ursache der Fehldiagnose war. Die Wichtigkeit dieser Fehldiagnose ist in praxi nicht so groß, da in diesen vorgerückten Stadien die Behandlung der Nieren unwirksam geworden ist.

Die Zerstörung der Nieren geht — wie schon gesagt — ohne jegliche Schmerzen vor sich. *Die Druckempfindlichkeit der Lenden* findet sich deshalb nur anläßlich eines akuten oder subakuten Schubes, ungefähr bei einem von fünf Patienten. Dieser Schmerz auf Palpation oder Perkussion ist immer asymmetrisch, entweder nur einseitig oder in der Intensität deutlich verschieden von einer Seite zur anderen. Wenn diese Asymmetrie, die der Asymmetrie der Läsionen entspricht, gefunden wird und der Schmerz von den oberen Harnorganen herzurühren scheint, ist das Zeichen für Pyelonephritis fast pathognomisch.

Der *Urin* scheint bei Betrachtung wenig konzentriert, sonst normal. Bei aufmerksamer Betrachtung im durchfallenden Licht wird man aber recht oft kleine Abnormitäten finden: der Urin ist nicht von der glänzenden Transparenz eines wirklich normalen Urins; er ist matt, wenig gelb, etwas irisierend, Veränderungen, die schon durch eine geringe Beimischung von Colibacillen verursacht werden können. Der eigenartig süßlich-faulige Geruch der Bacillen kann ohne große Umtriebe ein wichtiges diagnostisches Zeichen liefern. Basiert die Trübung des Urins auf Pyurie, so wird man auch nach längerem Stehenlassen und erfolgter Sedimentbildung feststellen können, daß der sich darüber befindende Urin trüb bleibt.

Die *Polyurie* ist die Regel. Die Messung der Tagesmenge, die auch bei zu Hause behandelten Patienten mit Leichtigkeit durchzuführen ist, kann einen deutlichen objektiven Hinweis geben.

Eine *makroskopische Hämaturie* kommt häufig vor. Braasch (1938) fand sie 67mal bei 526 Patienten (etwa 13%), Reubi (1960) in der Hälfte seiner Fälle. Es handelt sich dabei um eine einseitige, intermittierende, renale Hämaturie, die gelegentlich erhebliche Intensität erlangen kann. Man muß dabei vor allem an eine Papillenläsion denken in der Höhe der Fornices, die zur Papillennekrose führen kann. Braasch (1938) denkt hauptsächlich an eine Spätkomplikation, die nach 10—20jährigem Krankheitsverlauf auftritt und auf eine granulomatöse Pyelo-Ureteritis zurückzuführen sei.

Vor kurzem machte Reubi (1960) auf die Häufigkeit einer *Hepato-Spleno-megalie* aufmerksam, die er bei vier von 30 Pyelonephritikerinnen fand; in derselben Krankengruppe konstatierte er außerdem drei Splenomegalien und acht Hepatomegalien. Eine Veränderung der Milz, der Leber oder beiden kommt nach diesem Autor also in der Hälfte der Fälle vor. Kleeman, Hewitt und Guze (1960) fanden bei einem Drittel ihrer Fälle (19 von 64) eine vergrößerte Milz mit einem Gewicht von über 250 g, für die keine andere Ursache als die chronische Pyelonephritis zu finden war. Das durchschnittliche Gewicht dieser Milzen, die eine reticulo-endotheliale Hyperplasie und Hämosiderose aufwiesen, betrug 330 g. Der palpatorische Nachweis dieser Vergrößerung dürfte deshalb schwierig zu erbringen sein (Abb. 2).

Beschwerden von seiten des Verdauungstraktes sind — wie schon erwähnt — häufig. Die Betrachtung der Zunge kann ein wichtiges Indiz liefern, wenn man die klassische rote und trockene „*Papageienzunge*" der Harnkranken findet. Dieses Zeichen, das immer eine schon weit fortgeschrittene Nierenfunktionsstörung angibt, ist selten. Liegt Verstopfung oder Zeichen einer Cholecystopathie vor, so kann die Palpation des Colon ein Plätschern oder Gurgeln nachweisen lassen, was die Dilatation des Dickdarmes beweist; im Gegensatz dazu kann auch ein spastisch kontrahiertes Colon ascendens gefunden werden. In diesen Fällen wird die Behandlung des Verdauungstraktes mit Sicherheit die Behandlung der Pyelonephritis unterstützen.

4. Laboratorium

Während die Interpretation des klinischen Bildes sehr von der Aufmerksamkeit des Untersuchers abhängt, können uns die Resultate der Urinuntersuchung feste Grundlagen für die Diagnose geben, vorausgesetzt, *daß sie oft genug wiederholt wird*. Wir haben darüber schon im Kapitel der akuten Pyelonephritis gesprochen. Doch diese Untersuchungen sind so wichtig, daß wir nicht zögern werden, uns zu wiederholen und auf einige Punkte aufmerksam zu machen.

Erstens muß man erwähnen, daß bei der bestehenden Polyurie im verdünnten Urin auch die an und für sich schon seltenen pathologischen Elemente des Urins verdünnt werden und daß deshalb die Untersuchung einen noch blanderen Urinbefund ergibt, als wir ihn sonst schon erwarten dürften; wenn bei einer bestehenden Herzinsuffizienz durch die Behandlung dazu noch die Diurese forciert wird, verstärkt sich die Tendenz zur „Normalisation" des Harnsedimentes.

Die Basis der objektiven Diagnose der chronischen Pyelonephritis ergibt die *Trias:*

Pyurie in sehr veränderlichen Ausmaß.

Coliurie oder Bakteriurie anderer Art, im ganzen erheblicher, als bei der bescheidenen Pyurie zu erwarten wäre.

Stark erhöhte Senkungsgeschwindigkeit der Erythrocyten.

Die wirklichen diagnostischen Schwierigkeiten kommen von den oligosymptomatischen Fällen her, deren Häufigkeit schwer abzuschätzen ist. Es scheint, daß man in ungefähr 20% der Fälle keine Pyurie findet.

JACKSON, GRIEBLE und KNUDSEN (1958) verglichen die Urinuntersuchung von 71 Kranken, die zur Nephrektomie kamen; 41 davon wiesen eine sichere chronische Pyelonephritis auf. 78% derselben waren pyurisch, 22% nicht. Bei den Nephrektomierten ohne Pyelonephritis waren 50% pyurisch.

Die Verbindung von Pyurie mit grob-granulierten hyalinen Zylindern läßt die Diagnose einer chronischen Pyelonephritis wahrscheinlich scheinen, da diese Zylinder von einer intrarenalen Eiterung herstammen. Nach LIPPMAN (1952) bedeuten hyaline Zylinder im distalen Tubulus ausgefallenes Protein. Sind sie granuliert, so bedeutet das Einschluß degenerierter Zellen, Epithelien, weißer oder roter Blutkörperchen. Grobe Granula bedeuten nach KLEEMAN et al. (1960) Abstammung von degenerierten Leukocyten; sie sollen in 75% der akuten Schübe zu finden sein.

JACKSON, GRIEBLE und KNUDSEN (1958) dagegen sind der Meinung, daß diese Zylinder nur selten zu finden seien.

Leukocyten in Ballen sind im übrigen auch als Zeichen einer Beteiligung der Nieren am eitrigen Prozeß anzuschauen.

Eine *mikroskopische Hämaturie* wird nach BERNING und WALTER (1951) in der Hälfte der Fälle gefunden. Sie ist sehr bescheiden im Vergleich zur Pyurie. Dieses Mißverhältnis zwischen roten und weißen Blutkörperchen im Sediment hat nach BROD (1956) eine diagnostische Bedeutung.

Wenn wir zusammenfassen, so können wir sagen, daß das Urinsediment bei der chronischen Pyelonephritis charakterisiert wird durch den von einer Untersuchung zur anderen stark wechselnden Befund, bei dem aber immer *Leukocyten und die von ihnen abstammenden grobkörnig-granulierten Zylinder* als celluläre Elemente im Urinsediment vorherrschen. Die Bedeutung der anderen Zellen im Urinsediment erklärten wir im Kapitel über akute Pyelonephritis. Es sei hier immerhin der mögliche Befund der von ADDIS beschriebenen ovalen Fettkörperchen *(oval fat bodies)* erwähnt. Es sind dies aus den Tubuli stammende degenerierte Epithelien, gefüllt mit kleinen Fetttröpfchen, die bei schwacher Vergrößerung wie ovale schwarze Flecken aussehen; diese Erscheinung wird durch ihren hohen Refraktionsindex hervorgerufen (LIPPMAN 1952). Ihr Vorhandensein bedeutet deshalb ebenfalls eine renale Mitbeteiligung, meist im Sinne einer Nephrose, gelegentlich einer Pyelonephritis (QUINN und ZIMMERMANN 1954). Was die *Sternheimer-Malbin-Zellen* betrifft, so gilt für die chronische Pyelonephritis, was für die akute gesagt wurde (S. 89).

Die *bakteriologische Untersuchung des Urinsedimentes* ist in einem eigenen Kapitel abgehandelt worden. Die mikroskopische Untersuchung des Urinsedimentes kann nur orientierende Hinweise geben. Die damit verbundenen klinischen Fragen müssen aber hier doch wenigstens kurz erwähnt werden.

Es kann eine chronische Pyelonephritis bestehen, ohne daß Bakterien im Urin nachgewiesen werden können: noch häufiger ist aber der Fall, daß im Urin Bakterien gefunden werden, die nicht aus den Nieren stammen: in diesem Falle ist ihre Identifikation absolut wertlos, ob nun eine Pyelonephritis besteht oder nicht.

Es ist schon lange bekannt, daß im distalen Teil der Urethra unzählige Bakterien gefunden werden und zwar gerade die Arten, die meist für eine Harninfektion verantwortlich sind. Was für Vorsichtsmaßnahmen wir auch immer anwenden mögen, jeder Urin, der durch diesen Kanal — mit oder ohne Katheter — entnommen wird, kann durch diese Urethralbakterien beschmutzt sein. Die Wahrscheinlichkeit dieses Risikos wird von Beeson (1955) auf 5—40% geschätzt, in späteren Arbeiten auf 80% (Guze und Beeson 1956, Kass 1956, 1957, Philpot 1956).

Guze und Beeson (1956) verglichen die Urinkulturen von zwölf laparotomierten Patienten, bei denen der Urin gleichzeitig durch Punktion der Blase und durch Katheterismus entnommen wurde. Bei allen war der Punktionsurin steril; der Katheterurin zeigte in der Kultur dreimal Colibacillen, einmal Pseudomonas, also ein falsches Resultat auf drei Untersuchungen.

Monzon, Ory, Dobson, Carter und Yow (1958) machten ähnliche Untersuchungen bei 34 Patienten. Sie verglichen die Resultate der Kultur im Urin der durch Punktion, Katheterismus und die „mid-stream"-Methode entnommen wurde. Der durch Blasenpunktion entnommene Urin blieb in 27 Fällen steril; der Katheterurin in 15 Fällen; der „mid-stream"-Urin dieser 15 Fälle zeigte in 12 Fällen eine positive Kultur. *Die Art, wie der Urin entnommen wird, ist also von ausschlaggebender Bedeutung.*

Überlegt man, wie oft die Entnahmetechnik nicht einwandfrei ist, wie oft die Technik des Katheterismus bei der Frau fehlerhaft ist (Katheterismus im Bett bei einer fetten Patientin und bei ungenügender Beleuchtung, vaginale Versuche vor Einführung des Katheters, ungeübtes Personal usw.), so kann man eine Gänsehaut bekommen beim Gedanken an die „gezielte" Antibioticumbehandlung, die auf so brüchiger Unterlage aufgebaut wird. Die Folge davon ist die Bagatellisation der Urinkulturbefunde. Ein technisch fehlerhafter Katheterismus gibt fast sicher falsche Kulturresultate, kann eine bis zu diesem Moment sterile Blase infizieren und bei ungünstigen Umständen dem Kranken bleibenden Schaden zufügen. Die Folge ist eine Ablehnung des Katheterismus bei vielen Klinikern, die einerseits sichere Untersuchungsresultate wünschen, andererseits das Risiko der Infektion fürchten. Wir haben das Problem im Kapitel akute Pyelonephritis in einiger Ausführlichkeit besprochen (S. 91).

Cottier, Strausak und Hiltbold (1958) beschränken sich deshalb auf einen einzigen diagnostischen Katheterismus bei der Frau 14 Tage nach Abschluß der Behandlung. Dieses Vorgehen hat den offensichtlichen Nachteil, gegen den Imperativ häufiger Kontrollen während langer Zeit zu verstoßen.

Clabaugh und Rhoads (1957) benützen bei der Frau einen Doppelkatheter; der äußere wird nur 2 cm weit eingeführt, der innere, dünnere nimmt den Urin ab. Diese Methode, einfach und wirkungsvoll, würde eine weitere Verbreitung verdienen. Sie hätte ferner den Vorteil, dem Personal klarzumachen, daß der Katheterismus eine diffizile Untersuchungsmethode ist, die eine große Sorgfalt erfordert.

Durch die Überlegenheit der Blasenpunktion über die anderen Entnahmemethoden und durch ihre Harmlosigkeit bei stark gefüllter Blase sollte sie bei wichtigen Fällen häufiger angewendet werden.

Die Notwendigkeit, eine echte Harninfektion von einer zufälligen und vorgetäuschten Bakteriurie unterscheiden zu können, hat zu der eleganten und den Patienten in keiner Weise belastenden Methode der *Zählung der Bakterien* durch eine quantitative bakteriologische Untersuchung geführt. Unglücklicherweise braucht diese Methode eine reichliche Dotation des bakteriologischen Laboratoriums mit Fachpersonal. Sie ist deswegen einstweilen erst in großen Zentren zur Routine geworden. Zahlreiche Untersucher haben sich mit dieser Methode beschäftigt, nachdem sie von MARPLE (1941) eingeführt wurde. Wir zitieren KASS et al. (1957), JACKSON, GRIEBLE und KNUDSEN (1958), MONZON et al. (1958), SANFORD (1959), RILEY (1958) aus einer Vielzahl.

Die Einigkeit ist heute erreicht, daß *100000 Bakterien pro Kubikzentimeter Morgenurin* die obere Grenze bei einer zufälligen Bakteriurie seien. Es ist unbedingt notwendig, den ersten Urin, den der Patient morgens löst, zur Kultur zu verwenden. Der Urin hat dann einige Stunden in der Blase — wo die Bakterien sich sehr rasch vermehren — stagniert, so daß auch sehr bescheidene Infektionen entdeckt werden können. Eine Vergleichung der Kulturen, die gleichzeitig aus der Blase und dem Nierenbecken entnommen werden, kann eine Zahl von $10^4/cm^3$ im Nierenbecken und $10^8/cm^3$ in der Blase ergeben. Da andererseits die bei der Urethralpassage des Urins ihm beigemengten Bakterien keine Zeit zur Vermehrung finden, ist der Katheterismus für die Zählung der Bakterien unnötig; es genügt bei Mann und Frau die „mid-stream"-Methode. Eine selbstverständliche Vorbedingung für die Gültigkeit der Methode ist das *sofortige Anlegen der Kultur* nach Abnahme des Urins (innerhalb 30 min). Ein Stehenbleiben der Gefäße vor dem Transport oder im Laboratorium macht die Methode wertlos.

Nach KLEEMAN, HEWITT und GUZE (1960) können unausgewählte Patienten in zwei Gruppen geteilt werden:

Gruppe I enthält die Patienten, deren Urin weniger als 10000 Keime pro Kubikzentimeter enthält. Sie klagen im allgemeinen nicht über die Harnorgane und nichts läßt auf eine Harninfektion schließen. Die gefundenen Keime sind meistens Staphylokokken „epidermidis", Enterokokken oder andere Streptokokken und diphtheroide Stäbchen. Diese Flora wechselt stark von einer Untersuchung zur anderen.

Bei *Gruppe II* findet man mehr als 100000 Keime pro Kubikzentimeter. Diese Patienten haben in der Hälfte der Fälle in der Vorgeschichte Beschwerden, die auf die Harnorgane hinweisen. Man findet deutliche Zeichen von Harninfektion. Die gefundenen Keime sind meist gramnegativ. Von einer Kultur zur anderen findet man meist dieselben Keime.

Die Erfahrung zeigt (KASS et al. 1958), daß nur 3% der Fälle eine Keimzahl zwischen 10000 und 100000 aufweist. Im allgemeinen erlaubt eine zweite Untersuchung dieser Ausnahmefälle ohne weiteres die Einordnung in eine der genannten Gruppen.

Wie man sieht, hat diese Untersuchungsmethode ungeheure Vorteile und wir können bloß ihre rasche Verbreitung wünschen. Dieser stehen der benötigte Arbeitsaufwand durch spezialisiertes Personal und die Notwendigkeit ganz exakter Methodik entgegen[1].

SCOTT (1958) hält die Limite von 100000 Keimen pro Kubikzentimeter Urin für zu hoch. Das Resultat der Keimzählung wird durch verschiedene Faktoren beeinflußt: Ausschaltung eines entzündlichen Herdes, Medikation, Polyurie und Pollakiurie, Änderung des p_H, gegenseitige Beeinflussung verschiedener Keime usw. Auch wenn man diese Störfaktoren in Betracht zieht, gibt die Methode doch unabhängig von irgendeinem Symptom fast immer Sicherheit über das Vorliegen oder Fehlen einer Harninfektion.

Die Urinuntersuchung mit dem *Griess'schen Reagens* (Colitest) liefert ebenfalls häufig einwandfreie Resultate auf sehr rasche und einfache Weise. Diese Reak-

---

[1] HOEPRICH veröffentlichte 1960 eine vereinfachte Methode, wobei normale Harnkulturen in Petrischalen mit genau kalibrierten Ösen angelegt werden. Dieses Verfahren leistet uns seit einigen Monaten wertvolle Dienste.

tion beruht auf der Fähigkeit der meisten im Urin vorkommenden Bakterien, das im Harn vorhandene Nitrat in Nitrit zu verwandeln. Dieses Nitrit gibt in Gegenwart des Reagens eine rote Färbung des Urins. Escherichia coli, Aerobacter aerogenes, Proteus vulgaris, Staphylococcus albus und aureus können so gefunden werden. Nach Kahler und Guze (1957) bekommt man in Gegenwart von 10^6 Keimen pro Kubikzentimeter eine sofortige und stabile Reaktion. Mit weniger Keimen tritt die Reaktion verspätet — nach mehreren Stunden — auf und verliert viel von ihrem Wert.

Wie schon gesagt, kann trotz Vorliegen einer Pyelonephritis die Urinkultur steril bleiben. Colby (1959) fand dies in 3%, Berning und Prévôt (1952) in 30% ihrer Fälle. Beim Studium dieser Arbeiten fällt aber auf, daß meistens nur eine Kultur, kurz vor dem Tode des Patienten, angelegt wurde.

Wir möchten ferner noch daran erinnern, daß Pseudomonas aeruginosa, Proteus vulgaris, einige Stämme von Escherichia coli, Staphylococcus und Haemophilus influenzae *harnstoffspaltend* sind und deshalb die Bildung von Steinen begünstigen können. Beim Vorliegen solcher muß bei der Untersuchung an diese Eigenschaft einiger Bakterien gedacht werden.

Bevor wir uns der Untersuchung der *Nierenfunktion* zuwenden, möchten wir ihre Pathophysiologie bei der Pyelonephritis kurz und vereinfacht darstellen. Es ist seit langem bekannt, daß die Läsionen bei dieser interstitiellen Nephritis vor allem den tubulären Apparat, und zwar seinen distalen Teil schädigen. Diese Erkenntnis ist aber nur teilweise richtig. Auf den histologischen Schnitten ist das normale Aussehen der Glomeruli inmitten der Zerstörung der Tubuli sehr auffallend. Kleeman et al. (1960) weisen aber darauf hin, daß diese Glomeruli nicht mehr funktionieren; sie haben noch eine genügende Blutversorgung, um morphologisch normal zu erscheinen; aber, praktisch vom Rest ihres Nephrons abgeschlossen, sind sie funktionslos geworden.

Der Fortschritt der Erkrankung kann mit einer fortschreitenden Amputation des Parenchyms verglichen werden. Die funktionelle Masse der Niere wird sukzessive immer kleiner, aber das Gewebe, das noch funktioniert, funktioniert normal. Die im Verlauf der Erkrankung normal bleibende filtration fraction weist darauf hin. Da der Mensch mit einem Viertel einer Niere noch überleben kann, begreift man den jahrzehntelang dauernden Verlauf der Erkrankung. Im terminalen Stadium ist es übrigens oft ein kleiner glomerulonephritischer Schub, der die letzten filtrierenden Elemente zerstört und zum Tode führt.

Trotz dieser Einwände steht fest, daß die Tubuli zuerst leiden und daß ihr Ausfall verschiedene Änderungen der Zusammensetzung von Blut und Urin zur Folge hat. Diese Veränderungen sind verschieden, je nach dem Grad der Niereninsuffizienz. Die Konzentrationsfähigkeit leidet zuerst und verursacht die charakteristische Hypo-, dann Isosthenurie der Pyelonephritiker, die sich klinisch in Polyurie und Durst bemerkbar macht. Der dadurch verursachte Salzverlust bleibt klinisch lange stumm, da er kompensiert wird. Erst wenn diese Kompensation durch urämisches Erbrechen oder durch eine unglückliche Verordnung salzloser Kost verunmöglicht wird, tritt sie klinisch in Erscheinung.

Die am häufigsten beobachtete Elektrolytstörung ist die *hyperchlorämische Acidose*. Sie ist charakterisiert durch das Absinken des Bicarbonatspiegels im Plasma, ohne Veränderung des Blut-p_H; die Chloranionen ersetzen die Bicarbonatanionen, daher der Name „hyperchlorämisch". Die Pathogenese dieses Syndroms ist schlecht geklärt, da wir nicht wissen, ob ein spezifischer Transfermodus existiert, der eine Reabsorption des Chlors regelt. Man darf immerhin annehmen, daß beim Fehlen einer genügenden Menge Bicarbonat, das sich mit dem Natrium zur Rückresorption im Tubulus verbinden soll, an seiner Stelle stabile Anionen in den Organismus zurückkehren. Unter diesen nimmt das Chlor einen besonderen Platz ein, da es ein monovalentes, leicht diffundierendes Ion ist, das in der Tubulusflüssigkeit in einer erheblich größeren Konzentration als die anderen Ionen vorkommt (HAMBURGER et al. 1962).

Das Elektrolytmuster der hyperchlorämischen Acidose im Blut ist gut bekannt: die Alkalireserve ist erniedrigt, das Chlor ist erhöht, Natrium und Kalium normal oder leicht von der Norm abweichend, das Kalium eher leicht erhöht; das Calcium ist erniedrigt, auch ohne Hypercalciurie, der Phosphor erhöht, die alkalische Phosphatase normal oder leicht erhöht. EHRLICH und ZINNER (1959) haben im Gegensatz dazu in ihren Fällen chronischer Pyelonephritis eher erniedrigte Werte alkalischer Phosphatase gefunden. Das *Natrium* kann retiniert oder im Übermaß ausgeschieden werden. Im ersten Fall handelt es sich meist um präterminale Stadien glomerulärer Läsionen. Im zweiten Fall werden die Verluste lange Zeit durch die Ernährung kompensiert, solange nicht — wie schon gesagt — Erbrechen oder ungeschickte Verordnung salzloser Kost das labile Gleichgewicht stören. Die Fälle sehr großer Salzverluste, die den Salzdiabetes *(salt loosing nephritis)* verursachen, sind sehr selten.

Das *Kalium* ist eher erhöht; dies muß man wahrscheinlich seiner mangelnden Sekretion in den distalen Tubuli zuschreiben. *Phosphate* und *Sulfate* wie auch *Harnstoff, Harnsäure* und *Kreatinin* werden allmählich ungenügend ausgeschieden und ihr Spiegel im Blut erhöht. Es ist interessant, daß nach KLEEMAN et al. (1960) im präterminalen Stadium, wenn die filtrierende Oberfläche ungenügend wird, die hyperchlorämische Acidose verschwindet und einer Retentionsacidose weicht.

Nach dem Vorausgehenden ist leicht verständlich, daß die Bestimmung des Harnstoffes, des Reststickstoffes oder des Kreatinins im Blut nur sehr grob annähernde Werte der Nierenfunktion wiedergibt, da diese Werte erst bei sehr stark geschädigter Nierenfunktion über die Norm ansteigen. REUBI (1960) nimmt an, daß ein Reststickstoff von über 40 mg-% oder ein Harnstoff von über 85 mg-% einem Glomerulusfiltrat von weniger als 60 cm³/min entspricht.

Ein Plasmakreatinin von 1,5 mg-% entspricht einer Nierenfunktion von 50%, ein solches von 2 mg-% einer um zwei Drittel erniedrigten Nierenfunktion (EFFERSOE 1957, bestätigt von REUBI 1960).

Die *Phenolsulphonphthaleinprobe*, die annähernd quantitative Werte über die Funktion des proximalen Tubulus ergibt, und die *Verdünnungs- und Konzentrationsprobe nach* VOLHARD, die gleichzeitig über die Funktion der Zirkulationsorgane und des distalen Tubulus orientiert, genügen als Nierenfunktionsprüfungen, wenn bei einem Pyelonephritiker ein operativer Eingriff geplant wird. LAPIDES und BOBITT (1958) verglichen die Werte der Harnstoff- und Kreatininclearance mit den Werten der intravenösen Phenolsulphonphthaleinprobe. Sie fanden, daß die Werte der letzteren den Clearancewerten entsprechen, solange sie im Bereiche der Norm (25—40%) oder nur mäßig erniedrigt sind (mindestens 15% innerhalb 15 min). Unterhalb 15% werden die Fehlerquellen zu groß und die Werte unzuverlässig. Zu den gleichen Schlußfolgerungen kommt auch COTTIER (in REUBI 1960).

Will man jedoch eine genaue Bilanz der chronischen Pyelonephritis aufstellen, vor allem aber ihre Entwicklung verfolgen, so kann man auf die *Inulin- und Paraaminohippursäureclearance* nicht verzichten. Diese vermindern sich parallel zum Verlust funktionierenden Parenchyms. Die filtration fraction bleibt dabei meist normal, selten etwas erhöht, kaum je erniedrigt. Die Wiederholung dieser Clearanceuntersuchungen gibt am getreulichsten die Entwicklung der Krankheit und den Verlust an funktionierendem Parenchym wieder. Wird die *Clearance-*

untersuchung am separierten Nierenurin durchgeführt, kann die Asymmetrie der Funktion beider Nieren gefunden werden, die so charakteristisch für die Pyelonephritis ist. Leider erlaubt der heutige Stand der Technik eine sichere quantitative Abnahme des Nierenurins noch nicht. Die Zusammensetzung des separierten Nierenurins werden wir im Kapitel Hypertension besprechen (S. 126).

Eine *Anämie*, normochrom oder leicht hypochrom, wird bei der chronischen Pyelonephritis, wie auch bei anderen chronischen Nephropathien regelmäßig gefunden. Eine Anämie, für die man keine andere Ursache findet, muß an eine Nephropathie — vor allem eine Niereninsuffizienz — denken lassen. Sie folgt grosso modo den Schwankungen der Niereninsuffizienz (Kaye 1958). Diese Anämie hat wahrscheinlich gleichzeitig mehrere Ursachen: Blutung, Hämolyse, aber vor allem zu geringe Produktion von Erythrocyten. Neuere Untersuchungen über das *Erythropoietin* (Jacobson, Goldwasser, Fried und Plzak 1957) haben gezeigt, daß diese Substanz, die im Plasma der anämischen Kranken meist erhöht ist, im Plasma der Patienten mit chronischer Niereninsuffizienz nicht nachgewiesen werden kann. Sie scheint hauptsächlich in den Nieren synthetisiert zu werden, wahrscheinlich durch das Endothel der Nierengefäße (Gurney 1960). Man sieht hier auch eine mögliche Erkärung für die gelegentlich bei Nierentumoren vorkommende Polycythämie.

Das *Serumeisen* ist meist erniedrigt — oft sogar beträchtlich —, ohne daß ein direkter Zusammenhang mit dem Grad der Anämie besteht.

Die Hämatopoiese zeigt also sehr bemerkenswerte Störungen.

Die *Senkungsgeschwindigkeit* ist regelmäßig erhöht, meist sogar ganz außerordentlich. Werte über 100 mm in der ersten Stunde sind häufig. Wenn weder Krebs, rheumatische Affektionen oder eine offensichtliche Infektion besteht, muß beim Vorliegen solcher Werte an eine intrarenale Suppuration gedacht werden.

Die *Blutkultur* wird außerhalb heftiger, akuter Schübe immer steril gefunden.

Die *Nierenpunktion* wird immer häufiger angewendet und ist vielerorts zur Routinemethode geworden. Ihre Technik ist geregelt, die Risiken — wenn man Hydronephrosen und Nierentumoren von der Punktion ausschließt — nicht übermäßig hoch. Es sind immerhin mehrere Todesfälle beschrieben; wir haben selbst einen erlebt, was uns außerordentlich vorsichtig gemacht hat.

Die Nierenbiopsien haben unsere Kenntnis der Nephropathien erheblich gefördert. Sie geben sehr oft eine sichere Diagnose, oft auch die Prognose; es ist die einzige Methode, die über den Zustand der Gefäße zuverlässige Auskunft gibt. Kellow, Cotsonas, Chomet und Zimmerman (1959) machten 308 Nierenpunktionen bei der geöffneten Leiche, also unter Bedingungen, die ideal für die Vermeidung nichtssagender Punktionen sind. Sie fanden, daß in 76% das entnommene Fragment eine zuverlässige Auskunft über den Zustand der ganzen Niere gibt und konnten in 69% eine korrekte Diagnose stellen. Vom praktisch-klinischen Standpunkt aus darf man aber von der Nierenpunktion nicht allzu viel erwarten. Beim Lebenden kann man nur den unteren Pol der Niere punktieren. Bei beginnender Pyelonephritis, wenn die Resultate der Punktion am wertvollsten wären, wird man deshalb oft nur normales Gewebe entnehmen können.

Kleeman, Hewitt und Guze (1960) finden, daß in ihrem Material die Punktion oft eine zweifelhafte Diagnose geklärt hat, aber daß dadurch weder die Therapie noch die Prognose geändert wurde.

Die bakteriologische Untersuchung des durch Punktion der Niere gewonnenen Gewebes gibt weniger befriedigende Resultate als die histologische Untersuchung. Kipnis, Jackson, Dellenbach und Schönberger (1955) finden in 13 Fällen von chronischer Pyelonephritis nur zwei Biopsien mit positiver Kultur. Jackson,

POIRIER und GRIEBLE (1957) finden in 50 Fällen nur ein Drittel positiver Kulturen im Punktionsgewebe.

Zusammenfassend darf gesagt werden, daß die Nierenpunktion imstande ist, sehr wertvolle Aufschlüsse zu liefern, daß sie aber doch zu wenig zuverlässig ist, um als Routinemethode eingeführt zu werden und nur mit strenger Indikation angewendet werden sollte.

Die *Stuhluntersuchung* sollte nicht vernachlässigt werden. Die Entdeckung eines Colon ascendens- oder Coecum-Syndroms (breiiger Stuhl, Vermehrung der Cellulose, der Stärke, der Bakterien, jodophiler Hefe und Stercobilin) ist sicher von großem therapeutischen Interesse.

Den *bakteriologischen Untersuchungen* ist ein eigenes Kapitel gewidmet. Wir wollen hier nur einige kurze, klinisch wichtige Hinweise geben.

Escherichia coli ist der Keim, der in 70—80% der Fälle gefunden wird. Dies war z. B. der Fall im Material COLBYs (1959). Er fand 80% der Urine mit Coli infiziert, 20% waren reine Coliinfektionen, 60% gemischte; hierbei handelte es sich um *Mischinfektionen* mit Proteus vulgaris und Pseudomonas aeruginosa. Diese Mischinfektionen waren fast alle antibioticaresistent. JACKSON, POIRIER und GRIEBLE (1957), die ihre Nierenpunktionen bakteriologisch untersuchten, fanden in den chronischen Fällen eine Mehrzahl von grampositiven Keimen; die gramnegativen waren beim Auftreten eines akuten Schubes vermehrt zu finden. JACKSON, DELLENBACH und KIPNIS (1955) führen diese Verhältnisse auf die allgemeine Verwendung von Breitspektrumantibiotica zurück, die die empfindlichen Colibacillen zurückgedrängt haben. Die Nierenveränderungen — hervorgerufen durch die einen oder anderen Keime — unterscheiden sich in keiner Weise und verdienen wirklich den Namen unspezifisch. Beim Versagen der Antibiotica infolge aufgetretener Resistenz sind sie rascher progressiv. BRAASCH (1938) gibt abweichend davon an, daß beim Vorliegen gramnegativer Keime die Peripyelitis häufiger sei; er schließt dies aus dem vermehrten Auftreten deformierter Kelche im Röntgenbild. Die grampositiven Keime sollen eine häufigere Periureteritis und dadurch zahlreichere röntgenologische Veränderungen des oberen Ureters verursachen. Diese Unterschiede sind in den letzten 20 Jahren von keinem Untersucher bestätigt worden.

5. Ätiologie

Die Ätiologie ist in einem einleitenden Kapitel im Zusammenhang besprochen worden.

Infektiöse Herde in der Nachbarshaft, in Genitalorganen und im Darm müssen sorgfältig gesucht werden. Die männliche und weibliche Adnexitis ist nicht selten ebenso wie Stase und Fäulnisvorgänge im Darm.

Die *entfernten infektiösen Herde*, Zähne, Tonsillen, Sinus müssen ebenfalls bekannt sein, obgleich ihre Bedeutung bei der Pyelonephritis nicht so groß ist wie bei der Glomerulonephritis.

6. Diagnose

Sie läßt sich weitgehend aus den schon beschriebenen Symptomen und Laborbefunden ableiten. Von äußerster Wichtigkeit ist die *Suche nach einer Stase im Inneren der Harnorgane durch eine genaue urologische Untersuchung*. JACKSON, POIRIER und GUZE (1958) prüften, wie oft eine Pyelonephritis die häufigsten urologischen Erkrankungen kompliziert. Sie fanden Pyelonephritis: bei der Steinerkrankung in 85%, bei der Hydronephrose in 83%, bei anderen kongenitalen Anomalien, die Stase verursachen in 50%, bei Carcinomen der Harnwege in 7%.

Bedenken wir, daß im Gegensatz zur akuten Pyelonephritis die Prognose der chronischen Pyelonephritis erheblich gebessert werden kann, wenn eine komplizierende Stase gefunden und beseitigt wird, so rechtfertigt sich die Mühe und Unannehmlichkeit der urologischen Untersuchung für Patient und Arzt.

Die *instrumentelle Untersuchung*, die bei der akuten Infektion nicht zu empfehlen ist, ist deshalb bei der chronischen Pyelonephritis indiziert. Zudem ist sie viel harmloser, da sie kaum riskiert, die Infektion aufzupeitschen.

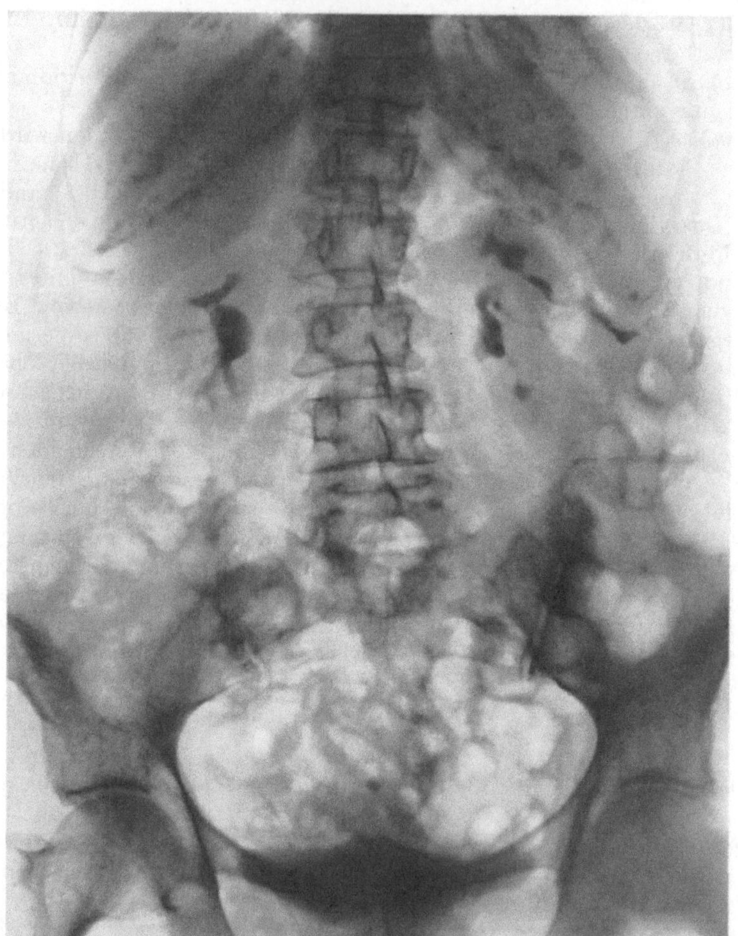

Abb. 2. Intravenöses Pyelogramm, 36 min nach Injektion des Kontrastmittels. Deutliche Hepatosplenomegalie. Asymmetrische Verkleinerung beider Nierenschatten mit erheblichem Parenchymverlust. Die Umrißlinien zeigen narbige Einziehungen. Verschiedene Kelchveränderungen.

Die *einfache Cystoskopie* zeigt eine Mitbeteiligung der Blase oder des untersten Ureterabschnittes. Der Befund einer chronischen Cystitis weist auf eine lange Dauer der Pyelonephritis hin, der Befund einer krankhaften Uretermündung auf die erkrankte Seite. Die Urethroskopie kann die Cystoskopie ergänzen. Die Prüfung der Ausscheidung des Indigocarmins gibt auf einfachste Weise sehr wertvolle Hinweise; man muß aber daran denken, daß die Zeit bis zum ersten Blauaustritt lange Zeit normal bleibt und daß eher die Differenz in der Intensität diagnostisch aufschlußreich ist.

Die *Urinseparation* mit mikroskopischer und kultureller Untersuchung des Urins — eventuell mit Funktionsprüfungen verbunden — kann wertvollste Aufschlüsse geben.

Die grundlegende Untersuchung ist aber sicher die *Urographie*. Solange der Harnstoff im Blut 100 mg-% nicht überschreitet, solange das spezifische Gewicht des Urins 1015 erreicht oder überschreitet, darf die Urographie ohne Risiko gemacht werden. Dabei kann man Bilder erwarten — wenigstens beim Vorliegen von Stase —, die einen diagnostischen Aufschluß geben.

Wird ein vesico-ureteraler Rückfluß vermutet, so schließt man die Urographieserie mit einer Cystographie, besser einer miktionellen Cystographie ab.

Darf die Urographie nicht gemacht werden oder sind ihre Resultate nicht zu verwerten, kann die *retrograde Füllung* der Nierenbecken diese Lücke ausfüllen.

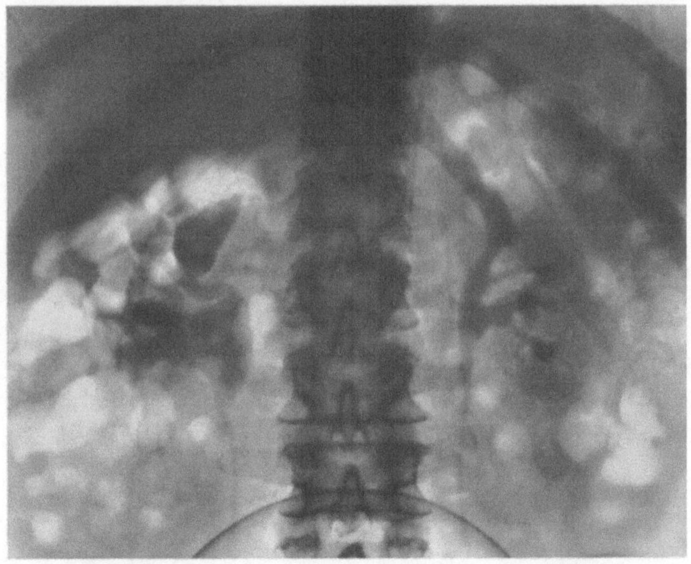

Abb. 3. Intravenöses Pyelogramm, 30 min nach Injektion des Kontrastmittels. Dilatation nur des rechten Nierenbeckens trotz beidseitigen Befalls. Das ganze Binnensystem ist beidseits unregelmäßig plump verändert. Die oberen Kelchgruppen sind am meisten befallen

Dabei müssen wir uns immer vor Augen halten, daß es harmloser ist, wegen ungenügender Füllung ein Bild zu wiederholen, als durch Überspritzen einen Reflux und dadurch eine Verbreitung der Infektion zu erzeugen. Das hauptsächliche Charakteristikum der Röntgenuntersuchungsresultate von pyelonephritischen Nieren ist einmal mehr ihre *Asymmetrie*.

Diese Asymmetrie kann an Hand folgender Zeichen festgestellt werden (BROD 1956):

Größe und Umriß der Nierenschatten (40%) (Abb. 2).

Dicke des Nierenparenchyms (85%).

Deformation der Nierenhohlräume, vor allem der oberen Kelche im Sinne einer Dilatation (75%) (Abb. 3).

Konzentration und Exkretion des Kontrastmittels, die vermindert sind (40%).

In diesem Zusammenhang machen DEJDAR und PRAT (1958) auf die Wichtigkeit der Asymmetrie der Blasenfüllung aufmerksam (Abb. 4).

Hypotonie-Hypodynamie der ableitenden Harnwege (80%).

Berning und Prévôt (1952) beschreiben die Vorgänge, die zur Erweiterung der Kelche führen (Abb. 5). Nach diesen Autoren handelt es sich zuerst um ein Ödem des Kelchhalses, das sich organisiert und eine Fibrose der Submucosa verursacht. Diese Fibrose vermindert die Beweglichkeit der Kelche. Andere Autoren (Frei 1957) führen diese Veränderung auf einen Spasmus der zirkulären Kelchhalsmuskulatur zurück (Dissescher Sphincter); wahrscheinlich sind beide

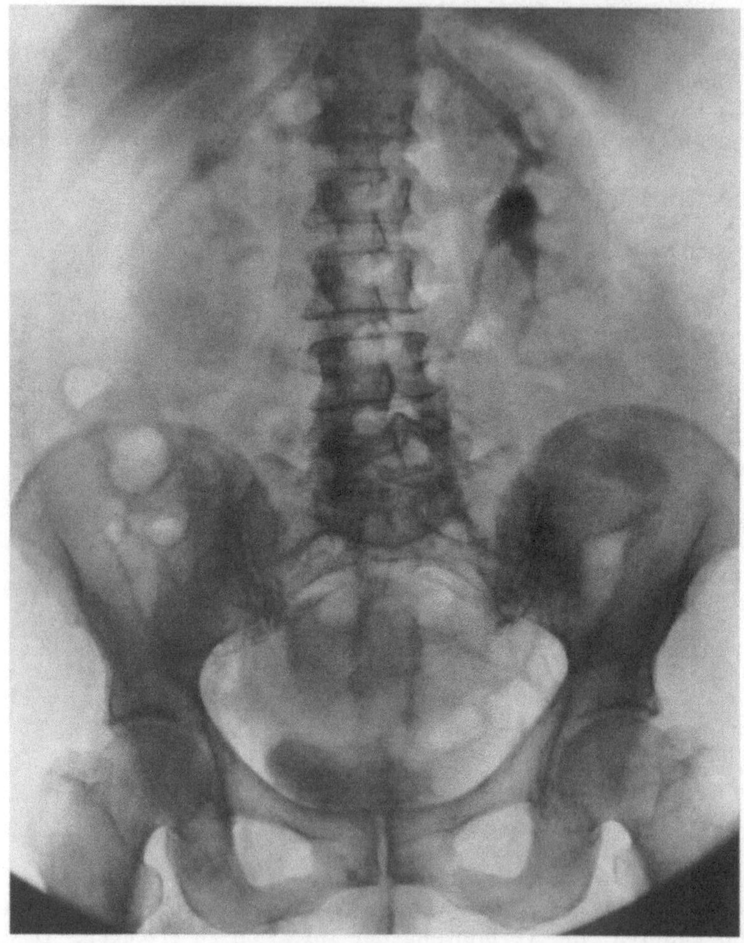

Abb. 4. Intravenöses Pyelogramm, 32 min nach Injektion des Kontrastmittels. Asymmetrische Kontrastmittel-
ausscheidung. Nierenkelche alle grob verändert. Asymmetrie der Blasenfüllung. Atonischer Harnleiter links,
der nach medial verschoben verläuft

Mechanismen kombiniert. Morphologisch äußert sich diese verminderte Beweglichkeit in einem Plumperwerden der Kelche. Die relative Druckvermehrung im Inneren des Kelches, die durch diese Abflußstörung verursacht wird, macht den Kelch rund, die Papille flach. Später werden die Kelchhälse zu starren Rohren, bekleidet mit granulomatöser Schleimhaut, was auf dem Röntgenbild sichtbar werden kann (Abb. 6). Zum Schluß bekommt man die klassischen, groben Deformationen der Kelche.

Diese Veränderungen können sich über das ganze Nierenbecken ausdehnen. Die so entstehende Pyelitis follicularis, granulomatosa, cystica (Abb. 7), die

Peripyelitis und Periureteritis vermindert die Beweglichkeit des Nierenbeckens und dadurch die Peristaltik und Entleerung.

Sind alle diese Veränderungen wesentlich, können sie im Röntgenbild leicht gesehen werden; am Anfang der Erkrankung ist dies nicht der Fall. *Die Pyelonephritis chronica kann am Anfang ihrer Entwicklung röntgenologisch nicht diagnostiziert werden.*

Steine werden in pyelonephritischen Nieren oft gefunden, sei es als Ursache oder Folge der Entzündung. DEJDAR und PRAT (1958) finden sie bei 15% ihrer

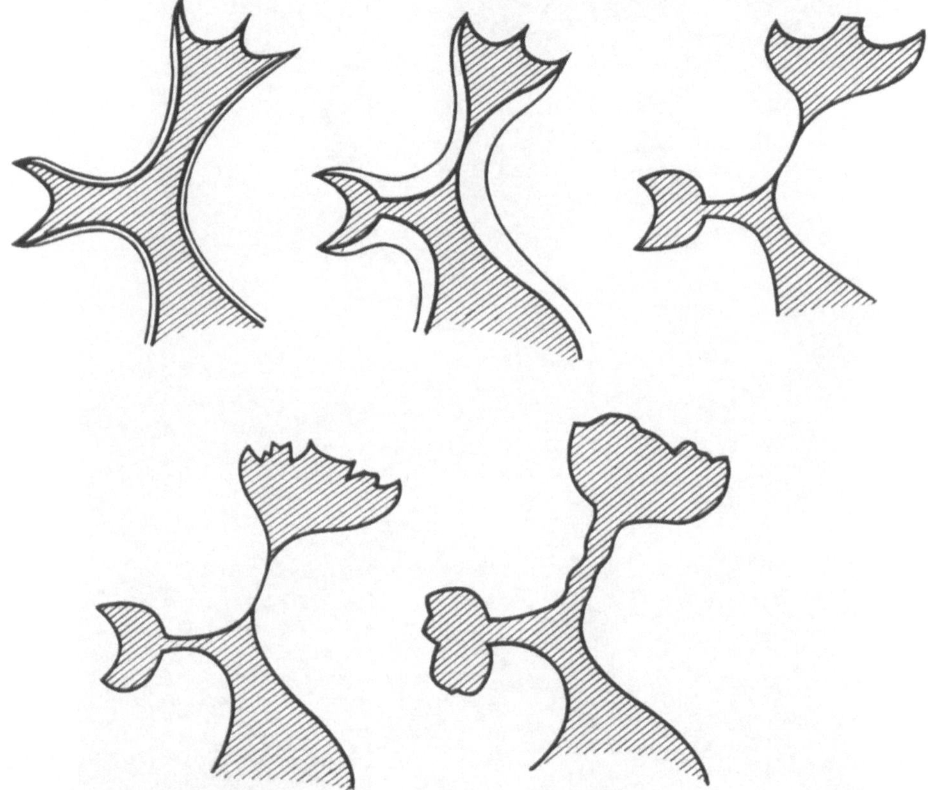

Abb. 5. Schematische Darstellung der Entstehung der röntgenologisch faßbaren Veränderungen der Nierenkelche bei der chronischen Pyelonephritis. (Nach BERNING und PRÉVÔT)

Röntgenaufnahmen. BRAASCH (1938) findet bei 526 Kranken 26mal sekundäre Steinbildung, davon neunmal beidseitig. Kleine, multiple Steinbildungen im unteren Pol der pyelonephritischen Niere gelten als typisch für sekundäre Entstehung.

Andere Röntgentechniken als die erwähnten (Tomographie, Kymographie, Uroskopie) finden selten eine Indikation. Ist eine Hypertension vorhanden und wird ein operativer Eingriff erwogen, kann die *Aortographie* von großem Wert sein (S. 135). Das *Pneumoretroperitoneum* zeigt den Nierenschatten sehr deutlich und läßt eine Schrumpfniere erkennen, wenn die Urographie dazu nicht imstande war.

Ist eine Hypertension vorhanden, so ist es außerordentlich wichtig zu wissen, ob es sich im vorliegenden Fall um eine *ein- oder doppelseitige Pyelonephritis* handelt.

Die Doppelseitigkeit der Affektion überwiegt: 73% der Fälle beim Mann, 63% bei der Frau, 100% beim Diabetiker sind doppelseitig. Man darf also höchstens mit einem Drittel einseitiger Fälle rechnen.

Berning und Ruge (1959) stellten bei der Frau 25% einseitige Pyelonephritiden mit gleicher Verteilung auf die rechte und linke Seite fest. Einschränkend

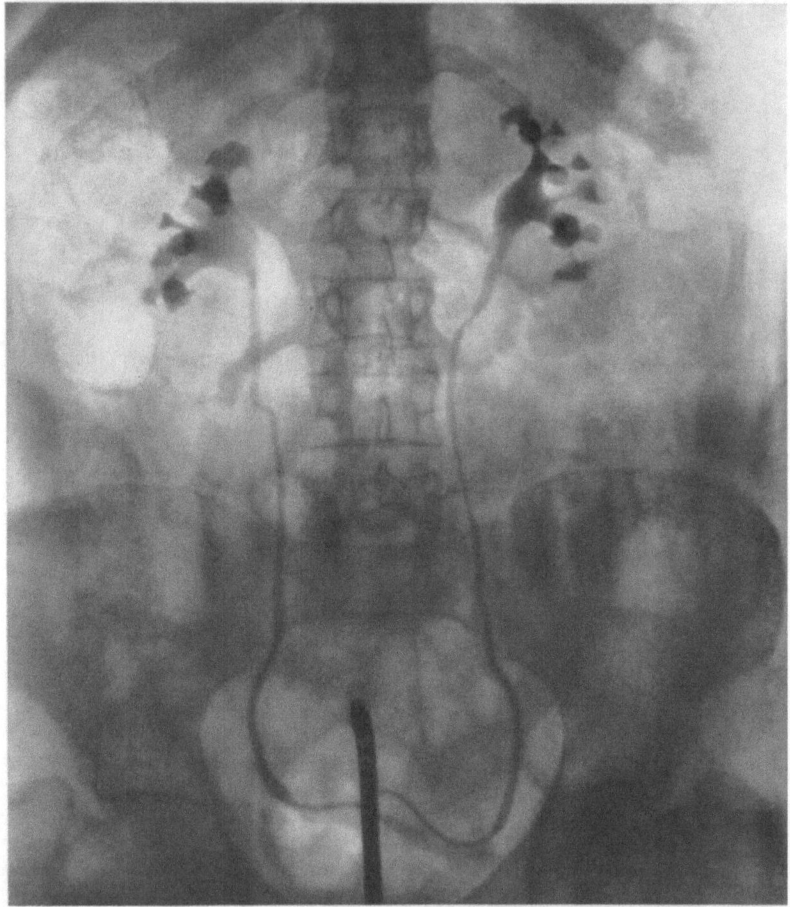

Abb. 6. Retrogrades Pyelogramm. Pyelonephritische Veränderungen der oberen und unteren Kelche beidseits, am deutlichsten in den kranialen Anteilen. In der mittleren Gruppe links ist der obere Kelch durch Ödem eingeengt Granulomatöse Veränderungen am inneren Rand des obersten Kelchhalses rechts und am oberen Drittel des Harnleiters links, auf Höhe des Querfortsatzes von L_2.

müssen wir allerdings erwähnen, daß alle diese Statistiken Autopsiematerial betreffen, das allein als beweisend angesehen werden kann. Aber es handelt sich dabei selbstverständlich um eine negative Auswahl schwerer Fälle, bei denen die Doppelseitigkeit vorwiegt.

Je länger die Pyelonephritis dauert, desto häufiger wird die Doppelseitigkeit. Eine Behandlung, die die Entwicklung und den Verlauf der Erkrankung verlangsamt, wird die Doppelseitigkeit fördern. Bei den akuten Pyelonephritiden ist im Gegensatz zu den chronischen Fällen die Einseitigkeit häufiger.

Wenn es auch klinisch leicht scheint, die schwerer befallene Niere zu finden, so ist es recht schwierig, eine Niere als ganz gesund bezeichnen zu können.

REUBI (1960) findet diese Aufgabe praktisch unlösbar. Er verlangt dafür folgende Kriterien:

Eine tadellose Urographie auf der supponiert gesunden Seite, eine normale Blauausscheidung, einen völlig normalen Nierenurin, normale Inulin- und PAH-Clearance im Separaturin. Die Entnahme muß unter befriedigenden Bedingungen erfolgt sein, die eine quantitative Beurteilung ermöglichen, was — wie schon früher gesagt — in keiner Weise leicht zu realisieren ist. Die Werte der Clearance einer Niere müssen dabei die Hälfte der totalen normalen Clearance-werte ergeben.

Die Technik der Nierenfunktionsprüfung mit *radioaktivem Jod*^{131}, relativ einfach und empfindlich, wird ohne Zweifel hier Fortschritte erlauben. Die Zuverlässigkeit der Methode ist noch nicht genau bekannt; sicher wissen wir, daß bei stark alterierter Nierenfunktion (Kreatinin über 5 mg-%) die Methode unbrauchbar ist. Um die Intaktheit einer Niere feststellen zu können, scheint die Methode wertvoll. Eigene Erfahrungen fehlen uns.

Der *Howard-Test*, der im Kapitel Hypertension besprochen wird (S. 135), scheint heute die einfachste und am frühesten zu verwertende Untersuchungsmethode zu sein.

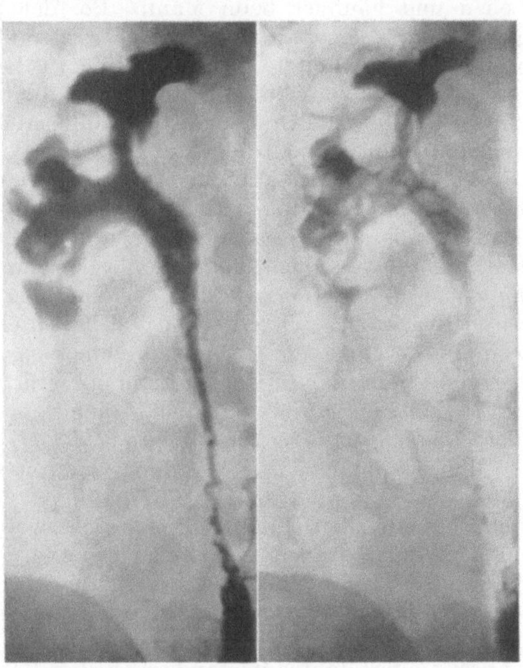

Abb. 7. Ausgeprägte Pyelo-Ureteritis cystica. (Nach WELLENS)

7. Verlauf und Prognose

Es ist klar, daß bei zunehmendem Befallensein des Parenchyms sich auch die Prognose verschlimmert. Es bestehen fließende Übergänge zwischen der akuten Pyelonephritis, die nicht abheilen will, bis zum Schlußstadium der Erkrankung: der doppelseitigen Schrumpfniere. Wie immer wieder betont, ist die Unregelmäßigkeit der Läsionen, die Asymmetrie, die Regel: Im Inneren der Niere und von einer Niere zur anderen; Vernarbung an einer Stelle, Neuerkrankung an einer anderen. Für die Diagnose ist es bedauerlich, daß zwischen der Schwere der Erkrankung und den offensichtlichen Symptomen keinerlei Parallele besteht. Von Chronizität wird im allgemeinen gesprochen, wenn die Erkrankung länger als 3 Monate dauert oder mehr als ein Rezidiv gezeigt hat. BRAASCH (1938) will erst von Chronizität sprechen, wenn sich die Erkrankung über mehr als ein Jahr hinzieht.

Der Begriff der Chronizität scheint uns so wichtig, daß er etwas näher besprochen werden muß; ferner muß auf alle Fälle die Chronizität der primären und sekundären Pyelonephritiden unterschieden werden. Wir glauben, daß die Ätiologie eine ebenso große Rolle spielt wie die Dauer der Erkrankung. Die primär chronische Pyelonephritis kann prognostisch nicht auf dieselbe Stufe gestellt werden wie eine chronische Pyelonephritis, die von einer jahrelang unbekannt gebliebenen und heilbaren Nierensteinerkrankung begleitet wird.

Die primär chronische Pyelonephritis der Frau entwickelt sich sehr langsam, über Jahrzehnte. Bei 44 Schwerkranken, die Braasch (1927) zu Gesicht bekam und die ohne jegliche Behandlung blieben, war die mittlere Überlebenszeit 16 Jahre; dabei schien die Todesursache in einigen Fällen nicht bei der Nierenerkrankung zu liegen. Diese langsame und unmerkliche Verschlimmerung ist sicher der Grund, warum die Pyelonephritis so lange bagatellisiert wurde.

Die sekundären Pyelonephritiden erscheinen in ihrer Mehrzahl später im Leben und häufiger beim Mann. Bei der primär chronischen Form handelt es sich um eine wirklich chronische Erkrankung, die langsam, still, aber unerbittlich fortschreitet. Die sekundäre Pyelonephritis stellt eher eine nicht abreißende Folge von akuten Schüben dar, die in sehr kurzer Zeit tödlich verlaufen können; sie kann sich aber auch stabilisieren, ohne ersichtliche Fortschritte zu machen, wenn einmal die Ursache behoben ist.

Wir können uns kurz und deutlich so ausdrücken: die *nephropyelitischen* Formen können in ihrer Entwicklung kaum aufgehalten werden, da vor allem das Nierenparenchym beteiligt ist; sie sind weitgehend stumm, da die ableitenden Harnorgane, vor allem das Nierenbecken, am Prozeß kaum beteiligt sind. Die *pyelonephritischen Formen* sind der Therapie besser zugänglich, da das Nierenparenchym weniger beteiligt ist und haben eine auffallendere Symptomatologie, weil die entzündeten Harnwege schmerzempfindlich sind und Eiter in reichlicherem Maße dem Urin beigemengt wird.

Beide Arten haben aber einen gemeinsamen pathologischen Prozeß als Grundlage: *Das Nierenparenchym wird bei beiden langsam durch denselben Prozeß zerstört.*

Man ist immer wieder erstaunt, wie gut selbst schwere chronische Urämien kompensiert werden können. Jeder kennt Fälle, bei denen Arbeitskraft und Lebensfreude über Jahre kaum gestört werden, trotzdem der Harnstoffgehalt im Blut gegen 100 mg-% geht. Longcope (1933) zitiert den Fall eines jungen Mannes, der trotz eines Reststickstoffes von 130 mg-% (also eines Harnstoffes von reichlich über 200 mg-%) ungestört seinen Sport ausüben konnte. Wir selbst erlebten den Fall eines Mannes, der mit einem Harnstoff von über 600 mg-% noch während eines Jahres imstande war, den Beruf eines Traktorführers auszuüben.

Die Diagnose einer Schrumpfniere, der Nierencirrhose, kann — wenigstens bei einseitigem Vorkommen — klinisch nicht gestellt werden. Es ist eine radiologische Diagnose: Verkleinerung des Nierenschattens, eventuell Unregelmäßigkeit der Nierenkontur; das Nierenbecken hat sich der Verkleinerung angepaßt, die Kelchbäumchen rücken einander näher und bieten ein büschelförmiges Bild dar, die Kelchenden sind flacher und schmäler, als Zeichen, daß auch die Papillen an der Schrumpfung beteiligt sind; das ganze Nierenbecken ist schmäler, vertikalgestellt, der Mittellinie näher gerückt (Kneise-Schober 1958, 4. Auflage).

Braasch (1922) macht auf eine mögliche Fehlerquelle aufmerksam: Bei der Doppelniere kann bei retrograder Füllung nur des oberen, meist weniger ausgebildeten Nierenteiles eine Schrumpfniere vorgetäuscht werden. Die Urographie und die retrograde Füllung der Doppelniere mit Hilfe der Chevassu- oder Woodruff-Sonde bewahrt vor diesem Irrtum.

In einem Drittel der Fälle führt die langsam und unerbittlich fortschreitende Urämie zum Tode der Patienten. Der Verlauf ist langsamer als bei der chronischen Glomerulonephritis. Die übrigen Patienten werden früher oder später durch eine sekundäre Erkrankung dahingerafft: durch eine interkurrente Infektion, vor allem Bronchopneumonien, am häufigsten aber durch eine Erkrankung der Zirkulationsorgane als Folge der Hypertonie.

Der Krankheitsverlauf wird durch das Auftreten der Hypertension in etwa 50% der Fälle überhaupt sehr stark beschleunigt. Ihr Auftreten heißt meist, daß die Hälfte des Nierenparenchyms durch die Erkrankung zerstört ist. Die Hypertension wird in einem eigenen Kapitel besprochen.

Je mehr Nierenparenchym durch die Pyelonephritis schon zerstört ist, desto größer ist die Wirkung eines neuen akuten Schubes, weil das dadurch außer Funktion gesetzte Parenchym einen größeren Prozentsatz des noch funktionierenden Gewebes bedeutet. Der ungünstige Verlauf wird deshalb gegen das Ende des Lebens immer rascher.

Bei Patienten, die eine hyperchlorämische Acidose, einen nephrogenen Diabetes insipidus, eine salt loosing nephritis aufweisen, hat eine spontane Remission dieser Syndrome eine prognostisch schlechte Bedeutung. Sie heißt, daß der Organismus den Kampf gegen die Erkrankung aufgibt, daß die finale Retention sich installiert, was sich sehr rasch durch den Anstieg der Schlackenwerte im Blut dokumentiert. Ein agonaler Schub zerstört die letzten noch vorhandenen Nephrone.

Die *Prognose* hängt also vor allem ab von der Kenntnis der Ursache der Pyelonephritis und von der Möglichkeit, diese Ursache zu beseitigen, vom Zeitpunkt, in dem die Diagnose gemacht wird, oder — was auf dasselbe hinauskommt — von der Menge des noch funktionstüchtigen Nierenparenchyms.

So ist im Gegensatz zur akuten Erkrankung die Prognose der sekundären, komplizierten chronischen Pyelonephritis besser als der primären chronischen Form. Die Stase der unteren Harnwege beim Mann, die Nierensteinerkrankung bei beiden Geschlechtern geben relativ günstige Prognosen. Voraussetzung ist die Heilbarkeit des Grundleidens; die Nierensteine müssen primär sein, der Pyelonephritis zeitlich vorausgehen. Die Nierensteinerkrankung, die durch die Pyelonephritis verursacht wurde, ist prognostisch ungünstig, ihre Operation nur von vorübergehendem Nutzen, ihr Wiederauftreten fast sicher (COUVELAIRE 1955).

Der Diabetes verdüstert die Prognose erheblich, vor allem wenn er, gerade infolge der Infektion, schlecht einzustellen ist.

Je später die Diagnose gestellt wird, desto größer ist das Risiko der Doppelseitigkeit, des Auftretens einer Hypertension, der sekundären, antibioticaresistenten Bakterienflora. Je schlechter die Nierenfunktion ist, desto geringer ist die Möglichkeit, die Antibiotica in genügender Konzentration an den Krankheitsherd zu bringen. So haben COTTIER, STRAUSAK und HILTBOLD (1958) die Werte des Glomerulusfiltrates von 21 Kranken untersucht, bei denen die Antibiocabehandlung keinerlei Besserung des Urinsedimentes bewirkt hatte; sie fanden bei 20 Patienten Werte unter 40 cm³/min.

Die Frühdiagnose gibt dem Arzt die Möglichkeit, die düstere Prognose der chronischen Pyelonephritis durch eine Hemmung des Verlaufes aufzuhellen. Besser als die Frühdiagnose ist die Ausheilung der akuten Pyelonephritis; sie stellt die einzige zuverlässige Prophylaxe dar.

8. Differentialdiagnose

Im Laufe der klinischen Untersuchungen sind Affektionen der Verdauungs-, Respirations- und Genitalorgane ausgeschlossen worden, die durch die chronische Pyelonephritis vorgetäuscht werden könnten.

Ebenfalls hat die urologische Durchuntersuchung die der Affektion eventuell zugrunde liegende Stase erkennen lassen und festgestellt, daß eine chronische Nephritis vorliegt.

Differentialdiagnostisch muß noch erwogen werden, ob es sich um eine Pyelonephritis, eine *Glomerulonephritis* oder eine *Nephrosklerose* handle. In den oligosymptomatischen Fällen läßt Anamnese und physikalische Untersuchung meist im Stich; das Vorkommen eines sicheren pyelonephritischen Schubes oder einer sicheren Glomerulonephritis in früheren Jahren wäre natürlich diagnostisch wertvoll. Verdauungsstörungen, Rückenschmerzen, Störungen der Miktion sprechen für eine Pyelonephritis, das Vorhandensein von Ödemen für eine Glomerulonephritis. Starke Veränderungen der Zirkulationsorgane und des Augenhintergrundes sprechen für eine Nephrosklerose; bei den beiden anderen Nierenerkrankungen bleibt auch bei erheblich erhöhten Blutdruckwerten der Augenhintergrund lange Zeit wenig verändert. Brod (1957) hält diesen Umstand für so wichtig, daß er ein Papillenödem ohne Urämie und ohne Anämie als maligne Nephrosklerose deutet. *Das sicherste differentialdiagnostische Zeichen ist allgemeinen Charakters:* Es ist die Unregelmäßigkeit, die Asymmetrie der Symptome bei der Pyelonephritis. Dieser launische Charakter findet sich in jedem Stadium der Erkrankung, bei allen Symptomen: Funktionsstörungen, die beim gleichen Patienten von einer Episode zur anderen wechseln (Derow 1956), Verschiedenheit des Urinsedimentes von einer Untersuchung zur anderen, von der rechten zur linken Niere, Verschiedenheit beider Nieren bei der Funktionsprüfung, bei der Urographie. Im Gegensatz dazu sind bei der Glomerulonephritis und der vasculären Nephrosklerose die Veränderungen in beiden Nieren diffus und gleichmäßig verbreitet.

Das Laboratorium hilft uns weiter: Die Pyelonephritis ist charakterisiert durch Bakteriurie, durch das Überwiegen der Eiterzellen und der granulierten Zylinder über die roten Blutkörperchen, durch das reichliche Vorhandensein der Sternheimer-Malbin-Zellen, die Blutleukocytose, die erhöhte Senkungsgeschwindigkeit. Eine starke Albuminurie und Cylindrurie darf als charakteristisch für die Glomerulonephritis gelten. Brod (1957) hält dafür, daß bei der Pyelonephritis nicht mehr als 10^6 Cylinder täglich ausgeschieden werden sollten.

Die *Clearanceuntersuchungen* geben in vorgeschrittenen Fällen keine differentialdiagnostischen Anhaltspunkte; sie zeigen das Ausmaß des Verlustes an funktionierendem Nierenparenchym, aber nicht die Art der Veränderungen, die zu diesem Verlust geführt haben. Einzig die *filtration fraction* kann etwas weiterhelfen: sie ist bei der chronischen Pyelonephritis meist normal oder leicht erhöht. Bei der Glomerulonephritis ist sie eher erniedrigt, vor allem am Anfang der Erkrankung; bei der vorgeschrittenen Nephrosklerose ist sie meist deutlich erhöht.

Eine hyperchlorämische Acidose, ein Salzverlust, sprechen für Pyelonephritis; die Acidose der Glomerulonephritis ist eher hypochlorämisch (Hamburger et al. 1950).

Die Häufigkeit der gemischten Formen, bei denen Glomerulo- und Pyelonephritis gleichzeitig vorkommen, ist schwer zu bestimmen, sogar für den pathologischen Anatomen. Die histologischen Kriterien variieren übrigens von einem Laboratorium zum anderen. Wahrscheinlich handelt es sich nur um wenige Prozent. Reubi (1960) hält die Mischung von Pyelonephritis mit Glomerulonephritis und Nephrosklerose — vor allem beim Diabetiker — für keineswegs selten. In diesen Fällen werden die diagnostischen Schwierigkeiten unüberwindlich. Derselbe Autor macht auf die unzulässige Vereinfachung aufmerksam, von einer Niereninsuffizienz und einer Pyurie immer auf eine chronische Pyelonephritis zu schließen. Neben anderen urologischen Leiden kann zweifellos auch eine Infektion der Blase mit einer Nephrosklerose oder einer Glomerulonephritis kombiniert sein. Das neu erweckte Interesse an der Pyelonephritis sollte nicht dazu führen, sie überall zu sehen.

Die *Nierenpunktion* kann als letzte Maßnahme mithelfen, die sichere Diagnose zu stellen. Wie wir gesagt haben, wird durch diese Sicherung der Diagnose in fortgeschrittenen Fällen weder Therapie noch Prognose geändert. Wir möchten diese diagnostische Maßnahme deshalb nur empfehlen, wenn eine Hoffnung auf Verbesserung der Therapie besteht.

Die *Nierentuberkulose* ist eine spezifische Pyelonephritis. Sie hat zwangsläufig mit den unspezifischen Formen viel gemeinsam. Die mischinfizierte Nierentuberkulose ist in veralteten Fällen häufig; das ist nicht verwunderlich, wenn wir an all die vielen Abflußstörungen denken, die bei der Nierentuberkulose gefunden werden.

JENNI (1958) fand bei seinen Nierentuberkulösen in der Hälfte der Fälle außer den Tuberkelbacillen unspezifische Eitererreger; bei der Nephrektomie ließen sich in 6 von 26 Nieren außer der Tuberkulose Herde unspezifischer Pyelonephritis feststellen. COUVELAIRE (1955) wies auf die Gefahren der mischinfizierten Nierentuberkulose hin; sie soll nach Abheilung der spezifischen Herde oft zur Hypertension führen.

Der Ordnung halber möchten wir hier auf die Gefahr aufmerksam machen, beim Vorliegen einer bescheidenen, auf Pyelonephritis verdächtigen Pyurie nicht an eine Tuberkulose zu denken. Es ist hier nicht der Ort, auf die ganze Differentialdiagnose Tuberkulose—unspezifische Pyelonephritis einzugehen. Anamnese, Aussehen, Alter und Geschlecht der Patienten, Farbe des Urins, Sediment und Bacillennachweis, assoziierte Veränderungen im männlichen Genitale, spezifische Veränderungen in der Blase, urographischer Befund, all dies wird die Differentialdiagnose leicht machen, wenn nur daran gedacht wird.

Die *polyurischen Formen* der chronischen Pyelonephritis unterscheiden sich vom Diabetes insipidus und von der kongenitalen nephrogenen Polyurie durch das Vorhandensein einer Niereninsuffizienz. Die Injektion von *Pitressin* hemmt die Diurese des Diabetes insipidus und läßt ihn so von der nephrogenen Polyurie unterscheiden. KLEEMAN, HEWITT und GUZE (1950) erinnern an andere Krankheitsbilder, die durch Polyurie, hyperchlorämische Acidose und Niereninsuffizienz leicht als Pyelonephritis diagnostiziert werden: Das multiple Myelom und die Nephrocalcinose als Folge einer Hypercalciämie. Bloß zur Vervollständigung sei an die Polyurie erinnert, die der Urologe als Heilungsvorgang nach einer Niereninsuffizienz sieht: Entlastungspolyurie oder Polyurie nach langer Narkose oder schockierender Operation.

Die *Pseudo-Addison-Form* der Pyelonephritis (Adynamie, Pigmentation der Haut) kann nach REUBI (1960) vom echten Morbus Addison durch folgende drei Merkmale unterschieden werden:

1. Normaler Thorn-Test,
2. normale Traubenzuckerbelastungskurve,
3. der Urin hat ein niedriges spezifisches Gewicht.

Als Seltenheit sei erwähnt: Pyelonephritis verursacht durch *Brucella* (Bang, Maltafieber usw.). ABERNATHY, PRICE und SPINK (1955) haben einen Fall veröffentlicht, der stark an eine Harnwegstuberkulose mahnte. Eine Brucellose wurde zu Lebzeiten vergeblich gesucht, der Patient hatte in der Anamnese eine Infektion vor 10 Jahren angegeben. Exitus nach der Nephrektomie. Diagnose erst autoptisch. BLUM und FRUHLING (1953) beschrieben zwei Fälle von *renaler Endometriose*, kombiniert mit Pyelonephritis. Rückenschmerzen, Albuminurie und mit den Menses synchrone renale Blutungen führten zur Nephrektomie. Die Endometriosen gehören pathogenetisch zu den Mißbildungen. Vielleicht sind sie gar nicht so selten, wenn man auf mikroskopisch kleine Herde achten würde.

9. Therapie

Die Therapie der chronischen Pyelonephritis gilt mit Recht als undankbar. Ihre hauptsächlichen Waffen sind:

1. die *Beseitigung der Stase*, wenn eine solche nachgewiesen werden kann. Es ist dies die eigentliche Hauptaufgabe der chirurgischen Urologie; wir brauchen hier nicht darüber zu sprechen;

2. der *Kampf gegen die Infektion*. Die Behandlung beschränkt sich auf diesen Punkt, wenn in den Harnwegen keine Rückstauung nachgewiesen werden kann.

Wer von Bekämpfung der Infektion spricht, meint Chemotherapie und Antibiotherapie. Die einzelnen Medikamente, ihre Zusammensetzung und ihre Wirkung zu besprechen, scheint uns in einem Handbuch, das nur vom Fachmann gelesen wird, überflüssig.

Heute, mehr als 10 Jahre nach der Einführung der Breitspektrumantibiotica in die Behandlung der Pyelonephritis, müssen wir — wenn auch widerwillig — ihren sozusagen vollständigen *Mißerfolg* in der Behandlung der *chronischen* Pyelonephritis zugeben. Die Anzahl der chronischen Niereninfektionen ist in ständigem Anstieg begriffen, einem Anstieg, der parallel dem Zunehmen der antibioticumresistenten Keime geht. Eine der Ursachen dieses bedauerlichen Umstandes ist die Art, besser Unart, wie diese wunderbaren Medikamente bei jeder möglichen und unmöglichen Gelegenheit gebraucht, eher mißbraucht werden.

1956 wurden in den USA pro Einwohner 4 g Antibiotica verbraucht, was schwer zu rechtfertigen scheint (Jawetz 1957, zitiert von Lindenmann 1958).

Dieser Mißbrauch hat seither eher noch zugenommen. Heute wird kaum mehr eine Wunde genäht, die Haut eingeschnitten, katheterisiert oder punktiert ohne Antibioticumschutz, dies oft durch das Pflegepersonal, routinemäßig, ohne eigentliches Verantwortungsgefühl unter dem trügerischen Vorwand der Prophylaxe. Die Mütter teilen an ihre Kinder Penicillinpastillen aus; die Geflügelzüchter, die Schweinemäster bekommen schönere Stücke für den Verkauf, wenn sie Antibiotica verfüttern. All dies geschieht mit Duldung und unter fast völligem Schweigen der Ärzte, die selbst mit dem schlechten Beispiel vorangehen. Kaum je entgeht ein Patient mit einer anfänglich unklaren Diagnose der ein- oder mehrmaligen Penicillinverabreichung. Wenn einmal dieses Cauchemar abgeschüttelt werden könnte, wäre das Antibioticumproblem seiner Lösung viel nähergebracht.

Die Heilung einer chronischen Pyelonephritis ist selten. Kass (1955) fand in seinen Fällen 10%. Colby (1959) zeigt anhand des Materials des Massachusetts General Hospital aus den Jahren 1948—1956, daß der Prozentsatz der anscheinend geheilten Fälle derselbe geblieben ist, etwa 20%, trotz der Verbreitung der Antibiotica. Wenn man diesen Prozentsatz genauer analysiert, findet man 27% Heilungen bei der sekundären Pyelonephritis und 14% bei der primär-chronischen. In der ersten Gruppe finden sich eine erhebliche Anzahl von Carcinomen des kleinen Beckens im vorgerückten Stadium, wo die Ursache der Stase, der Tumor, nicht mehr zu beheben war. Bei der absoluten Unheilbarkeit dieser Fälle verschlechtern sie den Prozentsatz ihrer Gruppe naturgemäß erheblich.

Die antiinfektiöse Behandlung muß lange Zeit fortgesetzt werden, darüber herrscht Einigkeit. An Stelle der zehntägigen Antibioticumkur der akuten Fälle tritt eine *monatelange Behandlung und eine jahrelange Kontrolle*. Es besteht kein Grund, die chronische Pyelonephritis als weniger schwerwiegend anzusehen als die Nierentuberkulose und sie mit ebensoviel Ausdauer zu behandeln.

Diese *Langzeitbehandlung* wird auf verschiedene Weise durchgeführt. Stanfeld und Webb (1954) verlangen 2 Monate Behandlung, wenn die Pyelonephritis schon 2 Monate gedauert hat und 6 Monate, wenn die Krankheitsdauer länger war. HASCHEK und DEUTICKE (1957) machten den interessanten Vorschlag, die Langzeitbehandlung mit kleinen Dosen durchzuführen. Man muß sich fragen, wie diese geringe Konzentration des Medikamentes die Keime, die im Interstitium wohlgeborgen sind, beeinflussen soll und ob nicht das Prinzip an und für sich von vornherein falsch sei. Da die bis heute vorliegenden klinischen Resultate dieser Behandlung günstig sind, muß man wohl annehmen, daß sie die immer erneute Reinfektion beeinflußt und so die Erkrankung nach und nach zum Erlöschen bringt. HASCHEK publizierte 1959 befriedigende Resultate einer Serie von 40 Patientinnen, bei denen zwei Drittel als „klinisch geheilt" gelten konnten, soweit das nach wiederholten Urinuntersuchungen angenommen werden darf und die deshalb gegen das Auftreten einer Hypertonie, einer Schrumpfniere und Niereninsuffizienz geschützt sein sollten. Diese Resultate sind sehr ermutigend. Sie bedürfen aber noch der Nachkontrolle vieler Untersucher über viele Jahre, bevor ein endgültiges Urteil darüber abgegeben werden kann.

Im großen ganzen hört mit der Desinfektion jegliche Therapie der Pyelonephritis auf. Wir handeln so, als ob die Infektion des menschlichen Organismus und der einzelnen Organe einzig und allein durch die Einführung pathogener Mikroorganismen verursacht sei und die Infektionskrankheit nur durch die Vermehrung dieser Keime zustande komme. Der menschliche Körper wird als indifferentes Gefäß betrachtet, in dem sich der Kampf zwischen Krankheitskeimen und Antibiotica abspielt. Es genügt, unsere Haltung gegenüber den Infektionskrankheiten, insbesondere der Pyelonephritis, so vereinfachend und vergröbernd darzustellen, um zu sehen, wie falsch diese Haltung ist.

Im Gebiet der Infektion besteht Gesundheit in einer gegenseitigen Anpassung zwischen Wirtsorganismus und Mikroorganismen. Diese Anpassung ist nur für die ganz speziellen Bedingungen, unter denen sie entwickelt wurde, wirksam und stellt für das Individuum den physiologischen Normalzustand dar. Jegliches Abweichen von diesem Normalzustand stört das labile Gleichgewicht und führt zur Krankheit. Eine unbeschränkte Vermehrung der Krankheitskeime ist nur eine Folge des — vielleicht nur vorübergehenden — Zusammenbruchs der Anpassungsmechanismen der Resistenz (DUBOS 1959).

Die Beschränkung der Behandlung auf die Chemotherapie wird verständlich, wenn wir daran denken, daß seit den Entdeckungen PASTEURs die ganze Aufmerksamkeit der Ärzte auf die Bakterien gerichtet war und das jahrhundertealte Erfahrungsgut der intuitiven, vorwissenschaftlichen Medizin über Bord geworfen wurde. Die Bakterien können gezüchtet, unterschieden, gezählt, in Versuchstiere injiziert werden und erzeugen so „unter den vorliegenden Versuchsbedingungen" die entsprechende Krankheit. Daß PETTENKOFER ein Glas voll virulenter Choleravibrionen ohne jeglichen Schaden trinken konnte, wird nur noch als Anekdote gewertet und mit der Bemerkung kommentiert: Hat der aber Glück gehabt!

Die Bedingungen der Resistenz, die ebenso wichtig sind wie die Bakterien, sind schlecht bekannt, kaum zu messen. Unsere Ignoranz wird unter volltönenden Begriffen versteckt. Nur selten wird ein Faktor gefunden, dessen Fehlen in einzelnen speziellen Fällen eine Resistenzverminderung erzeugt und dessen Zufuhr eine Normalisierung des Zustandes gestattet.

Kein Wunder also, daß die meßbare, dosierbare, gut kontrollierbare Chemotherapie bei der Pyelonephritis fast immer als einzige Behandlung angewendet wird, unter Ausschluß aller anderen Maßnahmen, die unserer wissenschaftlichen Medizin fern liegen, deren Wirksamkeit kaum zu beweisen ist und deren Wirkung nur empirisch im Verlauf von Jahren an vielen Fällen festgestellt werden kann,

ohne daß im einzelnen Fall der Beweis zu erbringen wäre, daß es nicht die Chemotherapie war, die die Besserung oder Heilung herbeiführte.

Wir haben an unserer Abteilung seit Jahren ein solch empirisch gefundenes
Behandlungsschema eingeführt, das versucht, mehrerer Faktoren, von denen wir
eine Besserung erhoffen, zu kombinieren. Es dauert 6 Wochen, muß stationär
durchgeführt werden und stellt an die Geduld des Patienten und des behandelnden Arztes erhebliche Ansprüche. Seine Resultate scheinen uns aber den
Aufwand zu rechtfertigen.

Die erste dieser Maßnahmen und sicher nicht die schlechteste ist die *Bettruhe*
während der ganzen Kur. Sie wird ähnlich wie bei der Tuberkulosebehandlung
durchgeführt, bis 16 Uhr, und dann von einem Spaziergang unterbrochen. Dadurch kommt die Patientin, meistens eine Familienmutter oder berufstätige Frau,
die bis zur Erschöpfung gegen die Erkrankung gekämpft hat, zum Ausruhen
und wieder zu Kräften.

Dann müssen die Elektrolytstörungen, die Schlackenretentionen, der Eisen-
mangel korrigiert werden. Die Anämie wird durch kleine Bluttransfusionen
behoben, die Diurese angeregt, per os oder durch Infusionen. Kurzwellen-
diathermie auf beide Nieren, bis 45 min täglich, soll die Durchblutung der
Nierenlogen, der durch Peripyelitis und Periureteritis starr gewordenen, ableitenden Harnwege bessern. Eine Verbesserung der Nierendurchblutung ist durch
diese Maßnahmen nicht nachzuweisen, aber nicht auszuschließen. Im selben Sinn
wirkt eine Verbesserung der Peristaltik der ableitenden Harnorgane durch regelmäßige Nierenbecken- und Blasenspülungen. Selbstverständlich werden diese
Maßnahmen auch zu einer gleichzeitigen chemischen Desinfektion der Hohlorgane
benützt. Vorhandene Verdauungsstörungen müssen in diesen Wochen durch Diät
und Medikamente gebessert werden.

Die Desinfektion der Nieren fängt schon am ersten Tage an. Wir benutzen
die Tatsache, daß *starke Veränderungen des* p_H *im Urin den pathogenen Mikroorganismen nicht zuträglich sind.* Wenn keine Acidose besteht, beginnen wir mit
einer Säureperiode, meist mit Urotropin kombiniert; je nach dem Fall muß
ansäuernde Diät angewendet werden. Mit Methionin (KASS, ZIAI und NORTON
1958), maximal 12 g täglich, gelingt es auch in hartnäckigen Fällen, einen stark
sauren Urin zu erzeugen, der über längere Zeit sauer bleibt. Der ersten Säureperiode von 10 Tagen folgt eine gleich lange Periode der Alkalinisation (8 g
Kaliumcitrat täglich), die von einer zweiten Säureperiode abgelöst wird. Das
Methionin kann vorteilhaft die früher gebräuchliche, unangenehme, aber stark
wirksame ketogene Diät ersetzen (CLARK 1931, HELMHOLZ 1932, FULLER 1933).

Nach diesen 4 Wochen ist meist der Allgemeinzustand der Patientinnen
normal geworden, der Urinbefund kaum verändert. Nur in seltenen Fällen
genügt die Säure-Alkalikur zur Sanierung des Urinsedimentes; sie hat die Aufgabe, die Bakterien zu „schwächen", zu „ermüden", wenn man uns diese primi-
tiven Ausdrücke gestatten will. Jetzt erst wird das *Antibioticum der Wahl* oder
die Antibioticumkombination eingesetzt. Am häufigsten ist es die Kombination
Chloromycetin-Furadantin. Hier ist die Resistenzprüfung zuverlässig. Im Laufe
der ersten 4 Wochen hatten wir Gelegenheit, die Kulturen aus den Nierenurinen
und dem Blasenurin, wenn nötig mehrmals, zu vergleichen. Wir kennen den
pathogenen Mikroorganismus des gegenwärtigen Augenblickes der Erkrankung;
eine Resistenzprüfung am Anfang der Behandlung und eine in der 4. Woche
gibt uns durch Vergleich zusätzliche Sicherheit. Das Antibioticum wird während
10 Tagen in voller Dosierung eingesetzt, dann erst gehen wir zur Langzeittherapie
mit kleinen Dosen nach HASCHEK über, die, wenn nötig, ohne weiteres über

6—8 Monate gegeben werden. Die Entlassung der Patientin aus der stationären Behandlung erfolgt im Moment des Überganges zur Langzeittherapie.

Als seltenere Therapie, vor allem beim Versagen der eben geschilderten Maßnahmen kommt die *Autovaccinebehandlung* in Frage. Sie müssen in jedem Falle aus dem Urin des Patienten hergestellt werden. Sie sollen in steigender Dosis injiziert und der Reaktion des Patienten angepaßt werden. WEYRAUCH, ROSENBERG, AMAR und REDOR (1957) haben erneut auf die Wirksamkeit dieser Therapie hingewiesen. Die Cortisonbehandlung hat bis heute keine überzeugenden Resultate geliefert und wird kaum angewendet. Sie kann die Fibrose der ableitenden Harnorgane hintanhalten.

Langdauernde Liegekuren in der Höhe können durch Umstimmung des Organismus erfreuliche Resultate liefern, genau wie bei der Nierentuberkulose.

Kürzer dauernd und leichter zu realisieren als diese langen Höhenkuren sind *Trinkkuren* in geeigneten Badeorten. Gute Erfahrungen habe ich (E. W.) persönlich mit Kuren in Bad Wildungen, La Preste und Vittel gemacht. Die Wirkung dieser Kuren ist sehr schwierig zu erklären, weshalb oft nicht daran geglaubt wird. Die Balneotherapie hat sich allmählich aus dem Erfahrungsgut von Jahrhunderten entwickelt. An Stelle eines scheinbaren Quellen-Mystizismus sind allmählich ernsthafte Forschungen getreten, die sich bemüht haben, Licht in das Dunkel dieser Naturtherapie zu tragen. Wir wissen auch, daß Erscheinungen in der Medizin, die nicht sicher gedeutet und mit wissenschaftlichen Methoden erfaßt werden konnten, leicht in den Ruf der Scharlatanerie geraten (KRAFT 1960).

Dieser Autor erklärt die balneotherapeutischen Erfolge durch folgende Faktoren: Vermehrung der Diurese, rein durch die vermehrte Wasserzufuhr und durch einen spezifisch diuretischen Effekt, Änderung der Disposition des Organismus in seiner Abwehrlage. Nach KRAFT soll die Hauptrolle bei diesem für mich feststehenden Phänomen der Zufuhr der freien Ionen im Quellwasser, vor allem des Calciums, zufallen; es soll gewebsdichtend, adstringierend und antiphlogistisch wirken. Die Erklärungen, die man hört, sind von einem Ort zum anderen verschieden; das letzte Wort ist noch lange nicht gesprochen.

Wichtig ist die Indikation zur Behandlung in einem diuretischen Kurort. Die besten und sichersten Resultate erzielt man bei der Colibacillose, über die in einem eigenen Kapitel gesprochen wird, ferner bei den subakuten Pyelonephritiden, bei denen eine solche Kur den Übergang in die Chronizität verhindern kann. Bei den chronischen Pyelonephritiden sehe ich die besten Resultate bei Frauen, die auf die stationäre Behandlung gut angesprochen haben, ohne daß von einer Heilung gesprochen werden kann. Durch jährlich wiederholte Kuren scheint es möglich, neue akute Schübe mit ihrem Verlust an Nierenparenchym zu vermeiden. Trotz der häufigen Mißerfolge, trotz der Unmöglichkeit, die Erfolge zu erklären, verdient meiner Ansicht nach die Balneotherapie der Pyelonephritis weitere Verbreitung.

Um den Wert einer Behandlungsmethode objektivieren zu können, sollten wir feststehende *Kriterien der Heilung* zur Verfügung haben. All das, was wir bis jetzt über die chronische Pyelonephritis gesagt haben, zeigt klar, daß die Feststellung einer Heilung fast unmöglich ist bei einer Erkrankung, die so still und heimtückisch verläuft und die jahrzehntelang dauert.

Als zuverlässigstes Zeichen der klinischen Heilung darf die *Normalisierung der Senkungsgeschwindigkeit und der Anämie* gelten, sowie die über lange Zeit verfolgte *Stabilisierung oder sogar Besserung der Clearancewerte*.

Die Untersuchung des Urinsedimentes gibt, was für Methoden man auch immer anwende, unzuverlässige Resultate. Es ist aber selbstverständlich, daß ein *Verschwinden der Pyurie und Bakteriurie*, über Jahre kontrolliert, sehr für das Ausheilen der Infektion spricht.

Das Verschwinden von Allgemein- und Lokalsymptomen ist selbstverständlich erfreulich, aber zu subjektiv, um als Heilungszeichen interpretiert zu werden.

Kurz, es ist praktisch unmöglich, bald nach Abschluß der Behandlung von Heilung zu sprechen. Die Gefahr, daß ein abgeschlossener Herd weiter aktiv ist und zu späteren akuten Schüben führt, ist zu groß. Nur nach jahrelanger Beobachtung darf eine Heilung angenommen werden. Ich möchte deshalb in Analogie zur Terminologie bei der Nierentuberkulose lieber von einer *stabilen Konversion* als von einer Heilung sprechen hören.

Es wurden noch mehrere andere Behandlungsmethoden empfohlen und angewendet, ohne daß sie sich bis jetzt allgemein eingebürgert haben. Vielleicht findet sich unter ihnen die Therapie der Zukunft.

ALKEN (1955) schlug eine *unspezifische Reizkörpertherapie* vor, um die chronischen Läsionen zu reaktivieren und einer Antibioticumbehandlung besser zugänglich zu machen. Ferner wäre eine Einschmelzung torpider Herde, eine Abszeßbildung zu erhoffen, die in Sammelröhrchen und Nierenbecken durchbrechen und so zur Heilung führen könnten. Dadurch wäre auch eine bessere Diagnosestellung möglich.

Proteolytische Enzyme, die per os oder parenteral zugeführt werden, ebenso wie die *Hyaluronidase*, wären eventuell imstande, gewisse Gewebeschranken niederzulegen, die die Antibioticumbehandlung erschweren (PAUER 1954).

Möglicherweise wäre die Verabreichung androgener, nicht virilisierender Hormone über längere Zeit wertvoll.

Die *chirurgische Behandlung* wird heute in den Fällen, in denen keine Stase besteht, kaum mehr angewendet. Die jahrelangen Versuche v. LICHTENBERGs, mit Dekapsulation und Nephrostomie zur Lokalbehandlung Resultate zu erzielen, haben zu nichts geführt. Die physio-pathologischen Grundlagen dieser Methode waren wohl auch falsch. In jüngster Zeit hat BABICS (1958) die Entfernung des sklerosierten, perirenalen Fettes empfohlen, das eine Lymphstase bedingt und zu einem Circulus vitiosus führt. Die Lymphgefäße sollen sich nach diesem Eingriff rasch regenerieren. Es ist uns unbekannt, ob dieser Ratschlag befolgt wurde und welches die Resultate der Behandlung waren.

In terminalen Stadien, wo ein akuter Schub dem Leben einer Patientin mit chronischer Pyelonephritis ein Ende setzen will, kann die *künstliche Niere* lebensverlängernd wirken. REUBI (1960) hat in 28 terminalen Fällen durch diese Maßnahme eine durchschnittliche Überlebenszeit von 8 Monaten erreicht. Ein Viertel der Patientinnen hatte im Moment der Publikation eine mittlere Überlebensdauer von 2 Jahren.

Die anderen chronischen Nephropathien werden im Endstadium kaum durch die künstliche Niere beeinflußt.

Literatur

ABERNATHY, R. S., W. E. PRICE and W. W. SPINK: Chronic brucellar pyelonephritis simulating tuberculosis. J. Amer. med. Ass. **189**, 1534 (1955). — ABESHOUSE, B. S., and J. O. SALIK: Pyelographic diagnosis of lesions of the renal papillae and calyces in cases of hematuria. Amer. J. Roentgenol. **80**, 569 (1958). — ADDIS, TH.: Glomerular nephritis. Diagnosis and treatment. New York 1952. — ALKEN, C. E.: Die entzündlichen Erkrankungen der ableitenden Harnwege. In: Klinik der Gegenwart, Bd. II. München u. Berlin: Urban & Schwarzenberg 1955.

BANSI, H. W., T. ABAS and F. FRETWURST: Problem of renal acidosis: with special reference to pyelonephritic kidney. Dtsch. med. Wschr. **81**, 190 (1956). — BARRINGTON, F. J. F., and H. D. WRIGHT: Bacteriemia following operation on the urethra. J. Path. Bact. **33**, 871 (1930). — BEESON, P. B.: Factors in pathogenesis of pyelonephritis. Yale

J. Biol. Med. 28, 81 (1955); — The case against the catheter. Amer. J. Med. 24, 1 (1958). — BELL, E. T.: Renal diseases. Philadelphia: Lea & Febiger 1946. — BERMAN, L. B., G. E. SCHREINER and J. O. FEYS: Observations on the glitter-cell phenomenon. New Engl. J. Med. 255, 989 (1956). — BERNING, H.: Pyelonephritis. In: Die Prognose chronischer Erkrankungen. Berlin-Göttingen-Heidelberg: Springer 1960. — BERNING, H., u. R. PRÉVÔT: Die klinischen Verlaufsformen der Pyelonephritis. Ergebn. inn. Med. 3, 320 (1952). — BERNING, H., u. W. RUGE: Geschlechtsbedingte Unterschiede bei der Pyelonephritis. Münch. med. Wschr. 101, 2139 (1959). — BERNING, H., u. J. WALTER: Klinische Untersuchungen über die Pyelonephritis. Z. klin. Med. 148, 542 (1951). — BERTRAND-FONTAINE, TH., J. SCHNEIDER et A. NENNA: Les néphrites ascendantes. Paris: Masson & Cie. 1955. — Biology of Pyelonephritis. Henry Ford Hospital Symposium 1959. Boston: Little, Brown & Company 1960. — BIRCHALL, R.: The responsibility of an internist in the treatment of pyelonephritis. J. Urol. (Baltimore) 68, 798 (1952); — Pyelonephritis — an enigma. Amer. J. Med. 28, 501 (1960). — BLUM, E., et L. FRUHLING: Renal endometriosis, new anatomico-clinical entity: symptoms and pathogenesis. J. chir. (Paris) 69, 19 (1953). — BOYCE, W. H., and C. N. EDWARDS: Factors relevant to chronic and recurrent infections of the urinary system. J. Urol. (Baltimore) 83, 749 (1960). — BRAASCH, W. F.: Clinical data concerning chronic pyelonephritis. J. Urol. (Baltimore) 39, 1 (1938). — BRAUDE, A. I., A. P. SHAPIRO and J. SIEMIENSKI: Hematogenous pyelonephritis in rats: I. Its pathogenesis when produced by simple new method. J. clin. Invest. 34, 1489 (1955). — BROD, J.: Chronic pyelonephritis. Lancet 270, 973 (1956). — Chronische Pyelonephritis. Berlin: VEB Verlag Volk und Gesundheit 1957.

CLABAUGH, G. F., P. S. RHOADS and D. M. ADAIR: Clean-voided urine specimens for culture from females patients. Quart. Bull. Northw. Univ. med. Sch. 34, 119 (1960). — CLARK ANSON, L.: The ketogenic diet in the treatment of urinary infections. J. Urol. (Baltimore) 31, 193 (1934); — Urinary tract infections with brucellosis. J. Urol. (Baltimore) 42, 249 (1939). — COLBY, F. H.: Pyelonephritis. Baltimore: Williams & Wilkins Company 1959. — COTTIER, P., A. STRAUSAK u. P. HILTBOLD: Diagnose und Therapie der chronischen Pyelonephritis. Schweiz. med. Wschr. 88, 463 (1958). — COUVELAIRE, R.: Pathologie de l'appareil urinaire et de l'appareil génital masculin. In: Nouveau précis de pathologie chirurgicale. Paris: Masson & Cie. 1957.

DEJDAR, R.: Die chronische Pyelonephritis in röntgenographischer Darstellung. Eine zusammenfassende Studie zur Diagnostik morphologischer und funktioneller Veränderungen pyelonephritiskranker Nieren. Fortschr. Röntgenstr. 90, 196 (1959). — DEJDAR, R., u. V. PRAT: Das Röntgenbild der Nieren und der Harnwege bei der chronischen Pyelonephritis. Z. Urol. 51, 1 (1958). — DEROW, H. A.: Management of pyelonephritis. New Engl. J. Med. 255, 337, 379 (1956). — DOCK, D. S., and L. B. GUZE: Acute non-obstructive pyelonephritis, occurrence of bacteriuria after apparent recovery. Ann. intern. Med. 50, 936 (1959). — DUBOS, R.: Mirage of health. New York: Harper 1959. — DUBOS, R. J.: Biochemical determinants of microbial diseases. Cambridge (Mass.): Harvard University Press 1954. — DUBOS, R. J., M. J. SMITH and R. W. SCHAEDLER: Metabolic disturbances in infection. Proc. roy. Soc. Med. 48, 911 (1955).

EASTHAM, R. D., and MORGAN MCELLIGOTT: Potassium-loosing pyelonephritis. Brit. med. J. 1, 898 (1956). — EDLING, N. P. G., C. A. EDVALL, C. G. HELANDER and B. PERNOW: Comparison of urography with selective clearance as tests of renal function. Acta radiol. (Stockh.) 45, 85 (1956). — EFFERSOE, P.: Relationship between endogenous 24-hour creatinine clearance and serum creatinine concentration in patients with chronic renal diseases. Acta med. scand 156, 429 (1957). — EHRLICH, H., u. G. ZINNER: Die Bedeutung der alkalischen Serumphosphatase in der urologischen Diagnostik. Wien. klin. Wschr. 71, 442 (1959). — ERICSON, E., and A. SVANBORG: Salt-loosing syndrome in nephropathy. Acta med. scand. 153, 283 (1956).

FINN, J. J., and L. W. KANE: Enterococcal endocarditis as a complication of urologic instrumentation. J. Urol. (Baltimore) 68, 933 (1952). — FLIPPIN, H. F.: The evolution of water casting. J. Urol. (Baltimore) 74, 660 (1955). — FLIPPIN, H. F., and G. M. EISENBERG: Observations on selected antibiotic combinations. Amer. med. Sci. 227, 117 (1954). — FREEDMAN, L. R., and P. B. BEESON: Experimental pyelonephritis. IV. Observations on infection resulting from direct inoculation of bacteria in different zones of kidney. Yale J. Biol. Med. 30, 406 (1958). — FREI, A.: Zur Röntgendiagnose der chronischen Pyelonephritis. Verhandlungsber. der dtsch. Ges. Urol. Wien 1957 S. 201. — FUCHS, H.: Infektion der Harnwege bei Stagnation. Langenbecks Arch. klin. Chir. 260, 656 (1948).

GIBSON, A. G.: Pyelitis and pyelonephritis. Lancet 2, 903 (1928). — GOODGOLD, A. L., and F. REUBI: Appraisal of Sternheimer-Malbin urinary sediment stain in diagnosis of pyelonephritis. Urol. int. (Basel) 1, 225 (1955). — GURNEY, C. W.: Erythropoietin, erythropoiesis and kidney. J. Amer. med. Ass. 173, 1828 (1960). — GUYON, F.: Maladies des voies urinaires. Paris: J. B. Baillère 1894.

Hamburger, J., G. Mathé et J. de Verbizier: Note sur une méthode de numération des éléments figurés de l'urine. Ann. Biol. clin. 8, 627 (1950). — Hamburger, J., G. Richet, J. Crosnier et J. L. Funck-Brentano: L'insuffisance rénale. In Handbuch der Urologie, Bd. IV. Berlin-Göttingen-Heidelberg: Springer 1962. — Haschek, H.: Langzeitbehandlung der chronischen Pyelonephritis. Urol. int. (Basel) 8, 289 (1959). — Hirszfeld, H.: Rôle de la constitution dans les maladies infectieuses des enfants. Paris: Masson & Cie. 1939.

Jackson, G. G., F. D. Dellenbach and G. P. Kipnis: Pyelonephritis: correlation of clinical and pathologic observations in the antibiotic era. Med. Clin. N. Amer. 39, 297 (1955). — Jackson, G. G., and H. G. Grieble: Pathogenesis of renal infection. Arch. intern. Med. 100, 692 (1957). — Jackson, G. G., H. G. Grieble and K. B. Knudsen: Urinary findings diagnostic of pyelonephritis. J. Amer. med. Ass. 166, 14 (1958). — Jackson, G. G., K. P. Poirier and H. G. Grieble: Concepts of pyelonephritis: experience with renal biopsies and long-term clinical observations. Ann. intern. Med. 47, 1165 (1957). — Jacobson, L. O., E. Goldwasser, W. Fried and L. F. Plzak: VII. Role of kidney in production of erythropoietin. Trans. Ass. Amer. Phycns 70, 305 (1957). — Jawetz, E.: Urinary tract infections. Disease of the month, vol. 1. New Book Publishers 1954. — Jenni, M.: Gleichzeitiges Vorkommen von Nierentuberkulose und unspezifischer Pyelonephritis. Urol. int. (Basel) 6, 174 (1958). — Johnson, S. H., and M. Marshall: Prophylactic treatment of chronic urinary tract infection with nitrofurantoin: one to five year follow up studies. J. Urol. (Baltimore) 82, 162 (1959).

Kahler, R. L., and L. B. Guze: Evaluation of the Griess nitrite test as a method for the recognition of urinary tract infection. J. Lab. clin. Med. 49, 934 (1957). — Kass, E. H.: Chemotherapeutic and antibiotic drugs in the management of infections of the urinary tract. Amer. J. Med. 18, 764 (1955). — Kass, E. H., M. Ziai and J. C. Norton: Methionine as a urinary tract antiseptic. In: Antibiotics annual 1957—1958. N. Y. med. Encyclopedia 80 (1958). — Kaye, M.: Anemia associated with renal disease. J. Lab. clin. Med. 52, 83 (1958). — Keefer, Ch. S.: Pyelonephritis: its natural history and course. Bull. Johns Hopk. Hosp. 100, 107 (1957). — Kellow, W. F., N. J. Cotsonas, B. Chomet and H. J. Zimmerman: Evaluation of adequacy of needle biopsy specimens of kidney: autopsy study. Arch. intern. Med. 104, 353 (1959). — Kipnis, G. P., G. G. Jackson, F. D. Dellenbach and J. A. Schoenberger: Renal biopsy in pyelonephritis: correlative study with chronic urinary infections. Arch. intern. Med. 95, 445 (1955). — Kleeman, Ch. R., W. L. Hewitt and L. B. Guze: Pyelonephritis. Medicine 39, 3 (1960). — Kneise, O., u. K. L. Schober: Die Röntgenuntersuchung der Harnorgane. Leipzig: Georg Thieme 1958. — Kraft, K.: Über die chronische Pyelonephritis und ihre balneotherapeutischen Möglichkeiten. Wildunger Hefte 8, 135 (1960).

Lapides, J., and J. M. Bobbit: Preoperative estimation of renal function. J. Amer. med. Ass. 166, 866 (1958). — Lewitt, L. M.: Diabetic neuropathy. N. Y. St. J. Med. 54, 52 (1954). — Lindenmann, J.: Theorie und Praxis der Resistenzbestimmung. Schweiz. med. Wschr. 88, 1315 (1958). — Lippman, R. W.: Urine and the urinary sediment. Springfield (Ill.): Ch. C. Thomas 1952. — Longcope, W. T.: Chronic bilateral pyelonephritis: its origin and its association with hypertension. Ann. intern. Med. 11, 149 (1937). — Longcope, W. T., and W. L. Winkenwerder: Clinical features of the contracted kidney due to pyelonephritis. Bull. Johns Hopk. Hosp. 53, 255 (1933). — Lucas, D. R.: Physiological and pharmacological studies of ureter. Amer. J. Physiol. 22, 245 (1908).

Mansfield, J. S., G. K. Mallory and L. B. Ellis: The differential diagnosis of chronic Bright's disease. A clinico-pathological correlation. New Engl. J. Med. 229, 387 (1943). — Marple, C. D.: Frequency and character of urinary tract infections in unselected groups of women. Ann. intern. Med. 14, 2220 (1941). — Marshall, A. G.: Persistence of fetal structures in pyelonephritic kidneys. Brit. J. Surg. 41, 38 (1953). — Martin, W. J., D. R. Nichols and E. N. Cook: Infections of the urinary tract. Proc. Mayo Clin. 34, 187 (1959). — McCrory, W. W., and Ducan Macaulay: Recent advances in management of renal disease in children. Pediatrics 19, 481 (1957). — McDonald, R. A., H. Levitin, G. K. Mallory and E. H. Kass: Relation between pyelonephritis and bacterial counts in urine: autopsy study. New Engl. J. Med. 256, 915 (1957). — McManus, J. F. A.: Medical diseases of the kidney. Philadelphia: Lea & Febiger 1950. — Mian, K. H.: Microbial sensitivity test in management of urinary tract infection. J. Amer. med. Ass. 170, 934 (1959). — Michie, A. L., and C. R. Michie: Kidney function in unilateral pyelonephritis. Amer. J. Med. 22, 178 (1957). — Monzon, O. T., E. M. Ory, H. L. Dobson, E. Carter and E. M. Yow: Comparison of bacterial counts of urine obtained by needle-aspiration, catheterization and midstream-voided methods. New Engl. J. Med. 259, 764 (1958).

Nieth, H.: Die differentialdiagnostische Bedeutung der „Sternheimer"-Zellen im Urinsediment. Ärztl. Wschr. 11, 554 (1956). — Nussbaum, H. E., W. G. Bernhard and V. D. Mattia: Chronic pyelonephritis simulating adrenocortical insufficiency. J. Amer. med. Ass. 246, 289 (1952).

PACE, J. M.: Effect of neoarsphenamine in urinary infections. Urol. cutan. Rev. **42**, 425 (1938). — PASTERNACK, A.: Microscopic structural change in macroscopically normal and pyelonephritic kidneys of children. Ann. Paediat. Fenn. **6**, Suppl. 14 (1960). — PAUER, F. J.: Erfahrungen mit Varidase. Wien. klin. Wschr. **66**, 924 (1954). — PHILPOT jr., V. P.: Bacterial flora of urine specimens from normal adults. J. Urol. (Baltimore) **75**, 562 (1956). — POIRIER, K. P., and G. E. JACKSON: Characteristics of leukocytes in the urine sediment in pyelonephritis. Correlation with renal biopsies. Amer. J. Med. **23**, 579 (1957). — PRATHER, G. C., and B. R. SEARS: Pyelonephritis: in defense of the urethral catheter. J. Amer. med. Ass. **170**, 1030 (1959). — Pyelonephritis: in defense of the urethral catheter. J. Urol. (Baltimore) **83**, 337 (1960).

QUINN, J. R., and H. J. ZIMMERMAN: Significance of oval fat bodies in urinary sediment. Amer. J. clin. Path. **24**, 787 (1954).

REUBI, F.: Nierenkrankheiten. Bern u. Stuttgart: Hans Huber 1960. — RILEY, H. D.: Evaluation of methods for detecting and following urinary tract infection in female without catheterization. J. Lab. clin. Med. **52**, 840 (1958).

SANFORD, J. P.: Inapparent pyelonephritis — the missing link? J. Amer. med. Ass. **169**, 1711 (1959). — SCOTT, W. W.: Blood stream infections in urology: a report of 82 cases. J. Urol. (Baltimore) **21**, 527 (1929). — SELLERS, A. L.: Mechanism and significance of protein excretion by normal kidney. Arch. intern. Med. **98**, 801 (1956). — SPRING, M., and J. HYMES: Neurogenic bladder dysfunction as a complication of diabetes. Diabetes **2**, 199 (1953). — STANSFELD, J. M., and J. K. G. WEBB: Plea for longer treatment of chronic pyelonephritis. Brit. med. J. **1**, 616 (1954). — STERNHEIMER, R., and B. I. MALBIN: New stain for urinary sediment: its value in the differential diagnosis of hypertension. Amer. Heart J. **37**, 678 (1949).

TALBOT, H. S., E. M. MAHONEY and S. R. JAFFEE: Effects of prolonged urethral catheterization: persistence of normal renal structure and function. J. Urol. (Baltimore) **81**, 138 (1959).

WELLENS, P.: La pyélo-urétérite kystique. J. belge Radiol. **41**, 465 (1958).

WEYRAUCH, H. M., and M. L. ROSENBERG: Modern concepts and management of non obstructive urinary infections. Stanf. med. Bull. **12**, 90 (1954). — WEYRAUCH, H. M., M. L. ROSENBERG, A. D. AMAR and M. REDOR: Effects of antibiotics and vaccination on experimental pyelonephritis. J. Urol. (Baltimore) **78**, 532 (1957).

Die Hypertonie
bei einseitigen Nierenerkrankungen

Von

W. v. Niederhäusern und E. Wildbolz

I. Die Fragestellung

1. Häufigkeit

Der Einfluß der Nieren auf den Hochdruck ist eine feststehende und nicht mehr umstrittene Tatsache. Die gelegentlichen Erfolge der Nephrektomie und seit kurzem die Erfolge von Eingriffen an den Nierenarterien bei der Behandlung des Hochdruckes sind nicht zu leugnen.

Unklar und unsicher ist aber noch der Platz, der diesen Eingriffen im großen Rahmen des Hypertonieproblems zukommt; die Unsicherheit der Resultate, die zur Opferung zahlreicher funktionierender Nieren geführt hat, macht die Indikationsstellung zu einem besonders delikaten Problem.

Es scheint uns unmöglich, in diesem Kapitel die chronische Pyelonephritis von den anderen einseitigen, Hypertonie erzeugenden Nierenerkrankungen zu trennen; wir sind deshalb gezwungen, die Grenzen der unspezifischen Infektionen der Niere zu überschreiten.

Die Heilung eines Hypertonikers durch operative Beseitigung des ätiologischen Faktors ist ein *seltenes Ereignis*.

Thomson und Smithwick (1952) fanden bei der Nachkontrolle von 2600 Hypertonikern nur zwei, bei denen einseitige Veränderungen an der Niere die sichere Ursache waren, also weniger als $1^0/_{00}$.

Homer Smith (1956) nimmt an, daß höchstens $2^0/_{00}$ aller Hypertoniker von der Chirurgie eine Besserung ihres Leidens zu erhoffen haben. Diese Zahl scheint klein; wenn man aber den Ausführungen dieses Autors folgt und annimmt, daß 25% aller Erwachsenen (zwischen 20 und 80 Jahren, wobei die Frauen zweimal stärker betroffen sind als die Männer) an Hochdruck leiden, so kommt man doch auf einen Menschen in 2000. Die maligne Hypertension stellt nach Kincaid-Smith, McMichael und Murphy (1958) nur 1% aller Hypertensionen dar.

Es geht aus diesen Zahlen mit Sicherheit hervor, daß die Indikation einer Operation der Niere zur Behandlung einer Hypertonie nur selten gestellt werden kann; viele übereifrige Chirurgen haben durch ihren Interventionismus die Kritik ihrer Kollegen von der inneren Medizin herausgefordert.

Eine Großzahl der einseitigen Nierenerkrankungen wurden angeschuldigt, Ursache eines erhöhten Blutdrucks zu sein. *Mit einiger Regelmäßigkeit* trifft dies aber nur zu für die *atrophischen Formen der chronischen Pyelonephritis und die stenosierenden Veränderungen der Nierenarterien*. Die Wichtigkeit der Hydronephrosen in diesem Zusammenhang ist früher sicher übertrieben worden (Hyman und Schlossman 1942, Colby 1959).

2. Tatsachen und Theorien

Man weiß heute, daß die *Nierenarteriolosklerose ein sekundäres Hypertonie-phänomen ist, gleichgültig welcher Art die primäre Ursache des erhöhten Blutdrucks sei, ob neurogen, hormonal, kardiovasculär oder renal.* Die Nierenveränderungen, die dadurch entstehen, können ihrerseits die vorbestehende Hypertonie verschlimmern; so entsteht ein circulus vitiosus, dessen Ursache nach einiger Zeit nicht mehr festgestellt werden kann. Paradoxerweise kann sich in Fällen von Nierenarterienstenose die Niere mit veränderter Zirkulation vor den Folgen der Hypertonie schützen. Die ursprünglich unversehrte Niere scheint schwerer betroffen; bei einer allfälligen Nephrektomie muß selbstverständlich diese dem Organismus belassen werden.

Das Vorhandensein dieses circulus vitiosus muß man im Sinne behalten, wenn man sich den Problemen der Blutdruckkrankheit zuwendet, da dieser Mechanismus die Zeitspanne, während der eine Operation wirklich die Heilung bringen kann, streng beschränkt. Diese Zeitspanne beträgt wahrscheinlich wenige Jahre.

Da der Verlauf der Blutdruckkrankheit nach der Nephrektomie sehr inkonstant ist, hat man versucht, nachträglich herauszufinden, was die geheilten oder gebesserten Fälle von den ungeheilten vor der Operation unterschied. Diese Untersuchungen, die Tatsachen zusammenzutragen versuchen, die leicht von den allfälligen theoretischen Ansichten der Autoren zu trennen sind, scheinen uns für das vorliegende Problem so wichtig, daß es sich lohnt, in einiger Ausführlichkeit auf sie einzugehen.

BRAASCH (1952) fand im Patientengut der Mayoklinik bei der Nachuntersuchung von 100 Patienten, die wegen Hypertonie nephrektomiert wurden, 5 Jahre nach der Operation 50% gute Resultate.

Im selben Jahr machten THOMPSON und SMITHWICK (1952) Nachuntersuchungen bei 299 Patienten, die wegen Hypertonie nephrektomiert worden waren; ein Viertel war geheilt. Von sechs Patienten mit Nierenarterienstenosen verschiedener Ursache waren fünf geheilt, von 22 mit pyelonephritischen Schrumpfnieren sieben. Bei allen anderen Diagnosen betrug die Heilungsziffer bloß 17%.

PICKERING und HEPTINSTALL (1953) kontrollierten elf Patienten während 10 Jahren; sechs Patienten zeigten eine große Besserung, die für einen 5 Jahre, für zwei andere 10 Jahre dauerte.

1956 erschien eine zusammenfassende Arbeit von HOMER SMITH, der in der Literatur von 1937—1956 575 Krankengeschichten von Patienten fand, die wegen einer Hypertonie nephrektomiert wurden. In 26% wurde der Blutdruck auf 140/80 oder tiefer gesenkt, kontrolliert während mindestens eines Jahres. Aber der Autor vermutet wohl mit Recht, daß viele Operationen, denen ein Erfolg auf den Blutdruck versagt blieb, nicht publiziert wurden.

Unter den 149 anscheinend geheilten Fällen fanden sich 62 chronische, einseitige Pyelonephritiden (41%) und nur 14 Fälle von Nierenarterienveränderungen, was weniger als 10% ausmacht.

J. THOMPSON (1957) hatte interessante Vergleichsmöglichkeiten zwischen zwei verschiedenen Gruppen von Hochdruckkranken, die sich einer Nephrektomie unterziehen mußten:

bei der ersten Gruppe bildete die Hypertonie die Indikation zur Operation (meistens einseitige Schrumpfniere),

bei der zweiten Gruppe bildete die Nierenerkrankung die Indikation zur Operation.

In der ersten Gruppe verschwand der Hochdruck nach der Operation in 50%, während er sich in der zweiten Gruppe nur in 25% normalisierte.

Brust und Ferris (1957) nephrektomierten fünf Patienten, die Nierenarterienläsionen aufwiesen und heilten vier; bei fünf Patienten mit pyelonephritischer Schrumpfniere trat in keinem Fall der erwünschte Erfolg ein.

Gifford (1958) glaubt, daß ungefähr die Hälfte der Patienten mit einseitiger pyelonephritischer Schrumpfniere von der Nephrektomie einen Erfolg erwarten dürfe; der Blutdruck sinkt erheblich während 15 Jahren. Ein Drittel von ihnen kommt auf eine absolut normale Blutdruckhöhe. Für die Nephrektomien wegen Hochdrucks aus anderer Ursache sind die Erfolge weniger gut und vor allem absolut nicht vorauszusehen.

Page, Dustan und Poutasse (1959) sind der Ansicht, daß 25—30% aller Hypertoniker Veränderungen der Nierenarterie aufweisen.

Poutasse (1959) glaubt, daß in der Mehrzahl der Fälle von heilbarem Hochdruck eine partielle Obliteration der Nierenarterie oder eines ihrer großen Äste die Ursache sei. Bei 337 Patienten wurde eine renale Angiographie ausgeführt. 87 (26%) wiesen eine Stenosierung einer oder beider Nierenarterien auf. Doppelseitigkeit fand sich in einem Viertel der Fälle. 66 Patienten wurden operiert: 39 Nephrektomien, 30 konservative Operationen (sechs partielle Nephrektomien, fünf Endarterektomien oder Erweiterungen des Nierenarterienabganges, sieben Arterienplastiken und sechs Anastomosen zwischen Milz- und Nierenarterien, sechs Resektionen eines Arterienstückes). Bei 80% wurde ein normaler diastolischer Blutdruck erzielt.

Zwei sich zum Teil widersprechende Theorien wurden aufgestellt, um die geschilderten Phänomene zu erklären:

I. Die Theorie, nach der die ischämische Niere eine hypertensive Substanz produziere.

II. Die Theorie, nach der die gesunde Niere die von außen herankommenden hypertensiven Faktoren neutralisieren könne.

I. Die erste Theorie, basierend auf den Arbeiten aus der Volhard-Schule, vor allem aber auf den Experimenten Goldblatts (1934), steht auf solider Grundlage. Dank ihrer Einfachheit fand sie großen Anklang und Erfolg. Erfolg, der vielleicht größer als verdient war.

Man weiß, daß eine Hundeniere, durch Konstriktion ihrer Arterie ischämisch gemacht, ein Ferment produziert, das *Renin*. Dieses legt ein Octapeptid frei, das *Hypertensin*, das eine starke vasoconstrictorische Wirkung besitzt. Es ist von Skeggs, Marsh, Kahn und Shumway (1954) isoliert und von Bumpus, Schwartz und Page (1958) synthetisiert worden.

Das Renin wurde in großer Menge nicht nur in ischämischen Hundenieren, sondern auch in menschlichen Schrumpfnieren gefunden (Goldblatt 1957).

Diese Theorie scheint die beobachteten Fälle auf das beste zu erklären: Die Ischämie der Niere verursacht den Hochdruck. Sie erklärt ebenfalls, wieso durch Entfernung des schlecht vascularisierten Gewebes oder durch Wiederherstellung einer normalen Zirkulation der hohe Blutdruck sich normalisiert.

Diese Theorie mußte sich aber verschiedene Einwände und Modifikationen gefallen lassen.

Im akuten nephrogenen Hochdruck kann beim Versuchstier, wie beim Menschen, im Blut ein hoher Gehalt an Renin und Hypertensin nachgewiesen werden; *bei der chronischen Erkrankung ist das nicht möglich.* Den Autoren, die versuchten, im Nierenvenenblut der chronischen, nephrogenen Hypertoniker einen erhöhten Gehalt von Renin (Dexter und Haynes 1944, Page und Corcoran 1948) oder von Hypertensin (Peart 1959) nachzuweisen, ist dies nicht gelungen.

Seit den Arbeiten von Gross (1958) wird dem Renin eine regulierende Funktion der Sekretion der Nebennierenrinde und infolgedessen des Salzstoffwechsels zugeschrieben. Eine Vermehrung des Reningehaltes stimuliert die Nebennierenrinde und verursacht eine Natriumretention; eine Verminderung des Renins verursacht Hypotonie durch Hemmung der Nebennierenrinde und Ausscheidung von Natrium. In Bestätigung dieser theoretischen Gedankengänge haben Laidlaw, Yendt und Gornall (1960) über Fälle von Verengerung der Nierenarterie berichtet, die einen primären Aldosteronismus nachahmten.

Vielleicht ist auch die Nierenischämie eine zu einfache Erklärung des Goldblatt-Mechanismus; eine Veränderung des intrarenalen Druckes ist nicht ausgeschlossen. Auch hier liegt es nahe, einen Vergleich zu ziehen mit dem Carotissinusmechanismus, der die Aldosteronsekretion reguliert.

Schon 1953 beschrieben Hawthorne, Perry und Pogue in diesem Zusammenhang Veränderungen der Pulswelle der Nierenarterie, die beim Hund einen dauerhaften Hochdruck verursachten; für Page, Dustan und Poutasse (1959) steht es fest, daß es eine solche Veränderung der Pulswelle ist, die die Reninproduktion stimuliert. Wie man sieht, sind die Probleme wirklich nicht so einfach, wie es anfangs schien.

Nach der heutigen Ansicht (Peart 1959) genügt der Mechanismus Renin-Hypertensin nicht, um alle Tatsachen zu erklären, außer vielleicht in den akuten Fällen, von denen die akute Nephritis ein gutes Beispiel ist.

II. Die zweite Theorie, die *renoprive*, postuliert das Vorhandensein eines lokalen Mechanismus in der Niere, der die Blutdruckerhöhungen, die durch extrarenale Faktoren entstehen, neutralisiert. Ein fixierter Hochdruck würde durch ein Darniederliegen dieses Mechanismus entstehen, verursacht durch Verlust an Nierengewebe durch Infektion, Operation, Atrophie usw.

Nach Braun-Menendez (1958) kontrolliert das *Renotropin*, eine Substanz, die aus dem Eiweißstoffwechsel stammt, die Größe und funktionelle Kapazität der Niere, die beide eng voneinander abhängig sind. Die Produktion des Renotropins wird größer unter dem Einfluß der Hormone des Hypophysenhinterlappens, der Schilddrüse und der Hoden, sowie bei eiweißreicher Diät. Die Menge des Renotropins nimmt ab, wenn diese Stimulantien wegfallen.

Da das normale Nierengewebe eine blutdrucksenkende Wirkung ausübt, deren Natur uns noch nicht bekannt ist, kontrolliert das Renotropin indirekt die Höhe des arteriellen Druckes.

Auch Findlay und Davis (1956) glauben, daß der Hyporenalismus, durch Verlust von Nierenparenchym und Tubulusfunktion besser die menschliche Hypertension erkläre, als der hypertonisierende Effekt, der selten sein soll; nach ihnen handelt es sich um eine ungenügende Reaktion des Nierengewebes gegenüber den trophischen Einflüssen des Hypophysenvorderlappens und der Nebennierenrinde. Auf die endokrinologischen Argumente, die sie zur Stütze ihrer Ansicht vorbringen, können wir nicht näher eingehen.

Wilson und Ledingham (1956) lehnen ebenfalls die Theorie des Renin-Hypertensin ab. Sie machen darauf aufmerksam, daß auch keine anderen hypertensiven Substanzen im Blut gefunden werden konnten. Das Andauern vieler Hypertonien nach der Nephrektomie legt nach ihnen den Gedanken eines extrarenalen Faktors nahe. Im Tierexperiment konnten sie zeigen, daß die gleichzeitige Entfernung beider Nieren zum Tod in Hypertension führt, da der extrarenale hypertensive Mechanismus nicht mehr durch die normalen Nieren gezügelt werde. Dieser Mechanismus mache sich bemerkbar, sobald die Zirkulation in einer Niere gestört sei, aber werde sehr rasch durch die gesunde Niere gezügelt.

Im Verfolgen desselben Gedankenganges korrigierten Kolff und Page (1954) neun von zehnmal den Hochdruck, der infolge beidseitiger Nephrektomie aufgetreten war, indem sie das nierenlose Tier in denselben Kreislauf brachten mit einem normalen, zweinierigen Hund.

Die Ansichten dieser Forscher werden bestätigt durch die Arbeiten von Muirhead, Jones und Stirman (1960). Sie konnten durch intravenöse Verabreichung von Nierenmarkextrakten nierenlos gemachte Hunde vor der Hypertonie schützen. Die Spezifität des Nierenextraktes wurde bewiesen durch Injektion von Harnblasenextrakten in Kontrolltiere. Die Wirkung des Nierenextraktes war parallel der injizierten Menge.

Wenn man beim Studium dieser experimentellen Erkenntnisse an die Zerstörungen des Nierenmarkes durch die chronische Pyelonephritis denkt, wenn man sich ferner in Erinnerung ruft, welche Rolle die Nierentubuli im Eiweißstoffwechsel spielen [16% der Albumine können im Tag bei der Ratte auf diesem Weg ausgetauscht werden (Sellers 1956)], so kann man diese renoprive Theorie sicher nicht ohne weiteres ablehnen.

Das wichtigste Argument, das gegen diese Theorie angeführt werden kann, ist der gelegentlich unmittelbare Erfolg der Nephrektomie auf einen vorbestehenden Hochdruck.

Der Streit zwischen beiden Theorien bleibt unentschieden, um so mehr, als auf dem Gebiet der Hochdruckforschung der Schritt vom Tierexperiment in die menschliche Klinik mit besonders großer Vorsicht getan werden muß.

3. Diskussion und Schlußfolgerungen

Wie aus den schon zitierten Arbeiten von Poutasse u. Mitarb. hervorgeht, nimmt mit zunehmender Zahl der Aortographien die Zahl der diagnostizierten Fälle von Nierenarterienstenose zu. Sie finden *im allgemeinen 25—30%* bei ihren Hypertonikern.

Es ist auffallend, wie in den großen Statistiken die Prozentzahl der durch Nephrektomie geheilten Hypertoniker übereinstimmt: Thomson und Smithwick (1952) finden 24,4%, Homer Smith (1956) 26%. Man ist versucht, aus dieser Übereinstimmung darauf zu schließen, daß die Gruppe der durch Nephrektomie Geheilten, ohne daß die Ursache der Heilung bekannt sei und die Gruppe der Nephrektomierten, bei denen eine Stenose der Nierenarterie vorlag, identisch seien.

Für die klinischen Fälle, die genau den Goldblatt-Mechanismus nachahmen, ist nämlich die Heilungsziffer sehr hoch (83% Thomson und Smithwick 1952, 80% Brust und Ferris 1957, 88% Gellmann 1958, 80% Poutasse 1959).

Nach Carstensen und Lutzeyer (1961) können folgende Veränderungen der Nierenarterie Hochdruck erzeugen:

a) Mißbildungen: Atresie, Hypoplasie, coarctatio aortae abdominalis, Angiom, arterio-venöse Fistel, Aneurysma, Nierenektopie mit abnormem Gefäßverlauf.

b) Primäre Erkrankungen der Nierenarterie (intrinsic factor): Stenose, Thrombose, Aneurysma, arterio-venöse Fistel, Embolie, Abriß.

c) Sekundäre Erkrankungen der Nierenarterie (extrinsic factor):

aa) Von der Aorta ausgehend: Aufsteigende Thrombose, aneurysma aortae abdominalis, intramurales Aortenhämatom, Aortentumor.

bb) Vom Retroperitonealraum ausgehend: Narbe, Hämatom, Neoplasma.

cc) Von der Niere ausgehend: Hämatom, Neoplasma.

Trotz der vielen möglichen Ursachen sind nur zwei Krankheitsgruppen häufig und dadurch klinisch wichtig:

1. Die Pyelonephritis der frühesten Kindheit, die rasch zu einer Schrumpfniere führt, deren Arterie fibrotisch wird, ohne daß eine Mißbildung vorhanden gewesen sein muß (ZOLLINGER, S. 39).

2. Das banale Atherom der Nierenarterie, das häufig gleichzeitig mit Atheromen der Aorta und der Iliacae vorkommt.

Aus diesen Ursachen ergeben sich zwanglos zwei Gruppen von chirurgischen Hypertonikern, die wir in der Klinik wiederfinden:

Die gut charakterisier- und erkennbare Gruppe der „Jungen" unter 30 Jahren und die disperse und starke Unterschiede aufweisende Gruppe der „Alten", der Arteriosklerotiker über 50 Jahren.

Wir insistieren, daß nach dieser Art der Deutung wirklich der Goldblatt-Mechanismus in Kraft tritt: die Drosselung der Nierenarterie oder einer ihrer *großen* Äste. Die sekundären Läsionen der Arteriolen erzeugen anscheinend nicht die hämodynamischen Bedingungen zur Reninproduktion (PAGE, DUSTAN und POUTASSE 1959), wenn wir eine solche Produktion als gegeben erachten.

Im Falle der chronischen Pyelonephritis ohne ausgesprochene Schrumpfniere und ohne Veränderung der *großen* Arterienäste ist die Situation ganz anders. Die Hypertension ist hier weniger häufig, wenn auch bei 50% liegend; sie ist ferner weniger ausgesprochen; vor allem die Veränderungen des Augenhintergrundes sind geringer und übersteigen selten den Grad II auch bei hohen Blutdruckwerten.

Für diese Fälle scheint die renoprive Theorie geeigneter. Man kann sich leicht vorstellen, daß im selben Maße, wie das Nierenparenchym zugrunde geht, vor allem die Tubuli, die Abschirmung gegen die extrarenalen hypertensiven Faktoren geringer wird.

MERRIAM, SOMMERS und SMITHWICK (1958) haben 120 Kranke, bei denen eine anläßlich der Sympathektomie gemachte Nierenbiopsie Läsionen von chronischer Pyelonephritis und Arteriolosklerose ergab, mit Kranken verglichen, bei denen die Biopsie nur Gefäßveränderungen zeigte. Nach 5 Jahren stellten sie fest, daß bei vergleichbaren Arteriolenveränderungen die Mortalität der Pyelonephritiker größer war, als die der Vergleichsgruppe. Sie zeigten ferner einen höheren Durchschnittswert des diastolischen Druckes und eine geringere Besserung der Nierenfunktion. Es handelte sich häufig um eine deutlich verschlechterte Hypertonie, ohne daß von einer eigentlich malignen Form gesprochen werden konnte, wie wir sie bei der Verengerung der Nierenarterie sehen.

Es ist bekannt, daß, wenn es uns einmal gelingt, eine chronische Pyelonephritis mit Hochdruck auf konservativem Weg zu heilen, der Blutdruck sich normalisiert. Eine Verengerung der Arterien kann in diesen Fällen nicht die Ursache der Hypertonie sein. Wenn aber das Leiden sich verschlimmert und sich gegen die Sklerose zu entwickelt, hat inzwischen der krankhafte Prozeß sicher schon die zweite Niere ergriffen, die ihrerseits pyelonephritisch oder arteriolosklerotisch geworden sein wird.

Diese Patienten haben von der Nephrektomie keinen Nutzen. Sie bilden die überwiegende Mehrheit. Wir müssen uns hüten, sie zu operieren.

II. Diagnose

Die Zahl der Blutdruckkranken ist Legion; sie beträgt, wie auf S. 126 angeführt, 25% aller Erwachsenen. Jeder 500. dieser Kranken kann von der chirurgischen Behandlung Heilung erhoffen. Wie soll die Auslese getroffen werden?

Schon die urologische Durchuntersuchung ist mit Kosten, Unannehmlichkeiten, Zeitaufwand und gewissen Risiken verbunden. Diese widrigen Umstände werden vermehrt, wenn trotz eines normalen Urogenitalstatus der Verdacht auf eine Hypertonie durch Erkrankung der Nierenarterie bestehen bleibt. Insbesondere die Aortographie ist eine Untersuchung, die auch bei der heutigen verbesserten Technik nicht jedermann zugemutet werden darf und sich keinesfalls zu Reihenuntersuchungen eignet.

Die wichtigste Hilfe ist hier, heute wie je, eine genaue Anamnese und klinische Untersuchung mit einfachen Mitteln. Im Vordergrund des Interesses steht in diesem Zusammenhang die Gruppe der *jugendlichen Hypertoniker unter 30 Jahren.*

Stammt der Patient aus einer Hypertonikerfamilie? Wenn nein, ist die Wahrscheinlichkeit, daß seine Hypertonie nicht essentieller Art ist, recht groß. Weist er Zeichen chronischer Infektion auf, gibt er in der Anamnese rezidivierende Schübe von Harninfektion an? Besteht Verdacht anderer Nierenerkrankungen, Koliken, Blutungen?

Für alle diese Fälle ist die Urographie diejenige Untersuchungsmethode, die sich als erste aufdrängt. Sie wird einseitige Nierenerkrankungen, wie pyelonephritische Schrumpfnieren, Hydronephrosen, tuberkulöse Kittnieren aufzeigen.

Besteht eine doppelseitige Nierenerkrankung, wie die Glomerulonephritis, polycystische Degeneration der Nieren?

Sind Anhaltspunkte für eine Störung der inneren Sekretion vorhanden (Morbus Cushing, Phäochromocytom)?

Handelt es sich um Erkrankungen der Nierenhüllen, die einen Goldblatt-Mechanismus auslösen können, wie das perirenale Hämatom, die Perinephritis, bei denen eventuell eine Dekapsulation zur Heilung der Hypertonie genügt? Kincaid-Smith, McMichael und Murphy (1958) machen darauf aufmerksam, daß maligne Hypertension vor dem 30. Altersjahr fast immer durch eine Nephritis bedingt sei.

Die größten Schwierigkeiten sind dadurch verursacht, daß bei Störungen der Nierendurchblutung durch Drosselung der Nierenarterie ein ganz oder fast normaler urologischer Befund aufgenommen werden kann — und dies trotz Bestehen eines schweren nephrogenen Hochdrucks. Wilson und Ledingham (1956) konnten bei der Ratte nachweisen, daß die Blutdruckerhöhung in einem Moment auftritt, wo histologisch in der Niere noch alles völlig normal erscheint. Und doch ist es wichtig, die Nierenarterienschädigung so früh als möglich nachzuweisen, um den sekundären, durch die Hypertonie verursachten Nierenschädigungen, die die Prognose einer allfälligen Operation stark trüben, zuvorzukommen.

Auch in diesen Fällen jugendlicher Hypertoniker mit normalem urologischen Befund kann die Anamnese wertvolle Hinweise geben. Wenn ein Hypertoniker angibt, daß seine Hypertonie mit einer Hämaturie oder einer Nierenkolik begonnen habe, kann das auf einen Niereninfarkt hinweisen; Trauma oder Operation können eine Schädigung der Nierenarterie bedingen. Ebenso verdächtig ist das rasche Auftreten eines Hochdrucks bei einem früher Normotensiven. Klinisch kann gelegentlich in der Nierengegend, bei Auskultation von vorne oder hinten ein systolisches Geräusch gehört werden; selten wird dies auch bei Auskultation über der Femoralis festgestellt. Nach Rob (1961) findet man in 75% der Fälle einer organischen Stenose der Nierenarterien ein systolisches Geräusch, wenn man das Stethoskop rechts und links des Nabels und zwei Querfinger oberhalb desselben stark anpreßt.

In der Literatur findet man sehr divergierende Ansichten über den Befund am Augenhintergrund. Das einzige, was mit einiger Sicherheit ausgesagt werden kann, ist, daß wenn man bei einem hohen diastolischen Druck stark verengte

Netzhautarterien mit minimaler Sklerose der Retina findet, man an eine renale Form des Hochdrucks denken soll (FAIRBAIRN 1961).

Die Urographie gibt bei der Drosselung der Nierenarterien wie schon gesagt unzuverlässige Resultate. Das deutlichste Zeichen ist eine Größendifferenz beider Nieren. GIFFORD (1959) nimmt an, daß wenn röntgenologisch eine Längendifferenz von 1 cm zwischen beiden Nieren besteht, dies die Aufmerksamkeit erregen muß.

BOOKSTEIN und ABRAMS (1960) fanden in der Hälfte ihrer Fälle ein normales Urogramm. Die kranke Seite kann sogar den Eindruck einer besseren Sekretion erwecken (SCHLEGEL, SAVLOV und GABOR 1959; BROWN, PEART, OWEN, ROBERTSON und SUTTON 1960).

Wenn auch alle erwähnten Zeichen fehlen, so muß doch in der Regel bei jedem Hypertoniker unter 30 Jahren mit einem kontinuierlichen diastolischen Blutdruck von über 110 mm an eine renale Ursache gedacht und die entsprechenden Untersuchungen gemacht werden. Dem alten Hypertoniker über 65 Jahren, mit Zeichen allgemeiner Arteriosklerose dürfen dagegen nur in seltenen Ausnahmefällen diese Untersuchungen zugemutet werden. Ihm ist meist besser gedient mit einer medikamentösen Behandlung seiner Blutdruckkrankheit.

Das läßt eine große Gruppe von Hypertonikern zwischen 30 und 65 Jahren übrig, bei denen der Entscheid: Lohnt sich eine Untersuchung, ob eine Störung der Nierendurchblutung vorliegt oder nicht, schwer fällt. Hier sind die in den letzten Seiten erwähnten Zeichen wichtig. Wir haben aber noch zwei zusätzliche Faktoren, die unser klinisches Urteil zu beeinflussen vermögen: Besteht eine allgemeine Arteriosklerose mit Beteiligung der Hirn- und Coronararterien, so sind diese Patienten schlechte Kandidaten für eine chirurgische Behandlung. Die mühsame Untersuchung lohnt sich nicht, wenn eine Operation sowieso nicht in Frage kommt. Zweitens ist es wichtig zu wissen, ob der Patient auf antihypertensive Behandlung gut anspricht und ob er gewillt ist, diese Behandlung konsequent und über Jahrzehnte fortzusetzen. In diesem Zusammenhang ist es sicher wichtig, die Einstellung des Patienten zu kennen (FAIRBAIRN 1961).

Wenn wir diese Ausführungen zusammenfassen wollen, so dürfen wir sagen, daß sich eine urologische Durchuntersuchung bei jedem Hypertoniker lohnt, der Zeichen einer Erkrankung der Harnorgane aufweist.

Eine genaue Untersuchung, ob eine Erkrankung der Nierenarterie oder einer ihrer großen Äste vorliegt, ist bei folgenden Gruppen von Hypertonikern indiziert:

1. alle Hypertoniker unter 30 Jahren,

2. wenn die Anamnese auf eine Erkrankung oder Verletzung der Nierenarterie hinweist,

3. wenn die Untersuchung des Augenhintergrundes auf das akute Entstehen schwerer Störungen hinweist,

4. wenn eine vorbestehende, chronische, symptomlose Hypertonie sich plötzlich verschlimmert,

5. wenn ein systolisches Geräusch über einer oder beiden Nierenarterien nachgewiesen werden kann,

6. wenn bei der Urographie ein Größenunterschied beider Nieren ohne Zeichen von Pyelonephritis zu finden ist (HUNT 1961).

Zur Diagnosestellung stehen uns folgende drei Methoden zur Verfügung, die etwas näher besprochen werden sollen:

1. Das *Isotopennephrogramm*, vorausgesetzt, daß man über die recht komplexe Apparatur verfügt.

2. Die Untersuchung der Separaturine, vor allem mit dem *Test von* Howard. Diese Untersuchungen sind überall möglich; ihr Wert geht der Sorgfalt parallel, die man zu ihrer Durchführung anwendet.

3. Das *Aortogramm*, das vor allem durch die Fortschritte der Gefäßchirurgie an jeder größeren Klinik seinen Eingang gefunden hat.

Brust und Ferris (1957) schlagen einen Test vor, dem vor allem prognostische Bedeutung zukommt. Zur Differentialdiagnose und Prognose werden dem Patienten rasch 400 mg Tetraäthylammonium intravenös injiziert. Die „gefäßkranken" Hypertoniker reagieren darauf mit einer leichten Senkung des systolischen und einem Ansteigen des diastolischen Druckes. Dies wäre ein günstiges prognostisches Zeichen, da es beweisen würde, daß die Nierenerkrankung noch nicht von Arteriolosklerose begleitet ist und der Blutdruck nach der Operation auf normale Werte absinken würde. Die „parenchymkranken" Hypertoniker reagieren auf diesen Test mit einem starken Blutdruckabfall, sowohl systolisch wie auch diastolisch. Die Gültigkeit dieser Probe ist soweit wir sehen, bis heute noch von keiner anderen Seite bestätigt worden.

1. Das *Isotopennephrogramm* ist eine sehr ingeniöse Nierenfunktionsprüfung; sie wurde 1956 von Taplin u. Mitarb. beschrieben und ist von Winter weiterentwickelt worden.

Mit Jod[131] markiertes Kontrastmittel, das Gammastrahlen abgibt, wird intravenös injiziert; mit Hilfe von Szintillometern wird die Radioaktivität der Nierengegenden registriert.

Die Vermehrung der Radioaktivität gibt nacheinander Auskunft über die Vascularisation der Niere, dann über Sekretion und Ausscheidung; diese drei Stadien können für jede der beiden Nieren getrennt leicht auseinandergehalten werden; diese Methode ist deshalb für das Problem der Hypertonie infolge Drosselung der Nierenarterie hervorragend geeignet.

Die Vorteile der Methode sind zahlreich und wertvoll: Einfachheit der Untersuchung (wenn die Methode eingespielt ist), die die Untersuchung auch bei Kindern und Schwerkranken ohne weiteres erlaubt; Raschheit (30 min, sofortiges Ablesen der Resultate), Harmlosigkeit (die einverleibte Strahlendosis beträgt nur 1—2% einer Urographie, so daß die Untersuchung beliebig oft wiederholt werden darf) und endlich und vor allem sehr gute Übereinstimmung der Resultate mit denjenigen der klassischen Nierenfunktionsprüfung (Winter 1957); die Zuverlässigkeit und Empfindlichkeit des Isotopennephrogramms ist wahrscheinlich größer als die der Urographie und der Urinseparation (Roth, Movarrekhi und Wenger 1960).

Wie immer fehlen auch hier die Schatten in diesem sonnigen Bilde nicht: Kostspielige und empfindliche Apparatur, Interpretation der Kurven, vor allem in quantitativer Hinsicht, unsicher und nur von guten Kennern einigermaßen zuverlässig auszuführen.

Aber es kommt noch schlimmer: Nach der Ansicht der besten Kenner (Winter, Maxwell, Rockney und Kleeman 1959) kann das Nephrogramm über eine *leichte* Störung der Durchblutung keine Auskunft geben. Nach Stamey (1961) genügt eine um 15—25% reduzierte Durchblutung der Niere, um eine Hypertension zu erzeugen. Das Isotopennephrogramm hat aber auch in den besten Händen eine Fehlerbreite von 20%. Das Nephrogramm ist übrigens in keiner Weise befähigt, über die Art der festgestellten Störung eine Auskunft zu geben.

Aber schon heute, am Beginn der Entwicklung dieser Untersuchungsmethode, bringt sie viel Neues bei absoluter Unschädlichkeit. Wir dürfen deshalb von ihr in Zukunft eine große Hilfe erwarten, wohl vor allem auf dem Gebiete des ersten Ausfindigmachens verdächtiger Fälle (Flocks und Winter 1962). An der Mayo-Klinik wird diese Untersuchungsmethode schon heute als „screening procedure" verwendet (TAUXE 1961).

2. Der *Howard-Test* (1957) basiert auf einer Beobachtung, die WHITE 1950 anläßlich eines Goldblatt-Experimentes beim Hund gemacht hat: „Die Veränderungen der Nierenfunktion der ischämischen Niere folgen eng dem Fortschreiten der Obliteration der Nierenarterie; wenn man den Urin untersucht, der *gleichzeitig* von den beiden Nieren des Versuchstieres ausgeschieden wird, so scheidet die gedrosselte Niere weniger Urin aus; die Konzentration des Natriums in diesem Urin ist erniedrigt, oft bevor die Inulin- oder Hippuratclearance verändert wird."

HOWARD u. Mitarb. (1957) *haben mit einer bemerkenswerten Regelmäßigkeit gefunden, daß alle Patienten, die durch die Nephrektomie dauernd gebessert oder von ihrem Hochdruck geheilt wurden, auf der kranken Seite eine verminderte Urinproduktion und eine verminderte Natriumausscheidung aufgewiesen hatten.*

Der Test wird als positiv gewertet, wenn die Reduktion des Urinvolumens mindestens 40% und die Verminderung der Natriumkonzentration mindestens 20% beträgt; für andere sind die entsprechenden Zahlen 50% und 15% (CLOUGH 1959).

Um zuverlässige Resultate zu geben, muß die Technik des Testes auf das sorgfältigste durchgeführt werden. Wir wollen sie deshalb ausführlich beschreiben nach den Vorschriften von CONNOR, BERTHRONG, THOMAS und HOWARD (1957).

Beim Ureterenkatheterismus kann es leicht geschehen, daß eine Niere bis zu 15 min anurisch wird; da die Urinportionen unbedingt von beiden Seiten *gleichzeitig* aufgefangen werden müssen, kann das Auffangen des Urins erst beginnen, wenn die Urinproduktion auf beiden Seiten gleichmäßig eingesetzt hat. Früher aufgefangene Portionen sind wegzuschütten.

Die Hauptschwierigkeit des Testes besteht aber im Vorbeifließen des Urins neben dem Ureterkatheter. Hat man diesen Eindruck, müssen die Katheter verschoben werden, bis die ganze produzierte Urinmenge aufgefangen werden kann. Besser, als den Test ungenau durchzuführen, ist, ihn abzubrechen und ein anderes Mal neu zu versuchen. Ist der aufgefangene Urin blutig, muß der dadurch vermehrte Elektrolytgehalt durch die Bestimmung des Hämatokrit korrigiert werden. Kleine, stark blutige Urinmengen sind mit Mißtrauen zu betrachten; der Test ist besser zu wiederholen. Beim Vorliegen einer Hydronephrose muß diese selbstverständlich vor Beginn des Testes entleert werden. Die Ureterenkatheter werden vor dem Einführen mit destilliertem Wasser durchgespült. Die deutlichsten Resultate erhalten wir, wenn vor dem Test der zu Untersuchende so viel trinkt, daß eine Urinmenge von 1—3 cm³ pro Minute für jede Niere produziert wird (120—360 cm³ Urin pro Stunde).

Beim heutigen Stand der Dinge gibt der Howard-Test die zuverlässigste Auskunft über die Prognose einer Nephrektomie wegen Hypertension.

Wir haben früher gesehen, daß GROSS (1958) im Renin eine physiologische Substanz sieht, die in die Regulation der Natriumbilanz und des arteriellen Druckes eingreift und deren Vermehrung eine Retention des Na bedingen würde. Es ist verlockend, im Howard-Test den Ausdruck eines ähnlichen Mechanismus zu sehen, nämlich der einseitigen Hyperproduktion von Renin durch die ischämische Niere, die eine Natriumretention in dieser Niere bedingen würde. Nach STAMEY (1961) ist die Hauptsache aber die übermäßige Rückresorption von Wasser in der ischämischen Niere. Dieser Autor hat verschiedene Verfeinerungen der Methode beschrieben.

3. Die *Aortographie* gilt mit Recht als die Methode der Wahl, um eine Veränderung und Verengerung der Nierenarterien zu objektivieren. Sie ist nicht ganz ungefährlich, vor allem wenn sie bei Arteriosklerotikern angewendet wird. Immerhin sind die Risiken tragbar, wenn die Untersuchung von geübten Händen vorgenommen wird.

Die retrograde Injektionsmethode von der a. femoralis aus (Methode von SELDINGER, modifiziert von GOLLMANN) erlaubt die Dosis des Kontrastmittels zu reduzieren und vermeidet die gleichzeitige Überschwemmung beider Nieren.

Man weiß (Birchall, Batson und Moore 1958), daß schwere und langdauernde Spasmen der Nierenarteriolen nach der Aortographie auftreten können, die die Gesamtnierenfunktion stark reduzieren und die filtration fraction für mehrere Tage stark heraufsetzen. Bei systematischer Untersuchung sollte deshalb diese Untersuchungsmethode an letzter Stelle kommen; auf keinen Fall sollen nach der Aortographie eine Nierenoperation oder Nierenfunktionsprüfungen durchgeführt werden, bevor 3 Tage verflossen sind.

Kann eine Arterienläsion klar dargestellt werden, so genügt die Aortographie zur Diagnosestellung. Bleibt der Befund unsauber oder schwer zu deuten, müssen die anderen Tests herbeigezogen werden, um die Diagnose zu festigen oder abzulehnen. Bei der Lektüre der heutigen Arbeiten bekommt man den Eindruck, daß in Zukunft die Aortographie eher eine kleinere, die Untersuchung der Separaturine eher eine größere Rolle zu spielen berufen sein werde.

III. Indikation — Gegenindikation — Prognose

Aus dem Vorhergehenden geht hoffentlich mit Klarheit hervor, daß die Indikation zu einem operativen Eingriff an der Niere zur Heilung einer Hypertonie nur bei partieller Obliteration der Arterie einer Niere gestellt werden darf. Bei den jungen Patienten ist die pyelonephritische Schrumpfniere die häufigste Indikation, bei älteren Leuten die atheromatösen Veränderungen der Nierenarterie.

Man hat die Wahl zwischen der Nephrektomie, die den Vorteil der Einfachheit hat, der partiellen Nephrektomie, unter der Vorbedingung, daß kein schlecht vascularisiertes Gewebe zurückgelassen wird (Querresektion des Nierenpoles; v. Niederhäusern 1963) und der Wiederherstellung des ungestörten Durchflusses durch die Nierenarterie. Diese Gefäßchirurgie ist momentan in voller Entwicklung. Man verwendet die Endarterektomie der Nierenarterie, die Excision der Stenose (Page, Dustan und Poutasse 1959, Leadbetter 1960), die Anastomose zwischen Milz- und linker Nierenarterie (Luke und Lévitan 1959) und in letzter Zeit vor allem die Dacronprothese (Poutasse 1959, Morris, Cooley, Crawford, Berry, de Bakey 1960).

Es ist sicher ein lobenswertes Prinzip, soviel Nierenparenchym wie möglich zu erhalten; diese diffizilen Eingriffe an der Nierenarterie haben die Güte ihrer Dauerresultate aber noch nicht erwiesen. Die Verwendung eines Fremdkörpers erweckt Bedenken; bei den Hüftgelenkplastiken hat der anfängliche Enthusiasmus einer erheblichen Ernüchterung Platz gemacht. Bei den Alten liegen die atheromatösen Plaques, die die Nierenarterie partiell obstruieren, meist am Abgang von der Aorta; rechts stört die v. cava den Zugang.

Die Hypertonie kann ein zusätzliches Argument abgeben, wenn über die Entfernung einer schlecht funktionierenden, meist infizierten Niere diskutiert wird. Ihr Bestehen soll den Entschluß zur Nephrektomie erleichtern und nicht wegen der Befürchtung postoperativer Komplikationen von der Operation abhalten. Man hüte sich aber vor übertriebenem Optimismus betreffend den Einfluß der Nephrektomie auf den erhöhten Blutdruck. Nach Okulicz und Marshall (1953) beträgt die Heilungsrate der Hypertension in diesen Fällen nur 6%, nach Thompson (1957) 25%.

Außer diesen in aller Ausführlichkeit beschriebenen Fällen von einseitiger hypertensiver Nephropathie durch Störung der Nierendurchblutung sehen wir heute keine Indikation zur operativen Behandlung der Hypertonie.

Die schlechtere von zwei pyelonephritischen Nieren unter dem Vorwand einer Hypertonie zu entfernen, ist falsch und muß absolut vermieden werden.

Bei den Kontraindikationen findet man in der Literatur häufig die Angabe, daß ein Eingriff nicht gemacht werden solle, wenn die zweite Niere nicht normal funktioniere.

Dieser Standpunkt scheint uns allzu restriktiv. Wir müssen uns bei diesen Fällen fragen, ob die Gefahr von seiten der Niereninsuffizienz oder von seiten der rasch progressiven Hypertonie drohe; die Antwort können wir in der Anamnese und im Vergleich der Resultate wiederholter Untersuchungen finden.

Stellt es sich heraus, daß beide Nieren zum Überleben unentbehrlich sind und daß eine konservative Operation an der Nierenarterie nicht ratsam ist, muß auf einen operativen Eingriff verzichtet werden, da selbstverständlich eine Nephrektomie kontraindiziert ist.

Ist dies nicht der Fall, scheint uns eine Nephrektomie gerechtfertigt, auch wenn die zweite Niere nicht vollständig gesund ist und die Erkrankung relativ alten Datums scheint. Wenn die Diagnose einer Stenose der Nierenarterie korrekt ist, wird durch die Nephrektomie der circulus vitiosus Hypertension-Arteriolosklerose gebremst, wenn auch nicht völlig aufgehalten.

Die neuen Statistiken lassen keinen Zweifel daran, daß die Prognose um so besser ist, je früher bei gesicherter Diagnose der Eingriff stattfindet. Aber auch bei Fällen, die schon mehrere Jahre dauern, kann man durch die Operation auffallende Besserungen oder wenigstens erhebliche Verlangsamungen im Verlauf der Hypertonieerkrankung beobachten. Paradoxerweise kann man behaupten, daß die Prognose bei den schwer und rasch verlaufenden Fällen eher günstig sei. Das kommt wohl daher, daß diese Fälle zu einer frühzeitigen, genauen Diagnose zwingen, der der rettende Eingriff rasch folgt. Die torpiden Fälle bleiben unter dem Deckmantel der modernen antihypertensiven Therapie unerkannt, Diagnose und Eingriff erfolgen verspätet.

Im übrigen gelten die üblichen chirurgischen Kontraindikationen, die die Widerstandskraft des Patienten, sein Alter, den Grad seiner Hirnsklerose usw. berücksichtigen.

Bei den günstigen Fällen tritt der Erfolg der Operation sehr rasch ein. Es ist nicht selten, schon am Abend der Operation einen normalen Blutdruck zu finden; häufiger dauert es länger, 2—3 Tage bis Wochen. Die Normalisierung der sekundären Erscheinungen, der Veränderungen im EKG, am Augenhintergrund benötigt wenige Wochen bis Monate. Auf alle Fälle muß ein Patient mindestens während eines Jahres kontrolliert werden, bevor von einem Erfolg gesprochen werden darf.

Ist die Operation ein Mißerfolg, so steigt der Blutdruck meist schon während des postoperativen Spitalaufenthaltes annähernd auf seinen Ausgangswert an.

Hoffen wir für die Zukunft, daß die guten und schlechten Operationserfolge, vor allem nach den neuen Eingriffen an den Nierenarterien, sorgfältig registriert und lange genug kontrolliert werden. Dann werden wir relativ rasch klinisch festen Boden unter den Füßen haben, auch wenn viele theoretische Unsicherheiten und Hypothesen weiter bestehen bleiben.

Literatur

BIRCHALL, R., H. M. BATSON and C. B. MOORE: Hypertension due to unilateral renal arterial obstruction: preliminary observations on contribution of differential renal clearance studies. Amer. Heart J. **56**, 616 (1958). — BOOKSTEIN, J. J., and H. L. ABRAMS: Surgically correctable renal hypertension: review presentation of four cases. Radiology **75**, 207 (1960). — BRAASCH, W. F.: End results following nephrectomy in patients with hypertension. J. Urol. (Baltimore) **68**, 6 (1952). — BRAUN-MENENDEZ, E.: Prohypertensive and antihypertensive action of kidney. Amer. intern. Med. **49**, 717 (1958). — BROWN, J. J., W. S. PEART, K. OWEN, I. S. ROBERTSON and D. SUTTON: Diagnosis and treatment of renal artery stenosis.

Brit. med. J. **2**, 327 (1960) — Brust, A. A., and E. B. Ferris: Diagnostic approach to hypertension due to unilateral kidney disease. Ann. intern. Med. **47**, 1049 (1957). — Bumpus, F. M., H. S. Schwartz and I. H. Page: Synthesis and properties of angiotonin. Circulation **17**, 664 (1958).

Carstensen, G., u. W. Lutzeyer: Die Erkrankungen der Arteria renalis. Z. Urol. **54**, 435 (1961). — Clough, P. W.: Unilateral renal ischemia as cause of hypertension. Ann. intern. Med. **50**, 232 (1959). — Colby, F. H.: Pyelonephritis. Baltimore: Williams and Wilkins 1957. — Connor, Th. B., M. Berthrong, W. C. Thomas jr. and J. E. Howard: Hypertension due to unilateral renal disease: with report on fonctional test helpful in diagnosis. Bull. Johns Hopk. Hosp. **100**, 241 (1957).

Dexter, L., and F. W. Haynes: Relation of renin to human hypertension with particular reference to eclampsia, pre-eclampsia and acute glomerulo-nephritis. Proc. Soc. exp. Biol. (N. Y.) **55**, 288 (1944).

Fairbairn, J. F.: Selection of patients for investigations. (Symposion on hypertension.) Proc. Mayo Clin. **36**, 680 (1961). — Findley, Th.: Two kinds of renal hypertension. Amer. J. med. Sci. **231**, 121 (1956). — Findley, Th., and W. D. Davis: Compensatory renal hypertrophy and anterior pituitary. Sth. med. J. (Bgham, Ala.) **49**, 137 (1956).

Gellman, D. D.: Reversible hypertension and unilateral renal artery disease. Lancet **2**, 291 (1958). — Gifford, R. W.: Curable hypertension. Lancet **78**, 472 (1958). — Goldblatt, H.: Renal humoral (pressor) versus renoprival (antipressor) hypertension. J. Mt Sinai Hosp. **24**, 904 (1957). — Goldblatt, H., J. Lynch, R. F. Hanzal and W. W. Summerville: Studies on experimental hypertension; production of persistent elevation of systolic blood pressure by means of renal ischemia. J. exp. Med. **59**, 347 (1934). — Gollmann, G.: Eine Modifizierung der Seldingerschen Kathetermethode zur isolierten Kontrastfüllung der Aortenäste. Fortschr. Röntgenstr. **87**, 211 (1957). — Gross, F.: Renin und Hypertensin, physiologische oder pathologische Wirkstoffe? Klin. Wschr. **36**, 693 (1958).

Hawthorne, E. W., S. L. C. Perry and W. G. Pogue: Development of experimental renal hypertension in the dog following reduction of renal artery pulse pressure without reducing mean pressure. Amer. J. Physiol. **174**, 397 (1953). — Howard, J. E., M. Berthrong, R. D. Sloan and E. R. Yendt: Relief of malignant hypertension by nephrectomy in four patients with unilateral renal vascular disease. Trans. Ass. Amer. Phycns, **66**, 164 (1957). — Hyman, A., and N. C. Schlossman: The etiologic role of the intrarenal pelvis in hypertension. J. Urol. (Baltimore) **48**, 1 (1942).

Kincaid-Smith, P., J. McMichael and E. A. Murphy: Clinical cause and pathology of hypertension with papilledema (malignant hypertension). Quart. J. med. **27**, 117 (1958). — Kolff, W. J., and I. H. Page: Blood pressure-reducing function of the kidney: reduction of renoprival hypertension by kidney perfusion. Amer. J. Physiol. **178**, 75 (1954).

Laidlaw, J. C., E. R. Yendt and A. G. Gornall: Hypertension caused by renal artery occlusion simulating primary aldosteromism. Metabolism **9**, 612 (1960). — Leadbetter, Guy W.: Renovascular hypertension treated by thrombendarterectomy. New Engl. J. Med. **262**, 29 (1960). — Luke, J. C., and B. A. Levitan: Revascularization of kidney in hypertension due to renal artery stenosis. Arch. Surg. **79**, 269 (1959).

Merriam, J. C., S. C. Sommers and R. H. Smithwick: Clinico-pathologic correlation of renal biopsies in hypertension with pyelonephritis. Circulation **17**, 243 (1958). — Morris jr., G. C., D. A. Cooley, E. S. Crawford, W. B. Berry and M. E. de Bakey: Renal revascularization for hypertension: clinical and physiologic studies in 32 cases. Surgery **48**, 95 (1960). — Muirhead, E. E., F. Jones and J. A. Stirman: Antihypertensive property in renoprival hypertension of extract from renal medulla. J. Lab. clin. Med. **56**, 167 (1960).

Niederhäusern, W. v.: La néphrectomie partielle transversale. Urol. int. (Basel) **16**, 66 (1963).

Okulicz, S. J., and V. F. Marshall: Nephrectomy and hypertension: experience in one urologic clinic. Amer. J. Surg. **85**, 45 (1953).

Page, I. H., and A. C. Corcoran: Experimental renal hypertension: Springfield (Ill.): Ch. C. Thomas 1948. — Page, I. H., H. P. Dustan and E. F. Poutasse: Mechanisms, diagnosis and treatment of hypertension of renal vascular origin. Amer. intern. Med. **51**, 196 (1959). — Peart, W. S.: Hypertension and the kidney. Brit. med. J. **2**, 1353 (1959). — Pettinari, V., U. Bracci, F. Siracusano e L. Giuliani: L'ipertensione renale di interesse chirurgico. XXXIIIo Congr. della soc. ital. di urol. 1960. Firenze: Bruno Coppini 1960. — Pickering, G. W., and R. H. Heptinstall: Nephrectomy and other treatment for hypertension in pyelonephritis. Quart. J. Med. **22**, 1 (1953). — Poutasse, E. F.: Surgical treatment of renal hypertension: results in patients with occlusive lesions of renal arteries. J. Urol. (Baltimore) **82**, 403 (1959).

Rob, C.: Le rétablissement chirurgical de la voie artérielle. Triangle (Sandoz) **5**, 69 (1961). — Roth, H. W., H. Movarrekhi et P. Wenger: Le néphrogramme isotopique. Méthode, analyse quantitative et utilité clinique. Schweiz. med. Wschr. **90**, 198 (1960).

SCHLEGEL, J. U., E. D. SAVLOV and F. GABOR: Some studies in renal hypertension. J. Urol. (Baltimore) 81, 581 (1959). — SELDINGER, S. I.: Catheter replacement of the needle in percutaneous arteriography. A new technique. Acta radiol. (Stockh.) 39, 368 (1953). — SELLERS, A.-L.: Mechanism and significance of protein excretion by normal kidney. Arch. int. Med. 98, 801 (1956). — SKEGGS, L. T., W. H. MARSH, J. R. KAHN and N. P. SHUMWAY: The purification of hypertensin. J. exp. Med. 100, 363 (1954). — SMITH, H. W.: Unilateral nephrectomy in hypertensive disease. J. Urol. (Baltimore) 76, 685 (1956). — STAMEY, TH. A.: The diagnosis of curable unilateral renal hypertension by ureteral catheterization. Postgrad. Med. 29, 496 (1961).

TAPLIN, G. V., O. M. MEREDITH, H. KADE and C. C. WINTER: Radioisotope renogram: external test for individual kidney function and upper urinary tract patency. J. Lab. clin. Med. 48, 886 (1956). — TAUXE, W. N.: The radioisotope renogram in renal artery disease. Proc. Mayo Clin. 36, 684 (1961). — THOMPSON,-J.: Results of nephrectomy in hypertensive patients. J. Urol. (Baltimore) 77, 358 (1957). — THOMPSON, J. E., and R. H. SMITHWICK: Human hypertension due to unilateral renal disease with special reference to renal artery lesions. Angiology 3, 493 (1952).

WHITE, H. L.: The excretion of sodium in relation to glomerular filtration. Transaction of the second conference (S. E. BRADLEY, ed.). New York: Josiah Macy Jr., Foundation 1950. — WILSON, C., and J. M. LEDINGHAM: Relation of adrenal to renal hypertension. Acta med. scand. (Suppl. 312) 154, 86 (1956). — WINTER, C. C.: Unilateral renal disease and hypertension: use of radioactive diodrast renogram as screening test. J. Urol. (Baltimore) 78, 107 (1957). — WINTER, C. C., M. H. MAXWELL, R. E. ROCKNEY and C. R. KLEEMAN: Results of radioisotope renogram and comparison with other kidney tests among hypertensive persons. J. Urol. (Baltimore) 82, 674 (1959). — WINTER, C. C., R. A. NORDYKE and M. TUBIS: Clinical experience with a new test agent for radioisotope renogram. J. Urol. (Baltimore) 85, 92 (1961).

Papillitis necroticans

Von

W. v. Niederhäusern und E. Wildbolz

Mit 3 Abbildungen

Lange Zeit wurde die Papillennekrose (Abb. 1) als eine besonders schwere chronische Pyelonephritis angesehen; dies geschieht zum Teil heute noch.

Die bessere Erkenntnis und häufigere Beobachtung des Krankheitsbildes haben aber gezeigt, daß, obschon die Pyelonephritis im höchsten Maße zur Papillennekrose disponiert, sie davon deutlich abzugrenzen ist.

Rutishauser und Morard (1954) betonen, daß die Papillennekrose von den entzündlichen Zerstörungen der Nierenpapille im Laufe einer nekrotisierenden Pyelitis zu unterscheiden sei. Sie dürfe auch nicht mit der papillären Lokalisation einer interstitiellen Nephritis mit eitrigem Schub verwechselt werden.

Es ist zuzugeben, daß im Moment solch feine Unterscheidungen in der Klinik nicht faßbar sind. Die pathologische Anatomie dieser Affektion, ihre Pathogenese sind schon früher in diesem Band abgehandelt worden (S. 41 ff.); der Röntgendiagnostik, die den wichtigsten Beitrag zur Differentialdiagnose liefert, ist im Band V/1 des Handbuchs ein eigenes Kapitel gewidmet.

I. Geschichte

Von Friedreich beschrieb im Jahre 1877 zum erstenmal eine Papillennekrose: der Patient war ein nicht infizierter Prostatiker. Seine Studie enthält bereits als Vermutung die Hauptsachen unserer heutigen Kenntnisse. Er nahm an, daß die Diagnose an Hand von mit dem Urin ausgeschiedenen Papillen zu stellen sei, daß eine Epithelisierung der Basis der abgestoßenen Papille möglich scheine und daß die Ursache der Nekrose in einer Insuffizienz der Papillengefäße liege.

Chiari (1882), Turner (1884), Stoudensky (1899), dann Kaufmann (1928), publizierten ein Dutzend Beobachtungen. 1937 betonten unabhängig voneinander Froboese und Günther die pathogenetische Wichtigkeit des Diabetes und der

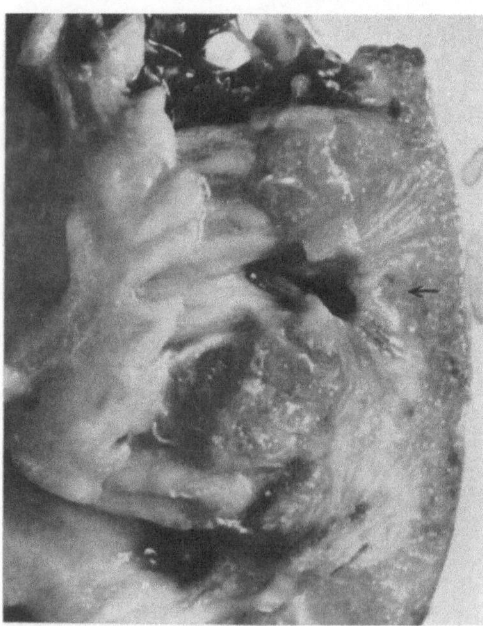

Abb. 1. Papillitis necroticans. Nach Abstoßung einer Papille hat sich die intramedulläre Höhle epithelialisiert. (Nach Hultengren)

Infektion. 1938 publizierte ALKEN den ersten, beim Lebenden diagnostizierten Fall, dank einer mit dem Urin abgegangenen Papille. Seither haben sich die Arbeiten über dieses Thema gehäuft. Die Monographie von HULTENGREN (1961) ist eine Fundgrube von wichtigen Daten, aus der wir ausgiebig geschöpft haben.

II. Verteilung nach Alter und Geschlecht

Solange die Diagnose nur autoptisch gestellt wurde, war das mittlere Alter der Patienten naturgemäß hoch: zwischen 50 und 70 Jahren für GARRET, NORRIS und VELLIOT (1954); 66 Jahre nach JORNOD (1958).

In der großen Serie HULTENGRENs (1961) dagegen ist das mittlere Alter 42 Jahre für die Frauen und 49 Jahre für die Männer. TAMAKI und WHITMAN (1952), GARDIOL (1955) haben Fälle bei Säuglingen beschrieben, MORARD (1955) sogar bei Neugeborenen.

Das Zahlenverhältnis Mann/Frau wechselt von einer Publikation zur anderen stark, da die einzelnen Veröffentlichungen sehr verschiedenes Krankengut betreffen. So zählt HULTENGREN sieben Frauen auf einen Mann, bei fast völligem Fehlen von Diabetikern. ROBBINS und ANGRIST (1949) finden dagegen sechs Männer auf eine Frau, wenn man die Diabetiker ausschließt. Die meisten dieser Patienten leiden an Obstruktion der Harnwege.

III. Ätiologie

Man findet in der Klinik die drei Typen, die der Pathologe unterscheidet (S. 44). Es sind:

1. Der infektiöse Typ, ohne primäre Gefäßveränderungen

Der Diabetes mit seiner Prädisposition zur Infektion steht im Vordergrund. UTZ, WOOLNER und HOWELL (1961) fanden 25% Papillennekrosen bei ihren pyelonephritischen Diabetikern gegenüber 2% bei den Pyelonephritikern ohne Diabetes. Die zweitwichtigste Gruppe bildet die Harnstauung mit sekundärer Infektion.

2. Der angiopathische Typ

Hierher gehören die Migränekranken, die HULTENGREN (1961) in eine eigene Gruppe zusammengefaßt hat. In seiner Serie von 103 Kranken findet er 64, die in der Anamnese typische Migräne angeben, die unterschieden werden kann von den Kopfschmerzen, die von Niereninsuffizienz, Hypertension, Schädeltraumen, Sinusitiden oder Trigeminusneuralgien herrühren. Neben dieser für ihn wichtigsten Gruppe fand er nur sechs Patienten mit Obstruktion der Harnwege und vier Diabetiker.

HULTENGREN zitiert die Arbeiten von SCHOTTSTAEDT und WOLFF (1955). Diese Autoren untersuchten die Ausscheidung des Wassers, des Na, des K und des Kreatinins vor und während Migräneanfällen und fanden sie während der Anfälle vermindert. Sie deuteten diesen Befund als eine Folge verminderter Nierendurchblutung. Die Versuchung ist groß, anzunehmen, daß durch wiederholte Ischämien irreversible Veränderungen der Papillen auftreten könnten, die sicher weniger gut durchblutet sind, als die Nierenrinde. Doch handelt es sich hier nur um eine noch unbewiesene Hypothese.

Es ist interessant festzustellen, daß 56 von 64 dieser Migränegruppe HULTENGRENs während Jahren große Mengen von Phenacetin (Kilogramme) ihrer Kopfschmerzen wegen eingenommen hatten. Es ist auch in diesem Falle unmöglich zu sagen, ob der Phenacetinabusus wirklich eine ätiologische Rolle gespielt hat. Das Aufhören des Phenacetinmißbrauches soll die Entwicklung der Affektion verlangsamen.

3. Der ischämische Typ durch Kompression

Das Ödem, gleich welcher Ursache, scheint durch Gefäßkompression imstande zu sein, eine Papillitis necroticans zu erzeugen. Neben der nicht infizierten Stase, scheint ein solches Ödem bei einer größeren Anzahl von akuten und chronischen Nephropathien vorzukommen: bei der interstitiellen Nephritis, der Chromoproteinniere, dem Morbus haemolyticus neonatorum (ZOLLINGER), der Sulfonamidnephrose (MORARD 1955) usw.

Hier sei der merkwürdige Fall von SILBERSTEIN und PAUGH (1953) erwähnt: Ein durch Prostatacarcinom obstruierter Ureter und eine Papillennekrose auf der *anderen* Seite.

IV. Symptomatologie und klinische Diagnose

Die Symptome der Papillennekrose sind leicht aus den anatomischen Veränderungen abzuleiten.

Im Vordergrund steht die Hämaturie; da gleichzeitig mehr oder weniger verkalkte Gewebsstücke ausgeschieden werden können, wird die Hämaturie oft von kolikartigen Schmerzen begleitet. Besteht gleichzeitig eine Pyelonephritis, wird dieses Ereignis von einem Fieberschub begleitet sein, der solange dauert, bis das Gewebsstück oder die Papille in die Blase ausgestoßen ist. Daneben kann selbstverständlich noch die ganze Symptomatologie der chronischen Pyelonephritis bestehen.

Wir müssen hier aber noch einmal ausdrücklich darauf hinweisen, daß weder Diabetes noch Pyelonephritis zur Entstehung einer Papillennekrose notwendig sind. HULTENGREN fand in seiner großen Serie 17%, die bei wiederholten Untersuchungen sterilen Urin aufwiesen. Diese Aussage müssen wir aber sofort abschwächen; wie wir im Kapitel „Chronische Pyelonephritis" besprochen haben, können wir auch bei dieser Erkrankung wiederholt sterilen Urin finden.

Die Diagnose der Papillennekrose steht nur fest, wenn es gelingt, im Urin ein Stück Papille zu finden und histologisch zu untersuchen. Verdächtige Erkrankte — besonders diabetische Pyelonephritiker — sollten angewiesen werden, ihren Urin regelmäßig auf Fremdkörper zu kontrollieren und ausgeschiedene Gewebsstücke und Steine zur Untersuchung mitzubringen. Diese diagnostische Anstrengung scheint sich zu lohnen. Während bis vor kurzem der histologische Nachweis der Papillen im Urin nur 44mal gelang, konnte LINDHOLM (1960) sie zwölfmal bei 75 Patienten finden, die er zu dieser Kontrolle aufforderte.

Die Häufigkeit der Migräne haben wir im vorigen Abschnitt erwähnt. JORNOD (1958) fand bei neun von seinen 14 Kranken Veränderungen der Leber, die histologisch verifiziert werden konnten.

Noch vor kurzem dachte man nur an Papillennekrose, wenn der Zustand eines Diabetikers sich unerwartet verschlimmerte, wenn er anscheinend ohne Ursache in eine Urämie oder ein diabetisches Koma geriet. Bestanden gleichzeitig Nierenkoliken und verschlechterte sich das Urinsediment, konnte die Diagnose als wahrscheinlich gelten (JOHNSTON 1952). Außerhalb dieser Fälle wurde die Papillennekrose fast nur autoptisch diagnostiziert: 1956 gelang sie WHITEHOUSE und ROOT nur in zwei von elf Fällen, JORNOD (1958) in drei von 14. Als Folge der Arbeit von LAGERGREN und LINDVALL (1958) glauben die skandinavischen Autoren in mehr als 90% der Fälle die Diagnose röntgenologisch stellen zu können.

V. Röntgendiagnose

Neben der histologischen Untersuchung einer ausgeschiedenen Papille bietet die Röntgenuntersuchung die einzige Möglichkeit einer relativen Frühdiagnose.

Die ersten Beschreibungen stammen von ALKEN und von GÜNTHER (1938). Seither haben sich besonders schwedische Autoren für dieses Thema interessiert (OLSSON 1939, 1962, CHRISTOFFERSEN und ANDERSEN 1956, LAGERGREN und LINDVALL 1958, LINDVALL 1960, HULTENGREN 1961).

Früher — als erst in Spätstadien die Diagnose einer Papillennekrose erwogen wurde — machte die schlechte Nierenfunktion meist retrograde Pyelographien

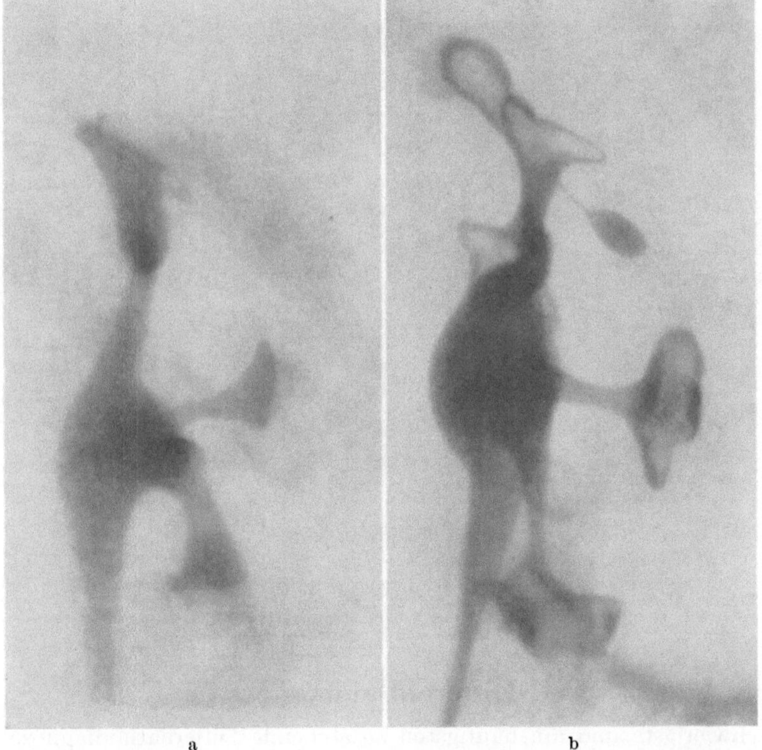

a   b

Abb. 2a u. b. a Praktisch normales intravenöses Pyelogramm einer 59jährigen Frau, die schon als 15jährige an Migräne litt. b Urographie 2 Jahre später. Alle Papillen sind nekrotisch. (Nach HULTENGREN)

nötig. Heute steht die intravenöse Urographie im Vordergrund. CHRISTOFFERSEN und ANDERSEN (1956) empfehlen die gelegentliche ergänzende retrograde Pyelographie, während ESKELUND (1945) davon abrät, weil er der Meinung ist, daß diese Untersuchungsmethode Papillennekrosen verursachen könne. Wir scheuen uns nicht, in chronischen Fällen, wo wir eine Sicherung der Diagnose erhoffen, die retrograde Pyelographie anzuwenden, hüten uns aber sorgfältig vor der Erzeugung eines Überdruckes im Nierenbecken. Die Aortographie ergibt keine diagnostische Hilfe.

Den Veränderungen im Röntgenbild ist in Band V/1 dieses Handbuches (Radiologische Diagnostik) von OLSSON ein eigenes Kapitel gewidmet worden.

Die zu erwartenden Bilder kann man sich leicht vorstellen, wenn man an die anatomischen Veränderungen denkt (Abb. 1). Wir finden Bilder von zerstörten

Papillen, die abgefressen, unterminiert erscheinen. Das charakteristische Bild
ist das eines Ringschattens („ring shadow"), in dem die Papille, völlig abgestoßen,
als weißer Fleck sich zeigt (Abb. 2b und 3b). Nach Ausstoßung des Sequesters
finden wir die Kelche klobig aufgetrieben, oder in Form eines Elefantenfußes
(Abb. 2b), wie bei den Spätformen der chronischen Pyelonephritis.

Leeraufnahmen geben oft (nach der Literatur in 25%) interessanten Aufschluß:
man findet Verkalkung abgestoßener Papillen, die als Kalkfänger wirken (Abb.3c),
man kann die Verkalkungen aber auch regelmäßig über verschiedene Papillen
verstreut finden, in Fällen wo gleichzeitig die Nekrose verschiedener Papillen
beginnt; selten kommt es zu Verknöcherungen oder in Spätstadien zu Korallen-
steinen, die uncharakteristisch sind.

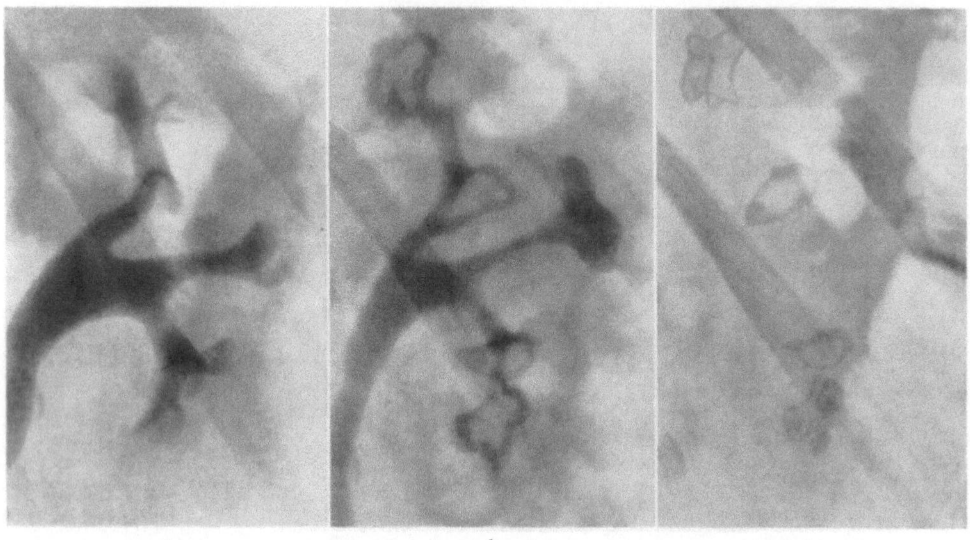

a   b   c

Abb. 3a—c. a Praktisch normales intravenöses Pyelogramm einer 36jährigen migränösen Patienten. Phenacetinabusus. b Dieselbe Niere ein Jahr später. Typische Ringschatten in den oberen und unteren Kelchgruppen.
Kolbige Erweiterung der mittleren Kelche. c In der Leeraufnahme sind die verkalkten abgestoßenen Papillen
zu erkennen. (Nach Hultengren)

VI. Differentialdiagnose

Die schwierigste und am häufigsten zu stellende Differentialdiagnose ist die
zwischen *chronischer Pyelonephritis* und Papillennekrose. Der Unterschied zwischen einer „reinen", angiospastischen Papillennekrose mit sekundärer Infektion
und einer Pyelonephritis mit akutem Schub und abszedierender Papillitis, die
an der Basis demarkiert wird, ist klinisch nicht zu machen.

Nur der gesicherte Abgang nekrotischer Papillen läßt in infizierten Fällen
mit Sicherheit die Papillennekrose erkennen. Wenn die Röntgenbilder nicht
klar und deutlich die Diagnose stellen lassen, bleibt für die individuelle Deutung
ein weiter Spielraum. So kommt es, daß einzelne Ärzte nie eine Papillennekrose
sehen, andere, z. B. Lindvall (1960), fragen sich, ob bei der chronischen Pyelonephritis klobige Kelche überhaupt vorkommen, ohne gleichzeitige Papillennekrose.

Bei unseren gegenwärtigen therapeutischen Möglichkeiten spielen diese diagnostischen Schwierigkeiten keine praktische Rolle.

Gegenüber der *Tuberkulose* sollte die Abgrenzung durch die üblichen diagnostischen Maßnahmen nicht allzu schwer sein.

Gegenüber der *Hydronephrose* ist die Differentialdiagnose bei genügender Aufmerksamkeit auch nicht allzu schwer. In frischen Fällen von Hydronephrose flacht der erhöhte Innendruck wohl zuerst nur die Papillen ab, es folgen dann eine Erweiterung der Kelchhälse und des ganzen Nierenbeckens, während die Abrundung und das Klobigwerden der Kelche bei der Papillennekrose auf die Kelche beschränkt bleibt. Wird der Innendruck im Nierenbecken z. B. durch Entfernen eines eingeklemmten Uretersteines normalisiert, wird bei der Hydronephrose die Form des Nierenbeckens wieder völlig normal, während die plumpen Kelche der Papillennekrose bestehen bleiben.

Irrtümer können entstehen, wenn bei einer Kontrastaufnahme des Nierenbeckens durch erhöhten Druck (Kompression, Überspritzen) *Reflux* entsteht.

Die Röntgenbilder verschiedener seltener Nierenaffektionen können zur Verwechslung mit einer Papillennekrose führen: Kelchdivertikel und -cysten, Schwammniere, Nierenhypoplasie (EKSTRÖM 1955), Nierentumor (SWARTZ 1954). Diese Verwechslungsursachen sind selten, andere als röntgenologische Kriterien geben hier den Ausschlag (OLSSON 1962).

VII. Behandlung

Entsprechend unserer Einteilung im Abschnitt über die Ätiologie werden wir auch die Behandlungsmöglichkeiten in drei getrennten Abschnitten besprechen und unterscheiden:

1. *die Behandlung der Infektion,*
2. *die Behandlung der Arteriopathie,*
3. *die Behandlung der durch Stase verursachten Ischämie der Papille.*

1. Ob die Infektion kausal oder sekundär ist, spielt keine Rolle. Es ist selbstverständlich, daß eine antiinfektiöse Behandlung bei Papillennekrose immer im Vordergrunde stehen wird. Wir verweisen auf das im Kapitel akute und chronische Pyelonephritis Gesagte.

Nach SILBERSTEIN und PAUGH (1953) soll bei der Papillitis necroticans die Behandlung der entfernten entzündlichen Foci eine besondere Wichtigkeit haben.

WALL (1954) und MORARD (1955) schuldigen die Sulfonamide an, Papillennekrosen zu verursachen und verdammen infolgedessen deren Gebrauch bei dieser Erkrankung; HULTENGREN (1961) konnte nach monatelanger Verabreichung von Sulfonamiden bei seinen Fällen diese Ansicht nicht bestätigt finden.

Was den Diabetes betrifft, so ist es selbstverständlich, daß er besonders sorgfältiger Überwachung bedarf; die Wechselwirkung von Diabetes und Infektion braucht nicht erneut betont zu werden.

2. HULTENGREN (1961) legt großen Wert darauf, daß bei Kranken, die dem Phenacetinabusus frönen, dieses Medikament abgestellt wird. Zur Bekämpfung der Kopfschmerzen und zur Besserung der Nierendurchblutung, soweit dies möglich ist, verordnet er Mutterkornpräparate über lange Zeit. Von seinen so behandelten 35 Patienten wiesen nur vier in der Folge röntgenologisch festzustellende Verschlimmerungen auf, gegenüber 17 von 30, die den Phenacetinmißbrauch nicht abstellten.

3. Die ischämischen Störungen, die durch Harnstauung verursacht werden, müssen recht häufig mit lokalen Maßnahmen bekämpft werden (Entfernung einer Papille aus dem Ureter, Derivation oder Ersatz eines schwer veränderten Ureters).

In 12 von 14 Fällen von JORNOD (1958), in zwei Dritteln der Fälle der ganzen Weltliteratur findet man die Papillennekrose in beiden Nieren. Die Nephrektomie findet deshalb nur ausnahmsweise eine Indikation; sie ist eher als ein

Eingeständnis des Scheiterns unserer Bemühungen zu verstehen, denn als Behandlung. Das gilt sinngemäß auch für die partielle Nephrektomie, die gelegentlich empfohlen wird.

VIII. Verlauf und Prognose

Wie aus dem Vorhergehenden deutlich sichtbar ist, sind unsere Ansichten über die Papillennekrose in Änderung begriffen. Das betrifft auch unsere Ansichten über Verlauf und Prognose.

In einer neuen Arbeit von Lauler, Schreiner und David (1960) werden folgende drei Verlaufsformen unterschieden:

die *schwere, akute Form*, fulminant und tödlich, in der Hälfte der Fälle;

die *subakute Form*, verbunden mit rasch sich folgenden akuten Schüben einer chronischen Pyelonephritis, die den Kranken in einem Drittel der Fälle in wenigen Monaten dahinrafft;

die *chronische und praktisch asymptomatische Form*, vereinbar mit einer langen Lebensdauer, im restlichen Sechstel der Fälle.

Man versteht deshalb die viel verbreitete Meinung, daß die Diagnose einer Papillennekrose praktisch ein Todesurteil bedeute und sie nichts anderes als eine besonders schwere und rasch verlaufende Pyelonephritis sei.

Die Zahlen, die Hultengren in seiner großen Serie von 1961 angibt, lauten erheblich weniger pessimistisch. Es sei gleich in Erinnerung gerufen, daß sich unter seinen Fällen nur wenig Diabetiker befanden. Von seinen 103 Kranken sind nur zwölf verstorben und nur drei davon zeigten einen fulminanten Verlauf im Endstadium.

Bei 23 seiner Kranken wurden nach und nach alle Papillen ausgestoßen; anstatt von der erwarteten Verschlimmerung war dieser Prozeß von einer deutlichen Besserung gefolgt. Ohne Zweifel hat diese Reinigung des Nierenbeckens von nekrotischem Gewebe durch Besserung des Abtransportes des Harnes und der Erleichterung der Desinfektion zu einer Stabilisierung der Nierenfunktion geführt. Die rasche Eliminierung der nekrotischen Papillen ist also eher ein günstiges prognostisches Zeichen.

Merken wir uns auch noch, daß Hultengren keinen Zusammenhang zwischen dem vermutlichen Alter der Erkrankung und der Nierenfunktion oder der Ausdehnung der radiologischen Veränderungen fand. Die Prognose muß also sehr vorsichtig gestellt werden und darf sich keinesfalls nur auf die Betrachtung der Röntgenbilder stützen.

Es ist nicht das erste Mal, daß die radiologische Frühdiagnose unsere Ansichten über die Prognose einer Erkrankung oder Verletzung modifiziert. Solange die Wirbelsäulenfraktur aus der Querschnittsläsion diagnostiziert wurde, war ihre Prognose sehr düster. Heute zeigt uns die röntgenologische Diagnose, daß viele Wirbelfrakturen absolut gutartig sind.

Als Schlußfolgerung dürfen wir sagen, daß gleich wie die chronische Pyelonephritis die Papillennekrose in unvorhersehbaren Schüben und Sprüngen verläuft, deren Ursachen uns sehr oft vollständig entgehen. Es darf aber als sicher gelten, daß die Verhütung oder wenigstens frühzeitige Behandlung von Komplikationen, wie schlechte Einstellung eines Diabetes, Harnstauung und Infektion, die Prognose einer größeren Anzahl dieser Kranken zu verbessern imstande ist.

Literatur

Alken, C. E.: Die Papillennekrose. Z. Urol. **32**, 433 (1938). — Bilateral necrotising papillitis of the kidneys. Brit. J. Urol. **29**, 25 (1957).

Chiari, H.: Mitt. Wien. med. doct. Coll. 8, Nr 12 (1882). — Christoffersen, J. C., and K. Andersen: Renal papillary necrosis. Acta radiol. (Stockh.) **45**, 27 (1956).

EKSTRÖM, T.: Renal hypoplasia, a clinical study of 179 cases. Acta chir. scand., Suppl., 203 (1955). — ESKELUND, V.: Necrosis of the renal papillae following retrograde pyelography. Acta radiol. (Stockh.) **26**, 548 (1945).

FRIEDREICH, N. v.: Über Nekrose der Nierenpapillen bei Hydronephrose. Virchows Arch. path. Anat. **69**, 308 (1877). — FROBOESE, C.: Über sequestrierende Marknekrosen der Nieren bei Diabetes mellitus. Verh. dtsch. path. Ges. **30**, 431 (1937).

GARDIOL, D.: La nécrose de la papille rénale chez le nouveau-né et le nourrisson. Schweiz. Z. allg. Path. **18**, 1212 (1955). — GARRET, R. A., M. S. NORRIS and F. VELLIOS: Renal papillary necrosis: a clinicopathologic study. J. Urol. (Baltimore) **72**, 609 (1954). — GÜNTHER, G. W.: Die Papillennekrosen der Niere bei Diabetes. Münch. med. Wschr. **84**, 1695 (1937).

HULTENGREN, N.: Renal papillary necrosis: clinical study of 34 cases. Acta chir. scand. **115**, 89 (1958); — Renal papillary necrosis. A clinical study of 103 cases. Acta chir. scand., Suppl. 277 (1961).

JOHNSTON, D. H.: Repeated bouts of renal papillary necrosis diagnosed by examination of voided tissue. Arch. intern. Med. **90**, 711 (1952). — JORNOD, J.: La nécrose des papilles rénales. Helv. med. Acta **25**, 577 (1958).

LAGERGREN, C., and N. LINDVALL: Renal papillary necrosis. Roentgenologic diagnosis and formation of calculi. Acta radiol. (Stockh.) **49**, 249 (1958). — LAULER, D. P., G. E. SCHREINER and A. DAVID: Renal medullary necrosis. Amer. J. Med. **29**, 132 (1960). — LINDHOLM, T.: On renal papillary necrosis with special reference to the diagnostic importance of papillary fragments in the urine, etc. Acta med. scand. **167**, 319 (1960). — LINDVALL, N.: Renal papillary necrosis: a roentgenographic study of 115 cases. Acta radiol. (Stockh.), Suppl. 192 (1960).

MORARD, J.-CL.: Néphrose aux sulfamidés avec nécrose papillaire. J. Urol. méd. chir. **61**, 310 (1955).

OLSSON, O.: Spontanes Gaspyelogramm. Acta radiol. (Stockh.) **20**, 578 (1939); — Radiologische Diagnostik. In: Handbuch der Urologie, Bd. V/1. Berlin-Göttingen-Heidelberg: Springer 1962.

ROBBINS, E. D., and A. ANGRIST: Necrosis of renal papillae. Ann. intern. Med. **31**, 773 (1949). — RUTISHAUSER, E., et J.-CL. MORARD: Démonstration de nécroses papillaires du rein. J. Urol. méd. chir. **60**, 830 (1954).

SCHOTTSTAEDT, W., and H. WOLF: Variations in fluid and electrolyte excretions in associations with vascular headache of the migraine type. Arch. Neurol. Psychiat. **73**, 158 (1955). — SILBERSTEIN, J. S., and JOHN T. PAUGH: Necrotising renal papillitis. Amer. intern. Med. **38**, 689 (1953). — STOUDENSKY, A.: Über die Nierenpapillennekrose bei Hydronephrose. Z. Heilk. **20**, 459 (1899). — SWARTZ, D.: Renal papillary necrosis. J. Urol. (Baltimore) **71**, 385 (1954).

TAMAKI, H. T., and M. A. WHITMAN: Hemorrhagic papillary necrosis of the kidney. J. Amer. med. Ass. **150**, 1304 (1952). — TURNER, F. C.: A kidney from a case of phthisis, showing mortification of the apices of the pyramids of the kidneys. Trans. path. Soc. Lond. **36**, 268 (1884—1885).

UTZ, D. C., L. B. WOOLNER and L. P. HOWELL: Renal papillary necrosis. Surg. Clin. N. Amer. **41**, 1033 (1961).

WALL, B.: Pyelography changes in necrotising renal papillitis. J. Urol. (Baltimore) **72**, 1 (1954). — WHITEHOUSE, F. W., and HOWARD F. ROOT: Necrotising renal papillitis and diabetes mellitus. J. Amer. med. Ass. **162**, 444 (1956).

Die metastatischen Kokkeninfektionen der Niere und des Nierenlagers

Von

W. v. Niederhäusern und E. Wildbolz

Mit 1 Abbildung

I. Die akute Infektion des Nierenparenchyms

Seit der Darstellung von Hans Gallus Pleschner 1928 im Handbuch der Urologie hat dieses Krankheitsbild nur wenig Beachtung in der urologischen Literatur gefunden. Seit 10 Jahren ist sie überhaupt stumm, die Krankheit scheint ausgestorben. Das hängt ohne Zweifel mit der Einführung der Antibiotica — vor allem des Penicillins — zusammen. Bei der weltweiten Verbreitung der Antibioticatherapie führen Staphylokokkeneiterungen nur noch selten zu Nierenmetastasen; diese sprechen in der Regel sehr gut an, so daß sie abheilen, bevor eine Diagnose gestellt werden kann. Einzig paranephritische Abscesse werden noch mit einiger Regelmäßigkeit gefunden.

Die pathologische Anatomie und Pathogenese ist auf S. 71 kurz erwähnt.

Symptome und Diagnose

In den 80 Fällen von Nesbit und Dick (1940) war der Beginn, die allgemeine Symptomatologie und der Verlauf sehr gleichartig. In 73 Fällen war der Beginn abrupt; in allen außer drei Fällen bestand Spontan- und Druckschmerz im Costovertebralwinkel von Anfang an. Er war gewöhnlich mäßig und konstant. Nur in Ausnahmefällen, bei großer Heftigkeit nahm er den Charakter einer Nierenkolik an. Gelegentlich kam es zu Reizerscheinungen von seiten der Blase.

Allgemeinsymptome der Infektion ließen sich immer finden. Sie bestanden in Appetitlosigkeit, Schwäche, Unbehagen, selten Übelkeit und Erbrechen. Schüttelfröste zeigten 46 der 80 Fälle. Die Temperatur war hochfebril. Es bestand regelmäßig eine Leukocytose: der Durchschnitt betrug 16000, der niederste Wert 7000, der höchste 33000.

Bei Cibert, Perrin und Roland (1949) ist die Symptomatologie etwas variierter. Unter ihren 53 männlichen und 33 weiblichen Patienten fanden sich 71 unter 40 Jahren und nur sechs über 50. Sie wiesen meist Prodromalsymptome auf, die gelegentlich seit der primären Infektion bestanden: Asthenie, Appetitlosigkeit, Verdauungsstörungen, Lumbalgien, subfebrile Zustände.

Fieber und Schmerzen können gleichzeitig, aber auch zeitlich gestaffelt auftreten. Der Beginn ist in der Regel gleich hochfebril, oft von einem Schüttelfrost eingeleitet, der der einzige bleiben kann. Wenn der Schmerz überwiegt, sind Fehler in der Diagnose außerordentlich häufig.

Die Diagnose stützt sich außer auf die erwähnten Zeichen auf die Anamnese und den Urinbefund. In Nesbits Fällen waren Haut und Schleimhäute die gewöhnlichen Eintrittspforten der Infektion. Furunkel und Karbunkel waren die häufigsten Primärherde der Haut, Infektionen der oberen Atmungsorgane die der Schleimhäute. In anderen Fällen fand er als Ursache Osteomyelitis,

Lungenabsceß, Wundinfektionen, Instrumentation der Urethra mit „Katheter-fieber" und Defloration, begleitet von Fieber. Sehr genaue Auskunft über den Primärherd ist bei CIBERT zu erhalten: In 53 Fällen war ein Furunkel oder Karbunkel der Primärinfekt, bei 13 Kranken ein Panaritium, bei sieben eine infizierte Hautwunde, in Einzelfällen fand sich je eine Handphlegmone, ein Glutäal-, ein Zahnabsceß, eine Bartholinitis. Bei einer Krankenschwester fand sich einzig die Pflege eines an Furunkulose Erkrankten. Erkrankungen der Atemorgane werden als Primärherd von CIBERT nicht erwähnt. CABOT (1936) widmet der Frage, ob Erkrankungen der Atmungsorgane als Primärherd für Kokkeninfektionen der Niere in Frage kommen, seine besondere Aufmerksamkeit. Bei 46 Patienten, die eine meist postoperative Infektion von Mund, Rachen, Ohr hatten, subfebrile Temperaturen und normalen Urinbefund, ließ er eine größere Urinmenge (bei Frauen Katheterurin) in einer rasch laufenden Zentrifuge ausschleudern. Das Sediment wurde dann nach GRAM gefärbt und kulturell aufgearbeitet. Bei 32 Patienten fand er mikroskopisch Mikroorganismen im Sediment, bei 18 war die Kultur positiv. Bei zehn Kontrollfällen konnte dieser Befund nie aufgenommen werden.

Meist geht der Primärherd der Staphylokokkenerkrankung der Niere nur kurze Zeit voraus oder besteht noch beim Manifestwerden der Metastase. Gele-gentlich (acht Fälle) beträgt der Zwischenraum mehr als ein Monat bis ein Jahr. Daß die Nierenerkrankung eine Metastase ist, geht auch daraus hervor, daß 14 der Kranken CIBERTs noch einen anderen sekundären Infektionsherd auf-weisen: spätere Erkrankung der zweiten Niere, Prostatitis, Osteomyelitis, Peri-karditis, Lungenabsceß.

Über die Urinbefunde gibt NESBIT besonders genaue Auskunft. Leichte Albuminurie ist die Regel, mikroskopische Hämaturie häufig. Makroskopische Hämaturie fand NESBIT achtmal, CIBERT viermal.

NESBIT konnte in allen seinen 80 Fällen Staphylokokken durch einfache Färbung im Urinsediment nachweisen, gelegentlich erst einige Tage nach Beginn der Symptome. In einigen Fällen verschwanden die Kokken nach 48—72 Std, in anderen konnte man sie während 90 Tagen finden. Wenn die Staphylokokken sehr rasch aus dem Urin verschwinden, kann das die Diagnose, nicht nur der akuten Erkrankung, sondern auch der Komplikationen sehr stark erschweren. Die Hälfte der Patienten zeigte während der ganzen Dauer der Erkrankung keine Leukocyten im Urin.

In 29 Fällen fand NESBIT eine Sekundärinfektion der Niere durch Esche-richia coli. Diese trat zwischen dem 7. und 10. Tag auf und war meist länger als die Primärinfektion nachzuweisen. Mit dem Auftreten der Colibacillen war regelmäßig eine Pyurie verbunden.

CIBERT, der seine Fälle anscheinend später als NESBIT zur Untersuchung und Behandlung bekam, fand die Staphylokokken nur neunmal in der Kultur. Die Pyurie fand sich in 18 Fällen, Albuminurie war selten.

Die Röntgenuntersuchung zeigt regelmäßig normale Verhältnisse.

Der *Verlauf* ist je nach der Schwere der Infektion, je nach der Resistenz des Organismus verschieden.

In den Lehrbüchern [BOSHAMER (1953), COOK (1954), ILLYES (1942), WILD-BOLZ (1959)] werden verschiedene Verlaufsformen unterschieden, die sich auch in den bisher zitierten, größeren Serien wiederfinden.

Die *foudroyant verlaufende, septische Form* beginnt mit hohem Fieber und Schüttelfrost als schweres Krankheitsbild. Die früher beschriebenen Symptome sind stark ausgebildet, die Funktion der entsprechenden Niere schwer gestört. Die Differentialdiagnose gegenüber anderen akuten fieberhaften Abdominalaffektionen ist schwer, die Letalität bei unbehandelten Fällen hoch. Seit Beginn der Antibioticaära konnte ich keinen solchen Fall in der urologischen Literatur beschrieben finden.

Der *normale, unkomplizierte* Fall zeigt in der ersten Woche einen stürmischen Verlauf (Nesbit 1940). In der zweiten Woche erfolgt die restitutio ad integrum. Die durchschnittliche Verlaufsdauer ist bei Nesbit 11,5 Tage.

Wenn die Ausheilung ausbleibt, entwickeln sich multiple Rindenabscesse, oder eine mehr infiltrative, nicht abszedierende Entzündung des Nierenparenchyms. Daneben kommen auch größere, bald ins Perinephrium durchbrechende Abscesse vor. Diese Entwicklung wird in einem eigenen Kapitel beschrieben.

Selten können außerordentlich *chronisch und leise verlaufende* Fälle vorkommen. Cibert (1940) beschreibt den Fall einer Frau, die ein Jahr nach einem Panaritium zweimal eine Fieberperiode von 48 Std durchmachte. Die Untersuchung fand in einem Moment statt, wo weder Fieber noch Schmerzen bestanden. Dabei fand sich eine stark vergrößerte Niere mit perinephritischen Schwarten. Die Infektion der Niere, die Ausbreitung der Infektion auf die Nierenhüllen fand ohne jegliches subjektives Symptom statt.

Die Behandlung der akuten Staphylokokkeninfektion der Niere ist in der Regel konservativ: Antibiotica, zuerst sicher Penicillin, Bettruhe, reichliche Flüssigkeitszufuhr. Nur ganz ausnahmsweise dürfte heute eine Nephrektomie notwendig sein, um ein septisches Krankheitsbild zu beherrschen. Bilden sich größere Eiteransammlungen, muß die Entleerung operativ erfolgen: davon später.

II. Nierenabsceß und Nierenkarbunkel

Kommt eine akute Staphylokokkeninfektion der Niere nicht zur Ausheilung, entsteht ein Nierenabsceß oder ein Nierenkarbunkel. Die Abscesse gehen anscheinend von der Infektion einzelner Glomeruli aus, ohne Okklusion derselben. Dies erklärt ihre oft festzustellende Multiplizität. Die Nierenkarbunkel, meist keilförmig, mit der Spitze des Keils gegen den Hilus gerichtet, scheinen von einem Bakterienembolus in einem größeren Arterienast herzurühren. Als Stütze führt Cibert (1941) die Tatsache an, daß bei der stumpfen Enucleation des Karbunkels unten ein Stiel bleibe, aus dem es heftig blute: die Arterie.

Die *Symptome* spiegeln die Pathogenese wider. Heilt eine akute Staphylokokkeninfektion der Niere nicht aus, flammen die vorübergehend gemilderten Symptome wieder auf, müssen wir an die Entstehung eines oder mehrerer Nierenabscesse oder eines Nierenkarbunkels denken. Eine Parallele finden wir bei der Pneumonie: ist der Verlauf nicht glatt, kommt es zu einer sekundären Verschlimmerung, so haben wir die Pflicht an die Entstehung eines Abscesses, eines Empyems zu denken.

Nesbit (1940) gibt folgende Hinweise: In seiner Serie von 60 Fällen war die durchschnittliche Dauer der Symptome 11,5 Tage. Wenn die Symptome der Erkrankung nicht innerhalb von 14 Tagen verschwinden, muß eine der chirurgischen Komplikationen (Absceß, Karbunkel, paranephritischer Absceß) vermutet werden. Denselben Verdacht soll jede Verschlimmerung der Symptome in den ersten zwei Wochen wachrufen.

Klinisch sind die beiden Affektionen nicht auseinanderzuhalten, trotz der Versuche verschiedener Autoren. Man wollte dem Nierenkarbunkel einen etwas chronischeren Verlauf zuschreiben, aber es sind in der Literatur zu viele Fälle von Nierenabsceß mit chronischem Verlauf aufgezeichnet, als daß dieser Umstand einen Wert haben könnte [Cibert et al. (1941), Kahle et al. (1940), Chevassu (1944)].

Die Durchsicht der Literatur zeigt, daß viel mehr Nierenkarbunkel als Nierenabscesse beschrieben sind. Daraus den Schluß zu ziehen, der Nierenkarbunkel sei eine häufigere Affektion als der Absceß, scheint mir falsch, Der Nierenkarbunkel ist sicher selten, der Operationsbefund auffallend, die Verlockung ist groß, auch einen Einzelfall zu publizieren, was sehr oft geschah. Der Nierenabsceß fällt dem Operateur weniger auf; es finden sich in der ganzen mir zugänglichen Literatur nur zwei Beschreibungen eines Einzelfalles von Nierenabsceß (JECK (1940) und STANDEVEN (1955).) Der letztere beschreibt den Absceß unter dem Titel Karbunkel.

Die beiden Begriffe werden gelegentlich in der Literatur durcheinandergeworfen.

Weitaus am häufigsten kommt der Nierenabsceß aber erst zur Operation, wenn er in die Nierenhüllen durchbricht und einen paranephritischen Absceß verursacht hat. Es ist eine Selbstverständlichkeit, daß der Absceß mit seiner raschen Einschmelzung und seinem flüssigen Inhalt viel eher in die Umgebung durchbricht, als der Karbunkel, der mehr zur Organisation als zur Verflüssigung neigt. Es besteht deshalb heute die Ansicht (s. nächstes Kapitel), daß ein Nierenabsceß die Ursache der meisten paranephritischen Abscesse sei.

BOEMINGHAUS fand 1933 78 Fälle von sicheren Nierenkarbunkeln in der Weltliteratur, O'CONOR im selben Jahr 92. Die Literaturverzeichnisse dieser beiden Arbeiten geben eine lückenlose Bibliographie dieser Affektion bis zum Jahre 1933. PEARLMAN gab 1951 an, daß etwa 200 Fälle publiziert worden seien. KAHLE glaubt 1940, daß Nierenabsceß und Nierenkarbunkel häufiger als früher erkannt werden; im Gegensatz zu den früheren Einzelbeobachtungen seien die Autoren jetzt in der Lage, kleine Serien von 8—10 Fällen zu veröffentlichen.

Nierenabscesse finden sich mit den beiden schon zitierten Ausnahmen nur in größeren Übersichten beschrieben. CIBERT (1949) findet in seinen 86 Fällen 28 Nierenkarbunkel und zwei Nierenabscesse, die groß genug waren, um in die Fettkapsel der Niere zu perforieren. Bei 21 paranephritischen Abscessen nimmt er einen Nierenabsceß als Ursprung an.

NESBIT (1940) fand in den 80 Fällen von Staphylokokkeninfektion der Niere, die er von Anfang an beobachten konnte, acht Fälle (10%), die chirurgische Komplikationen aufwiesen. Sieben zeigten einen frühzeitigen paranephritischen Absceß, einer einen Karbunkel. Ferner wurden ihm neun Nierenkarbunkel und 48 paranephritische Abscesse — die er auf eine Kokkeninfektion der Niere zurückführt (Absceß) — schon voll entwickelt zugewiesen. KAHLE beschreibt in seiner Arbeit sechs Karbunkel und sechs Abscesse der Niere, die alle operativ gesichert wurden.

Entgegen KAHLES Annahme sind in den letzten Jahren keine größeren Serien mehr publiziert worden. Seit Aufkommen der Antibiotica finde ich nur noch fünf Arbeiten, die sich mit Nierenabscessen oder Nierenkarbunkel beschäftigen, meist im Zusammenhang mit der Antibioticatherapie [DELETRAZ (1957), IMMINK (1953), STANDEVEN (1955), TATE (1955), WILLE-BAUMKAUFF (1950)]. IMMINK beschreibt drei Fälle, WILLE-BAUMKAUFF neun aus den Jahren 1928—1950, die anderen sind Beschreibungen von Einzelfällen.

Die Symptome sind dieselben wie bei der akuten Staphylokokkeninfektion der Niere; sie wurden bereits dargestellt.

Die *Diagnose* des Nierenabscesses und Nierenkarbunkels stützt sich auf dieselben Erscheinungen wie die der akuten Kokkeninfektion der Niere: Anamnese, Fieber, Druckschmerzhaftigkeit der Niere, Bakteriurie. Pyurie und Sekundärinfektion werden häufiger zu finden sein. Neu hinzu kommt ein Röntgenbefund. Ist der Absceß oder Karbunkel groß genug, dellt er das Nierenbecken ein und es entsteht ein Füllungsdefekt des Nierenbeckens wie bei irgendeinem Nierentumor. Der Defekt ist im retrograden Pyelogramm deutlicher zu sehen als in der Urographie, wo häufiger ein Funktionsausfall eines Teils der Kelche festzustellen ist.

1. Verlauf

Spontanheilung kleinster Abscesse ist sicher häufig. Aber auch Spontanheilung großer Abscesse und Karbunkel kommt vor. Boeminghaus (1933) beschreibt zwei Fälle von Nierenkarbunkel, wovon der eine nach Incision eines paranephritischen Abscesses, der andere bei einem achtjährigen Mädchen spontan zur Rückbildung gelangte. Diese soll außer durch Resorption auch durch Durchbruch ins Nierenbecken und Entleerung mit dem Urin zustande kommen. Diese Angabe findet man praktisch in jeder größeren Arbeit. Gestützt wird aber diese Ansicht nur durch wenige Fälle. Welch und Prather (1949) beschreiben einen Fall von Karbunkel, der klinisch festzustehen scheint, bei dem unter Penicillin-Sulfonamidbehandlung ein palpatorisch und pyelographisch festzustellender Nierentumor unter intermittierender, massiver Pyurie völlig schwand. Kahle (1940) (Fall 1) sah bei einem Nephrektomiepräparat neben einem Karbunkel mehrere Nierenabscesse, die untereinander und mit dem Nierenbecken kommunizierten. Gleichzeitiges Vorkommen von Karbunkel und Nierenabscessen ist häufig.

2. Therapie

Ist die Diagnose eines Nierenabscesses oder -karbunkels gemacht, wird heute sicher als erstes eine Antibioticatherapie eingeleitet, unterstützt von den selbstverständlichen Maßnahmen wie Bettruhe und reichliche Flüssigkeitszufuhr. Reagiert die Erkrankung nicht, oder läßt sich eine größere Eiteransammlung nachweisen, tritt die chirurgische Behandlung in ihr Recht. Hier wie überall gilt noch oder wieder: Ubi pus, ibi evacua.

Verschiedene Maßnahmen werden empfohlen: Dekapsulation, Incision des Abscesses und Drainage, partielle Nephrektomie, Enucleation eines Nierenkarbunkels, Nephrektomie.

Keine dieser Methoden kann als die einzig richtige empfohlen werden, dafür sind die Fälle, die bei der Operation gefundenen anatomischen Verhältnisse, allzu verschieden. Aber davon abgesehen zeigen die einzelnen Chirurgen, die über eine größere Zahl von Beobachtungen verfügen, doch deutlich eine Vorliebe für das eine oder andere operative Vorgehen.

Die *Dekapsulation* wird heute nur noch selten angewendet werden, da die Fälle, die sich durch diesen operativen Eingriff heilen lassen, auch durch die konservative Therapie heilbar sind.

Cibert (1943) beschreibt einen Fall, bei dem sich nach Spaltung einer schwieligen Nierenkapsel eine narbige Einziehung an der Nierenoberfläche fand. An ihr adhärent war eine Kapselpartie mit miliaren Abscessen.

Incision, Drainage des Abscesses, verbunden mit Dekapsulation ist die beliebteste Operationsmethode bei Nierenabscessen.

Partielle Nephrektomie ist nur selten angewendet worden [Kahle (1940), Fall 4]. Es ist anzunehmen, daß heute, wo sich jeder Urologe der Möglichkeiten der partiellen Nephrektomie bewußt ist, diese häufiger angewendet wird.

Die *Enucleation* ist ohne Zweifel die eleganteste Methode zur operativen Entfernung eines Nierenkarbunkels. Ihr wärmster Befürworter ist Cibert (1941, 1943). Von 26 Nierenkarbunkeln hat er nur acht nephrektomiert und hat bei fünf die Nephrektomie nach der Operation bedauert. Die Enucleation wird auch von Boeminghaus (1933), Lazarus (1929), Kahle (1940) erwähnt und ausgeführt.

Um die Enucleation korrekt ausführen zu können, muß der Karbunkel ein gewisses Alter haben. Bei diesen findet sich eine derbe Schwiele, die den Karbunkel gegen das übrige Nierenparenchym abgrenzt. Mit der Spitze des Fingers — noch eher mit der geschlossenen Schere, die dann gespreizt wird — versucht man den plan de clivage zu finden, was in günstigen Fällen sehr leicht geschieht. Die Enucleation macht sich sehr leicht, oft blutleer, bis zur Spitze des Infarktconus. Dort muß der „Stiel" durchtrennt werden. Da dies gelegentlich eine Arterie ist, kann dadurch eine erhebliche Blutung entstehen, die wie bei einer Nephrotomie zu stillen ist. Ist die Schwiele noch nicht richtig ausgebildet, kann eine *Resektion* versucht werden, die die Enucleation imitiert, aber scharf durch das intakte Nierenparenchym geführt wird.

Die *Nephrektomie* wird in gewissen Fällen immer unvermeidlich bleiben. Einige Chirurgen betrachten sie aber als Methode der Wahl. Während NESBIT sie in 80 Fällen nur einmal ausführte, CIBERT bei 86 Fällen achtmal, wurde sie im Material von WILLE-BAUMKAUFF bei neun Fällen siebenmal durchgeführt, KAHLE bei zwölf Fällen siebenmal.

Die Mortalität ist bei Fällen, die früh genug zur Operation kommen gering. Die beschriebenen Todesfälle betreffen alte chronische Fälle mit Adhäsionen zu den Nachbarorganen. Die Mortalitätsziffer in Prozenten anzugeben, gestattet das vorliegende Material nicht.

III. Der paranephritische Absceß

In der Regel (s. S. 151) ist der paranephritische Absceß die Fortleitung einer Erkrankung der Niere, am häufigsten einer metastatischen Kokkeninfektion, aber auch einer Pyelonephritis.

Es ist deshalb verständlich, daß Staphylokokken nicht mehr so regelmäßig gefunden werden wie bei den metastatischen Kokkeninfektionen der Niere (ATCHESON 1941). Daneben kommen auch direkt hämatogen entstandene pararenale und perirenale Abscesse vor (HERBUT 1952).

Man kann sich fragen, weshalb hämatogene Metastasen sich in den Nierenhüllen festsetzen können, wenn die Blutversorgung der Niere soviel stärker ausgeprägt ist. Hier könnte das Trauma eine Rolle spielen, das in so vielen Krankengeschichten angegeben wird. Es braucht sicher nur Mikrotraumen mit Mikrohämatomen, wie bei der "athlete's kidney", um durch das Vorhandensein eines locus minoris resistentiae das Haften der Infektion zu begünstigen.

Nach BABICS und RENYI-VAMOS (1955) muß die Idee einer *lymphogenen Überwanderung* der Infektion von der Niere in die Nierenhüllen verlassen werden. Nach diesen Autoren besteht keine Lymphverbindung zwischen Niere und Kapsel; die Lymphversorgung der Kapsel ist außerordentlich spärlich. Im Experiment breitet sich die „lymphogene" Infektion nicht in den Lymphbahnen aus, sondern längs den Bahnen oder im Interstitium. Denkbar, aber nicht nachgewiesen wäre eine „lymphogene" Infektion, die den Umweg über den Hilus nehmen würde. Klinisch steht eine Infektion per continuitatem fest, z.B. von einer Appendicitis aus. Selbstverständlich ist auch eine Infektion des Nierenlagers durch ein offenes Trauma möglich.

PLESCHNER hat 1928 im alten Handbuch versucht, eine klare Definition der verschiedenen Formen der Entzündung der Nierenhüllen zu geben. Als Perinephritis wird die Entzündung der capsula propria renis bezeichnet, als Epinephritis die Entzündung der Fettkapsel innerhalb der Zuckerkandlschen Lamelle, als Paranephritis die Entzündung des retroperitonealen Fettgewebes.

Klinisch ist eine Unterscheidung eines epinephritischen und paranephritischen Abscesses nicht möglich. Die dünne Zuckerkandlsche Lamelle setzt der eitrigen Einschmelzung keinen Widerstand entgegen.

Diese Nomenklatur vermochte sich deshalb nicht durchzusetzen. In der ganzen Literatur finde ich keinen Fall von epinephritischem Absceß beschrieben; sie werden immer unter dem Titel paranephritischer Absceß aufgeführt. In der angelsächsischen Literatur ist der entsprechende Ausdruck perinephric oder perinephritic abscess.

Deutlich unterscheiden kann man aber die meist nicht eitrige Perinephritis — mit entsprechenden Veränderungen in den benachbarten Teilen des perirenalen Fettgewebes — von der fast immer eitrigen Paranephritis. Es ist selbstverständlich, daß ein paranephritischer Absceß auch immer von einer Entzündung der capsula propria renis, also einer Perinephritis, begleitet sein wird.

Die Perinephritis gehört nicht zum Thema, dem dieser Handbuchband — insbesondere dieses Kapitel — gewidmet ist. Die plastische Perinephritis, die in der letzten Zeit viel zu reden und schreiben gegeben hat, wird im Zusammenhang mit der ureteritis plastica im nächsten Kapitel abgehandelt.

Das *klinische Bild* des paranephritischen Abscesses läßt verschiedene Verlaufsformen erkennen.

Die *perakute Form* setzt mit heftigen Krankheitserscheinungen ein. Der Kranke, von einer Infektionskrankheit eben genesen und scheinbar wieder bei voller Gesundheit, wird plötzlich von hohem Fieber, von großer Müdigkeit und Schwäche befallen. Lokalsymptome können zuerst vollständig fehlen, so daß der Gedanke an Typhus, Miliartuberkulose oder allgemeine Sepsis naheliegt. Häufiger machen sich aber schon bei Beginn des Leidens oder kurz nachher Schmerzen in der Lendengegend bemerkbar. Ihre Deutung fällt meist schwer. Bevor noch andere Symptome auf eine Erkrankung der Nieren oder deren Hüllen hinweisen, tritt — manchmal als Folge der Paranephritis — ein pleuritisches Reiben oder ein pleuritisches Exsudat auf. Dadurch wird die Diagnose leicht irregeleitet. Die unverkennbare Pleuritis wird als Grundleiden und als Ursache der Lendenschmerzen gedeutet, die Paranephritis übersehen. Es wird eventuell die Diagnose einer Virus- oder Influenzapneumonie gestellt. Es bleibt allerdings der Widerspruch zwischen der schweren Störung des Allgemeinbefindens und dem relativ geringen Befund an Pleura und Lunge auffällig. Häufig läßt eine Druckempfindlichkeit in der Nierengegend oder eine Resistenzvermehrung unter dem Rippenbogen erkennen, daß nicht in der Pleura, sondern im Bereiche der Niere der Hauptsitz des Leidens zu suchen ist. Gelegentlich weist auch eine Beugekontraktur des Oberschenkels darauf hin, daß der Absceß sich nach unten zu verbreitet. Bildet sich gar im Bereiche der Niere eine unscharf begrenzte Anschwellung, werden die untersten Intercostalräume verstrichen oder etwas vorgewölbt, zeigt sich in der Lende ein leichtes Ödem der Weichteile, so ist das Bild des paranephritischen Abscesses nicht mehr zu mißdeuten. Die Ausscheidung eines klaren und eiterfreien Urins darf an der Diagnose nicht zweifeln lassen. Im scheinbar normalen Urin werden sich bei genauer mikroskopischer Untersuchung meist wertvolle Anhaltspunkte für die Diagnose einer Erkrankung der Nieren oder deren Hüllen finden lassen. Im zentrifugierten Harnsediment sind fast immer vereinzelte Zylinder, einige rote und weiße Blutkörperchen anzutreffen. In frischen Fällen (CIBERT 1949) hat es im scharf zentrifugierten Sediment fast immer reichlich oder spärlich gleichartige Kokken wie sie der Absceß enthält.

Die *subakute Form* weist im Prinzip denselben Verlauf auf wie die perakute, nur verlangsamt und gemildert. Der Krankheitsbeginn ist dem Patienten unbewußt; er verspürt eine vermehrte Ermüdbarkeit, Steifigkeit und Schmerzen im Rücken, gelegentliche Fieberschauer. Das erste Alarmzeichen ist oft eine stark erhöhte Senkung, für die der Arzt keine Erklärung findet. Die charakteristische Anschwellung unter dem Rippenbogen — verursacht durch den sich vergrößernden Absceß — kommt erst sehr spät oder bleibt völlig aus. Man konstatiert vielleicht nur etwas erhöhte Muskelspannung in der betroffenen Lende, meist auch eine costovertebrale Druckempfindlichkeit. Der Urin ist meist völlig normal, die charakteristische Bakteriurie fehlt. Im Blutbild zeigen sich Zeichen eitriger Infektion.

Die *chronische Form* bildet den Übergang zur Perinephritis. Sie führt öfter zu fibromatöser Verdickung der Nierenhüllen, als zur Absceßbildung. Sie ist vor allem als Begleiterscheinung chronischer, eitriger Nierenerkrankungen anzutreffen. Die Entzündung der Nierenhüllen tritt neben den Erscheinungen des Nierenparenchymleidens wenig hervor. Sie wird klinisch bemerkbar durch die Verhinderung der respiratorischen Verschieblichkeit der Niere und durch die Zunahme und unscharfe Begrenzung des im Gebiet der kranken Niere fühlbaren Tumors.

ATCHESON (1941) gibt an Hand von 117 Fällen eine sehr gute Übersicht über die *Symptome*. Da er die Angaben offensichtlich an Hand von zum Teil alten Krankengeschichten macht, sind sie nicht immer vollständig.

Es fanden sich unter den Patienten 65% Männer und 35% Frauen. Es ist eine Erkrankung des mittleren Lebensalters. Diese Angabe bestätigt sich in allen Arbeiten; die Vermutung liegt nahe, daß die Männer in mittlerem Alter — mehr als die übrigen — bei ihrer Arbeit oberflächlichen Staphylokokkeninfektionen ausgesetzt sind. Bei 59 Fällen blieb die Ätiologie unklar; bei 31 fand sich der Primärherd in der Niere (Pyonephrose 9, Nierensteine 9, Nierentrauma 7, Nierenabsceß 4, postoperativ 2). 27mal war der Primärherd außerhalb der Niere nachzuweisen (Furunkel 10, Zahnabscesse 4, Panaritium 4, Infektionen der Atemorgane 3, Dilatation der Urethra 2, Prostatitis 3, Prostataresektion 1). Die heutige Kenntnis der Pathogenese legt nahe, daß bei den 59 Fällen unbekannte Ätiologie und den vier Nierenabscessen der Primärherd irgendeine kleine Staphylokokkeninfektion war, die in der Krankengeschichte nicht erwähnt wurde. Wir hätten dann wahrscheinlich 94 metastatische Paranephritiden und 23 von der Niere weitergeleitete. Dem entspricht einigermaßen der bakteriologische Befund: In 70% der Fälle wurde der Absceßeiter kulturell aufgearbeitet; es ergaben sich in 40% Kokken, in 10% Escherichia coli, in 7% verschiedene Bacillen. Entsprechend dem früher Gesagten war Sekundärinfektion häufig: Im Urin fanden sich in 26% Coli, in 18% Kokken, in 24% war die Kultur steril.

Über Schmerzen klagten alle Patienten. Als Sitz wurde angegeben: in 96 Fällen der Costovertebralwinkel, in 16 das untere Abdomen, in neun der Oberschenkel, in fünf das Epigastrium, in je vier die Hüfte und der Thorax, in zwei das Knie, einmal das äußere Genitale.

In 95% der 117 Fälle fand sich Fieber, meist hoch (21% waren subfebril), 40 Fälle zeigten Schüttelfröste, 30 Übelkeit und Erbrechen. 21 Fälle klagten über Müdigkeit und Abgeschlagenheit, 35 über Blasenbeschwerden.

81mal war die rechte Seite betroffen, 35mal die linke, nur ein Patient zeigte einen beidseitigen Befall. 60mal ließ sich eine Resistenz in der Lende palpieren, 54mal gab der Patient Druckempfindlichkeit an, 32mal bestand ein Spasmus des Psoas, 21mal wurde das Hüftgelenk durch Beugestellung entlastet, 15mal zeigte das Abdomen eine défense, 15mal Druckempfindlichkeit, fünfmal ließ sich ein tumor in abdomine palpieren, acht Fälle zeigten einen deutlichen Auskultationsbefund über den unteren Lungenpartien.

Auffallend hoch war in dieser Serie die Mortalität, sie betrug 22%. Dies ist wahrscheinlich auf die stark verspätete Einweisung in die Klinik zurückzuführen (indolente Bevölkerung Louisianas, $^1/_3$ der Fälle Neger). 60 der Patienten zeigten am Einweisungstag bereits einen Tumor in der Lende und wurden am selben Tag operiert.

Diese Zahlen werden durch die kleinere (elf Fälle) sehr sorgfältige Statistik Fowlers (1931) bestätigt. Auch hier findet sich eine auffallend hohe Mortalität (drei Fälle).

Die Diagnose wurde bereits in den früheren Kapiteln behandelt und ist aus der Aufstellung der Symptome zu entnehmen. Die Röntgenuntersuchung ist imstande, die Diagnose zu erleichtern, ja praktisch in allen Fällen zu sichern, wenn nur daran gedacht wird (Fryszman 1938).

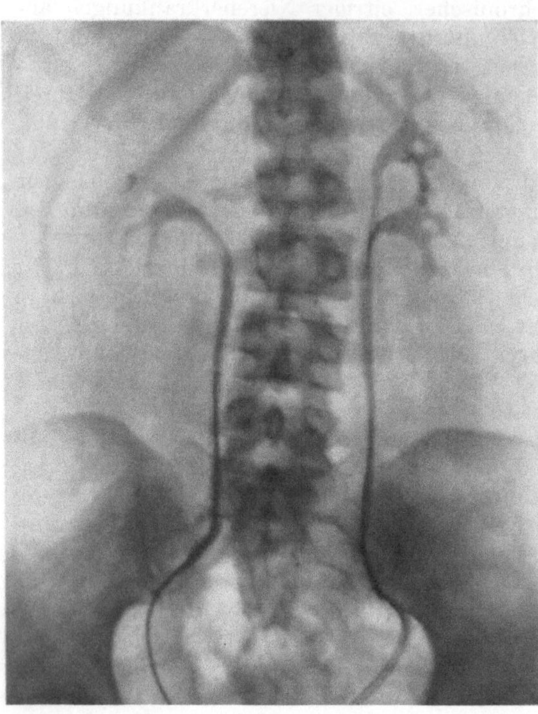

Abb. 1. Veratmungspyelogramm

Folgende röntgenologische Zeichen sprechen für paranephritischen Absceß (Fryszman):

1. Wegdrücken der Niere oder eines ihrer Pole aus der normalen Lage zur Wirbelsäule, eventuell mit Undeutlichwerden des entsprechenden Poles.

2. Zusätzlicher Schatten zwischen Wirbelsäule und Niere.

3. Fehlen des Psoasrandes.

4. Skoliose der Lumbalwirbelsäule mit der Konkavität nach dem Absceß.

5. Deformierung des Nierenbeckens und der Kelche.

6. Kompression des Ureters im Falle eines unterhalb der Niere liegenden Abscesses.

7. Verschwinden der respiratorischen Verschieblichkeit der Niere im Veratmungspyelogramm.

1., 2., 4. und 7. sind in der obenstehenden Abbildung deutlich zu sehen (Abb. 1). Trotz dieser deutlichen Röntgenzeichen kann die Differentialdiagnose — besonders bei Kindern — schwierig sein (Beach und Tyann 1955). Auf die differentialdiagnostischen Schwierigkeiten, die die Veränderungen an Lunge und Pleura verursachen können, machen Cibert und Wildbolz aufmerksam. Bei Cibert (1949) zeigten 13 von 86 Fällen einen Pleuraerguß, der bis zur Mitte des Schulterblattes heraufreichen kann und durch Pleurapunktion bestätigt wurde. Bei zwölf von ihnen war der Erguß sero-fibrinös, bei einem eitrig, steril. Mehrere Fälle zeigten eine Anschoppung des Lungenparenchyms an der Basis.

Therapie

Eine konservative Therapie ist nur am Anfang der Erkrankung möglich, wenn sich noch keine große Eiteransammlung gebildet hat. Sie besteht vor allem in der Verabreichung von Antibiotica. Durch Diathermie der Nieren oder Fiebertherapie kann versucht werden, entweder die Resorption oder die Einschmelzung zu einem größeren Absceß zu beschleunigen.

Sobald eine größere Eiteransammlung besteht, muß dem Eiter Abfluß geschaffen werden, da man sich auf eine Spontanperforation an günstiger Stelle nicht verlassen kann. Bei der Operation muß daran gedacht werden, daß eventuell eine Erkrankung der Niere besteht, die chirurgischer Behandlung bedarf (Nierenabsceß, Nierenkarbunkel) auch bei den Fällen, die primär-metastatisch entstanden scheinen. Darüber sind alle Autoren einig. Die Schlußfolgerungen, die von den einzelnen Autoren aus diesen Tatsachen gezogen werden, sind nicht einheitlich. Einen streng konservativ-abwartenden Standpunkt vertreten BEACH und TYNAN (1955), die mit der Operation möglichst zuwarten, bis sichtbar wird, wo der Absceß durchbrechen möchte. "Mistakes often follow undue haste with operative procedures for relief." Den gegenteiligen Standpunkt vertreten FOWLER und DORMAN (1931), die verlangen: "Free drainage should be established in every case as soon as a positive diagnosis is made."

Die Ansicht der anderen Autoren bewegt sich zwischen diesen beiden Extremen oder wird nicht deutlich ausgedrückt.

Nach meiner eigenen Erfahrung ist ein allzu frühes Operieren nicht zu empfehlen. Besteht ein großer Absceß in einer einzigen Höhle, genügt eine kleine Incision in der Lumbalmuskulatur, um dem Eiter freien Abfluß zu verschaffen. Gelegentlich empfiehlt sich eine kleine Gegenincision in der Leiste.

Wird zu früh operativ eingegangen, solange die Nierenhüllen noch der Sitz multipler kleiner und kleinster Abscesse sind, ist der postoperative Verlauf viel langwieriger. Bei der Operation sind nicht alle Absceßchen eröffnet worden, trotzdem der Eingriff viel größer gehalten wurde. Abfluß nach außen und Neubildung von Eiterherden halten sich die Waage.

Operiert man zu früh und muß die Niere dekapsulieren, wird man selbstverständlich das Organ auf das Vorhandensein von Absceß oder Karbunkel untersuchen. Operiert man spät mit einer kleinen Lumbalincision, ist eine Manipulation der Niere nicht erwünscht. Man wird — bei Fortdauer der Temperatur — erst in einem zweiten Akt die notwendige Incision, Enucleation oder Nephrektomie planen. RYLE (1938) sagt: "I have never seen a case in which nephrectomy seemed justifiable at the time of the first operation." Die hier geschilderte Ansicht wird auch von CIBERT u. a. vertreten.

Literatur

Die Kokkeninfektion der Niere und des Nierenlagers

A. Allgemein

BEER, E.: Coccal infections of the renal cortex. J. Urol. (Baltimore) **35**, 491—493 (1936).— BOSHAMER, K.: Lehrbuch der Urologie, S. 91. Stuttgart: Gustav Fischer 1953. — CABOT, H.: Blood stream infections of the kidney. Brit. J. Urol. **8**, 233—256 (1936). — CIBERT, J., J. PERRIN et F. ROLLAND: Les staphylococcies rénales. Lyon chir. **44**, 516—532, 707—719 (1949). — COOK, E.: In: M. CAMPBELL, Urology, vol. I, p. 514. Philadelphia and London: W. B. Saunders Company 1954. — ILLYES, G. DE: Surgical Urology, vol. I, p. 310. London: Constable & Co. 1942. — PLESCHNER, H.: Handbuch der Urologie, Bd. III, S. 653. Berlin: Springer 1928. — WILDBOLZ, H. u. E.: Lehrbuch der Urologie, S. 240. Berlin-Göttingen-Heidelberg: Springer 1959.

B. Die akute Infektion des Nierenparenchyms

CIBERT, J., H. CAVAILHER, J. PERRIN et F. ROLLAND: Le traitement des staphylococcies rénales par la pénicilline. J. Urol. méd. chir. **53**, 228—233 (1947). — CIBERT, J. et J. PERRIN: La guérison spontanée ou médicale dans les métastases rénales des suppurations à staphylocoques. J. Urol. méd. chir. **51**, 121—122 (1943). — CIBERT, J., R. PEYCELON et M. ROUX: Les formes à évolution lente, torpide ou subaiguë des suppurations à staphylocoques du parenchyme rénal. J. Urol. méd. chir. **49**, 417—423 (1941). — NESBIT, R. and V. DICK: Acute staphylococcal infections of the kidney. J. Urol. (Baltimore) **43**, 623—636 (1940).

C. Nierenabscesse und Nierenkarbunkel

Biedermann, G.: Zur konservativen Behandlung von Nierenkarbunkeln. Z. Urol., Sonderheft 368—369 (1950). — Boeminghaus, H.: Zur Diagnose und Therapie des Nierenkarbunkels. Z. Urol. 27, 659—669 (1933). (Ausführliches Literaturverzeichnis bis 1933.) — Chevassu, M.: Abcès corticaux du rein à évolution torpide simulant un cancer. J. Urol. méd. chir. 52, 186—187 (1944). — Cibert, J. et H. Cavailher: L'énucléation des anthrax rénaux. J. Urol. méd. chir. 51, 80—84 (1943). — Cibert, J., R. Gayet et J. Perrin: L'énucléation dans le traitement de l'anthrax du rein. J. Urol. méd. chir. 49, 9—10 (1941). — Deletraz, R. et J. Seranne: Un cas d'anthrax du rein guéri par le traitement médical. Marseille chir. 9, 686—689 (1957). — Graves, R., and L. Parkins: Carbuncle of the kidney. J. Urol. (Baltimore) 35, 1—14 (1936). — Hogarth, W.: Carbuncle of the kidney. Canad. med. Ass. J. 44, 55—56 (1941). — Jeck, H.: Large solitary abscess of the kidney. J. Urol. (Baltimore) 43, 28—33 (1940). — Jmmink, E.: Renal carbuncle. Arch. chir. neerl. 5, 174—179 (1953). — Kahle, P., M. Green and G. Tomskey: Staphylococcal infections of the renal cortex. J. Urol. (Baltimore) 43, 774—792 (1940). — Lazarus, J.: Carbuncle of the kidney. J. Urol. (Baltimore) 21, 353—362 (1929). — Nesbit, R., and V. Dick: Acute staphylococcal infections of the kidney. J. Urol. (Baltimore) 43, 623—636 (1940). — O'Conor, V.: Carbuncle of kidney. J. Urol. (Baltimore) 30, 1—13 (1933). (Ausführliches Literaturverzeichnis bis 1933.) — Pearlman, S.: Carbuncle of the kidney. J. Urol. (Baltimore) 65, 754—759 (1951). — Ravelli, A.: Zum Bilde des Nierenkarbunkels. Z. Urol. 40, 34—38 (1947). — Rolland, F.: Anthrax du rein traité par énucléation. J. Urol. méd. chir. 53, 115—117 (1947). — Ryasanzewa, T.: Nierenkarbunkel. [Russisch.] Vestn. Khir. 3, 149—156 (1924). — Standeven, A.: Carbuncle of kidney. Brit. med. J. 1955 1, 523. — Tate, G.: Chronic renal carbuncle with gross fibrous reaction. Proc. roy. Soc. Med. 1955 S. 889—890. — Verriere, P.: Un cas d'anthrax du rein traité par l'énucléation; guérison. J. Urol. méd. chir. 52, 24 (1944). — Welch, N., and G. Prather: Renal carbuncle (staphylococcal abscess of kidney). J. Urol. (Baltimore) 62, 646—650 (1949). — Wille-Baumkauff, H.: Zur Erkennung des Nierenkarbunkels. Z. Urol. 43, 108—123 (1950).

D. Die Entzündung der Nierenhüllen

Atcheson, D.: Perinephric abscess with a review of 117 cases. J. Urol. (Baltimore) 46, 201—208 (1941). — Babics, A., u. F. Renyi-Vamos: Über den Lymphkreislauf der Niere und dessen Bedeutung für einzelne pathologische Prozesse der Niere. Z. Urol. 48, 618—643 (1955). — Beach, E., and J. Tynan: Subphrenic vs perinephric abscess: anatomic considerations, diagnosis and treatment. J. Urol. (Baltimore) 74, 278—290 (1955). — Bernardi, R., y J. Tinelli: Sobre un caso di perinefrite esclerosa. Rev. argent. Urol. 25, 63—66 (1957). — Brandis, H. v.: Die Nierenfunktionsstörung beim paranephritischen Abszeß. Z. Urol. 40, 172—181 (1947). — Cibert, J., J. Perrin et F. Rolland: Les staphylococcies rénales. Lyon chir. 44, 516—532, 707—719 (1949). — Fowler, H., and H. Dorman: Perinephritic abscess. J. Urol. (Baltimore) 26, 705—725 (1931). — Friedrich, R.: Zur Klinik und Diagnostik der paranephritischen Abszesse. Z. urol. Chir. 28, 15—37 (1929). — Fryszman, A.: Contribution au diagnostic du phlegmon périnéphrétique. J. Urol. méd. chir. 46, 541—550 (1938). — Herbut, P. A.: Urological Pathology. Philadelphia: Lea & Febiger 1952. — Lilienthal, H.: Bilateral perinephritic abscess. Ann. Surg. 23, 262—269, 440—441 (1896). — Pleschner, H.: Handbuch der Urologie, Bd. III, S. 653. Berlin: Springer 1928. — Ryle, J.: Perinephritis. Brit. J. Urol. 10, 334—347 (1938). — Sanchez Villares, E., y Martin V. Torres: Abscesos juxtarenales en la infancia. Rev. esp. Pediat. 10, 671—684 (1954). — Trabucco, A., y R. Borzone: Painful adhesive perinephritis of movable kidney. Rev. argent. Urol. 24, 129—133 (1955).

Die sog. abakteriellen Pyurien mit besonderer Berücksichsigung der sog. abakteriellen Pyelitis der Söderlundschen Krankheitsgruppe (Söderlundsche Krankheit)

Von

F. SCHAFFHAUSER

Mit 5 Abbildungen

Die sog. abakteriellen renalen Pyurien der Söderlundschen Krankheitsgruppe *(Söderlundsche Krankheit)* „True infectious amicrobic pyuria" (BRIGGS 1935), „Pyurie amicrobienne maladie" (COUVELAIRE 1947) stellen ein fest umrissenes Krankheitsbild dar, das erst in den letzten 4 Dezennien genauer umschrieben und abgeklärt worden ist. Trotz eingehendster bakteriologischer, serologisch-immunologischer und pathologisch-anatomischer Untersuchungen ist die Ätiologie dieses Leidens noch unklar und umstritten. Die völlige Ablehnung sog. abakterieller renaler Pyurien als *eigenes Krankheitsbild* durch ISRAEL (1925) und PETERS (1922) war zweifellos insofern gerechtfertigt, als der *ausschließliche Nachweis einer auf den obligaten Nährböden sterilen Niereneiterung nicht genügt, um einen Krankheitstypus sui generis aufzustellen,* da die abakterielle Pyurie an sich keineswegs pathognomostisch ist und ein gemeinsames Symptom verschiedenster Erkrankungen mit verschiedener Ätiologie der Nieren und abführenden Harnwege darstellt. Hingegen zeigen die erstmals von SÖDERLUND (1922), TROELL (1921), WILDBOLZ (1933), RUNEBERG (1920—1922), LEROY (1933), BAZY und OUDARD (1931), SCHAFFHAUSER (1937), BRIGGS (1935), COOK (1936), MOORE (1940) und zahlreichen anderen Autoren mitgeteilten sog. abakteriellen Pyelitiden in der Entwicklung der Krankheit, in den klinischen Untersuchungsbefunden und im klinischen Verlauf, hinsichtlich der Prognose und ganz besonders des glänzenden Ansprechens auf die von WILDBOLZ eingeführte Therapie mit intravenösen Injektionen von *Neosalvarsan* eine so weitgehende Übereinstimmung, daß für diese Fälle die Annahme eines *gemeinsamen und selbständigen Krankheitsbildes* gerechtfertigt ist.

Durch klinische, bakteriologische und pathologisch-anatomische Untersuchungen ist sichergestellt, daß es ein- und beidseitige chronische, meist afebril verlaufende Eiterungen der oberen Harnwege mit schwerer begleitender Cystitis gibt, bei denen weder im mikroskopischen Direktpräparat, noch auf aeroben und anaeroben Nährböden trotz wiederholter Untersuchungen Keime nachgewiesen werden können, die im klinischen Verlauf gewisse Ähnlichkeiten mit einer Tuberkulose zeigen und bei denen aber eine tuberkulöse Erkrankung der Harnorgane sicher auszuschließen ist (Söderlundsche Krankheit). Die Behandlung mit *Neosalvarsan* ergibt bei diesen Krankheitsfällen so ausgezeichnete, im Erfolg dramatische Heilerfolge, daß das rasche Ansprechen auf diese Therapie die Diagnose praktisch sicherstellt.

Die vereinzelt vorliegenden pathologisch-anatomischen Befunde an Nieren, die unter der Fehldiagnose einer Nierentuberkulose entfernt und histologisch untersucht wurden, ergaben übereinstimmend das Vorliegen einer *chronischen folliku-*

lären Pyelitis und Ureteritis bei fast völligem Freibleiben des Nierenparenchyms von entzündlichen Prozessen. Eine Tuberkulose konnte in allen Fällen mit Sicherheit ausgeschlossen werden (SÖDERLUND 1922, TROELL 1920, SCHAFFHAUSER 1937, UEBELHÖR 1936).

Der Zusammenhang aseptischer Niereneiterungen mit der *Tuberkulose der Harnorgane* war schon lange bekannt. Nachdem ROVSING bereits 1889, später MELCHIOR, NOGUÈS (1928), GUYON u. a. eindrücklich auf diese Tatsache hingewiesen hatten, gilt auch heute noch die Ansicht, ,,daß der Nachweis einer aseptischen Pyurie in höchstem Grade auf eine Tuberkulose der Harnorgane verdächtig ist" (RAFIN 1912). Von zahlreichen Autoren wurde die Ansicht vertreten, daß aus den Harnleitern gewonnener, eitriger, auf den üblichen Nährböden steril befundener Harn pathognomostisch für die Nierentuberkulose sei. SUTER erklärte 1907, daß ,,in einer ganzen Anzahl von Fällen auf den Befund des eiterhaltigen, sterilen Urins, der aus einer Niere stammte, nephrektomiert und in allen Fällen das Vorhandensein der Nierentuberkulose durch die Operation festgestellt wurde. Für die Niere ist ein diagnostischer Irrtum eigentlich ausgeschlossen, denn es gibt keine Affektion, die den gleichen Befund ergeben könnte". Später verlangte SUTER aber die Abgrenzung abakterieller renaler Niereneiterungen von der Tuberkulose durch den Tierversuch. *Die Ansicht, daß eine abakterielle renale Pyurie einer Nierentuberkulose gleichzusetzen sei, muß heute aufgegeben werden.* WILDBOLZ (1913) wies schon vor Jahren darauf hin, daß die Indikation zu einem operativen Eingriff bei einer abakteriellen renalen Pyurie nicht vorliege, ,,wenn nicht ganz besonders charakteristische klinische Merkmale jeden Zweifel an der tuberkulösen Natur des Leidens ausschließen lasse", da eine nicht-tuberkulöse Erkrankung der Harnorgane vorliegen könne. Die Diagnose der Nierentuberkulose sei unbedingt durch den Tierversuch zu erhärten. Wie richtig diese Forderungen von WILDBOLZ sind, ist eindeutig durch die späteren Klarstellungen der verschiedenen Krankheitsbilder sog. abakterieller, nicht-tuberkulöser, renaler Pyurien erwiesen. Sie gliedern sich in zwei Gruppen:

A. *Die sog. abakteriellen renalen Pyurien der Söderlundschen Krankheitsgruppe (Söderlundsche Krankheit).*

B. *Die sog. abakteriellen Pyurien bei akuten und chronischen unspezifischen infektiösen Erkrankungen der Nieren und des Nierenbeckens (Pyelitis, pyelonephritische Schrumpfniere, Nierenkarbunkel, Pyonephrose, Steinniere usw.).*

Die Kenntnis des von SÖDERLUND 1922 erstmals beschriebenen Krankheitsbildes ist deshalb von besonderer Bedeutung, da mehrfach unter Mißachtung des von WILDBOLZ geforderten eindeutigen Nachweises von Tuberkelbacillen bei einseitiger Erkrankung die Nephrektomie durchgeführt wurde, während es durch zahlreiche Mitteilungen sichergestellt ist, daß diese Form sog. abakterieller renaler Pyurien durch konservative Behandlung rasch und dauernd zur Heilung gebracht werden kann. WILDBOLZ gebührt das Verdienst, durch seine Mitteilung am französischen Urologenkongreß 1933 erstmals auf die glänzenden Heilerfolge durch Behandlung mit *Neosalvarsan* hingewiesen und dieses, damals noch wenig bekannte Krankheitsbild zu allgemeiner Kenntnis und Anerkennung gebracht zu haben. Das bisherige beträchtliche Schrifttum zeigt, daß es sich bei der Söderlundschen abakteriellen Pyelitis mit schwerer begleitender Cystitis keineswegs um eine seltene Erkrankung handelt. Die glänzenden Resultate der von WILDBOLZ eingeführten Behandlung wurden ausnahmslos bestätigt.

FALTIN berichtete 1909 erstmals über ,,Fälle mit Eiter im Urin, wo man weder direkt mikroskopisch noch durch Kulturen Bakterien nachweisen kann, in denen Tuberkulose auszuschließen ist und deren Ätiologie vollkommen dunkel bleibt".

Mehrfach führte in seinem Beobachtungsgut offenbar eine gonorrhoische Prostatitis zu scheinbarer abakterieller Cystitis mit Pyurie, nur bei einigen Fällen lag eine renale Pyurie vor, bei denen klinischer Verlauf und histologische Untersuchung operativ entfernter Nieren eine tuberkulöse Erkrankung ausschließen ließen. In der Folge haben sich vorwiegend weitere skandinavische Autoren mit den sog. abakteriellen renalen Pyurien beschäftigt (RUNEBERG 1919/1922, SÖDERLUND 1922, TROELL 1921). RUNEBERG berichtet über 30 Beobachtungen mit 72% einseitiger renaler abakterieller Pyelitiden, bei denen eine Tuberkulose der Harnorgane durch den klinischen Verlauf, zehnmal durch histologische Untersuchung der exstirpierten Niere ausgeschlossen werden konnten. RUNEBERG kommt zum Schluß, daß es sich in diesen Fällen meistens um durch pyogene Bakterien bedingte Pyelonephritiden mit schwer oder nicht nachweisbaren Mikroben handle. In Schnittpräparaten exstirpierter Nieren ließen sich gelegentlich Staphylokokken feststellen trotz fehlendem Nachweis dieser Keime im Urin. Eine einheitliche Ätiologie lehnt RUNEBERG für sein Krankheitsgut ab. In Fällen renaler aseptischer Pyurien mit schwerer begleitender Cystitis vermutet RUNEBERG als Ursache eine noch unbekannte Virusinfektion. Genaue klinische Unterdaten für diese Beobachtungen fehlen, Tierversuche oder Kulturen auf Tuberkelbacillen wurden nicht eingeleitet, so daß unter den nicht operierten Fällen möglicherweise mehr Nierentuberkulosen vorliegen, als RUNEBERG annimmt. Auch in der größeren Beobachtungsreihe aseptischer renaler Pyurien von PETERS (1920/1922) handelt es sich fast ausschließlich um Spätstadien unspezifischer chronischer Nierenentzündungen (Pyelitis, Pyelonephritis, vorwiegend durch Staphylokokken bedingt), teils um postgonorrhoische aseptische Pyurien, teils um atypische Tuberkulosen. Bei 15 weiteren Fällen PETERS' mit ein- und beidseitiger renaler aseptischer Pyurie blieb die Ätiologie ungeklärt, genaue klinische Daten fehlen. PETERS lehnt auf Grundlage seiner Beobachtungen im Gegensatz zu SÖDERLUND die sog. abakteriellen renalen Pyurien als eigenes Krankheitsbild ab.

1922 berichtete SÖDERLUND über drei Fälle von abakterieller renaler Pyurie, die in der Entwicklung der Krankheit, hinsichtlich der klinischen Untersuchungsbefunde und des Verlaufes eine so weitgehende Übereinstimmung zeigten, daß es SÖDERLUND gerechtfertigt schien, diese Form abakterieller Pyelitis mit schwerer begleitender Cystitis als *selbständiges Krankheitsbild* aufzustellen. Die Ätiologie blieb unklar. Eine Tuberkulose konnte in allen Fällen mit Sicherheit ausgeschlossen werden. Die histologische Untersuchung einer unter der Vermutungsdiagnose einer Nierentuberkulose entfernten schwerer erkrankten Niere bei beidseitiger renaler aseptischer Pyurie ergab eine chronische follikuläre Pyelitis ohne Anhalt für Tuberkulose. BAZY und OUDARD (1931) wiesen auf Grundlage eines großen Beobachtungsgutes abakterieller Pyurien auf die Gefahr der Verwechslung mit einer Tuberkulose und warnen vor der Nephrektomie bei einseitiger Erkrankung; Ursache der abakteriellen renalen Pyurien ist ein noch unbekannter Erreger oder es handelt sich um banale Mikroben, die nur intermittierend aus längere Zeit geschlossenen Parenchymherden ausgeschwemmt werden.

VINTICI und CONSTANTINESCU (1929) konnten bei Bearbeitung des großen Krankengutes der Marionschen Klinik eine wahre aseptische Pyurie mit stets negativen bakteriologischen Befunden bei direkter und kultureller Untersuchung nie nachweisen, lehnen das Krankheitsbild der sog. abakteriellen wahren Pyurien deshalb ab und anerkennen eine aseptische Leukocyturie oder Pyurie nur auf toxischer oder unbekannter Grundlage oder als Endstadien banaler infektiöser Nieren- oder Harnwegseiterungen. Auch FISCH (1931) schließt sich der Meinung an, daß primäre abakterielle Pyurien abzulehnen sind; es handle sich stets um Sekundärstadien nach dem Verschwinden ursprünglicher banaler Mikroben, besonders von B. coli und Staphylokokken. Troell (1921) führte bei einem 29jährigen Patienten mit seit 2 Jahren dauernden heftigen Cystitisbeschwerden und einseitiger renaler Pyurie wegen Verdacht auf Tuberkulose die Nephrektomie durch. Histologisch keine Tuberkulose, sondern chronische parenchymatöse Nephritis mit Glomerulitis; anschließend Spontanheilung. Die Ätiologie blieb unklar. In der Mitteilung von Noguès (1928) lag eine scheinbar einseitige abakterielle renale Pyurie bei Schwangerschaftspyelitis mit hohen Temperaturen vor, bei der kulturell nach mehrtägiger Bebrütung banale Mikroben nachgewiesen werden konnten. Lobo-Onell (1931) nahm bei einem 19jährigen Mädchen mit einseitiger abakterieller renaler Pyurie eine Nephrotomie vor, die keine tuberkulösen Veränderungen erkennen ließ. Da Tierversuche und Angaben über den weiteren klinischen Verlauf fehlen, ist eine Tuberkulose nicht auszuschließen. Lindsjö (1924) führte bei einem sechsjährigen Knaben mit einseitiger abakterieller Pyurie bei negativem Tierversuch auf Tuberkulose die Nephrektomie durch. Niere makroskopisch und histologisch normal, langsames Verschwinden der Pyurie. Da später eine sequestrierende Osteomyelitis nachweisbar war, Annahme des Durchbruches eines Staphylokokkenabscesses in den Harnleiter mit fehlendem Nachweis der ursprünglichen Bakterien. Genaue klinische Untersuchungsbefunde in der Mitteilung von Bonanome (1931) über einen Fall beidseitiger aseptischer Niereneiterung liegen nicht vor.

Wildbolz berichtete 1933 über ein größeres Krankengut primär abakterieller renaler Pyurien mit acht Fällen, die völlige Übereinstimmung mit dem Söderlundschen Krankheitsbild aufwiesen. Es handelt sich ausschließlich um männliche Patienten im Alter von 20—31 Jahren. In fünf Fällen konnten auf den üblichen Nährböden auch bei wiederholten Kontrollen nie banale Mikroben nachgewiesen werden, zweimal im Direktpräparat plumpe Stäbchen und Diplokokken, die als Verunreinigung aufzufassen sind. Einmal kultureller Nachweis von Staphylococcus aureus und in Rosenow-Bouillon spärlich Streptokokken. Weitere laufende Kulturen blieben steril. In einer weiteren Beobachtung einmaliger kultureller Nachweis vereinzelter Kolonien von Staphylococcus aureus und albus, ferner B. coli, bei gleichzeitiger Staphylokokken-Spermatocystitis. Auf die Schilderung des klinischen Krankheitsbildes legte Wildbolz in dieser Mitteilung weniger Wert, als auf den erstmaligen Hinweis, daß diese primär renalen abakteriellen Pyurien, die sich der üblichen Lokal- und Allgemeinbehandlung gegenüber meistens äußerst therapierefraktär zeigen und einen chronischen Verlauf aufweisen, sehr rasch, oft schlagartig auf Neosalvarsan-Behandlung zur Ausheilung kamen. In drei Fällen lag eine einseitige, zweimal eine beidseitige renale Pyurie mit begleitender schwerer unspezifischer Cystitis vor, in drei Beobachtungen konnte wegen schwerster Cystitis mit geringer Kapazität (bis 25 cm³) eine Harnleitersondierung micht durchgeführt und damit eine offenbar bestehende primäre renale Pyurie nicht sichergestellt werden. Weitere drei Beobachtungen betreffen erstens eine wahrscheinlich postgonorrhoische einseitige abakterielle Pyelitis und Cystitis mit einmaligem Nachweis von Diplokokken (Staphylokokken?) im Direktpräparat bei wiederholt sterilen Kulturen mit Periureteritis der befallenen Seite bei anamnestisch hohem Fieberschub mit Schüttelfrösten, möglicherweise analog den Fällen sog. artefizieller abakterieller Pyelitiden von Necker (1921), zweitens eine möglicherweise durch eine chronische Staphylokokken-Spermatocystitis ausgelöste schwerste abakterielle Cystitis mit nur gelegentlichem kulturellem Nachweis von Staphylococcus aureus und albus sowie B. coli. Cystoskopie und Harnleitersondierung wegen geringer Blasenkapazität umöglich; drittens eine wahrscheinlich durch prostatogene Staphylokokkeninfektion bedingte abakterielle Cystitis mit zusätzlicher geringer abakterieller Urethritis und zeitweiligem Nachweis grampositiver Diplokokken im Direktpräparat. Eine renale Pyurie ist wegen mangelnder Harnleitersondierung bei normaler Indigocarminausscheidung beider Nieren nicht sichergestellt. Es ist unwahrscheinlich, daß die vereinzelt nachgewiesenen Staphylokokken und Colibacillen ätiologisch von Bedeutung in diesen klinischen Fällen Söderlundscher Krankheit sind, eine Verunreinigung durch den wiederholt durchgeführten Katheterismus zur bakteriologischen Kontrolle ist möglich und wahrscheinlich. Ob den, in einem Fall nur in einer kulturellen Untersuchung festgestellten Streptokokken in Rosenow-Bouillon eine entscheidende ätiologische Rolle beizumessen ist, ist nicht einwandrei sichergestellt. *Die Ätiologie bleibt unklar.* Alle Untersuchungen auf Tuberkulose mit Tierversuchen und Kulturen auf Tuberkelbacillen fielen negativ aus. Eine Tuberkulose ist auch durch den weiteren klinischen Verlauf mit völliger Ausheilung der Erkrankung nach Behandlung mit intravenösen *Neosalvarsan*-Injektionen mit Sicherheit auszuschließen. SCHAFFHAUSER teilte 1937 die genauen klinischen Untersuchungsbefunde der Beobachungen von WILDBOLZ und sieben eigene Fälle aus der Clairmontschen Klinik Zürich mit, die völlige Übereinstimmung mit dem von SÖDERLUND beschriebenen Krankheitsbild der primär abakteriellen Pyelitiden zeigen. Die Fälle betreffen Männer von 18—25 Jahren, drei Patienten im Alter von 33, 47 und 61 Jahren. Alle weisen die charakteristischen Symptome der fast ausnahmslos *akut* einsetzenden schweren Cystitis auf, die sich der üblichen Lokal- und Allgemeinbehandlung gegenüber vollkommen therapierefraktär erweist. Bei ausnahmslos fieberfreiem Verlauf ist nur durch Harnleitersondierung, die wegen geringer Blasenkapazität in drei Fällen in Leitungsanaesthesie durchgeführt werden muß, dreimal eine beidseitige, viermal eine einseitige renale Pyurie festzustellen. Nur einmal ließen sich bei einem Patienten in einer Kultur spärlich Colibacillen im Blasenharn nachweisen, zahlreiche spätere Kontrollen waren negativ (offenbar Verunreinigung). In den übrigen Fällen ließen sich bei häufigen kulturellen Untersuchungen auf den obligaten Nährböden nie Mikroben nachweisen, dagegen gelang es, bei vier Patienten und nur auf Spezialnährböden (Rosenow-Bouillon) aus Blasenharn und einmal zusätzlich aus Nierenharn der befallenen Seite *Streptokokken* zu züchten. Bei einem Patienten mit primär abakterieller Pyelitis im caudalen Abschnitt einer Doppelniere wird 1932 irrtümlich unter der Vermutungsdiagnose einer Nierentuberkulose, vor Ausfall der nachträglich negativen Tierversuche und Kulturen auf Tuberkelbacillen, bei zu diesem Zeitpunkt noch unbekannter Behandlung mit *Neosalvarsan*, die Nephrektomie durchgeführt, die histologisch keine Tuberkulose, sondern eine chronische follikuläre Pyelitis und Ureteritis ergibt. Fünf Fälle kommen unter Behandlung mit *Neosalvarsan* intravenös zu rascher, teils schlagartiger Abheilung. In einer Beobachtung trat nach neunmonatiger Dauer der Erkrankung (vor *Neosalvarsan*-Therapie), beim nephrektomierten Patienten nach 12 Monaten Spontanheilung ein. Tuberkelbacillen ließen sich in Blasen- und Nierenharn sämtlicher Patienten bei wiederholten Kontrollen im Direktpräparat, in Tierversuch und Kultur, nie nachweisen. Im gesamten Krankengut von WILDBOLZ findet sich eine einzige weibliche Patientin von 31 Jahren mit beidseitiger renaler aseptischer Pyurie, die zudem nicht das Bild der Söderlundschen Krankheit zeigt; es handelte sich um eine chronische infektiöse Pyelitis mit Cystitis granularis, bei der im späteren Verlauf die ursprünglichen banalen Mikroben nicht mehr nachweisbar waren; unter *Neosalvarsan*-Behandlung gleichfalls rasche Ausheilung. BRIGGS (1935) und COOK (1936) haben erstmals in USA das typische Krankheitsbild der Söderlundschen primären abakteriellen renalen Pyurie anhand eigener Fälle beschrieben und richtig gedeutet und die glänzenden Erfolge der *Neosalvarsan*-Behandlung von WILDBOLZ bestätigt, ferner MOORE (1940, 1943) in England. Seither liegen zahlreiche weitere Beobachtungen der Söderlundschen

Krankheitsgruppe vor, die vollkommene Übereinstimmung mit den Befunden der früheren Autoren aufweisen, so daß die *Söderlundsche primär renale abakterielle Pyelitis mit schwerer zusätzlicher Cystitis als charakteristisches Krankheitsbild eine selbständige Stellung in der Gesamtgruppe der sog. abakteriellen renalen Pyurien einnimmt* (UEBELHÖR 1936, HOUTAPPEL 1939 BRAASCH 1939, WEYLANDT 1939, REAGAN 1941, EWERT und HOFFMANN 1943, AUZELOUX 1944, BODNER 1945, DONOVAN 1945, PETERS 1946, McGINN 1946, BAURYS und LAVELY 1946, TAKATA 1946, COUVELAIRE 1947, BAINES 1947, FIELDSEND 1947, JÖNSSON 1948, DAX 1948, SOLOMON 1948, LABAYVILLE 1949, EMANUEL 1949, SEAMAN 1950, HARKNESS 1950, ABERHART 1950, CAMERON 1951, SMITH 1952, KINDT 1953, HORNE 1953, GOLDEROS 1953).

I. Pathologische Anatomie der sog. abakteriellen nicht-tuberkulösen renalen Pyurien

Wie bereits erwähnt, sind unter Berücksichtigung des Schrifttums über die sog. abakteriellen nicht-tuberkulösen Pyurien zwei Hauptgruppen scharf zu trennen:

1. Die sog. primären abakteriellen Pyelitiden der Söderlundschen Krankheitsgruppe (Söderlundsche Krankheit).

2. Die sog. abakteriellen Pyurien bei akuten und chronischen unspezifischen, durch banale Mikroben bedingten infektiösen Nieren- und Nierenbeckenerkrankungen.

Daß es sich bei den sog. abakteriellen renalen Pyurien der Söderlundschen Krankheitsgruppe um ein *selbständiges Krankheitsbild* handelt, wird neben der auffälligen und weitgehenden Übereinstimmung der klinischen Untersuchungsbefunde und des Verlaufes durch die völlig übereinstimmenden pathologisch-anatomischen Untersuchungsbefunde der Nieren gesichert, die ausnahmslos unter der Fehldiagnose einer Nierentuberkulose operativ entfernt wurden (SÖDERLUND 1922, TROELL 1921, SCHAFFHAUSER 1937, UEBELHÖR 1936). In allen Fällen ergab die pathologisch-anatomische Untersuchung eine *chronische follikuläre Pyelitis und Ureteritis bei fast völligem Fehlen entzündlicher Prozesse des Nierenparenchyms.* Eine gesonderte Beschreibung der erhobenen Befunde erübrigt sich deshalb.

Fall SCHAFFHAUSER: Klinische Diagnose: Abakterielle Pyurie im caudalen Abschnitt einer linksseitigen Doppelniere mit schwerer abakterieller Cystitis. Verdacht auf Tuberkulose des caudalen Nierenabschnittes.

Die freigelegte linke Niere zeigt äußerlich einen vollkommen normalen Befund, keine Verwachsungen mit der Umgebung. Kapsel zart, keine subcapsulären Knötchen oder Infiltrate sichtbar. Diagnose der Doppelniere wird bestätigt. Nierenbecken des kranialen Abschnittes und zugehöriger Ureter sind zart, Wandung nicht verdickt. Die Nierenbeckenwand des caudalen Nierenabschnitts ist verdickt, ödematös; caudaler Ureter stark pathologisch verändert, kleinfingerdick, ödematös, infiltriert, wie bei Tuberkulose. Geringes Ödem im Bereich des Nierenbeckens und Ureters. Keine vergrößerten Lymphdrüsen im regionären Gebiet palpabel. Nephrektomie. Auf dem Sektionsschnitt vollkommen normales kraniales Nierenbecken und normales zugehöriges Nierenparenchym, ohne Zeichen von Entzündung. Der caudale Abschnitt der Doppelniere zeigt makroskopisch gleichfalls normales Parenchym mit scharfer Makrindenzeichnung ohne Infiltrate. Schleimhaut des caudalen Nierenbeckens hochgradig ödematös gewulstet, verdickt, mit fleckigen kleinen Fibrinbelägen und diffus verstreuten, zahlreichen follikulären Knötchen ohne hyperämischen Hof. Gleiche Veränderungen finden sich an der Ureterwand und Ureterschleimhaut. Nirgends Tuberkelknötchen oder Ulcera sichtbar (siehe Abb. 1 und 2).

Histologisch ist die Schleimhaut aus dem unteren Nierenbecken stark verdickt, zum Teil ödematös aufgelockert, manchmal sogar etwas faltig gewulstet und zeigt einen durchaus regelmäßig gebauten Überzug aus einem mehrschichtigen Übergangsepithel. Subepithelial, weniger in den tiefen Schichten der Tunica propria finden sich dichte Infiltrate aus Lymphocyten, esoinophilen Leukocyten und Plasmazellen. Die lymphocytären Infiltrate häufen sich vielfach zu follikelähnlichen Bildungen. Gelegentlich lassen sich auch echte Lymphfollikel mit Keimzentren und typischer Gefäßanordnung nachweisen. Die Infiltrate greifen nur im Bereich der Papillenspitzen und nur auf kurze Strecken zwischen den Sammelröhren auf das Nierenparenchym über. Tubuli und Glomeruli sind vollkommen intakt, insbesondere finden sich in der Rinde nirgends entzündliche Infiltrate. Gefäße zartwandig. Kein Anhalt für Tuberkulose. Nierenparenchym, Nierenbecken und Ureter des kranialen Abschnitts zeigen keinen abnormen Befund. In zahlreichen Schnittfärbungen nirgends Tuberkelbacillen oder andere Keime nachweisbar.

Pathologisch-anatomische Diagnose: *Pyelitis chronica* (bei nicht-bacillärer Pyurie), (Pathologisches Institut der Universität Zürich).

Die histologische Untersuchung der von SÖDERLUND

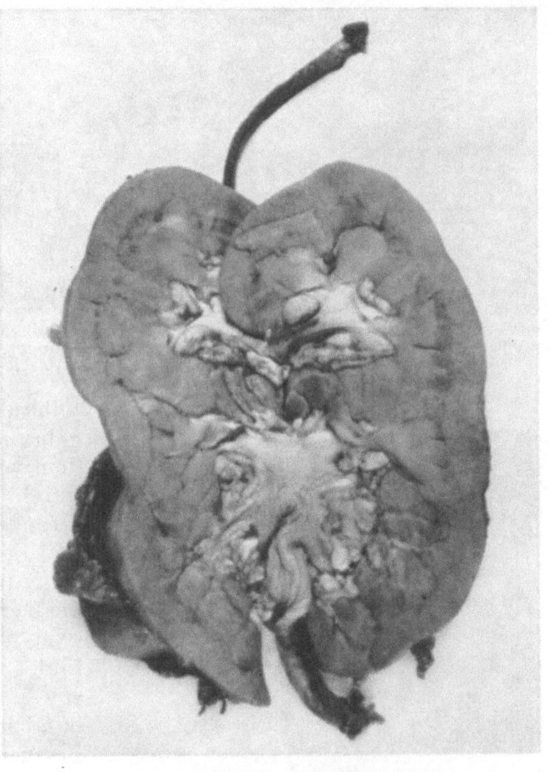

Abb. 1. Follikuläre Pyelitis bei sog. abakterieller Pyurie im caudalen Abschnitt einer Doppelniere. Ödem der Nierenbeckenschleimhaut. Entzündliche Infiltration des Ureters. Craniales Nierenbecken und Nierenparenchym normal

exstirpierten Niere, bei der es sich nicht um eine Doppelniere handelte, ergibt den gleichen Befund einer chronischen follikulären Pyelitis und Ureteritis mit geringer interstitieller Nephritis; als einzige Abweichung gegenüber den anderen Fällen ist anzugeben, daß *stellenweise eine Glomerulitis* vorlag. Auch im Falle von TROELL (1921) lag zusätzlich eine geringe interstitielle Nephritis und stellenweise Glomerulitis vor. Gleiche histologische Befunde, aber ohne genaue klinische Angaben sind von RUNEBERG (1920), BONANOME (1931), TADDEI (1925) und PASCUAL (1921) mitgeteilt.

Die Schleimhaut des Nierenbeckens und Ureters ist entzündlich verdickt, hochgradig ödematös und gerötet, hier und da fibrinös belegt und mit zahlreichen, wenig prominenten, hirsekorngroßen, grauweißen Knötchen übersät, dem charakteristischen Bild der Pyelitis follicularis entsprechend. Die histologische Untersuchung der knötchenförmigen Einlagerungen ergibt dichte, follikelähnliche, meist unmittelbar subepithelial gelegene lymphocytäre Infiltrate mit spärlichen Plasmazellen. Diese Lymphocytenherde grenzen sich nicht immer scharf ab, lösen sich häufig unregelmäßig auf und gehen in dichte, streifige oder diffuse Rundzellinfiltrate mit Lymphocyten, eosinophilen Leukocyten und Plasmazellen über. Neben dieser pseudofollikulären Form (Pyelitis granularis nach Zuckerkandl), bei welcher die Lymphocytenhaufen eine typische Gefäßanordnung, ein Reticulum vermissen lassen, finden sich teils in Kombination mit derartigen Pseudofollikeln, teils ausschließlich typische Lymphfollikel mit deutlichen Keimzentren (Pyelitis follicularis). Kretschmer und Paschkis (1913) lehnen es ab, pseudofollikuläre und

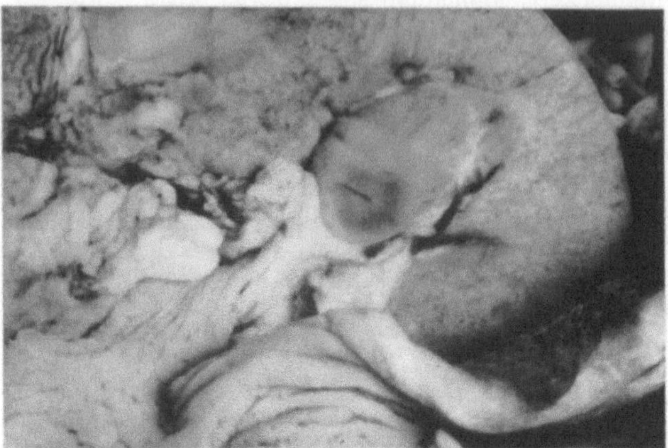

Abb. 2. Follikuläre Pyelitis bei abakterieller renaler Pyurie (Söderlundsche Krankheit). Ödem und Wulstung der Nierenbecken- und Ureterschleimhaut. Nierenparenchym intakt. Lupenvergrößerung zu Abb. 1

follikuläre Pyelitis als Synonyma zu gebrauchen, da die Pyelitis granularis dem von v. Frisch (1909) aufgestellten, durch Hämaturie charakterisierten Krankheitsbild entspreche und scharf von der Pyelitis follicularis zu trennen sei, die sich oft als Nebenbefund bei verschiedenen Nierenerkrankungen (Nephrolithiasis, Hydronephrose) vorfinde. Nach Runeberg (1922), Putscher (1934) und v. Albertini (1936) handelt es sich jedoch bei diesen zwei Formen nur um graduelle Unterschiede, da die echten Follikel nur eine weitere Ausdifferenzierung der neugebildeten lymphatischen Zellhaufen darstellen. Nach den ausgedehnten Untersuchungen von Chiari (1881), Gohrbandt (1926), Przewoski (1889), Störk (1899), Lubarsch (1893) u. a. ist der Nachweis makroskopisch sichtbarer lymphatischer Knötchen in der Schleimhaut der Harnwege stets als pathologischer Befund zu werten; das Vorkommen von Lymphfollikeln in der normalen Schleimhaut des Harntrakts wird abgelehnt.

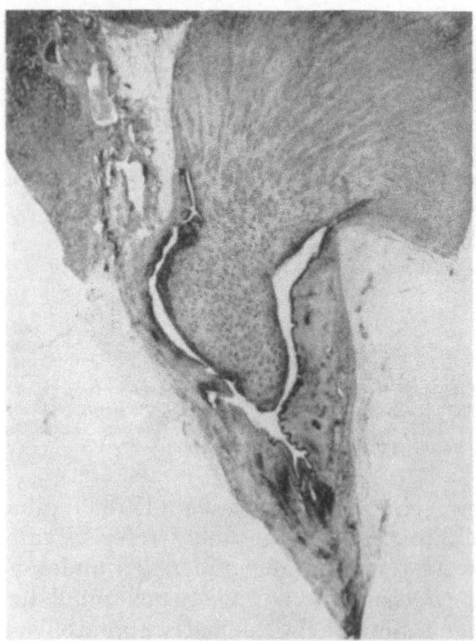

Abb. 3. Chronische Pyelitis bei sog. abakterieller Pyurie. Dichte, vorwiegend subepitheliale Rundzellenfiltrate mit lymphocytären, follikelartigen Bildungen. Histologischer Schnitt zu Abb. 2

Die Abgrenzung der Pyelitis granularis bezüglich follicularis als eigenes klinisches Krankheitsbild kann nicht aufrechterhalten bleiben, da die Bildung von lymphatischen Knötchen und echten Lymphfollikeln nur eine unspezifische Reaktion der Nierenbeckenschleimhaut auf verschiedenste Infektionserreger und

Noxen darstellt. Das Vorkommen lymphatischer Knötchen im Nierenbecken ist bei chronischen Pyelonephritiden (CHRISTELLER 1927, JAKOBY 1927), Pyonephrosen und infizierten Steinnieren (v. FRISCH 1909, SIMMONS 1922, JAKOBY 1927), Hydronephrosen (HUNDLEY 1929, MASON und CARSON), nach typhöser Niereneiterung (BÄTZNER 1924), bei Nierentumoren mit Durchbruch ins Nierenbecken oder Ulceration (JAKOBY 1927) und bei spezifischen chronischen Infektionen wie Aktinomykose, Lues (JAKOBY 1927) und Tuberkulose (WILDBOLZ 1927, BÄTZNER 1924, NECKER 1928, CHRISTELLER 1927, JAKOBY 1927) beschrieben.

Im Material der Clairmontschen Klinik haben DIMTZA und SCHAFFHAUSER (1932) gleichfalls bei einer initialen Papillen-

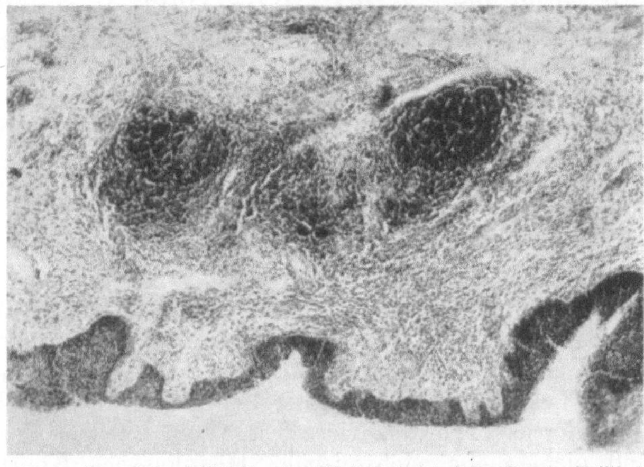

Abb. 4. Chronische follikuläre Pyelitis bei abakterieller Pyurie. Follikelähnliche lymphatische Herdbildung der Nierenbeckenschleimhaut

tuberkulose und einer vorgeschrittenen, käsigen Nierentuberkulose den typischen Befund einer Pyelitis follicularis neben spärlicher Tuberkelaussaat des Nierenbeckens histologisch feststellen können. BÄTZNER vermutet (6. Kongreß der Deutschen Gesellschaft für Urologie 1924), daß die lymphocytäre Knötchenbildung in engem Zusammenhang mit der Nierentuberkulose stehe und führt ihre Entwicklung auf chemische Schädigung durch tuberkulöse Gifte zurück. Nach den erwähnten Mitteilungen ist diese Annahme nicht berechtigt. CHRISTELLER (1926), JAKOBY (1927) und LEWIN (1927) haben experimentell bei Hunden und Katzen durch Einbringen von sterilen Nierensteinbröckeln und terpentingetränktem Holundermark in das Nierenbecken eine aseptische Entzündung mit Neubildung von lymphatischen Knötchen und Lymphfollikeln beobachtet und damit den unspezifischen Charakter der Pyelitis follicularis sichergestellt.

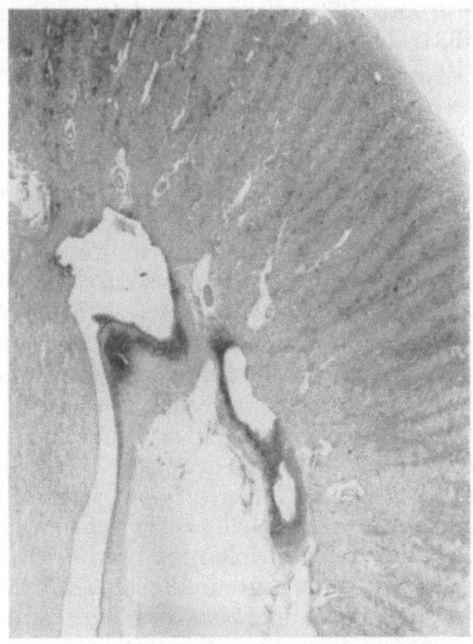

Abb. 5. Experimentell erzeugte chronische Streptokokkenpyelitis durch intrapelvine Injektion von Urin eines Patienten mit sog. abakterieller Pyelitis (SÖDERLUND)

In den erwähnten Beobachtungen Söderlundscher Krankheit zeigte das Nierenparenchym makroskopisch vollkommen normale Markrindenzeichnung und Farbe, histologisch gelegentlich kleine streifen- oder herdförmige chronische entzündliche Rundzellinfiltrate, die vom Nierenbecken aus zwischen den Sammelröhren im Bereich der Papillenspitzen auf das Nierenparenchym übergreifen. Übriges

Interstitium, Tubuli und Glomeruli sind völlig intakt (Runeberg 1922, Peters 1922, Schaffhauser 1937, Uebelhör 1936).

Probebiopsien aus der Harnblase während des akuten klinischen Stadiums Söderlundscher Krankheit wurden von Baurys und Lavely (1946), Tahara et al. (1946), Reagan (1941), Hamm (1947), Moore (1940) und Landes und Ransom (1948) durchgeführt. Die histologische Untersuchung ergab eine schwere akute unspezifische Cystitis mit starkem Schleimhautödem, im Falle von Moore mit oberflächlichen Nekrosen. Landes und Ransom stellten bei einem Fall chronischer Cystitis vorwiegend lymphocytäre Schleimhautinfiltrate fest. Allen Befunden ist gemeinsam, daß es sich um *rein oberflächliche* entzündliche Veränderungen handelt, womit auch die völlige Restitution nach konservativer Behandlung erklärt ist.

Bei der zweiten Hauptgruppe, der sog. abakteriellen renalen nicht tuberkulösen Pyurien, welcher die meisten Fälle des Schrifttums zuzurechnen sind, handelt es sich um abakterielle Stadien akuter oder chronischer unspezifischer infektiöser Erkrankungen der Niere und des Nierenbeckens; die Infektionserreger (Staphylokokken, Streptokokken, B. coli, Proteus Hauser, Gonokokken) können bei wiederholten bakteriologischen Kontrollen gelegentlich im Urin oder in Schnittpräparaten der exstirpierten Niere festgestellt werden oder die ursprünglichen Keime sind nicht mehr nachweisbar. Histologische Kontrollen derartiger scheinbar abakterieller Pyurien liegen vor bei chronischer Pyelonephritis und pyelonephritischer Schrumpfniere (Runeberg 1922, Peters 1922, Martin 1931, Bazy und Oudard 1931, Vintici und Constantinescu 1929), Nierenkarbunkel (Kobler 1931, Kaneko und Watari 1934) und Pyonephrosen verschiedener Ätiologie (Peters 1922, Bazy und Oudard 1931, Runeberg 1922). Die pathologisch-anatomischen Untersuchungen dieser Fälle zeigen erwartungsgemäß makroskopisch und mikroskopisch keine Abweichungen von den üblichen Befunden, wie sie bei diesen Krankheiten erhoben werden. Eingehender soll auf die Mitteilungen Runebergs, der über ein großes genau untersuchtes Material verfügt, eingegangen werden. In sämtlichen Fällen, die klinisch unter dem Bild einer scheinbar aseptischen Pyurie verliefen, stellte Runeberg bei der Untersuchung der exstirpierten Niere *typische Veränderungen einer chronischen Pyelonephritis häufig in Kombination mit herdförmiger Glomerulitis fest.* Runeberg macht auf das nicht seltene Vorkommen kongenitaler Anomalien aufmerksam, wie Hypoplasie und fetale Lappung, Dystopie mit Vierteilung des Nierenbeckens, überzählige Arterien, wahrscheinlich kongenitale bindegewebige Sklerose einiger Papillen mit Atrophie des zugehörigen Kanalsystems und mißt diesen kongenitalen Veränderungen eine besondere Bedeutung bei. Histologisch fanden sich spärliche herdförmige intracapilläre Glomerulitiden, vereinzelte Ausscheidungsherde im Mark und ausgedehnte interstitielle chronisch entzündliche Rundzellinfiltrate vor allem subcapsulär mit multiplen miliaren Absceßchen. Wiederholt ließen sich im Schnittpräparat in den entzündlichen Infiltraten spärliche Staphylokokken nachweisen, während sämtliche bakteriologische Untersuchungen der Nieren- und Blasenharne ein negatives Resultat ergaben. Runeberg nimmt auf Grund der histologischen Untersuchungen mit Recht an, daß es sich in diesen Fällen von sog. abakteriellen, renalen Pyurien um abakterielle Stadien infektiöser, meist hämatogener Pyelonephritiden mit schwer nachweisbaren, banalen Infektionserregern, meist Staphylokokken handle. Histologisch entsprechen die von Runeberg bei abakteriellen renalen Pyurien erhobenen Befunde vollkommen dem vom gleichen Autor und Cabot (1921) aufgestellten Typus der hämatogenen infektiösen Pyelonephritis, welcher durch Ausscheidungsnephritis mit sekundärer Pyelitis und Pyelonephritis charakterisiert ist. Histogenetisch handelt es sich nach Rune-

BERG um folgende Entwicklung der Pyelonephritis: Im Blut kreisende Bakterien werden zum Teil durch die Glomeruli ausgeschieden und führen gewöhnlich zu herdförmigen Glomerulitiden. Die in die Harnkanälchen gelangten Bakterien verursachen eitrige Ausscheidungsherde und gelangen ins Nierenbecken, wo sie bei lokaler Disposition eine Pyelitis und auf lymphogenem Weg eine disseminierte interstitielle Nephritis mit vorwiegender Beteiligung der Rinde hervorrufen.

Noch heute ist die Histogenese der Pyelonephritis umstritten, da hämatogene und urinogen ascendierende Infektionen den gleichen anatomischen Befund ergeben können (NECKER 1928, PUTSCHER 1934, MÜLLER 1912, KOCH 1908, HELMHOLZ 1918 u. a.). Neuere Untersuchungen haben die Bedeutung der hämatogen-descendierenden Infektion (Nephropyelitis) bei Pyelonephritis, welcher RUNEBERG die größte Rolle beimißt, bestätigt (BRÜNING 1926, GOHRBANDT 1926, SCIESINSCI 1931, TADDEI 1925). Der Übertritt der Bakterien aus den Glomerulusschlingen in den Kapselraum kann je nach Virulenz, Menge und Art der Keime bereits zu entzündlichen Veränderungen am Glomerulus führen oder besonders bei Coliinfektionen ohne wesentliche Entzündungsreaktion am Glomerulusapparat vor sich gehen (NECKER 1928 u. a.). KOCH (1908) hat experimentell auf hämatogenem Wege durch Injektion schwach virulenter Kokken typische eitrige Ausscheidungsherde in Mark, wie bei urinogen ascendierender Infektion erzeugt, ohne nachweisbare Schädigung des Glomerulusapparates. Ähnliche experimentelle Befunde liegen von HELMHOLZ et al. (1918) vor, welche besonders deutlich die Schwierigkeit, oft Unmöglichkeit zeigen, aus dem anatomischen Bild sichere Rückschlüsse auf den Infektionsweg zu ziehen. Einziges sicheres Merkmal der hämatogenen Infektion bei Pyelonephritis ist der Nachweis arterieller Bakterienembolien im Bereich der Glomerulusschlingen cder in Arteriolen des Markes und der Rinde, der nur in wenigen Frühfällen gelungen ist (GOHRBANDT 1926, MÜLLER 1912). Nach RUNEBERG ist der Nachweis herdförmiger Glomerulitiden oder Residuen nach solchen bei pyelonephritischen Veränderungen als primär hämatogene Läsion durch den vermuteten Infektionsstoff oder -erreger zu deuten, die sekundär und meist in einem späteren Zeitpunkt durch Ausschwemmung der Bakterien in die Harnwege zur Pyelitis und lymphogen ascendierenden Pyelonephritis führt. ISRAEL (1925) deutet glomerulonephritische Veränderungen in Kombination mit Pyelonephritis dahin, daß bei ascendierneder bakterieller Infektion der Infektionsstoff in die Blutbahn eindringt und sekundär zu einer hämatogenen Glomerulitis führe.

Es kann in diesem Zusammenhang nicht näher beurteilt werden, ob es sich bei den sog. abakteriellen Pyelonephritiden RUNEBERGs um hämatogen deszendierende oder urinogen aszendierende Infektionen gehandelt hat. da wie erwähnt, die histologischen Befunde, auf denen RUNEBERGvorwiegend die Pathogenese aufbaut, bei beiden Infektionswegen weitgehend ähnliche oder gleiche Bilder ergeben können und die Beobachtungen von RUNEBERG zudem fast ausschließlich Spätstadien der Erkrankung betreffen. Die Beurteilung ist weiterhin durch das Fehlen eingehender klinischer Angaben erschwert, im besonderen wird nur kurz und in allgemeiner Übersicht über Dauer, Verlauf der Krankheit, funktionelle Nierenprüfungen, Mitbeteiligung der Harnwege an der Entzündung und zusammenfassend klinische und autoptisch-histologische Befunde an Einzelfällen berichtet. Die sog. abakteriellen, renalen Pyurien RUNEBERGs und besonders die histologisch vorgeschrittenen Formen entsprechen den Beobachtungen Söderlundscher sog. aseptischer Pyelitiden, soweit nach den kurzen klinischen Angaben RUNEBERGs eine Beurteilung möglich ist, nach dem klinischen Bild, dem Verlauf und den histologischen Befunden nur zu einem geringen Teil. Die Mitteilung RUNEBERGs, daß es sich bei seinen autoptisch kontrollierten Fällen gewöhnlich um vorgeschrittene Formen mit erheblicher Minderwertigkeit der betroffenen Niere handelt, macht es wahrscheinlich, daß die meisten Beobachtungen Runebergs Spätstadien von chronischen infektiösen Pyelonephritiden darstellen, bei denen banale Keime nicht mehr oder nur äußerst spärlich nachgewiesen werden konnten, eine Annahme, welche auch Runeberg vertritt. Die schwere irreparable funktionelle Schädigung der eiterausscheidenden Niere in den Fällen Runebergs steht in striktem Gegensatz zu den Beobachtungen von Söderlund (1922), Bazy und Oudard (1931), Leroy (1933), Wildbolz (1933) und Schaffhauser (1937), *bei denen die geringe oder fehlende Funktionsstörung der erkrankten Niere das Krankheitsbild charakterisiert.* Damit stimmen auch die histologischen Befunde der Söderlundschen Krankheitsgruppe überein, die eine chronische Pyelitis und Ureteritis mit fehlender oder ganz geringer entzündlicher Mitbeteiligung des Nierenparenchyms ergeben.

Als Nachwirkung banaler Infektionen *(postinfektiöse Pyurie)* kann infolge bakteriotoxischer Schädigung des Nierenparenchyms und der Nierenbeckenschleimhaut eine langdauernde abakterielle Pyurie unterhalten werden (Wildbolz 1933, Hellström 1924, Peters 1922, Runeberg 1922, Schaffhauser 1937). Häufig lassen sich durch Gewebsimpfung oder in Schnittpräparaten befallener Nieren subakuter und chronischer Pyelonephritis und in pyelonephritischen Schrumpfnieren banale Mikroben, besonders Staphylokokken feststellen, trotz andauernd fehlendem kulturellem Nachweis im Urin (Runeberg 1922, Maissonet und Gaudard 1926, Hellström 1924, Kobler 1931, Bazy und Oudard 1931, Kaneko und Watari 1934 u. a.). Die ursprünglichen pyogenen Keime gehen nach Virulenzabschwächung durch Autosterilisation (Bazy und Oudard 1931), infolge therapeutischer Maßnahmen oder eventuell durch Bakteriophagenwirkung (Noguès 1928) zugrunde.

Daß durch Bakterientoxine bei akuter und chronischer Pyelonephritis eine lange andauernde abakterielle Pyurie ausgelöst und unterhalten werden kann, ist durch experimentelle Untersuchungen von Schnitzler und Savor (1894) sichergestellt, die durch Injektion abgetöteter banaler Mikroben (Staphylokokken, B. coli, B. proteus Hauser) schwere abakterielle Pyelitiden und Pyelonephritiden erzeugen konnten.

II. Symptomatologie der Söderlundschen Krankheit

Beherrscht wird die Symptomatologie der sog. abakteriellen Pyelitiden der Söderlundschen Krankheitsgruppe durch die ausnahmslos vorliegende, die Pyelitis begleitende Cystitis. *Als typisch ist zu bezeichnen, daß auf eine Pyelitis hinweisende Symptome während der Gesamtdauer der Erkrankung sehr gering sind oder meistens vollkommen fehlen,* so daß die vorliegende Pyelitis in der Regel nur durch die Untersuchung der separierten Nierenharne festgestellt werden kann. Die klinisch im Vordergrund stehende, meist schwere, akute und chronische Cystitis verleitet zahlreiche Autoren zur Annahme einer primären abakteriellen Cystitis. Ein zur genauen Abklärung notwendiger, wegen der schweren Cystitis mit geringer Blasenkapazität in Allgemein- oder Leitungsanaesthesie durchzuführender Harnleiterkatheterismus wird aus begreiflicher Schonung für den Patienten oft unterlassen und dadurch ein genauer Untersuchungsbefund der Nierenharne verunmöglicht (Wildbolz 1937, Horne 1953, Harkness 1950 u. a.). Zudem wird durch die frühzeitig durchgeführte Behandlung, namentlich mit *Neosalvarsan* eine so rasche Abheilung der Pyelitis und Cystitis erreicht, daß eine später durchgeführte Cystoskopie mit Harnleitersondierung zu keinem mehr verwertbaren Befund führt. Bei den in der Literatur angeführten Fällen aseptischer Pyurien mit initial oder inter-

mittierend auftretenden Fieberschüben und gelegentlichen Schüttelfrösten dürfte
es sich stets um Infektion der oberen Harnwege durch pyogene Bakterien handeln,
bei denen im Spätstadium die ursprünglichen banalen Mikroben nicht mehr nachweisbar sind. Auch die mit stark erhöhter Blutsenkung beschriebenen Fälle
abakterieller Pyurien sind dieser Gruppe einzureihen. Charakteristisch für die
Söderlundsche Krankheitsgruppe ist der auch bei chronischer Erkrankung meist
fieberfreie Verlauf; gelegentlich werden subfebrile Temperaturen beobachtet. Die
Blutsenkung ist in der Regel nicht oder nur wenig erhöht.

Initialsymptome der Erkrankung sind häufig leichte lumbale Schmerzen bilateral oder in der Nierenregion der befallenen Seite (WILDBOLZ 1937, SCHAFF-
HAUSER 1937, DAX 1948). Selten tritt eine leichte Nierenkolik auf. Zeichen einer
schweren allgemeinen Infektion mit hohem Fieber, Prostration, Erbrechen oder
Übelkeit fehlen ausnahmslos. Kardinalsymptom des Krankheitsbildes ist die
meist perakut oder akut einsetzende schwere Cystitis mit Pollakiurie, Strangurie,
brennenden Schmerzen bei der Miktion, Blasentenesmen, trübem, oft blutigem
Harn (SÖDERLUND 1922, WILDBOLZ 1933, SCHAFFHAUSER 1937, BRIGGS 1944,
COOK 1936, JÖNSSON 1947, DAX 1948 u. a.). Die Miktion erfolgt in kurzen Zeit-
abständen, oft $^1/_4$- oder $^1/_2$stündlich mit heftigen quälenden terminalen Schmerzen,
meist mit Zunahme der terminalen, gelegentlich totalen Hämaturie. Der Urin
wird zunehmend getrübt mit massenhaft Leukocyten im Sediment. Die Cystitis
mit heftigen akuten Symptomen kann wärhend Wochen und Monaten andauern,
seltener verläuft sie nach stürmischem Beginn unter einem leichteren Bild.
Wesentlich seltener beginnt die Erkrankung mit schleichendem Einsetzen von
Cystitisbeschwerden, die sich in der Folge stark steigern.

Der *Verlauf* ist in der Regel *chronisch*. Die Erkrankung erstreckt sich in zahlreichen Fällen über Monate, selbst Jahre mit an Intensität wechselnden Cystitisbeschwerden. Fälle schwerverlaufender Cystitiden mit protrahiertem Verlauf, mit
nur gelegentlichen Remissionen, seltener unter dem Bild einer chronischen Cystitis
mit akutem Schub, wurden vor Einführung der *Neosalvarsan*-Behandlung über
Monate und Jahre beobachtet. Die Krankheitsdauer betrug bei SÖDERLUND
(1922) 6, 9 und 10 Monate, BAZY und OUDARD (1931) 8 Monate und 2 Jahre,
LEROY (1933) 8 Monate, SCHAFFHAUSER (1937) 8 und 9 Monate. BRIGGS (1944)
und MOORE (1945) konnten eine schwere chronische Cystitis während 4 bzw.
5 Jahren beobachten. WILDBOLZ (1937) erwähnt eine Gesamtdauer der Krankheitserscheinungen von zweimal mehr als einem Jahr, einmal $2^1/_2$ Jahre und eine
Spontanheilung nach achtmonatiger Dauer der Cystitisbeschwerden. Bei TROELL
(1921) und SCHAFFHAUSER (1937) trat Spontanheilung nach Nephrektomie unter
der Fehldiagnose einer Nierentuberkulose nach einjährigem Krankheitsverlauf ein.

Die *Cystoskopie* zeigt in der ersten Phase der Erkrankung, oft auch über
Wochen und Monate, das Bild einer *diffusen Cystitis* mit hochgradigem Ödem
der Schleimhaut, Rötung, fleckigen oder diffusen Infiltraten, oft ausgedehnten
Fibrinbelägen und flächenförmigen Schleimhautblutungen. Selten finden sich
kleinere, oberflächliche Schleimhautnekrosen (WILDBOLZ 1937, SCHAFFHAUSER
1937, MOORE 1945, HORNE 1953). Rein hämorrhagische Cystitiden fehlen. Bei
chronischen Formen lassen sich neben Schleimhauthyperämie fleckige kleine
Infiltrate, gelegentlich granulöse Infiltrate mit nekrotischen Belägen nachweisen
(WILDBOLZ 1933). Stets ist die gesamte Schleimhaut in leichterem oder schwere-
rem Grade mitbeteiligt. Ulcera fehlen. Völlig normale Blasenabschnitte neben
umschriebenen entzündlichen Veränderungen wie bei der Blasentuberkulose sind
nie nachweisbar. Die Ostien sind bei den akuten, subakuten und mit schweren
cystitischen Symptomen einhergehenden chronischen Fällen stark ödematös, nie
infiltriert, gelegentlich etwas klaffend. Bei chronischer abakterieller Cystitis mit

abklingender Entzündung sind die Ostien nur wenig entzündet, gelegentlich normal. Die Blasenkapazität ist bei der akuten Cystitis hochgradig reduziert (bis 25 cm³), so daß eine Cystoskopie ohne Allgemein- oder Leitungsanaesthesie verunmöglicht wird

Der Harnleiterkatheterismus ließ in allen untersuchten Fällen Söderlundscher Krankheit bei scheinbar primärer abakterieller Cystitis eine ein- oder beidseitige renale Pyurie nachweisen. *In fast der Hälfte der Fälle lag eine einseitige sog. abakterielle Pyelitis vor* (Wildbolz 1937, Troell 1921, Schaffhauser 1937, Bazy und Oudard 1931 u. a.). Viermal wurde irrtümlich unter der Annahme einer Nierentuberkulose bei einseitiger Erkrankung die Nephrektomie durchgeführt (Söderlund 1922, Troell 1921, Schaffhauser 1937, Uebelhör 1936). Söderlund (1922) entfernte bei beidseitiger Erkrankung die schwerer erkrankte Niere. Im Urin befallener Nieren lassen sich bei den akuten Formen meist massenhaft Leukocyten nachweisen, bei chronischen Fällen ist der Gehalt von Leukocyten im Nierenharn meist geringer. Die *Albuminurie* ist in der Regel geringfügig, entsprechend dem Gehalt an Leukocyten. Gelegentlich wird, offenbar durch starke Eiweißexsudation der entzündeten Schleimhaut, eine starke Albuminurie beschrieben. Nur in vereinzelten Fällen ließen sich spärlich hyaline Cylinder als Zeichen toxischer Nierenschädigung nachweisen. Der Urin ist in der Regel sauer.

Das *intravenöse Pyelogramm* zeigt als typischen Befund bei der Söderlundschen Krankheit eine ausgesprochene Hypotonie des Nierenbeckens und Ureters, seltener eine leichte Hydronephrose. Je nach Lokalisation ist der Befund ein- oder beidseitig. Die Harnblase ist hochgradig spastisch (Wildbolz 1937, Schaffhauser 1937, Jönsson 1953, Ljunggren 1938, Moore 1946, Cook 1936, Donovan 1944, McGinn 1946, Hamm 1947, Solomon 1948 u. a.). Besonders ausgesprochen sind die Hypotonie des Nierenbeckens und oberen Ureteranteils (Schaffhauser 1937, Solomon 1948, Jönsson 1954), seltener des ganzen Ureters bis zur Harnblase (Solomon 1948, McGinn 1946, Aberhart 1950). Nach Abheilung der Erkrankung durch intravenöse Neosalvarsanbehandlung tritt in kurzer Zeit, in der Regel innert 1—2 Wochen völlige Restitution mit normalem Urogramm ein (Schaffhauser 1937, Tahara 1946, Hamm 1947, McGinn 1946, Jönsson 1948, Solomon 1948 u. a.). Selten wurde trotz sichergestellter abakterieller Pyelitis im intravenösen Urogramm ein normaler Befund an den oberen Harnwegen erhoben (Dax 1948).

III. Die Nierenfunktionsprüfungen

Die Einzel- und Gesamtprüfungen ergeben nach übereinstimmenden Mitteilungen meistens eine normale oder wenig gestörte Nierenfunktion, auch bei bilateraler Erkrankung (Söderlund 1922, Wildbolz 1937, Bazy und Oudard 1931, Schaffhauser 1937, Jönsson 1953, Briggs 1944, Cook 1953 u. a.). Nur vereinzelt konnte eine vorübergehende stärkere Funktionseinbuße mit vermindertem Konzentrationsvermögen im Verdünnungs- und Konzentrationsversuch nach Volhard nachgewiesen werden (Schaffhauser 1937). In allen Fällen ließ sich nach Abheilung der Pyurie wieder eine völlig normale Funktion der Nieren feststellen. Die fehlende oder nur geringfügige Schädigung des Nierenparenchyms bei der Söderlundschen Krankheit mit Beschränkung der entzündlichen Veränderungen auf die Schleimhäute des Nierenbeckens und der abführenden Harnwege erklärt das Fehlen ernsthafter Störungen der Nierenfunktion. Die vorübergehenden, sich zur Norm restituierenden funktionellen Nierenschädigungen sind, wie die im intravenösen Urogramm nachweisbaren Nierenbecken- und Ureterhypotonien funktionell-toxisch bedingt.

IV. Genitalorgane

Nach übereinstimmenden Mitteilungen zeigen Prostata und Samenblasen in der überwiegenden Zahl der Beobachtungen Söderlundscher Krankheit keine entzündlichen Veränderungen, weder bei rectaler Untersuchung noch bei Kontrolle des Prostatasekrets (SÖDERLUND 1922, TROELL 1921, WILDBOLZ 1937, SCHAFFHAUSER 1937, BRIGGS 1944, COOK 1944, UEBELHÖR 1954, COUVELAIRE 1947 u. a.). WILDBOLZ (1937) fand unter elf Fällen siebenmal völlig normale Palpationsbefunde und nur in zwei Fällen leichte entzündliche Infiltrate der Prostata oder Samenblasen; eine Beobachtung mit chronischer Staphylokokken-Prostatitis, sowie eine chronische schwere Spermatocystitis sind als vorbestehende Erkrankung zu deuten. SCHAFFHAUSER (1937) konnte bei acht Fällen Söderlundscher Krankheit nur einmal ein kleines Prostatainfiltrat nachweisen, das als postgonorrhoisches Infiltrat nach vor Jahren durchgemachter Urethritis gonorrhoica zu deuten ist. KINDT (1953), HARKNESS (1950), HORNE (1953) u. a. berichten über gehäuften Nachweis diffuser Schwellung der Prostata meist leichten Grades mit spärlichem Leukocytennachweis im Prostatasekret und negativen Kulturen. Eine Epididymitis ist von keinem Beobachter der Söderlundschen Pyelitis mitgeteilt.

V. Kombination mit abakterieller Urethritis

Auf das große Kapitel der nicht-spezifischen Urethritiden kann nicht näher eingegangen werden. In diesem Rahmen soll nur die abakterielle Urethritis in ihren Beziehungen zur Söderlundschen Krankheit auf Grundlage der vorliegenden Mitteilungen kurz dargelegt werden. In der weitaus überwiegenden Zahl der bisherigen Beobachtungen echter Söderlundscher Krankheit wurde eine begleitende oder vorgängige abakterielle Urethritis nicht beobachtet. SÖDERLUND (1922), TROELL (1921), SCHAFFHAUSER (1937), COOK (1944), BRIGGS (1944), BODNER (1945) u. a. erwähnen in ihren Fällen ausdrücklich das Fehlen einer Mitbeteiligung der Urethralschleimhaut am entzündlichen Prozeß. WILDBOLZ konnte in seinem Gesamtmaterial Söderlundscher Krankheit nur einmal eine zusätzliche geringfügige abakterielle Urethritis nachweisen. SCHAFFHAUSER beobachtete in einem achten Fall typischer Söderlundscher Krankheit mit schwerer Cystitis bei einseitiger abakterieller Pyelitis erstmals unter seinen Fällen eine begleitende geringe abakterielle Urethritis. Urethroskopisch hochgradiges Schleimhautödem und kleine Blutungen der Pars anterior et posterior urethrae. Rasches Abklingen der schweren Entzündung auf intravenöse *Neosalvarsan*-Behandlung. Über zusätzliche transitorische leichte abakterielle Urethritis der Pars posterior urethrae berichtete FIELDSEND (1947) in drei Fällen, COOK (1944) im Gesamtmaterial in einer Beobachtung. KINDT (1953) erwähnt unspezifische Urethritis mit Prostatitis im späteren Verlauf der Erkrankung als häufige Komplikation. Da es sich bei der Söderlundschen Krankheit um eine offenbar hämatogen gesetzte Pyelitis mit urinogen-deszendierender Infektion bei ausschließlicher Lokalisation der Entzündungsprozesse auf die Schleimhäute der abführenden Harnwege handelt, wäre an sich eine Mitbeteiligung der Urethralschleimhaut am Entzündungsprozeß wesentlich häufiger zu erwarten als es den Mitteilungen entspricht. Der Feststellung der Venerologen (HARKNESS 1950, HORNE 1953 u. a.), daß wesentlich häufiger leichte bis purulente Formen abakterieller Urethritis den von ihnen erwähnten Fällen sog. abakterieller Cystitis vorangehen oder sich im Höhepunkt der Erkrankung zugesellen, ist bezüglich der Einreihung in die echte Söderlundsche Krankheitsgruppe mit Reserve gegenüberzutreten, da eingehende klinische

Untersuchungen, vor allem mit Harnleitersondierung ausnahmslos unterlassen wurden und eine renale primäre abakterielle Pyurie nicht sichergestellt ist. Zudem handelt es sich sehr wahrscheinlich in einem Teil dieser Fälle um primär urethro-vesicale abakterielle Entzündungen anderer, gleichfalls noch ungeklärter Ätiologie. Über eine zusätzliche purulente abakterielle Urethritis berichteten Tahara et al. (1946) in einem Teil ihrre Fälle. Kindt (1953) stellt als zweiten Typus der Krankheitsgruppe Söderlundscher Pyelitis die chronisch einsetzende Erkrankung auf, mit vorerst unspezifischer, meist abakterieller Urethritis und Prostatitis, folgender abakterieller Cystitis und erst später auftretender Pyelitis mit dem typischen intravenösen Pyelogramm der Nierenbecken- und Ureterdilatation. Diese Angaben widersprechen den anderen Mitteilungen echter Söderlundscher Erkrankung, für welche die primäre renale Infektion mit descendierender Entzündung charakteristisch ist. Bei Zusammenfassung der Gesamtbeobachtungen Söderlundscher Krankheit ist festzustellen, daß leichte Formen abakterieller Urethritis gelegentlich während des akuten Stadiums der Krankheit und bei chronischen Formen im späteren Verlauf auftreten. Unter intravenöser Neosalvarsan-Behandlung klingen auch diese abakteriellen Urethritiden rasch ab. Ob vereinzelt beschriebene zusätzliche purulente abakterielle Urethritiden den klassischen Fällen Söderlundscher Krankheit zugehören, bleibt fraglich; wahrscheinlich handelt es sich bei einem Großteil dieser Beobachtungen um primär urethro-vesicale abakterielle Infektionen mit anderweitiger und gleichfalls noch unklarer Ätiologie.

Das *Reitersche Syndrom* (Trias von abakterieller Urethritis, abakterieller Conjunctivitis und Polyarthritis noch ungeklärter Ätiologie) stellt in dem von Reiter (1917) aufgestellten Krankheitstypus eine Erkrankung dar, die von der Söderlundschen Krankheitsgruppe zu trennen ist. Zahlreiche Mitteilungen liegen über Beobachtungen mit sog. abakterieller Cystitis und gleichen Veränderungen an den oberen Harnwegen wie bei der Söderlundschen Krankheit vor (Baines 1947, Berry und Berry 1947, Khoury 1947, Golderos 1953 u. a.), so daß kaum ein Zweifel bestehen dürfte, daß es sich in diesen Beobachtungen nicht um Fälle des Reiterschen Syndroms, sondern um echte Fälle Söderlundscher Krankheit handelt. Baines (1947) stellt sich gleichfalls auf diesen Standpunkt, vermutet jedoch eine primäre urethrale Infektion mit sekundärer Ascension in die oberen Harnwege. Zu erwähnen ist, daß Schaffhauser (1937) in einem klassischen Fall Söderlundscher Krankheit, die auf einen hämatogenen Streptokokkenstreuschub von einer chronischen Tonsillitis zurückgeführt wird, während des akuten Stadiums eine zusätzliche Conjunctivitis mit Streptokokken in Reinkultur und einen begleitenden arthritischen Schub feststellen konnte. Die erwähnten Fälle sog. Reiterscher Erkrankung erwiesen sich Sulfonamiden und Penicillinpräparaten gegenüber völlig refraktär, kamen aber auf intravenöse Neosalvarsan-Behandlung rasch zur Abheilung. Auch aus diesem raschen Ansprechen auf die intravenöse Neosalvarsan-Therapie darf geschlossen werden, daß es sich um echte Fälle Söderlundscher Krankheit handelt, da das echte Reitersche Syndrom bei gleichfalls noch ungeklärter Ätiologie erfahrungsgemäß auf Neosalvarsan-Therapie wenig oder nicht anspricht. Die sog. interstitielle Cystitis und das Hunnersche Ulcus, die gleichfalls mit abakterieller Pyurie einhergehen, bei noch ungeklärter Ätiologie, sind von der Söderlundschen Krankheit völlig zu trennen.

Die *Diagnose* der sog. abakteriellen Pyelitis Söderlund ist in den meisten Fällen durch den in der Regel afebrilen, selten subfebrilen Verlauf, das vorwiegend perakute oder akute Einsetzen schwerster Cystitissymptome bei auffällig gutem Allgemeinbefinden der meist jugendlichen männlichen Patienten, die negative

Tuberkuloseanamnese, das Fehlen nachweisbarer tuberkulöser Infiltrate der Genitalorgane, das intravenöse Urogramm mit ein- oder beidseitiger Nierenbecken- und Ureterhypotonie bei spastischer Harnblase, den cystoskopischen Befund einer diffusen unspezifischen Cystitis mit hochgradigem Schleimhautödem mit großer Wahrscheinlichkeit zu stellen, bevor noch eine eingehende bakteriologische Harnuntersuchung durchgeführt wurde. Von ausschlaggebender Bedeutung ist jedoch der Harnbefund mit meist massiver Pyurie bei fehlendem Nachweis von Mikroben im mikroskopischen Direktpräparat und bei Verimpfung auf die obligaten Nährböden. *Wichtigste Forderung ist jedoch, daß in jedem Fall einer abakteriellen Pyelitis mit abakterieller Cystitis eine tuberkulöse Erkrankung der Harnorgane mit Sicherheit ausgeschlossen werden muß.* In allen Fällen sind sicherheitshalber, eventuell wiederholt, Tierversuche und Kulturen auf Tuberkelbacillen anzulegen, neben der Untersuchung im Direktpräparat. Die von WILDBOLZ (1933) eingeführte Behandlung mit *kleinen* Neosalvarsan-Dosen ergibt eine so rasche Abheilung der Cystitis und ein Verschwinden der Pyurie, daß das ausgezeichnete Ansprechen auf diese Therapie die Diagnose weitgehend sichert. Eindrücklich ist vor der Überbewertung des intravenösen Pyelogramms zur Abgrenzung von einer Nierentuberkulose zu warnen. Niemals kann und darf das intravenöse Pyelogramm die genaue klinische Untersuchung ersetzen (WILDBOLZ 1937, SCHAFFHAUSER 1937, LJUNGGREN 1938, OLSSON 1954, UEBELHÖR 1936). Nur auf Grundlage eines intravenösen Pyelogramms bei abakterieller renaler Pyurie, ohne eingehende Berücksichtigung der übrigen klinischen Untersuchungsbefunde, die Diagnose auf eine Nierentuberkulose zu stellen, ist unzulässig. JÖNSSON (1953) und UEBELHÖR (1936) berichten über Fälle einseitiger abakterieller renaler Pyurie mit typischer Nierenbecken- und Ureterhypotonie, bei denen durch zusätzliche verdächtige Papillennekrosen im intravenösen Pyelogramm eine Nierentuberkulose vorgetäuscht wurde. Rasche Heilung im Falle JÖNSSON durch Neosalvarsan mit folgendem, normalem intravenösem Pyelogramm. Die histologische Untersuchung der unter der Vermutungsdiagnose Nierentuberkulose entfernten Niere mit Nachweis einer Pyelitis follicularis (UEBELHÖR) bestätigte das Vorliegen einer Söderlundschen abakteriellen Pyelitis. Gleiche Röntgenbefunde im intravenösen Pyelogramm wie bei der Söderlundschen Krankheit können bei initialer Nierentuberkulose erhoben werden, bei denen ein nur kleiner, röntgenologisch nicht nachweisbarer, tuberkulöser Füllungsdefekt des Parenchyms vorliegt (ulceröse Papillentuberkulose), mit bereits bestehender erheblicher spezifischer Pyelitis und Ureteritis, ebenso bei noch intra-parenchymatös geschlossenem Tuberkuloseherd (geschlossene Markkaverne oder anderer noch geschlossener Tuberkuloseherd).

Die *Ätiologie* der Söderlundschen abakteriellen Pyelitis mit schwerer begleitender Cystitis ist auch heute *noch unabgeklärt und umstritten.* Es ist noch nicht sichergestellt, ob es sich um ein ätiologisch einheitliches, durch einen spezifischen Erreger oder Toxine ausgelöstes Krankheitsbild handelt, oder ob eine differente Ätiologie zum gleichen Symptombild führt, trotzdem sich die Annahme eines selbständigen Krankheitsbildes mit gleicher Ätiologie aufdrängt. WILDBOLZ (1937) vermutet als Ursache der Erkrankung

1. toxische Schädigung durch toxische Ausscheidungsprodukte,

2. pyogene Keime, die sich infolge Virulenzabschwächung weder direkt noch kulturell nachweisen lassen, besonders Staphylokokken,

3. ein noch unbekanntes Virus.

Bei noch nicht eindeutig abgeklärter Ursache scheint nach WILDBOLZ eine *Viruserkrankung* am wahrscheinlichsten. (Ebenso RUNEBERG 1921, MOORE 1945, McGINN 1946, BAZY und OUDARD 1931, HAMM 1947, VASSALLO 1946.) RUNEBERG

(1921) und Peters (1922) nehmen an, daß es sich bei ihren Fällen aseptischer renaler Pyurien um Staphylokokkenerkrankungen handle. Leroy (1933) konnte in seiner Beobachtung, die auffällige Ähnlichkeit mit den Fällen von Söderlund (1921), Wildbolz (1933), Schaffhauser (1937) zeigt, erst 8 Monate nach Abklingen der Entzündungen spärliche Staphylokokken nachweisen. In den zwei Beobachtungen von Wildbolz (1937) mit positivem Staphylokokkenbefund handelt es sich nicht um Fälle der Söderlundschen Krankheitsgruppe, sondern um eine postgonorrhoische Staphylokokken-Pyelitis und eine chronische Staphylokokken-Spermatocystitis bei renaler abakterieller Pyurie. Dem gelegentlichen Nachweis spärlicher grampositiver Kokken im Direktpräparat bei negativen Kulturen (Wildbolz 1937, Bazy und Oudard 1931) ist analog der Beurteilung durch diese Untersucher keine wesentliche Bedeutung zuzumessen; hingegen lassen sich in den Spätstadien chronischer Pyelitis und Pyelonephritis sowie bei pyelonephritischer Schrumpfniere besonders häufig Staphylokokken feststellen. Entgegen der Ansicht von Cyranka (1921), daß renale Staphylokokkeninfektionen stets einen stürmischen, febrilen Verlauf nehmen, konnten Picker (1923), Chute (1908) und besonders Hellström (1924) an einem großen Beobachtungsgut nachweisen, daß in zahlreichen Fällen akuter und chronischer Staphylokokken-Pyelitiden und -Pyelonephritiden ausschließlich Symptome einer schweren Cystitis bestanden, ohne klinischen Hinweis auf eine Pyelitis oder Pyelonephritis, trotzdem durch Harnleitersondierung eine primäre ein- oder beidseitige Staphylokokken-Pyelitis bzw. Pyelonephritis sicherzustellen war. Hellström (1924) erwähnt drei Fälle scheinbar abakterieller Pyurien nach Staphylokokken-Cystitis, bei denen offenbar eine Staphylokokken-Pyelitis vorlag, mit später fehlendem Nachweis der ursprünglichen Erreger (postinfektiöse abakterielle Pyurie). Weisen auch Beobachtungen von Hellström eine gewisse Ähnlichkeit mit den Fällen der Söderlundschen Krankheit auf, so sind sie ätiologisch doch von ihnen zu trennen, da Hellström, abgesehen von den erwähnten postinfektiösen, scheinbar abakteriellen Pyurien ausnahmslos im Beginn der Erkrankung Staphylokokken direkt und kulturell feststellen konnte, ein Befund, der bei der Söderlundschen Krankheit trotz zahlreicher Mitteilungen nie bestätigt wurde. Der kulturelle Nachweis spärlicher Staphylokokken in der Beobachtung von Leroy (1933), der offenbar der Söderlundschen Krankheitsgruppe nach den klinischen Befunden und nach dem Verlauf zuzurechnen ist, wurde nur einmal, 8 Monate nach dem Beginn der Erkrankung bei abklingender Entzündung erhoben, während wiederholte frühere bakteriologische Kontrollen stets negative Befunde ergaben. Ein Superinfekt ist wahrscheinlich.

Schaffhauser (1937) konnte unter sieben Fällen typischer Söderlundscher Krankheit viermal in sechs untersuchten Fällen ausschließlich in Rosenow-Bouillon nach mehrtägiger Bebrütung *nicht hämolysierende, kaninchenapathogene Streptokokken* aus Blasen- und Nierenharn züchten. Bei drei dieser Fälle gelang es, durch Verimpfung des eitrigen Urins von Patienten in das Nierenbecken von Hunden eine chronische follikuläre Pyelitis mit kulturellem Nachweis von Streptokokken zu erzeugen.

Vermutlicher Fokalherd ist bei vier Patienten eine chronische Tonsillitis, in einer Beobachtung liegt mit größter Wahrscheinlichkeit eine tonsillogene hämatogene Streptokokkenstreuung mit folgender akuter sog. abakterieller Pyelitis und Cystitis, gleichzeitiger Arthritis und Conjunctivitis (mit Streptokokkennachweis in Reinkultur) vor. Möglicherweise besteht zusätzlich eine spezifische Allergie gegenüber den Streptokokken und Bakterientoxinen.

Die Möglichkeit einer hämatogen bedingten Pyelitis oder Pyelonephritis von einer Tonsilleneiterung oder chronischen Tonsillitis aus kann nicht abgelehnt werden (NECKER 1928), da jede fokale Infektion des Körpers zu einer Invasion von Bakterien in die Blutbahn mit Metastasierung führen kann.

Wenn auch in vier Fällen SCHAFFHAUSERs scheinbar abakterieller Pyelitiden mit Nachweis von spärlichen Streptokokken im Urin ein Zusammenhang mit einer bestehenden chronischen Tonsillitis nicht beweiskräftig klargelegt werden kann, scheint die Annahme einer tonsillogenen Fokalinfektion infolge Fehlens jedes anderen nachweisbaren Infektionsherdes doch sehr wahrscheinlich.

Die Frage, ob diese nur bei eingehendster, wiederholter bakteriologischer Kontrolle nachgewiesenen spärlichen Streptokokken (MORAWITZ 1925, RUNEBERG 1922, SCHAFFHAUSER 1937) oder Staphylokokken (LEROY 1933, RUNEBERG 1922, BAZY und OUDARD 1931) tatsächlich ätiologisch die entscheidende Rolle im Krankheitsbild der sog. abakteriellen, renalen Pyurien der Söderlundschen Krankheitsgruppe spielen, erscheint noch unabgeklärt und erfordert weitere Nachprüfungen.

Die Möglichkeit einer sekundären Verunreinigung des Urins durch den wiederholten Katheterismus liegt nahe. BAZY und OUDARD (1931) deuten den gelegentlichen Befund von B. coli und Pyocyaneus in diesem Sinne; im Material SCHAFFHAUSERs (1937) scheint diese Annahme gleichfalls in zwei Fällen gerechtfertigt, bei denen nach mehrfachem auswärts durchgeführtem Katheterismus spärliche Colibakterien bei der ersten Kontrolle kulturell gefunden wurden, die in allen späteren Untersuchungen nicht mehr nachweisbar waren. SUTER (1931) und EKEHORN (1920) haben durch exakte bakteriologische Kontrollen gezeigt, daß selbst bei streng aseptisch durchgeführtem Katheterismus wegen der Bakterienflora der Harnröhre eine technisch einwandfreie Entnahme von Blasenurin sehr schwierig ist. SUTER (1931) hat durch exogene instrumentelle Infektion in 34 Fällen Staphylokokken und nur 23mal B. coli nachgewiesen, ein Befund, der sich mit den Angaben anderer Autoren deckt, daß Staphylokokken bei Harnwegsinfektionen nach Katheterismus und ähnlichen Eingriffen häufiger gefunden werden als bei Infektionen ohne vorangehende instrumentelle Untersuchungen der Harnblase. HELLSTRÖM (1924) konnte wiederholt feststellen, daß sofort angelegte Kulturen aus klarem leukocytenfreiem, scheinbar keimfreiem Katheterharn steril blieben, nach einigen Tagen im Thermostaten jedoch reichlich Staphylokokkenkulturen, wahrscheinlich infolge urethraler Verunreinigung, angingen. HELMHOLZ (1918) und FIELD (1924) fanden beim gleichen Material in 50% Bakterien, wenn der Urin durch Katheterismus entnommen wurde und nur in 2% bei Entnahme des Urins durch Blasenpunktion. Bei sorgfältiger Technik ist ein derart hoher Prozentsatz von sekundärer Verunreinigung aber zweifellos wesentlich herabzusetzen. Im Beobachtungsmaterial SCHAFFHAUSERs ergaben sehr häufige, beim gleichen Patienten bis zwölfmal vorgenommene Kontrollen von Katheterurin bei sog. abakteriellen Pyurien auf sämtlichen Nährböden kein Wachstum von Keimen.

Der gelegentliche Befund spärlicher grampositiver Kokken im direkten Ausstrich bei negativen Kulturen (WILDBOLZ 1937, BAZY und OUDARD 1931) oder im Schnittpräparat exstirpierter Nieren (RUNEBERG 1922) ist mit großer Zurückhaltung zu beurteilen, wie es auch von seiten der ersterwähnten Autoren geschieht.

Die Regelmäßigkeit, mit welcher SCHAFFHAUSER in Fällen sog. abakterieller renaler Pyurien kulturell seit Verwendung der Rosenow-Nährböden Streptokokken nachweisen konnte, macht die Annahme, daß es sich um Verunreinigungen oder einen zufälligen Nebenbefund handle, sehr unwahrscheinlich. Bei zahlreichen Kontrollen ist es nie gelungen, aus steril entnommenem Blasenharn von Patienten, die einen normalen Harnbefund aufwiesen, Streptokokken in Rosenow-Bouillon zu züchten,

obschon nach Culver (1934), Colston und Hill (1934) Streptokokken nicht
selten in der normalen Urethralflora gefunden werden können. Zur weiteren
Kontrolle ist seit längerer Zeit in allen Fällen von banalen Cystitiden und Pyeli-
tiden (Coli-, Proteus-, Staphylokokkeninfektionen usw.) eine Überimpfung der
Urine auf Rosenow-Bouillon vorgenommen worden; sofern nicht auf den übrigen
Nährböden Streptokokken gezüchtet werden konnten, waren auch bei diesen
Kontrollprüfungen alle Untersuchungen auf Streptokokken negativ.

Die *Streptokokkeninfektion* der Nieren und abführenden Harnwege weist, wie
die Staphylokokkenerkrankungen, große Schwankungen im klinischen Verlauf auf.
Neben meist hochvirulenten Formen mit septisch verlaufender apostematöser
Nephritis und Pyelonephritis, oft begleitet mit Nierenabscessen und eitriger Epi-
und Paranephritis (Wildbolz 1934, Necker 1938), finden sich alle Übergänge
zu gutartigen Formen chronischer Pyelitis und Pyelonephritis (Wildbolz 1934,
Oliviere 1929, De Angelis 1924, Necker 1928). Runeberg (1922) und Morawitz (1925) teilen Beobachtungen scheinbar abakterieller Pyelitis bei afebrilem
oder subfebrilem Verlauf mit, bei denen erst durch wiederholte bakteriologische
Kontrollen nur kulturell durch anaerobe Züchtung obligat anaerobe Streptokokken (Streptococcus putrificus Kroenig) festzustellen waren. Ob es sich bei den
nur auf Spezialnährböden nachgewiesenen spärlichen Streptokokken (Schaffhauser 1937, Morawitz 1925, Runeberg 1922) um den spezifischen Erreger
der abakteriellen Pyelitis der Söderlundschen Krankheit handelt, ist noch nicht
sichergestellt und bedarf weiterer Nachprüfung. Jönsson (1953) und Dax (1948)
führen den gelegentlichen Nachweis von Entero-Streptokokken in Beobachtungen
Söderlundscher Krankheit auf Verunreinigung zurück.

Von mehreren Autoren (Peters 1946, Blanchot 1946, Necker 1928) wird den
Gonokokken eine ätiologische Bedeutung im Krankheitsbild der sog. abakteriellen
renalen Pyurien beigemessen. Daß es sich bei den sog. abakteriellen Pyelitiden der
Söderlundschen Krankheitsgruppe um eine gonorrhoische Pyelitis handle, wird
schon von Söderlund (1922) abgelehnt. Im gleichen Sinne äußern sich Wildbolz (1937), Bazy und Oudard (1931), Leroy (1933) und Runeberg (1922); bei
den Fällen von Schaffhauser (1937) ist die Annahme, daß es sich um eine gonorrhoische Infektion handle, mit Bestimmtheit abzulehnen. Dreimal wird in der
Vorgeschichte eine Urethritis gonorrhoica angegeben, die jedoch 13 bzw. 15 und
25 Jahre vor der jetzigen Erkrankung zurückliegt; in keinem Fall bestand unmittelbar oder kurze Zeit vor Einsetzen der schweren Cystitis oder gleichzeitig eine Urethritis. Nur einmal konnte unter diesen Beobachtungen ein kleines entzündliches
Prostatainfiltrat nachgewiesen werden, das wahrscheinlich auf eine die Urethritis
gonorrhoica früher komplizierende Prostatitis zurückzuführen ist. In den beiden
übrigen Fällen ließen sich an Prostata, Samenblasen und dem äußeren Genitale
keine Residuen einer früher durchgemachten Entzündung nachweisen. Bei der
eingehenden bakteriologischen Untersuchung der Beobachtungen Schaffhausers
sog. abakterieller renaler Pyurien konnten niemals, weder direkt noch kulturell
Gonokokken festgestellt werden. Neben den negativen bakteriologischen Befunden spricht vor allem auch der klinische Verlauf der sog. abakteriellen Pyelitiden Söderlunds einschließlich der Fälle Schaffhausers gegen eine gonorrhoische Affektion.

Die Diagnose chronischer gonorrhoischer oder postgonorrhoischer Pyelitiden
stößt bei Anwendung der modernen klinischen, bakteriologischen und serologischen
Untersuchungsmethoden auf keine größeren Schwierigkeiten. Besonders hinzuweisen ist auf die in allen Fällen sog. abakterieller Pyelitiden der Söderlundschen
Krankheitsgruppe nachweisbare schwere abakterielle Cystitis, die sich in wesentlichen Punkten von einer gonorrhoischen Cystitis unterscheidet. Die gonor-

rhoische Cystitis, die weitaus am häufigsten ascendierend von einer Urethritis gonorrhoica entsteht, selten als urinogen-descendierende oder hämatogen-embolische Infektion, ist nach den übereinstimmenden Angaben zahlreicher Autoren durch den außerordentlich großen Gehalt an intra- und extracellulären Gonokokken im eitrigen Sediment leicht zu erkennen (WILDBOLZ 1934, LINZENMEIER 1921, CASPER (1928, MORSON 1919, JÄGER 1912 u.a.).

Wenn auch ein Zusammenhang der sog. abakteriellen Pyelocystitiden der Söderlundschen Krankheitsgruppe mit einer gonorrhoischen Infektion ausgeschlossen werden kann, muß doch darauf hingewiesen werden, daß im Spätstadium einer gonorrhoischen Pyelitis oder Pyelonephritis analog den Streptokokken-, Staphylokokken- und Coliinfektionen eine scheinbar abakterielle renale Pyurie beobachtet werden kann.

Dem *B. coli* allein oder in Mischinfektion mit Kokken wird von keinem Autor ätiologisch eine Rolle bei der Söderlundschen Krankheit beigemessen. In den seltenen Fällen abakterieller renaler Pyurien mit Colibacillennachweis handelt es sich ausnahmslos um scheinbar abakterielle Stadien chronischer Pyelitis und Pyelonephritis (VINTICI und CONSTANTINESCU 1929, BAZY und OUDARD 1931, FISCH 1931, NOGUÈS 1928) oder um Verunreinigung (WILDBOLZ 1937, BAZY und OUDARD 1931). Auffallende Ähnlichkeit mit den Söderlundschen Fällen im klinischen Verlauf mit fieberfreien, chronischen, stets bilateralen, renalen abakteriellen Pyurien mit begleitender schwerer Cystitis, gleichfalls ohne Schädigung der Nierenfunktion, zeigen die *sog. artefiziellen Pyelitiden* von NECKER (1921). Unter 17 Fällen konnten 13mal auf sämtlichen Nährböden keine Mikroben trotz schwerer Pyurie festgestellt werden, zweimal handelte es sich um eine postgonorrhoische Staphylokokkenpyelitis, zweimal um eine Mischinfektion mit Staphylokokken und B. coli. An neun weiteren Fällen konnte die vorerst unklare Ätiologie abgeklärt werden. Die Patienten injizierten sich, um sich vom Militärdienst zu dispensieren, fremden Urin, wahrscheinlich mit Zugabe von Chinin durch eine Spritze in die Harnblase. In allen Fällen entwickelte sich eine schwere chronische, therapierefraktäre Cystitis mit bilateraler, chronischer abakterieller Pyelitis. In drei Fällen wurde Urin von mit Gonorrhoe befallenen Patienten verwendet, was zu akuter gonorrhoischer Urethritis führte, mit anschließender chronischer abakterieller bilateraler Pyelitis. Mit NECKER (1921), WILDBOLZ (1937) und HELLSTRÖM (1924) sind die sog. artefiziellen abakteriellen Pyelitiden NECKERs als postinfektiöse, durch pyogene Keime (Gonokokken, Staphylokokken) und Bakterientoxine bedingte exogene Infekte mit vorwiegend subepithelial lymphogen ascendierender Infektion der oberen Harnwege zu deuten. Sämtliche Fälle kamen durch intravenöse Neosalvarsanbehandlung zu rascher Abheilung. Eine gemeinsame Ätiologie mit der Söderlundschen Krankheit ist abzulehnen.

HARKNESS und HENDERSON-BEGG isolierten 1948 unter 16 Beobachtungen abakterieller Pyurie ohne begleitende Urethritis zweimal *pleuropneumonieähnliche Mikroorganismen* (PPLO), BUSHBY (zit. HARKNESS), gleiche Erreger in zwei unter zwölf Beobachtungen. DIENES, ROPES u. Mitarb. (1948) berichten über acht Fälle abakterieller Urethritis, die zum Teil mit Arthritis und Conjunctivitis (Reitersches Syndrom) einhergingen, mit gleichen Erregern, die unter Streptomycinbehandlung mit Ausnahme eines Falles rasch zur Ausheilung kamen. HARKNESS (1948) konnte in seinem Beobachtungsgut von 839 unspezifischen Urethritiden 141 positive Kulturen feststellen, davon 14 bei akuten und 77 bei subakuten abakteriellen Urethritiden. RÖCKL und NASEMANN (1956) teilen 27% positive Befunde in einer Gruppe von 120 Kranken mit unspezifischer Urethritis und 19,1% bei einer Kontrollgruppe von 115 Männern mit, ohne den PPLO eine pathogene Bedeutung zuzumessen. Der Nachweis pleuropneumonieähnlicher

Mikroorganismen im normalen männlichen Urogenitaltrakt [Melén und Linnros (1955) konnten bei 60 gesunden Männern im Urethralsekret zehnmal PPLO feststellen] und besonders der auffallend häufige positive Befund im Cervical- und Vaginalabstrich von Frauen bei völligem Fehlen entzündlicher Veränderungen (Freundt 1953) mit gehäuftem Auftreten bei vorliegender Vaginitis und Cervicitis mit 62—77% positiven Kulturen, läßt keinen zwingenden Schluß auf die pathogene Bedeutung der PPLO zu (Salaman u. Mitarb. 1946, Freundt 1953, Ruiter und Wentholt 1953 u.a.). Die Pathogenität pleuropneumonieähnlicher Mikroorganismen in den erwähnten Fällen abakterieller Pyurien bleibt äußerst fraglich; offenbar handelt es sich um akzidentelle Befunde.

Tierische Parasiten sind als Erreger entzündlicher Erkrankungen der ableitenden Harnwege nur von untergeordneter Bedeutung.

Das ausgezeichnete Ansprechen der Fälle Söderlundscher Krankheit auf Neosalvarsantherapie bei noch unabgeklärter Ätiologie ließ die Möglichkeit einer *Spirochätenerkrankung* offen. Systematische Untersuchungen des Harnsedimentes im Dunkelfeld, Färbung nach Giemsa und mit Eisenhämatoxylin, Beschickung von Spezialnährböden für Spirochätenzüchtung und serologische Prüfungen veranlaßt durch Wildbolz (1937) und Schaffhauser (1937), ergaben stets negative Befunde. Czekalowski und Horne berichten 1951 über den Nachweis von *Spirochäten des Leptospirotyps* im Urin bei abakteriellen Pyurien. McLeod isolierte 1952 in einem Fall von Horne eine Leptospire, die kulturell und serologisch Besonderheiten gegenüber den bekannten Leptospirosenerkrankungen aufwies. Nachkontrollen konnten diese Befunde nicht bestätigen. Bei den Leptospirosensystemerkrankungen sind renale Reizsymptome mit Albuminurie, Mikrohämaturie und Leukocyturie regelmäßig und frühzeitig im Urin nachweisbar, gelegentlich hyaline und granulierte Zylinder. In einem Teil der Fälle tritt eine Leptospirosennephritis als interstitielle Nephritis (Zollinger) auf. Mitteilungen über abakterielle Pyurien liegen im großen Schrifttum über die Leptospirosenerkrankungen nicht vor (Gsell und Wiesmann 1948).

Coutts und Vargas-Zalazar (1948) stellten in zwei Fällen abakterieller Pyurien nach Extraktion erkrankter Zähne Spirochäten im Urin fest und vermuten das Vorliegen einer Spirochätenerkrankung bei dentalem oder oralem Fokalherd. Horne (1953) konnte in einem Fall abakterieller Cystitis mit purulenter abakterieller Urethritis im Dunkelfeld Spirochäten im Sediment nachweisen, bei bestehender schwerer Paradentose. Unter Streptomycinbehandlung rasche Abheilung, nach Zahnsanierung normale Harnbefunde ohne weiteren Nachweis von Spirochäten. Die Angaben dieser Autoren konnten trotz zahlreicher Nachkontrollen, besonders durch Harkness, nie bestätigt werden. Bis heute ist der Nachweis, daß es sich bei der abakteriellen Pyelitis und Cystitis der Söderlundschen Gruppe um eine Spirochätenerkrankung handle, nicht erbracht.

Neben der Amöbiasis durch Entamoeba histolytica Schaudinn, die vorwiegend zu schwerer Cystitis, gelegentlich auch zu Nierenbeckeninfektionen führt (Castellani und Chalmers 1919, Petzetakis 1924) sind *Flagellaten* (Trichomonas vaginalis, Giardia) als Erreger langdauernder Pyelitiden und Cystitiden beschrieben. Reiter und Kolischer (1917) haben während des Krieges etwa 15 Fälle von Protozoenpyelitis mit rekurrierendem Fieber beobachtet, bei der im Urin und manchmal auch im Stuhl neben sicheren Flagellaten unbestimmter Art teilweise amöboide Zellen festgestellt werden konnten. Im eigenen Material sog. abakterieller Pyelitiden ist es wie erwähnt in keinem Fall gelungen, derartige Parasiten oder Spirochäten nachzuweisen.

VI. Syphilis des Nierenbeckens

Von größerer Bedeutung als die renalen syphilitischen Erkrankungen sind die als *luische Pyelitis* gedeuteten Beobachtungen von WELZ (1913) und GOTTFRIED (1914), die mit einer resistenten abakteriellen Pyurie einhergingen.

Die Beobachtung des ersten Autors betrifft ein 18jähriges Mädchen, welches im Anschluß an einen incidierten gonorrhoischen periproktalen Absceß mit Schmerzen und Druckempfindlichkeit der linken Nierengegend sowie hohem Fieber bis 39° erkrankte. Im Blasen- und linken Nierenharn massenhaft Leukocyten, rechter Nierenharn normal. Wiederholte bakteriologische Kontrollen auf pyogene Keime aus Harn und Blut negativ. Tierversuche auf Tuberkulose aus Blasenharn negativ. Wa.R. positiv. Pyurie mit dauernd hohem Fieber während 3 Monaten unbeeinflußbar. Nach Einleitung einer kombinierten antiluetischen Therapie wird der Urin nach wenigen Tagen klar, Temperatur normal, Patientin beschwerdefrei, Heilung dauernd. Negativwerden der Wa.R.

GOTTFRIED berichtet über einen 21jährigen Patienten, der sich, um vom Militärdienst befreit zu werden, vor $3^1/_2$ Monaten zweimal eine Flüssigkeit (wahrscheinlich Harn eines kranken Menschen) mit dem Katheter in die Harnblase injizieren ließ, wonach er mit hohem Fieber, Pollakiurie, Hämaturie und Schmerzen bei der Miktion erkrankte. Bei der Klinikaufnahme wurde eine diffuse Cystitis sowie rechtsseitige Pyelitis und linksseitige Pyelonephritis mit starker Pyurie festgestellt. Nierenharne und Blasenharn erwiesen sich bei der bakteriologischen Untersuchung als steril. Tierversuche auf Tuberkulose negativ. Pyelitis gegen Silbernitratspülungen absolut resistent. Die wegen positiver Wa.R. im Blut eingeleitete antiluetische Behandlung ergibt rasche Besserung der Pyurie und Beschwerden, schließlich vollständige Heilung.

Die Diagnose syphilitische Pyelitis wird von beiden Autoren auf Grund der abakteriellen Pyurie, des Versagens der üblichen Behandlung, der positiven Wa.R. im Blut und der raschen therapeutischen Wirkung durch die eingeleitete antiluetische Behandlung gestellt. *Diese Deutung muß abgelehnt werden.* ISRAEL läßt die Möglichkeit offen, daß es sich um eine Erkrankung des Sekundärstadiums einer Lues gehandelt habe. Die Beobachtung von GOTTFRIED zeigt in der Entstehung der Infektion, dem klinischen Bild und Verlauf so völlige Übereinstimmung mit den Fällen sog. artefizieller Pyelitiden NECKERs (1921), daß sie unzweifelhaft dieser Gruppe sog. abakterieller renaler Pyurien einzureihen ist. Wenn auch keine Salvarsanbehandlung von GOTTFRIED durchgeführt worden ist, die in den Fällen NECKERs bei absolut refraktärem Verhalten gegenüber der üblichen Pyelitisbehandlung zu einer überraschenden Heilung geführt hat, sondern auf mehrere intravenöse Injektionen von Hydrargyrum salicylium ein schneller und kompletter therapeutischer Erfolg erreicht wurde, ist damit für die luetische Genese kein beweiskräftiges Moment erbracht. Im Fall von WELZ dürfte es sich am ehesten um eine gonorrhoische oder postgonorrhoische scheinbar abakterielle Pyelitis gehandelt haben, die nach Erfahrungen zahlreicher Autoren (KALL 1920, NECKER 1921, NONNENBRUCH 1921, REUCKER 1921 u.a.) durch intravenöse Salvarsaninjektionen teilweise außerordentlich günstig beeinflußt wird. Leider finden sich keine genauen Angaben über die Funktionsleistung der erkrankten Niere; namentlich wäre wichtig zu wissen, ob eine Störung im Harnabfluß des linken Nierenbeckens bestanden hatte. Der klinische Verlauf mit rezidivierenden Fieberschüben, starker Beeinträchtigung des Allgemeinbefindens und der begleitenden Cystitis kann nicht auf eine syphilitische Erkrankung zurückgeführt werden, da er allen bisherigen Erfahrungen über luetische Nieren- und Blasenentzündungen widerspricht. *In den Fällen sog. abakterieller Pyelitiden ist die Annahme einer syphilitischen Affektion abzulehnen.* Die Wa.R. war mit Ausnahme eines einzigen Falles mit suspektem positivem Befund stets negativ; irgendein Anhalt für floride Lues bestand bei keinem Fall der Söderlundschen sog. abakteriellen Pyelitiden.

Lundquist hat 1931 bei einer 64jährigen Frau eine Pyelonephritis mit reichlich Pilzherden (wahrscheinlich *Oidium*) im Absceßeiter beobachtet, während im sterilen Eiter des stark entzündeten Nierenbeckens keine Pilze nachgewiesen werden konnten.

Söderlund hält eine entzündliche Reizung der Nieren und abführenden Harnwege durch noch unabgeklärte *Toxine* für wahrscheinlich. Peters (1922), Cook (1936), Houtappel (1939), Horne (1953) nehmen an, daß es sich um rein *bakteriotoxische Pyurien* handle bei oft nachweisbarem dentalem oder tonsillogenem Fokalinfekt. Dem Einwand von Söderlund, daß die fast ausschließlich auf Nierenbecken-, Ureter- und Blasenschleimhaut lokalisierte, oberflächliche Entzündung einem bakteriellen Infekt oder einer bakteriellen Noxe eher widersprechen, ist entgegenzuhalten, daß zahlreiche hämatogene wie ascendierende Pyelitiden eine fehlende oder sehr geringfügige Erkrankung des Nierenparenchyms aufweisen (Wildbolz 1934, Hellström 1924, Putscher 1934 u. a.). Schnitzler und Savor (1894) haben, wie bereits erwähnt, nachgewiesen, daß durch Bakterientoxine allein schwere renale Pyurien ausgelöst werden können. Diese experimentellen Befunde werden bestätigt durch die nicht selten bakterio-toxischen postinfektiösen abakteriellen Pyurien im Anschluß an durch pyogene Mikroben bedingte akute und chronische Nieren- und Harnwegsinfekte.

Daß *chemische Noxen* aseptische Harnwegsentzündungen auslösen können, ist seit langem bekannt. Mitteilungen über abakterielle Pyelitis und Cystitis liegen nach Nierenausscheidung von Peru- und Kopaivbalsam (Kaufmann 1922), Sadebaumöl (Fröhner 1927, Husemann 1920), Terpentinöl (de Jongh 1924) mit nur geringer Pyurie vor. Schwere, zum Teil hämorrhagische Formen sind durch chemische Reizung infolge Cantharidin, Hexamethylentetramin, Vergiftungen mit Nitrobenzol, Chromsäure, Barium usw. beschrieben. Rehns (1930), Allen (1924) teilen Beobachtungen über nekrotisierende Papillitis mit aseptischer Pyurie durch Tetrahydrochinolin und Derivate, sowie experimentell durch Vinylamin und Thallin mit. Peters (1922) und Suter (1931) haben aseptische renale und vesicale Pyurien infolge Ausscheidung *giftiger Stoffwechselprodukte*, z.B. toxischer Eiweißprodukte bei Enterocolitis, beobachtet. Massive aseptische Pyurien wie bei der Söderlundschen Krankheit fehlen in der Regel bei diesen Beobachtungen mit chemisch-toxischer Ätiologie, für die stets geringe Eiterbeimengung im Urin charakteristisch ist.

Mechanische Einwirkungen spielen für das Entstehen aseptischer Nierenbeckenentzündungen keine nennenswerte Rolle. Runeberg (1921), Marion (1935), Wildbolz (1934) u. a. machen auf das gelegentliche Auftreten vermehrter Leukocyten im Harn bei aseptischen Nierensteinen und Steingrieß aufmerksam; in diesen Fällen kann in der Regel jedoch nicht von einer Pyurie gesprochen werden, da die Menge der Leukocyten im Urin meist unbedeutend ist. Immerhin sollte man bei einer leichten aseptischen Entzündung stets an das Vorliegen einer Steinniere denken (Runeberg 1922, Marion 1935). Christeller (1927), Jakoby (1927) und Lewin (1927) haben experimentell bei Hunden und Katzen durch Einbringen von sterilen Nierensteinbröckeln ins Nierenbecken eine follikuläre Pyelitis mit geringer aseptischer Pyurie erzeugt.

Zu erwähnen ist, daß in seltenen Fällen *allergische Reaktionen* der Harnblase mit vermehrter Leukocytenausscheidung im Urin beobachtet werden können (Urbach 1935, Heusser 1953 u. a.). Galén (1924) berichtet über Patienten, bei denen während Asthmaanfällen starke Pollakiurie eintrat mit reichlich eosinophilen Leukocyten im Urin. BLAUSTEIN (1926) fand bei schweren anaphylaktischen Zuständen Ödem der Blasenschleimhaut mit vermehrter Leukocytenausscheidung im Harn. Renale leichte aseptische Entzündungen sind bei derartigen Prozessen noch nicht nachgewiesen.

VII. Therapie

Gegenüber der diätetischen und früheren medikamentösen Behandlung mit Harnantiseptica wie Salol, Urotropin, Amphotropin, Methylenblau und kolloidalen Silberpräparaten erweist sich die sog. abakterielle Pyelitis mit Cystitis des Söderlundschen Typs als absolut refraktär (SÖDERLUND 1922, RUNEBERG 1922, BAZY und OUDARD 1931, LEROY 1938, WILDBOLZ 1937, SCHAFFHAUSER 1937, BÄTZNER 1924, PETERS 1922). Auch die Lokalbehandlung mit Argentum nitricum, Borwasser, kolloidalen Silberpräparaten, Hydrarg. oxycyanat. zeigten, leichte Formen der Cystitis ausgenommen (WILDBOLZ 1934), keinen Erfolg. Instillationen von Balsamica in die Harnblase bringen nur vorübergehende Besserung. Eine entscheidende Wendung bedeutete die Einführung der *intravenösen Neosalvarsanbehandlung 1933* durch WILDBOLZ, die ausnahmslos zu einer so raschen Abheilung der schweren Cystitisbeschwerden und der Pyurie führt, daß mit Recht von einem Salvarsanwunder gesprochen werden kann. Der in kurzer Zeit eintretende, glänzende Behandlungserfolg ist so ausgesprochen und wird durch alle späteren Mitteilungen so ausnahmslos bestätigt, *daß die rasche und völlige Abheilung einer abakteriellen renalen Pyurie durch die Neosalvarsantherapie die Diagnose einer sog. abakteriellen Pyelitis der Söderlundschen Krankheit mit weitgehender Sicherheit erlaubt.* Charakteristisch ist, daß *kleine Dosen* (zwei bis drei intravenöse Injektionen von 0,15 g Neosalvarsan oder eines gleichwertigen Präparates) genügen, um ein rasches Abklingen der subjektiven Beschwerden und völlige Klärung des Urins zu erreichen. In der Regel gehen die heftigen Cystitisbeschwerden schon nach einer intravenösen Injektion von 0,15 g Neosalvarsan innerhalb 12—24 Std völlig zurück, der Urin wird bei vorbestehender massiver Pyurie rasch völlig klar. Erfolgt keine völlige Abheilung mit Normalisierung des Harnbefundes, so ist die gleiche Behandlung nach 8—10 Tagen in gleicher Dosierung zu wiederholen. Bei hartnäckigen Fällen ist die Dosis auf zwei- bis dreimal 0,45 g zu steigern. SCHAFFHAUSER (1937) verwendete Syntharsan (p-dioxy, m-diamino, arseno-benzolmethylensulfoxylsaures Natrium). SOLOMON (1948), ABERHART (1950), HORNE (1953) u. a. empfehlen an Stelle des Neosalvarsans das weniger toxische Mapharsen in der Dosierung von 0,4 g intravenös, wechselnd mit 0,6 g während 6 Tagen. SOLOMON (1948) verabreichte 0,4 g alle 4 Tage, total sieben Injektionen. Sprechen abakterielle renale Pyurien mit begleitender Cystitis, guter Nierenfunktion und ohne nachweisbare destruktive Parenchymprozesse im Röntgenbild auf intravenöse Neosalvarsaninjektionen nicht kurzfristig und bei Verabreichung kleiner Dosen an, so muß die Diagnose einer Söderlundschen Krankheit fallengelassen und besonders auf eine tuberkulöse Erkrankung weiter untersucht werden.

Die glänzende Wirkung der intravenösen Neosalvarsantherapie ist nicht spezifisch für die Krankheitsgruppe der Söderlundschen primären abakteriellen Pyelitis mit Cystitis. Über ausgezeichnete Erfolge liegen auch bei akuter und chronischer Pyelitis und Pyelonephritis verschiedener Ätiologie zahlreiche Beobachtungen vor (NECKER 1921, CASSUTO 1922, MATUSOVSKY 1923, REUCKER 1921, KALL 1920, MEYER-RÜEGG 1922, CHETWOOD 1923, LEWIN 1927, BLUM 1932 u. a.). GROSZ führte 1917 die systematische Neosalvarsanbehandlung bei chronischen unspezifischen Harnwegsinfekten ein. In Übereinstimmung mit der Söderlundschen Krankheit, bei der das Nierenparenchym nicht oder nur unwesentlich am Entzündungsprozeß beteiligt ist, werden zum Teil glänzende Heilerfolge durch intravenöse Injektionen kleiner Neosalvarsandosen bei akuten und chronischen, auf die oberflächlichen Schleimhäute des Nierenbeckens und der abführenden Harnwege beschränkte Staphylokokkenentzündungen mitgeteilt, ebenso bei postinfektiösen, scheinbar abakteriellen Pyurien nach Staphylokokkenpyelitis (NECKER 1921, WILDBOLZ 1937, HELLSTRÖM 1924, CASPER 1928, BLUM 1923). Handelt es sich um chronische Staphylokokkenpyelitiden und -pyelonephritiden mit zusätzlicher Erkrankung (Steinbildung, Hydronephrose usw.), so ist die Wirkung meist nur vorübergehend. NECKER (1921) erzielte bei seinen Fällen sog. artefizieller Pyelitiden, bei denen es sich meistens um postgonorrhoische Staphylokokkeninfektionen handelte, gleichfalls ausgezeichnete Erfolge mit intravenöser Salvarsanbehandlung. Liegen auch Berichte über günstige Erfolge bei Streptokokkeninfektionen der Nieren und Harnwege, die sich fast ausschließlich durch schweren klinischen Verlauf mit Parenchymdestruktion der Nieren auszeichnen, nicht vor, so ist bei Annahme einer kulturell schwer nachweisbaren Streptokokkeninfektion der Söderlundschen Krankheit die rasche Abheilung der Erkrankung durch intravenöse Salvarsantherapie durch die oberfächliche, fast ausschließlich die Schleimhaut befallende Entzündung doch erklärlich.

Die Annahme eines *Virus* als Erreger der Söderlundschen Krankheit erhält durch die ausgezeichneten Behandlungserfolge mit Neosalvarsan jedenfalls keine Stützung, da ein spezifisch wirkendes Medikament bei den Viruskrankheiten nicht bekannt ist und Mitteilungen über Erfolge mit Neosalvarsan bei den Virussystemerkrankungen nicht vorliegen. Die Behandlung mit Sulfonamiden und Penicillin bei Söderlundscher Krankheit zeigt nur geringe Wirkung oder keinen Erfolg (SCHAFFHAUSER 1937, SOLOMON 1948, ABERHART 1950, HAMM 1947, LANDES und RANSOM 1948, TAHARA et al. 1946 u.a.). Über günstige Erfolge mit Aureomycin berichten KINDT (1953), HANKEY und STEPT (1950), BAURYS (1951). HANKEY und STEPT empfehlen, wenn auf Mapharsen 0,4 i.v. keine rasche Wirkung eintritt, auf Aureomycin überzugehen, in der Dosierung von sechsstündlich 250 mg, total zwölf Dosen.

Literatur

ABERHART, C.: Abacterial pyuria, acute and chronic: It's progress and treatment. J. Urol. (Baltimore) **63**, 903—911 (1950). — ALBARRAN, J.: Médicine opératoire des voies urinaires. Paris 1909. — ALBERTINI, A. v.: Zur pathologischen Anatomie des lymphatischen Systems unter besonderer Berücksichtigung der experimentellen Pathophysiologie des lymphatischen Systems. Schweiz. med. Wschr. **1936**, Nr 13. — AUZELOUX, J.: Pyurie amicrobienne. Paris méd. **14**, 154 (1944). — AXEN, A.: Klinische Beiträge zu den Erkrankungen der ableitenden Harnwege. I. Mitt. Statistische Angaben. Die medikamentöse Behandlung der akuten Cystopyelitis. Z. urol. Chir. **30**, 202 (1930).
BÄTZNER, W.: Beitrag zur Kenntnis der Pyelitis granulosa. Z. urol. Chir. **1**, H. 3 (1913); — Diagnostik der chirurgischen Nierenkrankheiten. Berlin: Springer 1921; — Zur Frage der Pyelitis granulosa. Dtsch. Ges. f. Urol. Berlin 1.—4. 10. 1924; — Beitrag zur Pyelitis granulosa. 6. Tagg d. Dtsch. Ges. f. Urol. 1924. Z. urol. Chir. **16**, 233 (1924). — BAINES, G. H.: Relation of abacterial pyuria to Reiter's syndrome. Brit. med. J. **1947** II, 605. — BAURYS, W., Abacterial pyuria. J. Amer. med. Ass. **145**, 403—404 (1951). — BAURYS, W., and H. T. LAVELY jr.: Acute interstitial cystitis: new clinical entity, report of case. Guthrie Chir. Bull. **36**, 116 (1947). — BAZY, P.: Sur une suppuration urinaire amicrobienne non tuberculeuse. C. R. Acad. Sci. (Paris) **178**, 1501 (1924). — BAZY, P., et P. OUDARD: Les pyuries amicrobiennes. J. d'Urol. **31**, 321 (1931). — BERRY, J. V., and N. E. BERRY: Acute exudative cystitis of undetermined etiology. J. Urol. (Baltimore) **58**, 260 (1947). — BLANCHOT, A.: La pyurie amirobienne. 40e Congr. Franç. d'Urol., octobre 1946, p. 377. — BLAUSTEIN, N.: Angioneurotic edema of entire genito-urinary system. J. Urol. (Baltimore) **16**, 379 (1927). — BLUM, V.: Fortschritte in der Therapie der Pyelitis. Wien. med. Wschr. **73**, 565 (1923); — Die differential-diagnostische Bedeutung der Pyurie. Wien. klin. Wschr.

1, 437 (1923). — BODNER, H.: Penicillin resistant abacterial pyuria. Urol. cutan. Rev. 49, 598 (1945). — BOEMINGHAUS, H.: Pyelitis. Ergebn. Chir. Orthop. 19, 583 (1926). — BONANOME, A.: Beiderseitige aseptische Niereneiterung. IX. Kongr. Ital. Urol. Ges. Rom. Ref.: Z. urol. Chir. 31, 160 (1931). — BRAASCH, W. F.: Present status of chemotherapy for infections of urinary tract. Amer. J. Surg. 45, 472 (1939). — BRIGGS, W. T.: Etiology and therapy of non-tuberculous kidney infections: review. Urol. cutan. Rev. 39, 149 (1935); — Neoarsphenamine in so-called sterile pyuria. J. Urol. (Baltimore) 34, 230 (1935). — BROCQ, P., P. BAZY et P. OUDARD: Les pyuries amicrobiennes. Addendum à l'article sur J. d'Urol. 31, 581 (1931). — BRÜNING, H.: Über die Nephrectomie der Eiterniere beim Säugling, zugleich ein Beitrag zur Pathogenese der Pyelonephritis. Klin. Wschr. 36, 1652 (1926).

CABOT, H.: The rôle of the colon bacillus in infections of the kidney. N.Y. St. J. Med. 21, 35 (1921). — CABOT, H., and E. G. CRABTREE: The etiology and pathology of non-tubercolous renal infection. Surg. Gynec. Obstet. 23 (1916). — CAMERON, J. D. S.: Medical approach to treatment of non-tuberculous urinary infection. Edinb. med. J. 58, 77—84 (1951). — CASPER, L.: Lehrbuch der Urologie. Berlin u. Wien: Urban & Schwarzenberg 1923; — Die Behandlung der Cystitis, Pyelitis und der Nierensteinerkrankung (Therapie in Einzeldarstellung), hrsg. v. VAN DEN VELDEN u. P. WOLFF. Leipzig 1928. — CASSUTO, A.: Iniezioni endovenose di neosalvarsan e urotropina nella cura delle pieliti. Policlinico, Sez. 29, 1075 (1922). — CASTELLANI, A., and A. J. CHALMERS: Manuel of tropical medecin III. London 1919. CHAUFFARD, F.: Zit. nach VINTICI u. CONSTANTINESCU, Les pyuries aseptiques. J. d'Urol. 28, 537 (1929). — CHETWOOD, C.: The treatment of pyelitis. J. Urol. (Baltimore) 9, 87 (1923). — CHIARI, O.: Über das Vorkommen lymphatischen Gewebes in der Schleimhaut des harnableitenden Apparates des Menschen. Med. Zbl. (Wien) 9 (1891).— CHRISTELLER, E.: Über lymphatische Gewebsreaktionen im Nierengebiet. Berl. Ges. Path. Anat. v. 11. 11. 1926. Klin. Wschr. 1927, 279. — CHUTE, A. L.: Some urinary infections with a variety of the staphylococcus albus. Boston med. surg. J. 158 (1908). — CICERI, R.: Sulle cosi dette pielite, ureterite e cistite cistica. Osservaz. anato. patol. Studi sassaresi 7, 161 (1929). — COLBY, F. H.: Renal complications of Reiter's disease. J. Urol. (Baltimore) 52, 415 (1944). — COLOMBINO, C.: Traitement des infections urinaires par les sels d'acridine. 31e Congr. Franç. d'Urol. octobre 1931. — COLSTON, C., and J. A. C. HILL: Zit. nach CULVER. — COOK, E. N.: Infections of urinary tract of obscure etiology. J. Urol. (Baltimore) 36, 460 (1936); — Infections fo urinary tract without demonstrable organisms. Proc. Mayo Clin. 19, 377 (1944); — Amicrobic pyuria. Bull. N.Y. Acad. Med. 20, 166 (1944); — Infections of the urinary tract; helpful hints on management. Minn. Med. 36, 605 (1953). — COUTTS, W. E.: Non-bacterial infection of urinary tract. Brit. J. vener. Dis. 24, 109 (1948). — COUTTS, W. E., and E. VARGAS-ZALAZAR: Abacterial pyuria with special reference to infection by spirochetes. Brit. med. J. 1946 II, 982—983. — COUVELAIRE, R.: Précis Path. chir. 51, 92 (1947). — CRISTOL, D. S., L. F. GREENE and G. J. THOMPSON: Interstitial cystitis of men: review of 78 cases. J. Amer. med. Ass. 126, 825 (1944). — CULVER, H.: The importance of the streptococcus in genito-urinary diseases. J. Amer. med. Ass. 103, 637 (1934). — CULVER, H., H. HEROLD and F. M. PHIFER: Renal infections, a clinical and bacteriologic study. J. Amer. med. Ass. 70 (1918). — CYRANKA, H.: Bact. coli und Korallensteinniere. Langenbecks Arch. klin. Chir. 116 (1921). — CZEKALOWSKI, U. W., and G. O. HORNE: Abacterial cystitis: report od three cases and isolation of spirochaete from one. Brit. med. J. 1951 II, 879.

DAX, L.: La pyurie amicrobienne — maladie. J. d'Urol. 54, 120—127 (1948). — DE ANGELIS, O.: La flora microbica e la sua virulenza nelle pielonephriti croniche. Ricerche sperimentali. Nota prev. Arch. ital. Urol. 1, H. 2, 133 (1924). — DEES, J. E.: Use of cortisone in interstitial cystitis: preliminary report. J. Urol. (Baltimore) 69, 496 (1953). — DE JONGH, S.: Ein Fall von Terpentinvergiftung. Ther. Mh. 583 (1915). — DIENES, L., M. W. ROPES, W. E. SMITH, S. MADOFF and W. BAUER: Medical progress: role of pleuropneumonia like organisms in genito-urinary and joint diseases. New Engl. J. Med. 238, 509, 563 (1948). — DIMTZA, A., u. F. SCHAFFHAUSER: Tuberkelbazillurie und initiale chronische Nierentuberkulose, zugleich ein Beitrag zur Frühdiagnose der chronischen, käsig-kavernösen Nierentuberkulose. Z. urol. Chir. 55, 440 (1932). — DONOVAN, H.: Abacterial pyuria. Brit. med. J. 1945 II, 112. — DOURMASHKIN, R. L., and A. A. SOLOMON: Renal pain: symptom in acute cystitis. J. Urol. (Baltimore) 46, 28 (1941).

EKEHORN, G.: Über die Ausbreitung der Nierentuberkulose in der tuberkulösen Niere. Fol. urol. 2, 1 (1908); — Aussprache zu RUNEBERG: Sur les soi-disantes pyuries aseptiques. 12. Congr. dec. chir. Scand. Acta chir. scand. 52, 500 (1920). — EMANUEL, M.: Amicrobic pyuria; report of two cases. J. Maine med. Ass. 40, 133 (1949). — EWERT, E. E., and H. A. HOFFMANN: Primary sterile pyuria. Surg. Clin. N. Amer. 23, 896 (1943).

FALTIN, R.: Über Eiterungen in den Harnwegen ohne nachweisbare Bakterien. Förhandl. vid. Nord Kir. Förenings, vol. 8, p. 181. Helsingfors 1909. — FIELDSEND, A. B.: Abacterial pyuria presenting as "urethritis". Brit. med. J. 1946 II, 493. — Spirillum (abacterial) pyuria. Brit. med. J. **1947** I, 422. — FISCH, J.: Pyurie amicrobienne. J. Urol. méd. chir. **31**, No 2 (1931); — Pyurie amicrobienne. J. d'Urol. **32**, 113 (1931). — FREUNDT, E. A.: Observations on DIENES' L type growth of bacteria. Acta path. microbiol. scand. **27**, 159 (1950); — The occurrence of micromyces (pleuropneumonia-like organisms) in the female genito-urinary tract. Acta path. microbiol. scand. **32**, 468 (1953). — FRISCH, O. v.: Die eitrigen, nicht tuberkulösen Affektionen des Nierenbeckens. Verh. Dtsch. Ges. f. Urol., 2. Kongr. Berlin 1909. — FRÖHNER, R.: Lehrbuch der Toxikologie der Tierärzte. Stuttgart: Ferdinand Enke 1927.

GAUTHIER, C.: Un traitement efficace des bactériuries à staphylocoques. 30e Congr. Franç. d'Urol. octobre 1930. — GOHRBRANDT, E.: Histologische Untersuchungen über die Beteiligung des Nierenbeckens bei Erkrankungen der Niere. Virchows Arch. path. Anat. **259**, 269 (1926). — GOLDEROS, A. F.: Abacterial urethritis, abacterial pyuria und Reiter syndrome. J. Urol. (Baltimore) **75**, 536 (1955). — GOLDSTEIN, A.: Reiter's disease followed by true infective abacterial pyuria. Brit. J. Urol. **19**, 32 (1947). — GOTTFRIED, S.: Ein Fall von Nierenbeckensyphilis. Wien. med. Wschr. **1914**, Nr 13. — GROSS, S.: Zur Therapie der Cystopyelitis. Münch. med. Wschr. **1917**, Nr 14, 64; — Wien. klin. Wschr. **30**, 1381 (1917). — GSELL, O., u. E. WIESMANN: Klinik der Leptospirosenerkrankungen (L. in Europa mit Ausnahme der L. i. h.). In: A. GRUMBACH u. W. KIKUTH, Die Infektionskrankheiten des Menschen und ihre Erreger, Bd. II. Stuttgart: Georg Thieme 1958. — GUYON, J. C. F.: Leçons cliniques sur les maladies des voies urinaires, 4. édit. Paris 1903.

HALLE, J., et B. MOTZ: Contribution à l'anatomie pathologique de la tuberculose de l'appareil urinaire. Ann. Mal. Org. gén.-urin. **1**, 1521 (1902); **2**, 481, 561 (1903). — HAMM, F. C.: Amicrobic pyuria. J. Urol. (Baltimore) **57**, 226—232 (1947). — HANKEY, STACY N., and R. STEPT: Abacterial pyuria: Response to aureomycin. J. Urol. (Baltimore) **63**, 912—914 (1950). — HARKNESS, A. H.: Non-gonococcal urethritis, chap. 11, pp. 87, 88, 95, 96, 1950 (a); chap. 12, p. 102, 1959 (b). Edinburgh: E. &. S. Livingstone Ltd. — HARKNESS, A. H., and A. HENDERSON-BEGG: The significance of pleuropneumonia like or "L" organisms in nongonococcal urethritis, Reiter's disease and abacterial pyuria. Brit. J. vener. Dis. **24**, 50 (1948). — HELLSTRÖM, N.: Die pathologischen Veränderungen bei experimenteller, aufsteigender und hämatogener Pyelitis. J. Urol. (Baltimore) **8**, 301 (1922); — Beitrag zur Kenntnis der Staphylokokkenpyelitis. Acta chir. scand. **57** Suppl. (1924). — HELMHOLZ, H. F., and C. BEELER: Experimental pyelitis. J. Urol. (Baltimore) **2**, 395 (1918). — HERROLD, R. D.: Present status of antibiotics and other agents for treatment of urinary infections. Surg. Clin. N. Amer. **30**, 61—69 (1950). — HEUSSER, H.: Allergieprobleme in der Urologie. Internat. Arch. Allergy (Suppl.) **4**, 27 (1953); — Die Allergie in der Urologie. Helv. chir. Acta **20**, 128 (1953). — HOLLANDER, J. L.: In arthritis and allied conditions, 5th ed., p. 794 (ed. B. I. COMROE). London: Henry Kompton 1953. — HORNE, D.: Abacterial cystitis. Brit. J. Urol. **25**, 3, 195—215 (1953). — HOUTAPPEL, H. C. E. M.: Sterile pyuria. Urol. cutan. Rev. **43**, 477 (1939). — HOYT, H. S.: Cortisone in urological conditions with report of a trial in interstitial cystitis. J. Urol. (Baltimore) **67**, 899 (1952). — HUNDLEY jr., J. M., and W. J. CARSON: Pyelitis follicularis. J. Urol. (Baltimore) **21**, 341 (1929). — HUSEMANN, E.: Zit. nach PETRI.

ISRAEL, J. u. W.: Chirurgie der Niere und des Harnleiters. Leipzig: Georg Thieme 1925.

JÄGER, R.: Über einen Fall von Cystitis gonorrhoica bei einer Schwangeren. Z. Gynäk. Urol. **3** (1912). — JAKOBY, M.: Über lymphopoetische Gewebsreaktionen an Nieren und Harnwegen und ihre Beziehungen zu lokalen Entzündungsprozessen. Z. Urol. **21**, 241 (1927). — JÖNSSON, G.: True abacterial pyuria. Acta chir. scand. **97**, fasc. 2, 153 (1948).

KALL, K.: Neosalvarsan bei akuten und chronischen Entzündungen des Nierenbeckens und der Blase. Münch. med. Wschr. **67**, Nr 19 (1920). — KANEKO, T., u. F. WATARI: Nierenkarbunkel. Jap. Z. Urol. **22**, Nr 10 (1933). Ref. Z. Urol. **28**, 130 (1934). — KAUFMANN, E.: Lehrbuch der speziellen pathologischen Anatomie, 7. u. 8. Aufl., Bd. 2, S. 1110. Berlin u. Leipzig: W. de Gruyter & Co. 1922. — KHOURY, E. N.: Reiter's syndrome; report of two cases with response in one to large doses of mapharsen. J. Urol. (Baltimore) **58**, 268 (1947). — KINDT, E.: Abacterial pyuria. Acta chir. scand. **105**, 182—187 (1953). — KOBLER: Zit. nach BAZY et OUDARD, Les pyuries amicrobiennes. J. d'Urol. **31**, 321 (1931). — KOCH, E.: Über die hämatogene Entstehung der eitrigen Nephritis durch den Staphylococcus. Z. Hyg. Infekt.-Kr. **61** (1908). — KRETSCHMER, H. L.: Pyelitis follicularis. Amer. J. Urol. N.Y. x, 113, 2 pl. (1914). — KRUSPE, M.: Zur Ätiologie der Reiter'schen Erkrankung. Derm. Wschr. **1944**, 112, 457.

LABAYVILLE, CH.: Un cas de pyurie amicrobienne-maladie. J. d'Urol. **55**, 432 (1949). — LANDES, R. R., and C. L. RANSOM: Abacterial pyuria; possible relationship to Reiter's syndrome. J. Urol. (Baltimore) **60**, 666 (1948). — LAWSON, R. S.: Report of case of amicrobic pyuria. Med. J. Aust. **1**, 550 (1946). — LEROY, M.: Pyurie amicrobienne. 33e Congr. Franç. d'Urol. octobre 1933, p. 429. — LEWIN, A.: Über die experimentelle Erzeugung lymphatischer Reaktionen an Niere und Nierenbecken und ihre Beziehungen zu lokalen Entzündungsprozessen. Z. Urol. **21**, 261 (1927). — LINDSJÖ, F.: Ein Fall von Pyurie mit ungewöhnlicher Ätiologie. Acta paediat. (Uppsala) **4**, 104 (1924). — LINZENMEIER, G.: Über Cystitis gonorrhoica. Zbl. Gynäk. **45**, Nr 30 (1921). — LJUNGGREN, E.: Zur Röntgendiagnostik der Nierentuberkulose. Z. Urol. **32**, 40 (1938). — LOBO-ONELL, F.: Un cas de pyurie amicrobienne. Procès verb. etc., 31, Congr. Franç. d'Urol. 1931, S. 470. — LUBARSCH, O.: Über Cysten der ableitenden Harnwege. Arch. mikr. Anat. **41**, 301 (1893). — LUNDQUIST, C. W.: On primary mycosis of the kidney. Brit. J. Urol. **3**, 1 (1931). — LYDON, F. L.: Trichomonas vaginalis infection in male. Brit. med. J. **1945 II**, 384.

MacCALLUM, W. G.: A text book of pathology, 2. edit. Philadelphia and London. 1921. — MARION, G.: Traité d'urologie, 3e édit. Paris: Masson & Cie. 1935. — MARSAN, F., et R. LEFUR: Les infections urinaires à staphylocoques secondaires à la furunculose. J. d'Urol. **14**, 319 (1922). — MARTIN: Zit. nach BAZY et OUDARD, Les pyuries amicrobiennes. J. d'Urol. **31**, 321 (1931). — MATUSOVSKY, A.: Beiträge zur Ätiologie der Pyelitiden. Z. Urol. **17** (1923). — McGINN, J.: True infective abacterial pyuria. Wis. med. J. **45**, 845—847 (1946). — McLEOD, J. N.: Personal communication 1952. — MELÉN, B., and B. LINNROS: Complement fixation with human pleuropneumonia-like organisms. Acta path. microbiol. scand. **37**, 196 (1955). — MEYER-RUEGG, H.: Salvarsan bei Pyelitis gravidarum. Schweiz. med. Wschr. **1922**, 1221. — MILLER, C. D., and D. W. McINTYRE: A syndrome termed Reiter's disease. Ann. Inst. Med. **23**, 673 (1945). — MOORE, T.: Abacterial pyuria. Brit. med. J. **1940 Ia**, 170; — Proc. roy. Soc. Med. **33**, 593 (1940b); — J. Urol. (Baltimore) **49**, 203 (1943); — True infective abacterial pyuria. Brit. J. Urol. **17**, 131—135 (1945). — MORAWITZ, H.: Therapeutische Erfahrungen bei Infektionen der Harnwege. Z. Urol. **19**, 19 (1925). MORSON, A. C.: Gangränöse Cystitis infolge von Gonokokkeninfektion. Brit. med. J. **1919 I**, 192. — MÜLLER, H.: Über die Ausbreitung des entzündlichen Prozesses im Nierenparenchym bei aufsteigender Pyelonephritis. Langenbecks Arch. klin. Chir. **97**, 44 (1912).

NECKER, F.: Die artefizielle Pyelitis, ein Beitrag zur Kenntnis der ascendierenden Harninfektion und ihrer Behandlung. Z. urol. Chir. **6**, 69 (1921); — Pyelitis, Pyelonephritis und Pyonephrose. In: Handbuch der Urologie, Bd. III, Teil I. Berlin: Springer 1928. — NOGUÉS, A.: A propos de la stérilité de certaines urines. J. d'Urol. **25**, 254 (1926); — La stérilité apparente de certaines urines. J. d'Urol. **26**, 448 (1927); — De la stérilité de certaines urines purulentes. Congr. franç. Urol. **28**, 427 (1928). — NONNENBRUCH, W.: Behandlung der Pyelitis. Münch. med. Wschr. **68**, Nr 50 (1921).

OLIVIERE, J.: Note sur le streptocoque chromogène cause de pyélonéphrite chronique. J. d'Urol. **27**, 484 (1929). — OLSSON, O.: Zur röntgenologischen Frühdiagnose der Nierentuberkulose. Z. Urol. **34**, 283 (1940). — OUDARD, R.: Sur les pyuries amicrobiennes. Bull. Acad. Méd. (Paris) **3**, 103, 376 (1930).

PASCHKIS, R.: Beiträge zur Pathologie des Nierenbeckens. Fol. urol. (Lpz.) **7**, 55 (1913). — PASCUAL, SALV.: Renale Pyurien (Pyelitis follicularis). Rev. esp. Urol. Derm. **23**, 533 (1921). Ref. Z. urol. Chir. **11**, 212 (1923). — PETERS, D. O.: Abacterial pyuria. Brit. med. J. **1946 I**, 160—161. — PETERS, W.: Über die sogenannte aseptische renale Pyurie. Dtsch. Z. Chir. **176**, 342 (1922). — PETRI, E.: Vergiftungen. In: Handbuch der speziellen anatomischen Pathologie und Histologie, Bd. 10/I. Berlin: Springer 1930. — PETZETAKIS, R.: (a) L'ambiase rénale. Bull. Soc. méd. Hôp. Paris **39**, 1233 (1923); — (b) Présance fréquente d'amibes vivantes dans les crachats et les urines au cours de la dysenterie amibienne aigue. La cystite amibienne. Bull. Soc. méd. Hôp. Paris **39**, 1681 (1923); — (c) Cystite amibienne. Bull. Soc. méd. Hôp. Paris **40**, 1227 (1924). — PICKER, R.: Ein Fall von Staphylokokkenausscheidung durch die Harnorgane, geheilt nach Tonsillectomie. Z. urol. Chir. **11**, 86 (1923). — PILLET, E.: 33e Congr. Franç. d'Urol. octobre 1933, p. 438. — PRZEWOSKI, E.: Über noduläre oder follikuläre Entzündungen der Schleimhaut der Harnwege. Virchows Arch. path. Anat. **116**, 516 (1889). — PUTSCHER, E.: Die entzündlichen Erkrankungen der ableitenden Harnwege. In: Handbuch der speziellen pathologischen Anatomie und Histologie, Bd. 6/II. Berlin: Springer 1934.

RAFIN, M.: L'asépsie et l'infection des urines tuberculeuses. J. d'Urol. **1**, 777 (1912). — REAGAN, J. R.: Amicrobic pyuria. Urol. cutan. Rev. **45**, 155 (1941). — REITER, H., u. G. KOLISCHER: Über eine Protozoenpyelitis. Z. klin. Med. **84**, 64 (1917). — REUCKER, K.: Zur Frage der Neosalvarsanbehandlung fieberhafter Pyelitiden. Arch. Derm. Syph. (Berl.) **135** (1921). — ROCH, F.: Trichomonas vaginalis als Erreger bei Cystitiden bei Männern. Z. Urol. **35**, 448 (1941). — ROECKL, H., u. TH. NASEMANN: Die pleuropneumonie-ähnlichen Organismen (PPLO) und ihre Bedeutung für die unspezifische Urethritis. Zbl. Bakt., I. Abt. Orig. **165**, 313 (1956). — ROSENOW, W.: Elective localisation of streptococci. J. Amer. med. Ass. **65**, 1687 (1915). — ROTH, L. J.: Some observations from the clinical and laboratory findings in pyelitis and pyelonephritis. Calif. St. J. med. **19**, 1 (1921). — ROVSING, T.: Die Blasenentzündungen, ihre Ätiologie, Pathogenese und Behandlung. Berlin 1890. — Klinische und experimentelle Untersuchungen über die infektiösen Krankheiten der Harnorgane. Berlin: Oskar Coblenz 1898; — Die Coliinfektion der Harnwege, ihre Pathogenese, klinischen

Bilder und Behandlung. 16. Internat. med. Kongr. Budapest 1909; — Diagnose und Behandlung der hämatogenen Infektion der Harnwege. Z. urol. Chir. **2**, 185 (1913). — Ruiter, M., and H. M. M. Wentholt: Incidence, significance and bacteriological features of pleuropneumonia-like organisms in a number of pathological conditions of the human genitourinary tract. Acta derm.-venereol. (Stockh.) **33**, 130 (1953). — Runeberg, B.: Sur les soidisantes pyuries renales aseptoiques et les pyélo-néphrites hématogenes. Acta chir. scand. **52**, 500 (1920). — Die hämatogenen akut infektiösen Nephritiden und Pyelonephritiden. Dtsch. Z. Chir. **173**, 1 (1922); — Über die sogenannten aseptischen renalen Pyurien. Acta chir. scand. **54**, 51 (1922);—Akute infektiöse hämotagene und eitrige Nierenentzündung (Pyelonephritis). Acta chir. scand. **55**, 158 (1922).

Salaman, M. H., A. J. King, H. J. Bell, A. E. Wilkinson, E. Gallacher, C. Kirk, I. E. Howorth and P. H. Keppich: The isolation of organisms of the pleuropneumonia group from the genital tract of men and women. J. Path. Bact. **58**, 31 (1946). — Schaffhauser, F.: Die sogenannten abakteriellen renalen Pyurien. Z. urol. Chir. **43**, 83 (1937). — Schneider, A.: Infektionen der Harnwege durch Staphylococcus albus. Zbl. Bakt., I. Abt. Orig. **89** (1922). — Schnitzler, J., u. R. Savor: Zur Ätiologie der chronischen Pyelonephritis. Fortschr. Med. Nr 23 (1894). — Sciesinski, L.: Histologische Untersuchungen über das Verhältnis von Erkrankungen der Niere und des Nierenbeckens. Bull. Acad. pol. Sci. Cl. (1931). — Seaman, J. A.: Interstitial cystitis. J. Urol. (Baltimore) **63**, 105 (1950). — Seitz, L.: Über Veränderungen an den Harnleitern während der Menstruation und Gravidität, ferner bei Pyelitis und Hyperemesis gravidarum. Zbl. Gynäk. Nr 6, 347 (1931). — Simmons, E.: Gonococcal infection of the kidney. Report of a case with traumatic rupture. J. Urol. (Baltimore) **7**, H. 2 (1922). — Sinz, P.: Zur Frühdiagnose der Nierentuberkulose. Z. Urol. **29**, 167 (1935). — Smith, G. G.: Interstitial cystitis. J. Urol. (Baltimore) **67**, 903 (1952). — Söderlund, G.: Beitrag zur Frage der sog. abakteriellen renalen Pyurien. Acta chir. scand. **54**, 101 (1922). — Solomon, A. A.: Effect of arsenotherapy on upper urinary tract changes in infections abacterial pyuria. J. Urol. (Baltimore) **59**, 252—257 (1948). — Störk, C.: Zur Pathologie der Schleimhaut der harnableitenden Wege. Beitr. path. Anat. **26**, 367 (1899). — Strauss, H.: Neosalvarsan in der Behandlung von Harninfektionen. Z. Urol. **21**, 587 (1927). — Suter, F.: Zur Ätiologie der infektiösen Erkrankungen der Harnorgane. Z. Urol. **1**, 97 (1907); — Die entzündlichen Krankheiten der Harnblase. In: Handbuch der Urologie, Bd. 3/I, S. 803. Berlin: Springer 1928; — Die infektiösen, nicht tuberkulösen Erkrankungen der Niere und der oberen Harnwege. In: Handbuch der inneren Medizin, 2. Aufl. Berlin: Springer 1931.

Taddei, D.: Le nefropieliti acute e subacute. Policlinico, Sez. prat. **32**, 933 (1925). — Tahara, C., C. Lechner and E. Hess: Acute interstitial cystitis; clinical entity. J. Urol. (Baltimore) **56**, 535 (1946). — Troell, A.: Fall av s.k. aseptik renal pyuri. Kirurgiika sekt. förhandl. **16**, 920 (1921); — Fall sogenannter aseptischer renaler Pyurie. Hygieia (Stockh.) **84**, H. 2, 72 (1922).

Uebelhör, R.: Frühdiagnose der Nierentuberkulose und Irrtümer. Z. Urol. **30**, 705 (1936). — Urbach, E.: Klinik und Therapie der allergischen Krankheiten. Wien: Wilhelm Maudrich 1935.

Vassallo, S. M.: Urethrotrigonitis in relation to abacterial pyuria. Brit. J. Urol. **18**, 189—195 (1946). — Vintici, V., et N. N. Constantinescu: Les pyuries aseptiques. J. d'Urol. **28**, 537 (1929).

Walker, K. M.: (a) Ascending infections of the kidney. Lancet **1922 I**, 684. — (b) Ascending infections of the kidney. Proc. roy. Soc. Med. **5**, No 10, sect. Urol. 45 (1922). — Welz, A.: Nierensyphilis. Dtsch. med. Wschr. **1913**, Nr 25. — Weylandt, J. A.: La pyurie amicrobienne. J. belge Urol. **12**, 197 (1939). — Wildbolz, H.: Chirurgie der Nierentuberkulose. In: Neue deutsche Chirurgie, Bd. 6. 1913; — Die Tuberkulose der Harnorgane. In: Handbuch der Urologie, Bd. 4/II, S. 1. Berlin: Springer 1927; — Traitement des pyuries aseptiques. Proc. verb. mém. ect. 33e Congr. Franç. d'Urol., octobre 1933, p. 433; — Lehrbuch der Urologie, 3. Aufl. Berlin-Göttingen-Heidelberg: Springer 1952; — On amicrobic pyuria. J. Urol. (Baltimore) **37**, 605 (1937).

Zollinger, H. U.: Die interstitielle Nephritis. Basel u. New York: S. Karger 1945.

Les infections non-spécifiques des voies urinaires supérieures et de la vessie

Par

W. v. Niederhäusern

Avec 21 figures

A. Etude clinique des urétérites et des périurétérites

L'uretère n'a pas de fonction de réservoir, comme le bassinet et la vessie. Etant constamment vidé dans une direction privilégiée, il est, de ce fait, peu sujet aux infections. Ce n'est donc, en règle générale, qu'après une infection, haute ou basse, *de longue durée* qu'il est atteint à son tour; il s'agit la plupart du temps d'une affection secondaire, d'une complication.

Toutefois, si les lésions ne s'installent que rarement d'emblée, elles comportent, une fois en place, une gravité particulière; en effet, toute atteinte de la paroi urétérale crée, même sans sténose réelle, au moins un ralentissement du passage de l'urine, c'est-à-dire une amorce du cercle vicieux irréversible stase-infection.

Le tome VIII entier étant consacré à la stase et à ses méfaits, nous nous bornerons ici à l'essentiel de la clinique.

Il nous paraît utile d'établir la distinction pathogénique suivante, qui donne immédiatement un pronostic: *la lésion initiale est-elle intrinsèque (1) ou extrinsèque (2) à l'uretère?* Nous avons alors:

1. Les urétérites, *très fréquentes*, qui font suite à une pyurie de longue durée. Il s'agit là de complications des pyélonéphrites et des cystites, donc d'urétérites secondaires, descendantes ou ascendantes.

2. Les urétérites, *très rares*, qui ne sont pas précédées d'une pyurie, celle-ci survenant toutefois à peu près inévitablement par la suite.

Ce groupe, plus mêlé que le premier, comprend les urétérites primaires et les urétérites secondaires aux périurétérites.

Cette idée de la lésion progressant de dedans en dehors (1) ou de dehors en dedans (2) nous paraît utile également pour classer les périurétérites. Nous décrirons donc:

1. Les périurétérites, *très fréquentes*, faisant suite à une atteinte de l'uretère.

2. Les périurétérites, *beaucoup plus rares*, qui se développent autour d'un uretère sain, au début, mais plus ou moins rapidement atteint à son tour.

Dans les deux cas, le pronostic urologique du deuxième groupe est meilleur que celui du premier, le processus pathologique invétéré étant moins accessible aux traitements.

Les formes proliférantes particulières seront traitées, de manière synthétique pour le bassinet, l'uretère et la vessie, dans un chapitre ultérieur (p. 219).

I. Les urétérites

1. Les urétérites précédées d'une infection urinaire

Ces lésions font suite à des infections du rein ou de la vessie; il faut y ajouter de nombreux cas d'implantations urétérales dans l'intestin ou d'abouchement à la peau. Comme on l'a déjà dit, un uretère qui peut se vider normalement résiste longtemps à l'infection. Il s'agit donc pratiquement toujours d'infections *chroniques* associées à des troubles du transport de l'urine.

Depuis Noël Hallé (1887), on en distingue deux formes:

a) La forme avec obstruction,

quelle que soit l'origine de celle-ci. Elle est le plus souvent bilatérale, l'obstacle étant fréquemment bas-situé. L'uretère est dilaté, flasque; sa paroi est relativement mince; il est gros comme un doigt en général, mais son calibre peut atteindre celui d'une anse grêle et prêter un moment à la confusion en cours d'opération. Il s'allonge progressivement, vraisemblablement du fait de l'hyper-péristaltisme des premiers stades; des méandres se forment, causant des coudures puis des éperons de plus en plus aigus. Cette forme ne s'accompagne en général que de peu de périurétérite. *La dilatation est au premier plan.*

Rappelons qu'il convient de séparer cet aspect de celui du méga-uretère congénital; il s'agit là d'un tube dilaté également, mais presque rectiligne. Les éperons, dont il ne faut pas s'exagérer le rôle obstructif, sont à distinguer soigneusement des valves congénitales, muqueuses exclusivement.

C'est au cours du développement de cette sorte d'urétérite secondaire que peuvent se constituer de faux diverticules urétéraux. Comme dans la vessie, ils prennent naissance à partir d'une poche de muqueuse faisant hernie à travers les fibres musculaires écartées par la distension; le processus est éminemment favorisé par l'effet délétère de l'infection (Holly et Sumcad 1947). McDonald et Calams (1960) ont constamment trouvé de petits diverticules à l'endroit des pertes de substance musculaire, après guérison des urétérotomies pour stricture. Le même phénomène a été observé pour le canal déférent, dont la structure est comparable à celle de l'uretère (von Niederhäusern 1954).

Ces diverticules ne gênent d'ailleurs guère et passent le plus souvent inaperçus. Mims (1960) n'en trouve que 8 cas décrits. Ils sont en général multiples, comme on peut s'y attendre (9 dans le cas de Dolan et Kirkpatrick 1960), ce qui permet de les distinguer des vrais diverticules. Ceux-ci comportent toutes les couches de l'uretère (O. S. Culp 1947). Ils sont uniques et généralement bas-situés, de sorte qu'on ne peut pratiquement pas les distinguer de la terminaison borgne d'un uretère bifide (Innes Williams 1958; Rank, Mellinger et Spiro 1960). La confusion avec l'urétérocèle et surtout avec l'abouchement ectopique de l'uretère dans une urétérocèle est également difficile à éviter et semble avoir été commise plusieurs fois (Culp 1947).

b) La forme sans obstruction

Elle semble un peu plus rare. C'est celle qu'on voit couramment dans les pyélonéphrites chroniques anciennes. L'uretère est alors raide, «empesé», rectiligne et rapproché de la ligne médiane parce que raccourci, entouré le plus souvent d'une forte gaine adhérente de périurétérite. La musculature est en dégénérescence fibreuse; des strictures cylindriques se développent graduellement et l'oblitération complète sous forme de cordon fibreux peut survenir, qui ne tire guère à conséquence, le rein sus-jacent étant déjà fonctionnellement détruit. *L'infection est au premier plan.*

Pour les deux formes, la symptomatologie est extrêmement variée, pouvant aller de la crise lithiasique typique aux malaises les plus vagues, selon les conditions locales. *Dans l'ensemble, quand les symptômes sont plus marqués que ne le laissent prévoir les signes objectifs, la clinique doit nous orienter vers l'uretère.*

L'interrogatoire, très critique, qu'il faut savoir imposer aux malades, permet parfois de localiser l'affection.

Il est clair que, pour les cas légers où quasi-rien n'est objectivable, la part d'interprétation de l'examinateur est énorme. Ainsi, LE DUC (1945), visiblement inspiré par les idées de HUNNER, trouve une symptomatologie urétérale chez 100 militaires sur 15400 admis à l'hôpital; les plaintes se limitent souvent à des «maux de dos», douleurs «appendiculaires» ou «testiculaires», à de l'énurésis. Une pareille extension, sur des données subjectives exclusivement, nous paraît abusive.

A propos des douleurs irradiées, rappelons que celles qui atteignent *le testicule lui-même*, lequel devient alors sensible à la palpation, désigne le haut uretère et le bassinet, alors que l'hyperesthésie *du scrotum* ou des grandes lèvres indique une atteinte du bas-uretère. Les lésions de l'étage moyen ne causent le plus souvent que des douleurs iliaques, antérieures ou postérieures. On conçoit donc que l'appendicite, les hernies ou les cholécystopathies soient fréquemment discutées.

L'examen physique est pauvre dans l'ensemble; les points urétéraux peuvent être électivement sensibles à la pression. Les points supérieurs, on le sait, sont para-ombilicaux; les moyens, à l'intersection de l'horizontale par les épines iliaques antéro-supérieures et de la verticale par les épines du pubis, correspondent aux croisements des vaisseaux iliaques par les uretères; les inférieurs désignent l'abouchement dans la vessie.

La pression sur ces derniers, causant une douleur vésicale et un besoin d'uriner (réflexe urétéro-vésical de BAZY) serait caractéristique de l'urétérite. L'uretère n'est palpable à travers la paroi abdominale que s'il est entouré d'une gangue de périurétérite.

Une pyurie existe dans la règle; mais elle est trop souvent minime, intermittente ou même absente; de sorte que, contrairement au cas de la cystite, on ne peut l'exiger pour le diagnostic.

La cystoscopie donne des indications précieuses, mais non constantes: aspect pathologique des méats urétéraux, éjaculation retardée de l'indigo-carmin, jets affaiblis et peu colorés.

Le cathétérisme urétéral, *par étage*, comme il sera décrit plus loin, permet, le cas échéant, de déterminer l'origine ascendante d'une infection, si celle-ci n'est pas trop ancienne. Cette exploration mériterait d'être faite plus souvent. Notons, comme l'a montré ROCHET, que dans les atteintes bilatérales, les lésions ne sont jamais symétriques; comme dans les lésions chroniques de la pyélonéphrite, *l'asymétrie est la règle*, l'un des côtés étant toujours davantage touché. Ce sont, enfin, *les examens radiologiques* qui objectivent le plus nettement les lésions.

Le pronostic est étroitement lié à la connaissance de la cause déclanchante et à son accessibilité au traitement d'une part, à l'étendue, c'est-à-dire à l'âge des lésions d'autre part. Il est sombre dans l'ensemble, puisque l'urétérite est ici elle-même secondaire à des lésions indélébiles pour la plupart, dont elle aggrave encore le cours. Toutefois, si l'on peut faire la preuve de l'origine vésicale de l'infection, une guérison peut encore être espérée.

La formation d'une sténose cicatricielle pose de nouveaux problèmes, la réinfection précoce ou tardive étant probable. Des contrôles urographiques répétés devraient permettre de ne pas manquer le moment d'une intervention.

Le traitement se confond avec celui des pyuries chroniques. Nous renvoyons donc aux chapitres qui leur sont consacrés.

c) Addendum: les urétérites résiduelles

La pathologie du moignon urétéral infecté laissé en place après néphrectomie mérite d'être mentionnée. Si l'urétérite est d'origine rénale, ce qui est la majorité des cas, le moignon guérit en général sous forme de cordon fibreux. Si par contre l'urétérite est d'origine vésicale, les lésions distales, les plus anciennes, restent en place et peuvent empêcher la guérison (Ljunggren 1948).

Ces cas ne sont pas très rares. Stepita et Newman (1950) ont pu observer 15 empyèmes de moignons d'uretères. Schultze (1954) a rassemblé 94 cas de troubles dus à un moignon infecté; les causes principales des néphrectomies avaient été les lithiases infectées (39) et les sténoses (29), la combinaison des deux formes n'étant curieusement trouvée qu'une fois. Enfin Loef et Casella (1952) ont observé l'apparition d'un carcinome dans un moignon urétéral 16 ans après une néphrectomie pour pyélonéphrite. Bennets, J. F. Crane, J. J. Crane, Gummess et Miles en ont rapporté un second cas, en 1955, diagnostiqué 27 ans après une néphrectomie. On ne saurait donc trop examiner l'uretère au cours d'une néphrectomie pour pyurie chronique pour enlever encore l'uretère inférieur dans la même séance ou sans trop tarder le cas échéant.

2. Les urétérites non précédées d'une infection urinaire

Il s'agit là d'infections *aiguës et localisées*. Il est clair en effet que si l'affection dure quelque peu, le rein sus-jacent souffrira à son tour. Plus le temps passera, plus il sera difficile d'affirmer la priorité d'une lésion sur l'autre. Comme d'autre part, au stade aigu, le diagnostic est difficile à établir matériellement, on conçoit que l'existence de telles urétérites «primaires» ait été contestée. On peut, en effet, toujours garder l'arrière-pensée que la vraie cause, transitoire, a échappé, dont la symptomatologie était semblable: calcul invisible, ou éliminé précocement, spasme prolongé, par irritation locale ou de nature allergique (Burkland 1960).

Des observations, anciennes et récentes, existent toutefois, qui paraissent probantes.

En 1893 et en 1925, Israël put mettre en évidence, lors d'interventions, des lésions infectieuses localisées à un segment d'uretère. Dreyfuss et Goodsitt (1958), intervenant deux fois pour suspicion de calcul non opaque, stricture ou tumeur de l'uretère, ont trouvé également des lésions aiguës localisées. Dans le premier cas, la paroi contenait, en plus de granulations, une masse crayeuse. Le malade ayant fait par la suite une crise de goutte typique, les auteurs se demandèrent s'il ne s'agissait pas là d'une infiltration d'acide urique comparable aux tophis des articulations. Dans le second cas, la muqueuse du bas-uretère était érodée et l'épithélium remplacé par un tissu de granulation. Les tissus environnants paraissaient hors cause et le malade guérit après drainage par un tube en T. En 1958 également, O. Noring a publié un cas semblable: pas de cause décelable à une atteinte basse de l'uretère, dont la paroi était le siège d'un véritable abcès.

Devant ces faits, on peut se demander si la partie inférieure de l'uretère présente une suceptibilité particulière, comme l'iléon terminal dans la maladie de Crohn. La gaine périurétérale prévésicale, dont l'anatomie est particulière, pourrait jouer un rôle pathogénique (D'Alessandro 1960). On verra au chapitre consacré à la périurétérite dite idiopathique ou liposclérose rétropéritonéale compressive, que d'autres hypothèses peuvent être envisagées.

C'est ici le lieu de situer encore le syndrome que Guy L. Hunner, gynécologue du Johns Hopkins Hospital de Baltimore, a propagé avec ardeur dès 1918. Selon sa définition, il s'agit *d'un rétrécissement inflammatoire*, c'est-à-dire produit par l'inflammation de la paroi du canal par congestion et par œdème.

Ces rétrécissements siègeraient surtout au détroit supérieur et dans le ligament large chez la femme. Ce sont des localisations secondaires d'une infection primaire focale, provenant d'un organe quelconque, mais surtout des amygdales (64%), des dents (56%) ou des sinus faciaux (16%).

La symptomatologie est des plus variée; outre le système urinaire, l'appareil digestif, le système génital, le système nerveux, l'appareil locomoteur peuvent être concernés. On comprend alors que cette urétérite, conçue si largement, soit très fréquente pour Hunner, qui pensait en avoir observé déjà 2500 cas en 1927. Le diagnostic objectif est basé uniquement sur la sensation de ressaut (hang) que perçoit l'examinateur en retirant une sonde-bougie munie d'un renflement de paraffine. Hunner était si convaincu de la réalité du syndrome qu'il le trouvait présent dans 90% au moins de ses cas de pyélite, 90% des cas d'hydronéphrose et 100% des cas de calculs, la lithiase permettant donc de postuler a priori l'existence d'un rétrécissement. Le traitement, consistant en des dilatations répétées, serait quasi-miraculeux: 79% des malades guéries ou très améliorées pour HUNNER; 80% et 100% de guérisons pour des confrères acquis à ses idées (RATHBURN 1925).

Les conceptions de HUNNER, auxquelles font cruellement défaut des preuves matérielles, n'ont guère trouvé d'écho ailleurs qu'aux Etats-Unis. D'une manière générale, les urologistes ont gardé, à juste titre nous semble-t-il, une insurmontable méfiance envers des « strictures» non visibles sur des radiographies, ne causant pas de dilatation sus-jacente (W. W. SCOTT 1958) et guérissant si bien après quelques dilatations.

F. LEGUEU et B. FEY (1928) ont excellemment critiqué les vues de HUNNER. Ils lui ont reconnu le mérite, malgré les excès dus à sa grande conviction, d'avoir attiré l'attention sur les symptômes protéiformes que peuvent causer des troubles de l'excrétion pyélo-uretérale et sur l'importance des foyers infectieux éloignés.

Actuellement, on tend à ranger ce syndrome dans les manifestations urologiques psychosomatiques (D. R. SMITH 1959). Il en est de même, curieusement, pour la cystite interstitielle, à laquelle est également attaché le nom de HUNNER. La liposclérose périurétérale pourrait aussi expliquer une partie des cas et le bon effet des dilatations. Il en sera question plus loin.

Enfin, il faut citer encore, dans ce groupe à urine stérile, les urétérites secondaires à des périurétérites. Elles font l'objet du chapitre suivant.

La symptomatologie est celle d'une obstruction plus ou moins complète de l'uretère. L'examen des urines, soit normales et stériles, soit légèrement purulentes, est trompeur.

La chromo-cystoscopie peut révéler le côté atteint.

Le cathétérisme urétéral, tel qu'il faut le pratiquer dans ces cas a été parfaitement décrit par V. ROCHET (1919). Il convient de monter les sondes par étage, en observant et analysant les portions d'urine prélevées à divers niveaux. On peut en déduire, par son aspect, qui s'éclaircit, et son contenu en éléments figurés, qui se raréfient, l'extension de la lésion.

La contre-épreuve est faite en retirant les sondes en plusieurs étapes. C'est l'équivalent du signe de la « butée sanglante» pour les tumeurs de l'uretère, qui mériterait le nom de «signe de la pyurie interrompue».

Le diagnostic est à faire avec pratiquement toutes les causes d'obstruction possibles, le calcul étant tout naturellement le plus souvent discuté; nous n'y insisterons pas.

Le pronostic est bien entendu meilleur dans cette forme d'urétérite, sans pyurie chronique antérieure, que dans les urétérites secondaires. Quant aux strictures résiduelles, il est impossible de se faire une idée raisonnée de leur fréquence d'après les données de la littérature. Elles doivent être rares, comparées aux strictures congénitales. Elles sont traitées dans le volume VIII consacré à la stase.

Le traitement consiste dans la suppression de la stase, la sonde urétérale à demeure étant le moyen le plus simple, et dans la lutte contre l'infection.

II. Les périurétérites

1. Les périurétérites avec uretère malade

Tant en ce qui concerne leur apparition, leur étiologie, leur extension, leur symptomatologie, leur évolution et leur traitement, ces lésions suivent étroitement celles de l'uretère, qui en sont la cause.

Dans les formes aiguës, on décrit:

1. *la périurétérite œdémateuse*, qui constitue la réaction modérée habituelle; c'est un diagnostic opératoire fréquent;

2. *la périurétérite suppurée*, qui sous-entend une altération grave de la paroi urétérale, en général une escarre due à un calcul; les traumatismes sont également en cause, l'extravasation de l'urine créant les conditions favorables à l'éclosion d'une infection.

Dans les formes chroniques, on distingue (Marion 1928, Bachrach 1928):

3. *la périurétérite fibreuse* et

4. *la périurétérite fibro-lipomateuse*, selon que le tissu adipeux voisin participe ou non à la sclérose.

Nous verrons plus loin que nos connaissances de la pathologie graisseuse rétropéritonéale se sont considérablement enrichies ces dernières années.

Sur un trajet plus ou moins long de l'uretère s'est constituée une gaîne *adhérente très difficile à détacher*. Dans les formes avec dilatation, elle peut fixer fortement les uns aux autres les méandres de l'uretère allongé et dilaté. En ce qui concerne l'examen clinique, la périurétérite peut être affirmée si l'on palpe l'uretère comme un boudin fixé à la paroi abdominale postérieure.

Le diagnostic est à faire, si nécessaire même au prix d'une intervention exploratrice, avec la *périurétérite idiopathique*, que nous préférons appeler *liposclérose rétropéritonéale compressive*, pour bien marquer, en évitant la désinence ite que l'uretère est normal au début et plus facile à libérer de sa gangue qu'on pourrait le penser. Il est clair que les lésions avancées des deux affections se confondent. Mais des chances sérieuses de guérison existent, comme il est exposé au chapitre suivant, si l'on peut faire un diagnostic suffisamment précoce.

2. Les périurétérites avec uretère sain

Les lésions progressent ici de dehors en dedans, allant du simple œdème réactionnel à la perforation de l'uretère ou à l'étranglement total.

a) Les lésions infectieuses du voisinage

Ce sont les affections malignes du côlon et les diverticules du gros intestin qui sont au premier rang, avec les pyosalpinx et les phlegmons pelviens chez la femme; l'appendicite surtout rétro-caecale, touche de temps à autre l'adventice de l'uretère. On connaît les cas difficiles où l'indication de l'appendicectomie d'urgence doit être maintenue malgré la mise en évidence d'une pyurie. Des cas d'obstruction urétérale sans fistule urinaire dans des cas d'entérite régionale ont été notés 7 fois (soit dans environ 3% des cas) par Rominger, Flandreau, McGinnis et Schnall (1961).

Enfin, une étiologie inhabituelle a été mentionnée par Lindsjö (1924), qui observa une fistule urétérale secondaire à une coxite à droite, avec formation de séquestres.

L'étude de ces diverses affections sort du cadre de ce chapitre.

b) La liposclérose rétropéritonéale compressive

Au contraire, cette affection encore peu connue, et dont la fréquence paraît augmenter, nous semble mériter une relation assez complète.

α) Pathologie

Depuis une douzaine d'années, la littérature, anglo-saxonne surtout, s'est enrichie de textes concernant une affection rétropéritonéale qui comprime le plus souvent les uretères, mais aussi les gros vaisseaux.

C'est une maladie qui intéresse au premier chef l'urologie, mais aussi, pour les problèmes généraux qu'elle pose, la médecine interne et la chirurgie.

Ses dénominations sont nombreuses: periureteral fibrosis, periureteritis plastica, periureteritis obliterans, inflammation rétro-péritonéale, hydronéphrose non-spécifique, fibrose rétropéritonéale, fibrose idiopathique ou non-spécifique, adénoliposclérose rétropéritonéale, adiponécrose, granulome lipophagique, chronic periureteric lymphangitis, liposclérose péri-urétérale, perirenal ou Gerota's fascitis, rétrécissement urinaire idiopathique, Ormond's syndrome.

Si les descriptions varient quelque peu, une certaine unité n'est pas contestable. Chaque auteur ayant apporté quelques précisions, le moment nous paraît venu de faire un bilan détaillé, comme l'ont fait récemment J. Cibert, L. Durand et Cl. Rivière (1956) et J. Hamburger, G. Richet et H. Ducrot en France (1957) et F. J. Götzen en Allemagne (1960).

Il s'agit *d'une transformation du tissu cellulaire rétropéritonéal en une gangue scléreuse qui étrangle progressivement les uretères et les gros vaisseaux* (Fig. 1 et 2). L'uretère offrant le moins de résistance à la compression, le système urinaire est le premier à souffrir.

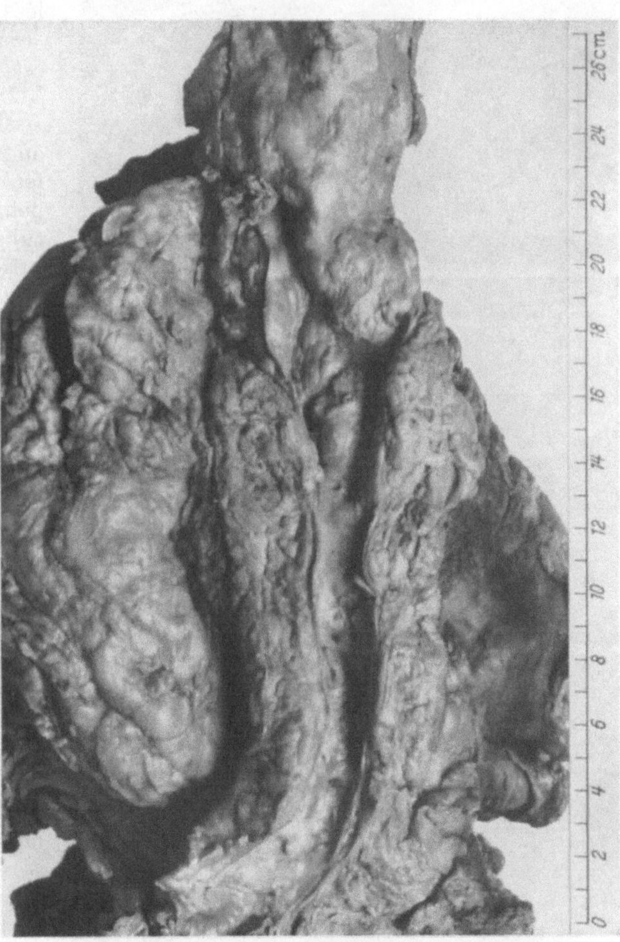

Fig. 1. *Chéloïde rétropéritonéale.* On voit que l'aorte abdominale est comprimée par la scléro-lipomatose (au niveau du cm 6 de la règle métrique). (Cliché de l'Institut pathologique de Genève, Dir. Prof. E. Rutishauser)

Il est essentiel de noter que *la paroi urétérale elle-même n'est pendant longtemps nullement pénétrée par des tissus pathologiques*, ce qui est capital pour la thérapeutique (Fig. 2).

Mais quand la stase qui résulte de la compression s'infecte et qu'une urétérite chronique s'installe, les lésions perdent leur pureté et *l'on ne peut bientôt plus distinguer, localement, cette forme de l'habituelle périurétérite sclérolipomateuse.*

La plupart des auteurs décrivent une large bande fibreuse allant, par devant les uretères et les gros vaisseaux d'un côté à l'autre (Fig. 3); cette sangle épaisse tire l'uretère vers l'arrière et vers la ligne médiane, du niveau du bassinet jusqu'au croisement des vaisseaux spermatiques. C'est donc la partie moyenne qui est la plus souvent comprimée (Fig. 2). Hackett (1958) a comparé cette sclérose à la maladie de Dupuytren et à la maladie de la Peyronie; jusqu'ici ces deux affections n'ont pas été signalées en cas de périurétérite.

L'épaisseur de la gangue est variable, de quelques mm à 2—3 cm (Fig. 3).

La teinte du tissu est grise ou verdâtre, sa consistance est ferme, fibreuse; ou bien, elle peut être celle d'un «ganglion tuberculeux avant la caséification» (Houston 1957). Des plaques calcifiées ont été constatées (Park et Jones 1958). Le péritoine est souvent un peu adhérent, mais on peut le repousser sans trop de peine.

Il semble exister chez l'homme une tendance à l'atteinte du haut du segment moyen de l'uretère (Hamburger, Richet, Ducrot 1957; de Gennes, Bricaire, Tourneur et Cournot 1960; Fig. 4); chez la femme, les lésions se rapprochent plutôt du détroit supérieur (Mulvaney 1958).

Toutefois, le processus déborde aussi volontiers vers le haut que vers le bas.

Paull, Causey et Hodges (1955) ont décrit un cas de *perinephritis plastica*, qui enveloppait le bassinet et le haut uretère.

Ayant prélevé en bloc, pour suspicion de tumeur maligne, le rein gauche, la surrénale gauche, la rate, la queue du pancréas, l'angle splénique du côlon, un morceau du diaphragme et des ganglions lymphatiques, les auteurs constatèrent que la gangue, qui envoyait des digitations vers les calices, commençait seulement à pénétrer le cortex d'un rein par ailleurs normal. Il s'agissait histologiquement de conjonctif bénin. L'uretère supérieur était comprimé, mais normal.

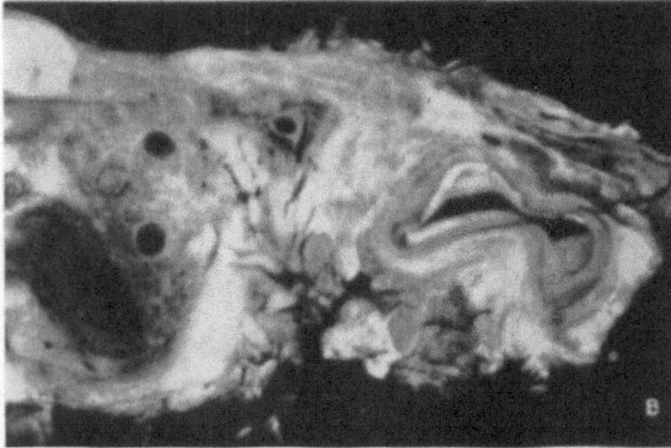

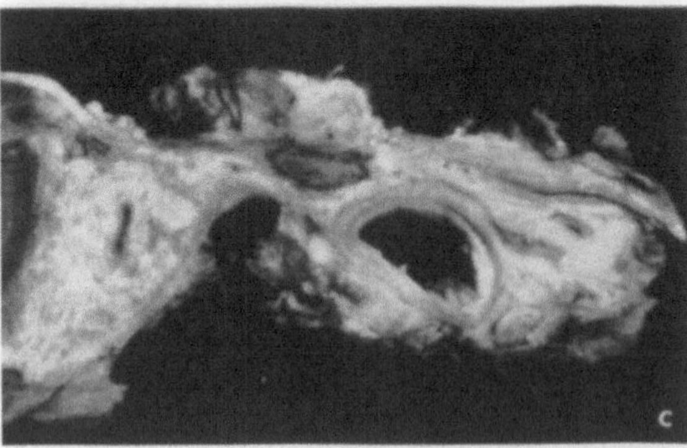

Fig. 2. A—C. *Liposclérose rétropéritonéale compressive.* Coupe à divers niveaux de l'arbre urinaire: *en haut* (pôle supérieur du rein) et *au milieu* (hile rénal), l'aorte est déformée en sablier par la gangue qui l'enserre; *en bas* (pôle inférieur du rein), on voit l'uretère entouré d'une gangue cylindrique qui le comprime. (Raper 1956 et Hutch, Atkinson et Loquvam 1959)

Hewett et Headstream (1960) rapprochent de cette affection une *péricystite* qui englobait le col de la vessie, le trigone et les portions inférieures des deux uretères. De même, le malade de Popham et Stevenson (1960) présentait une masse fibreuse du petit bassin, supérieure à la prostate et antérieure au rectum.

A. THELEN (1961) a publié 3 observations d'inflammations sclérosantes paravésicales primitives qui envahissaient, à des degrés divers, la paroi vésicale et même la musculature abdominale antérieure, ce qui constituerait selon l'auteur un caractère particulier.

C'est cette forme bilatérale qui paraît nouvelle. On conçoit mal, en effet, que ces lésions aient jusqu'ici passé inaperçues des pathologistes.

HAFERKAMP (1959) estime vraisemblable qu'elles étaient décrites comme des tumeurs sarcomateuses ou comme des staphylomycoses (SCHLAGENHAUFER 1916).

Dans un des cas récents (1956) publiés par MARGOLES et McQUEENEY (1960), un examen histologique extemporané donna le diagnostic erroné de carcinome périurétéral; après néphrourétérectomie, on ne put retrouver du tissu tumoral.

En 1935 déjà, toutefois, OBERLING décrivait le xanthogranulome rétropéritonéal, puis dès 1948, BLANC et RUTISHAUSER mirent en évidence des chéloïdes rétropéritonéales.

Les formes unilatérales sont, elles, mieux connues. CIBERT, DURANT et RIVIÈRE rappellent qu'ALBARRAN a parfaitement fait la différence, au début du siècle, entre les formes unilatérales avec et sans lésion importante de l'uretère. Il exécuta le premier, trois fois avec succès, la libération de l'uretère. *Ces formes localisées, unilatérales ou non, dont il est d'ailleurs fort malaisé de faire le bilan rétropéritonéal exact en cours d'opération, il semble logique de les considérer comme des formes abortives, stabilisées ou peu avancées des formes complètes bilatérales.*

PARK et JONES (1958), intervenant à deux reprises ont constaté des lésions d'âge différent des deux côtés; CHISHOLM, HUTCH et BOLOMEY (1954) et RAPER (1955) ont fait des constatations semblables.

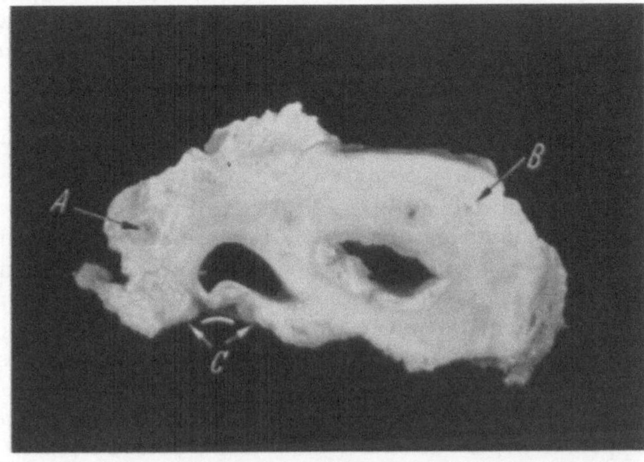

Fig. 3. *Liposclérose péritonéale compressive.* Les deux artères iliaques primitives et les deux uretères (A et B) sont pris dans la plaque de sclérose. La face antérieure de la veine cave (C) adhère à la masse. (HUTCH, ATKINSON et LOQUVAM 1959)

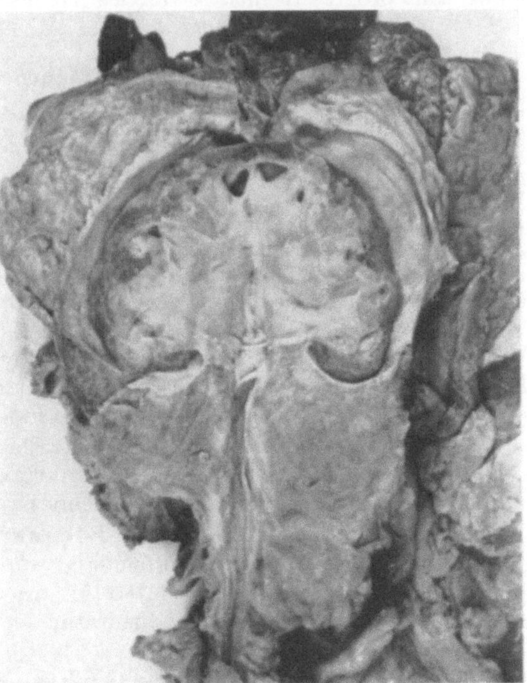

Fig. 4. *Liposclérose rétropéritonéale compressive.* La masse scléreuse étrangle ici le tiers supérieur de l'uretère, jusqu'au bassinet. Hydronéphrose et atrophie consécutive du parenchyme rénal. (HAFERKAMP 1959)

Notons pour terminer, dans le même ordre d'idée, que Caroli, Paraf et Herzog ont signalé, en 1942, une curieuse sclérolipomatose du hile du foie ou pédiculite engaînante hépatique, qu'on devrait pouvoir rapprocher de l'affection rétropéritonéale.

On imagine déjà que selon l'expansion, l'évolution, l'étiologie aussi, vraisemblablement, les formes cliniques seront multiples; mais elles garderont en commun un aspect au moins: *cette insidieuse compression de l'un ou des deux uretères*, qui cause l'intervention de l'urologiste.

De ce qui précède, on conçoit la difficulté de trouver une dénomination correcte qui n'outrepasse pas nos connaissances.

Cibert et coll. proposent, avec des réticences, le terme de «périurétérite primitive», pour marquer que l'uretère lui-même n'est pas atteint.

Nous ne pouvons nous résoudre à appeler primitive une affection pour laquelle les étiologies probables ne manquent pas. Les inconvénients de cette dénomination nous paraissent l'emporter sur ses avantages. Le terme d'oblitérant nous paraît également fâcheux, qui implique soit l'idée d'une destruction soit celle d'une obstruction, c'est-à-dire d'un obstacle à l'intérieur du canal. Par ailleurs, le bassinet et la vessie peuvent être touchés. Nous donnons donc la préférence à l'appellation plus générale, mais claire pour l'essentiel, de *liposclérose rétropéritonéale compressive.*

Nous pensons désigner ainsi une lésion histologique et une localisation précises et indiquer que l'appareil urinaire et les gros vaisseaux, eux-même hors cause au début, sont progressivement étranglés par les tissus qui les entourent.

β) Fréquence

La première observation utilisable, on l'a vu, est sans doute celle d'Albarran (1902). En 1937, Pérard et Orsini publièrent un cas qui doit être considéré comme princeps.

Ces auteurs ont rapporté l'histoire d'une malade anurique, chez qui les sondes urétérales étaient arrêtées sans raison apparente à 15 cm des deux côtés. Ils pratiquèrent une néphrostomie à droite, puis une néphro-urétérectomie à gauche; l'uretère enlevé consistait en un cordon fibreux sans trace d'épithélium dans son tiers moyen. Au-dessus il était dilaté; au-dessous normal. Les auteurs se posèrent la question d'un processus oblitérant métamérique, d'origine vasculo-nerveuse.

La même année parut un travail en langue allemande de W. Rischar; à propos de reins muets pour des causes diverses, cet auteur évoquait la possibilité d'un étranglement de l'uretère secondaire à des lésions de sa gaîne.

J. K. Ormond, en 1948, sans connaître la publication de Pérard et Orsini, étudia parfaitement deux malades; son travail eut le mérite de stimuler les publications américaines, puis européennes.

En 1954, Chisholm, Hutch et Bolomey ajoutaient un huitième cas aux sept connus. Raper, en 1955, pouvait rapporter 3 observations personnelles.

En 1956, Cibert, Durant et Rivière ajoutaient 5 nouveaux cas personnels aux 16 qu'ils trouvaient dans la littérature.

Knowlan, Corrado, Schreiner et Baker trouvaient en 1960 37 observations dans la littérature américaine; de Gennes, Bricaire, Tourneur et Cournot, la même année, dénombraient 43 observations. En 1960, J. K. Ormond pensait que 100 cas environ avaient été publiés. Il est vraisemblable, comme le pensent Cibert et coll., que bien des chirurgiens ont gardé pour eux des observations analogues, qu'ils considéraient comme des curiosités trop rares pour mériter attention; on peut penser, si l'on tient compte des étiologies probables, que *l'affection n'est pas si rare qu'on le croit et que sa fréquence pourrait augmenter.*

Dans la revue de HACKETT (1958), on trouve 16 hommes pour 6 femmes. Cette proportion de 3—4 hommes pour 1 femme est celle que donnent également KNOWLAN, CORRADO, SCHREINER et BAKER (1960) et POPHAM et STEVENSON (1960).

En ce qui concerne l'âge des malades, la 4e décade paraît surtout atteinte, au début pour les femmes, soit vers 30 ans, un peu après pour les hommes, soit après 40 ans. ORMOND (1960) signale que 64% des cas publiés concernaient des malades entre 40 et 60 ans; le plus jeune malade avait 8 ans, le plus âgé 75 ans.

L'affection était bilatérale 17 fois sur 22 dans la série de HACKETT; unilatérale 3 fois à droite, 2 fois à gauche. Il semble bien (BATES 1959) que les cas unilatéraux soient plus fréquents à droite.

Jusqu'à présent, les Blancs sont pratiquement seuls atteints.

γ) Etiologie — pathogénie

L'étiologie est encore mystérieuse. Mais l'hypothèse émise par la grande majorité des auteurs est *celle d'une infection, peu virulente et de longue durée, des lymphatiques rétro-péritonéaux*, lesquels drainent les systèmes digestif, génital et urinaire.

Il nous paraît nécessaire de rappeler ici quelques points de l'anatomie des lymphatiques urinaires et des enveloppes graisseuses du rein, utiles pour la discussion de la pathogénie. ALICE PARKER (1940), qui a injecté plus de cent cadavres humains, a montré, après SAKATA (1903) et MacKENZIE et WALLACE (1935), que les vaisseaux lymphatiques du tiers moyen de l'uretère suivent le réseau artériel irrigant la région, à savoir les artères spermatiques ou utéro-ovariennes et les petites artères issues de l'aorte lombaire et des iliaques communes. Une injection des lymphatiques de cette région ne se propage guère, ni vers le haut, ni vers le bas. Tout de même, cet auteur a décrit une anastomose, *n'existant qu'à droite*, entre les systèmes collecteurs des tiers inférieur et moyen de l'uretère. Nous relevons ce détail pour le rapprocher, avec prudence, de la légère prédominence droite de la périurétérite.

Les conclusions de ces recherches sont claires: il n'y a pas de voie lymphatique directe d'un certain calibre de la vessie au rein; l'ordonnance de ces vaisseaux est segmentaire; les lymphatiques du bas-appareil se déversent dans les ganglions de la bifur-

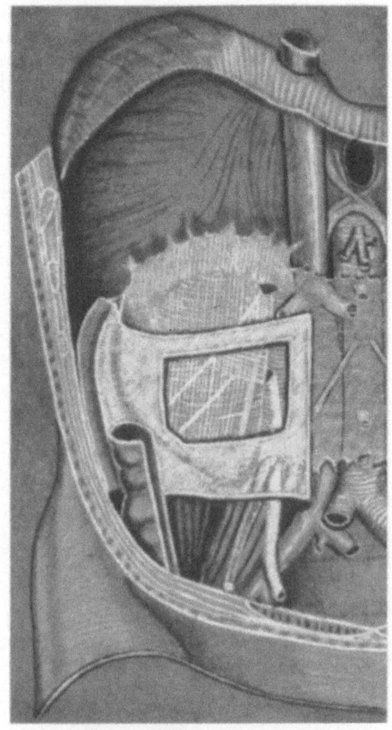

Fig. 5. *Anatomie de la loge rénale.* Le péritoine postérieur a été fenêtré pour qu'on puisse voir la partie inférieure de la lame de ZUCKERKANDL (figurée par un treillis). L'entonnoir que représente la loge rénale est bien visible. La seule communication avec le bassin est l'orifice qu'empruntent l'uretère et les vaisseaux spermatiques. (J. A. BAUMANN 1945)

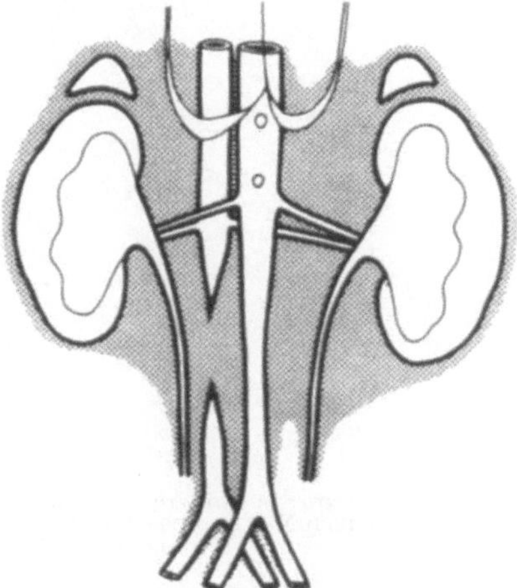

Fig. 6. *Liposclérose rétropéritonéale.* Schéma du cas de W. BLANC (1951)

cation aortique. Du côté droit, du fait, d'une anastomose assez constante avec l'étage moyen, on est en droit d'admettre toutefois un passage partiel au relai supérieur.

On ne peut d'autre part passer sous silence les travaux de K. M. WALKER (1913), qui semble avoir pu mettre en évidence un plexus de capillaires lymphatiques, ininjectables, formant un véritable manchon périurétéral de la vessie à la capsule rénale. Cet auteur, au cours de recherches fort soigneuses, a injecté dans l'urètre du cobaye des bacilles prodigiosus,

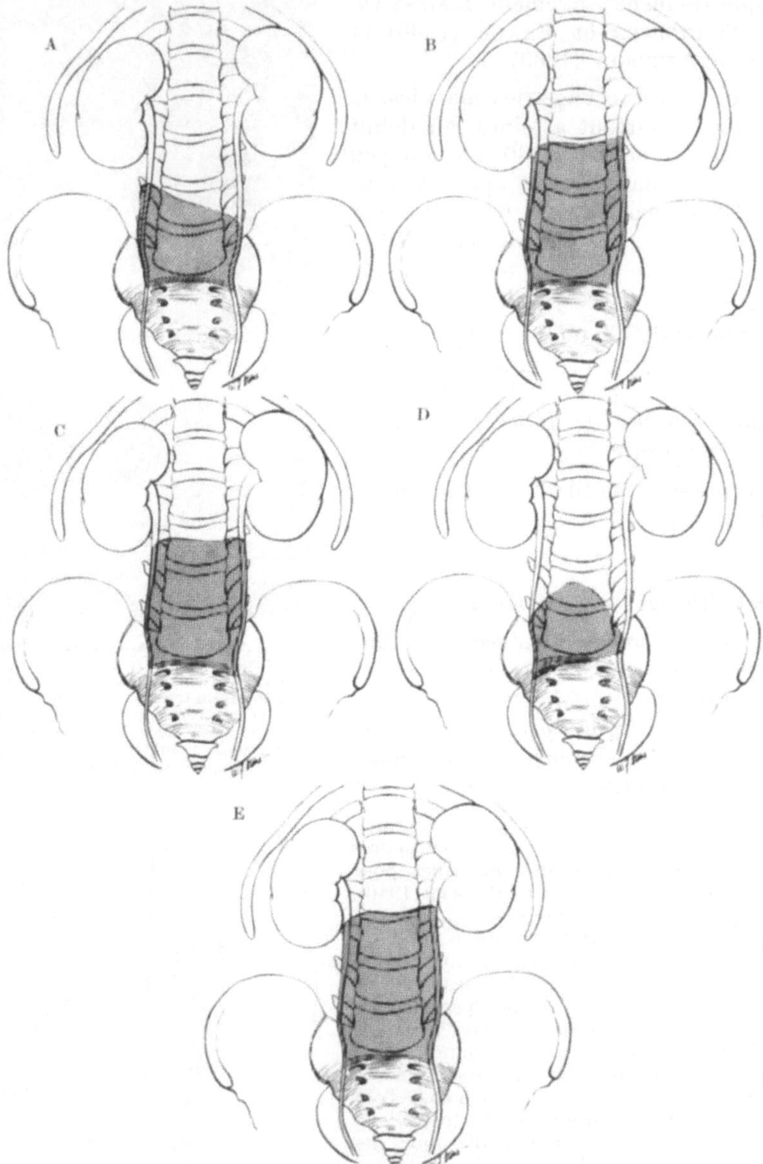

Fig. 7 A—L. *Liposclérose rétropéritonéale.* Représentation schématique de l'extension des lésions dans les cas de ORMOND, BRADFIELD, MILLER, LIPIN, MEISEL et LONG, RAPER, CHISHOLM, HUTCH et BOLOMEY, et HUTCH, ATKINSON et LOQUVAM (HUTCH, ATKINSON et LOQUVAM 1959)

puis des granules de carmin, de fines particules de carbonate ferreux, des bacilles gram positifs. Il les a constamment trouvés, un certain nombre d'heures plus tard, sur des coupes, *en dehors* de l'uretère, dans l'adventice, jusqu'à la capsule rénale, le parenchyme restant libre et le sang et l'urine stériles dans le cas des essais bactériens. Ces travaux n'ont guère rencontré l'écho qu'ils méritaient; d'abord du fait de la guerre sans doute, puis parce qu'ils tendaient à démontrer, contre l'opinion d'ALBARRAN, puis de WILDBOLZ, laquelle s'est imposée, que l'infection tuberculeuse, pouvait gagner le rein à partir du bas-appareil sans qu'une stase urinaire soit nécessaire. Citons encore WINSBURY-WHITE (1933) qui démontra l'ascension périurétérale de pigment injecté dans le cervix du cobaye.

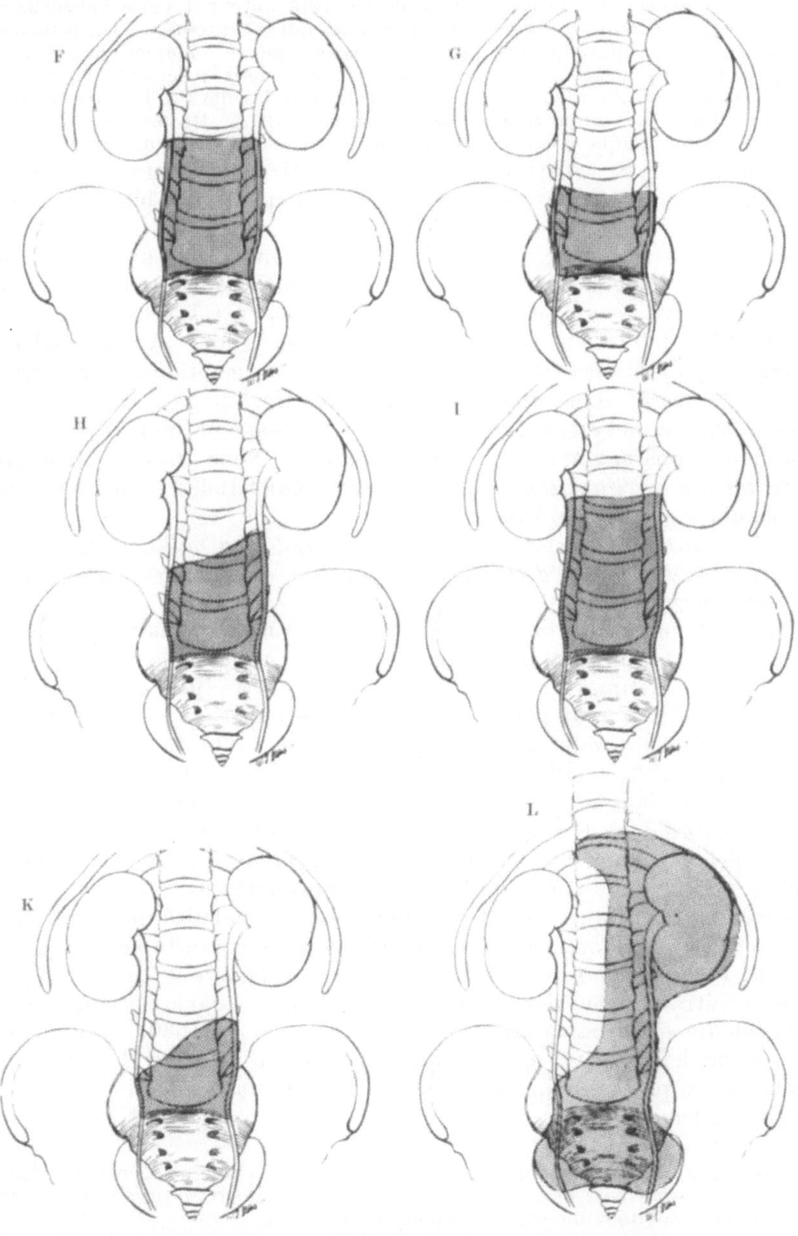

Fig. 7. F—L

En ce qui concerne les enveloppes graisseuses du rein, les travaux de J. A. BAUMANN (1942) ont modifié les conceptions anatomiques classiques de cette région (Fig. 5). La lame rétro-rénale de ZUCKERKANDL, qui sépare les graisses péri et pararénale, descend du diaphragme derrière le rein, l'enveloppe par-dessous et sur son bord externe et vient se fixer au péritoine postérieur. Le fascia prérénal de GEROTA n'existe pas; c'est la couche profonde du péritoine

pariétal qui a été décrite sous ce nom. La loge rénale est donc fermée du côté externe et à
sa partie inférieure, contrairement aux descriptions classiques. La seule communication avec
le bassin est celle qu'emprunte la gaine de l'uretère; c'est l'orifice, déjeté vers l'intérieur, de
l'entonnoir que représente la loge rénale. Du côté interne «la loge péri-rénale n'est fermée
que par des adhérences conjonctives qui se développent autour des gros vaisseaux axiaux,
entre eux et le péritoine ou les nerfs et lymphatiques qui les entourent. On peut donc très
bien admettre qu'un liquide quelque peu inflammatoire puisse remanier ces adhérences, et
créer ce que le doigt de l'anatomiste ou du chirurgien peut réaliser facilement au même endroit:
une fistule faisant communiquer les deux loges périrénales devant les gros vaisseaux et
derrière le péritoine pariétal postérieur» (J. A. Baumann 1942). Remarquons, en outre, que
le pancréas se trouve plaqué immédiatement contre cette communication virtuelle.

Les schémas de Blanc (1951) (Fig. 6) et de Hutch, Atkinson et Loquvam
(1959) (Fig. 7) montrant les zones atteintes recoupent très bien la description
ci-dessus.

Ce sont donc ces tissus rétropéritonéaux situés entre les 2 uretères d'une part
et la graisse périrénale, à l'exclusion de la pararénale, d'autre part, qui paraissent
en cause. *Ces régions sont particulièrement riches en lymphatiques.*

L'hypothèse habituelle d'une propagation au grand système adéno-lipo-
conjonctif rétro-péritonéal d'une infection digestive, génitale ou urinaire basse
sans urétérite paraît donc anatomiquement fondée.

L'anamnèse permet en effet de retrouver le plus souvent des épisodes infectieux
plus ou moins apparents ou plus ou moins oubliés. Nous arrivons ainsi à la conception large d'une *rétropéritonite chronique* (Stelzner 1960), dont les nombreuses
causes possibles sont faciles à imaginer.

*L'atteinte partielle ou totale, haute ou basse, isolée ou multiloculaire s'explique
par la diversité des causes déclanchantes, par leur évolution et vraisemblablement
encore par le terrain.*

Le groupe le plus important des affections en cause est constitué par les ulcères
duodénaux, les dysenteries bacillaires, les côlites, ulcéreuses ou non, les cholécystopathies, les traumatismes abdominaux; Amselem (1950) incrimine les traumatismes opératoires, qui pourraient causer des cicatrices rétropéritonéales du
fait des résorptions et sans doute de la présence irritante de matériel de suture;
à ce propos, Houston (1957) a pensé que les traitements antibiotiques, dont
presque aucun malade n'est exempt, surtout parmi les opérés, pourraient rendre
les infections torpides, abortives, chroniques d'emblée. C'est pourquoi ces lésions,
dont on a peine à croire qu'elles aient passé inaperçues jusqu'ici, commencent à
apparaître maintenant, après une dizaine d'années d'abus.

Néanmoins, l'existence de telles lésions chez des malades qui n'ont sûrement
pas été traités auparavant par les antibiotiques est incontestable.

Brosig (1960) rapporte deux cas de pancréatite ayant causé des nécroses
graisseuses rétro-péritonéales; il conseille d'insister, dans l'anamnèse, sur la
vésicule biliaire et le pancréas. Avant lui, Ferguson (1936) avait déjà attiré
l'attention sur les rapports anatomiques du pancréas avec les 2 hiles rénaux; il
avait observé le processus inverse: péripancréatite après infection rénale. Heim
(1959) cite également, comme cause possible de compression urétérale, la pancréatite, la duodénite, les tumeurs gastriques.

Les affections intestinales dont on sait fort bien qu'elles peuvent gêner, par leur masse
inflammatoire, le transport de l'urine, à savoir l'appendicite rétrocaecale, la diverticulite,
l'iléite terminale, méritent un mot de commentaire.

Au stade aigu, ou dans les formes chroniques claires, comme en cas de fistule entre les
systèmes digestif et urinaire, on doit les écarter, comme le font Cibert, Durand et Rivière.
Mais dans les formes atténuées, ou traitées, on conçoit bien que l'infection puisse couver
dans les lymphatiques rétro-péritonéaux.

L'iléite régionale, ou maladie de Crohn, qui cause des lésions ulcéreuses, granulomateuses, sténosantes, à tendance fistulisante, nous paraît spécialement suspecte. Ginsburg
et Oppenheim (1948) ont décrit 5 cas de perforation transmésentérique de l'iléon, aboutis-

sant dans l'espace rétropéritonéal et stimulant des abcès d'origine rénale. Ils attirent l'attention sur l'éventuelle pauvreté de la symptomatologie intestinale comparée à l'urinaire. Si les propres collaborateurs de CROHN n'ont, dans ces cas, pas fait le diagnostic d'iléite régionale, on est en droit de penser que l'affection est souvent méconnue et que l'éventuelle manifestation rétro-péritonéale passe pour primitive.

Notons encore, à ce propos, que les affections de l'intestin grêle atteignent les tiers moyen et inférieur de l'uretère *droit* en général, du fait que l'insertion du mésentère renferme les voies lymphatiques, alors que les maladies du gros intestin (diverticulite surtout et tumeurs) touchent plutôt l'uretère gauche ou la vessie. La localisation devrait donc aider à faire le diagnostic étiologique.

En ce qui concerne les organes génitaux féminins et leurs inflammations, la même pathogenèse est défendable et assez unanimement admise. Rappelons que les troubles excrétoires urinaires après les opérations de WERTHEIM sont fréquents, de l'ordre de 15 à 20%. Il n'est pas improbable qu'une part relève de cette pathogénie.

Pour le système urinaire, c'est évidemment le bas-appareil exclusivement qui peut être incriminé. Pour l'homme, il existe une observation de R. GAYET (1955), dont le malade présentait une épididymite chronique. Les affections du carrefour uro-génital sont également citées (MULVANEY 1958).

D'ALESSANDRO (1959), estime que c'est de l'étage sus-diaphragmatique que proviendraient les infections, d'où la localisation autour des gros vaisseaux. A ce propos, signalons déjà que BLANC, dont les travaux seront cités plus loin, a décrit un cas de liposclérose prévertébrale médiastinale. HAWK et HAZARD (1959) ont publié un cas de médiastinite sclérosante pour cinq cas de rétropéritonite sclérosante.

Seul, à notre connaissance, MULVANEY (1958) a retrouvé, en cultivant du tissu périurétéral les germes qu'il avait isolés dans la sécrétion prostatique. POPHAM et STEVENSON (1960) ont recherché, sans succès, le lymphogranulome vénérien.

Rien n'empêche d'incriminer des infections plus rares (melittococcie, virus). Mais il est clair que la rareté des preuves bactériologiques constitue une hypothèque sérieuse pour l'étiologie infectieuse, que les travaux futurs permettront peut-être de lever.

Trois observations méritent une mention particulière; LANDES et HOOKER (1952) ont observé, après extravasation de substance de contraste par une incision de lithotomie, la formation d'un tissu cicatriciel épais de plusieurs mm et semblable à des métastases *carcinomateuses*.

Etudiant les lésions dues au thorotrast employé jadis comme substance de contraste, R. WEYENETH (1958) a noté des fibroses particulièrement denses des tissus périrénaux et périurétéraux; dans l'un de ses cas, l'uretère était pris jusqu'au petit bassin dans des lésions qui n'avaient respecté que l'épithélium. Il notait que cette dystrophie s'expliquait mal par la seule action de corps étrangers, même radioactifs.

Dans l'observation de TREVER (1958), lors d'une première exploration, les tissus périurétéraux prélevés ne montraient que des cicatrices fibreuses; des ganglions, plus profonds, enlevés au cours d'une deuxième opération permirent de faire le diagnostic ferme de sarcome à cellules réticulées.

Récemment, VINCENT et NAGY (1961) ont émis l'hypothèse d'une origine veineuse (phlébite du bassin).

Des irritations fort diverses paraissent donc aboutir au même résultat.

En 1951, W. BLANC, dans un ouvrage consacré à la pathologie des tissus graisseux, a décrit un syndrome caractérisé par une *polyadénopathie* associée à une *dysprotéinémie et à une liposclérose prévertébrale progressive*. Selon son hypothèse, un facteur nocif, connu ou inconnu ici la lymphadénite, déborderait sur le tissu graisseux, dont la nécrose libérerait des lipides irritants; dans le cas d'une dysprotéinémie associée, il en résulterait, au lieu des cicatrices habituelles, une liposclérose progressive, où la hyalinose prime sur toutes les autres altérations. *Le terrain humoral déterminerait l'évolution chéloïdienne des stéato-nécroses*; on pourrait considérer l'affection comme une «goutte lipoïdo-protidique». Ne ferait donc pas une telle évolution «qui veut».

Le cas décrit dans la thèse de M. CORNU (1950), sous le titre de phlegmon ligneux rétropéritonéal, correspond parfaitement aux descriptions antérieures et postérieures des urologistes. ORMOND (1948) avait décrit une *chéloïde* dans son premier cas. Du fait de l'importante hyalinose qui oblitère les autres tissus, l'atteinte lymphatique et les nécroses graisseuses sont souvent difficiles à voir; et les histogenèses proposées peuvent varier: rareté des manifestations vasculo-sanguines pour HAMBURGER, RICHET et DUCROT (1957), présence de bourgeons vasculaires, granulomes authentiques pour HAFERKAMP (1959), qui dans ses six cas personnels, a pu suivre les transformations jusqu'au stade hyalin.

FRANCKE et WIGGERS (1958), sans avoir apparemment connaissance des travaux de BLANC ont fait une description histologique analogue. Notons en passant que le diagnostic histologique se pose avec la maladie de Hand-Schüller-Christian et peut-être avec l'amyloïdose; la discussion entre spécialistes n'est certainement pas close.

Les gros vaisseaux montrent très fréquemment des lésions, dont on ne sait si elles sont primitives ou secondaires; elles doivent jouer un rôle dans l'extension des lésions, une vie ralentie favorisant les nécrobioses et les imprégnations par des substances étrangères (BLANC). Ainsi RAPER (1956) décrit deux cas où les artères régionales étaient thrombosées; l'un des malades souffrait de claudication fessière.

L'hypothèse d'une vasculite ou d'une maladie du collagène a bien entendu été soulevée, sans preuve jusqu'ici (KNOWLAN, CORRADO, SCHREINER et BAKER 1960).

La dysprotéinémie décrite par BLANC consiste dans une chute du taux des albumines et dans une élévation de celui des globulines α_1, α_2 et γ, les bétaglobulines restant normales. Le malade de HAMBURGER et coll. n'avait qu'une légère modification du profil électrophorétique, dans le même sens d'ailleurs. L'un des quatres premiers cas de HAFERKAMP (1959), malheureusement le seul dont les protides avaient été étudiés, avait des albumines basses et des globulines hautes. DE GENNES et col. (1960) ont décrit une baisse massive des albumines et une élévation du taux des globulines α_2 et γ.

Les observations ne mentionnent malheureusement pas les taux des protides sanguins. Une exception tout de même: POPHAM et STEVENSON (1960), qui insistant sur une déficience du facteur VII de la coagulation, indiquent, sans le relever d'ailleurs, des albumines basses et des globulines hautes chez leur malade. Ces modifications des protéines sanguines sont-elles primitives, ou secondaires à une infection chronique? Il est trop tôt pour donner une réponse (G. RIVA 1957). Signalons encore que récemment COX et DEEDS (1958) ont pu créer des lésions xantho-fibromateuses abdominales chez le Rat, à l'aide d'une alimentation particulière; on peut en tirer argument pour une théorie métabolique de l'affection. Souhaitons que l'étude des protéines soit faite régulièrement à l'avenir. *Les lipides sanguins*, qu'il serait également intéressant d'étudier dans cette affection, ne sont pas connus jusqu'ici.

δ) Sémiologie

Les développements du paragraphe précédent font prévoir une symptomatologie disparate. Les anamnestiques, soigneusement dépouillés et recoupés, seront particulièrement précieux. Dans la série de HACKETT (1958), 4 malades sur 22 avaient subi des traumatismes abdominaux, 7 avaient souffert d'entérite ou de côlite peu avant le début des symptômes proprement dits.

La recherche de *suppurations durables*, quelles qu'elles soient, de *tendances inexpliquées aux infections urinaires, d'opérations abdominales*, mais aussi sur la colonne vertébrale, est indispensable.

Les plaintes varient d'autant plus qu'elles concernent peut-être des maladies diverses, dont la périurétérite n'est que la complication: malaises les plus divers, fatigue, soif excessive, perte de poids, anorexie, nausées, vomissements, distension abdominale, diarrhées, douleurs abdominales en ceinture, ou tendant à se latéraliser; en bref, c'est un tableau d'insuffisance rénale progressive. L'impotence et la perte de la libido ont été signalées. Les malades se plaignent parfois d'une sensation de poids dans un des quadrants inférieurs de l'abdomen, se modifiant parfois en crampes, irradiant à la cuisse et aux organes génitaux et désignant ainsi l'uretère. Mais cette éventualité d'une colique néphrétique nette n'est pas la règle. La fièvre, fréquente et de courte durée, est souvent remarquée; aucune périodicité n'a été notée jusqu'ici. *Dans un tiers des cas toutefois, l'oligo-anurie attire, tardivement, l'attention sur l'appareil excréteur urinaire.*

La tension artérielle est parfois un peu élevée; on n'en peut guère tirer de conclusion.

La palpation de l'angle costo-vertébral est de temps à autre un peu douloureuse. Enfin des symptômes de troubles vasculaires périphériques peuvent être présents.

L'examen physique est en général très pauvre; on perçoit rarement de gros reins. MILLER et coll. (1952) et BRADFIELD (1953) ont palpé la gangue entourant l'uretère. MULVANEY (1958) estime, après coup, qu'il aurait dû le faire.

Il est vraisemblable que, si l'on pense à l'affection et qu'on palpe sous narcose, ce signe important sera noté plus souvent. La découverte d'un foyer inflammatoire génital ou rectal peut mettre sur la voie, si l'on sait ne pas s'arrêter à cette seule lésion. Un signe semble avoir de l'importance pour le diagnostic d'une masse rétro-péritonéale: *le decubitus ventral soulage les malades*, qui, de plus, lorsqu'ils ne sont pas observés, laissent volontiers pendre le haut du corps hors du lit, réalisant ainsi une flexion du tronc. Les signes de compression vasculaire sont intéressants mais rares: œdème des membres inférieurs ou du scrotum (CHISHOLM, HUTCH et BOLOMEY (1954), claudication fessière surtout, auscultation d'un souffle crural.

Le laboratoire donne des résultats d'insuffisance rénale plus ou moins accusée ou d'infection chronique. L'urée est presque toujours un peu élevée. L'anémie est fréquente; la série blanche peut aller de la formule normale jusqu'à celle d'abcès (TALBOT et MAHONEY 1957).

La vitesse de sédimentation est très souvent *fortement accélérée*, ce qu'il faut rapprocher de la *dysprotéinémie*; nous avons vu qu'elle consiste, banalement, en une diminution du taux des albumines et en une hyperglobulinémie (α_1, α_2 et γ).

L'urine est souvent normale et l'a toujours été auparavant, ce qui, jusqu'ici, a trop souvent fait exclure le diagnostic. Tout de même, dans la moitié des cas environ, on met une pyurie en évidence et l'on cultive un ou plusieurs germes habituels.

L'urographie intra-veineuse peut être révélatrice de la compression, mais elle est tributaire de la fonction du rein.

La chromo-cystoscopie donne des renseignements de premier ordre: fonctionnement paresseux de l'un ou des deux uretères, retard de l'élimination du bleu et surtout mollesse du jet.

Les sondes urétérales sont montées en général *sans difficulté*, ce qui n'est pas surprenant si l'on garde la pathogenèse en mémoire. Il n'empêche que sur la foi de ce sondage facile, surtout si l'on ne prend pas soin d'observer la poche qui peut se vider, *on risque d'exclure à tort l'obstacle mécanique*. Toutefois, la montée des sondes peut être impossible, ce qui n'est d'ailleurs pas nécessairement pathologique. En définitive, *c'est la pyélographie rétrograde, à l'aide d'une sonde-bouchon de* CHEVASSU *qui permet le diagnostic ferme de sténose:* celle-ci siège le plus souvent dans le tiers moyen; elle est de longueur variable, 3—4 cm en général: le défilé semble rigide et irrégulier; au-dessus, l'on note une dilatation assez régulièrement effilée. Le défaut de remplissage est constant sur plusieurs images.

Enfin, signe capital pour plusieurs auteurs, les uretères sont rapprochés de la ligne médiane et se projettent au ras des corps vertébraux.

ε) Diagnostic

Deux affections, l'une causale, l'autre devenant autonome, poseront le plus souvent des problèmes de diagnostic insolubles au début. Nous n'insisterons pas sur les affections du voisinage, digestive ou génito-urinaire dont il a été question au paragraphe traitant de l'étiologie.

La situation s'éclaire quand le *diagnostic de rétention pyélique*, uni ou bilatérale est posé.

Un volume entier de cette Encyclopédie étant consacré à la stase, nous n'y insisterons pas non plus. La nature de la stricture est difficile à élucider, surtout si l'urine est normale. Toutes les ressources de la spécialité sont alors nécessaires. On discute, en allant du relativement rare au rarissime, le calcul transparent, la tumeur urétérale, l'urétérite kystique, l'endométriose urétérale ou abdominale, l'uretère rétro-cave, la compression de l'uretère par un anévrysme aortique (DE WEERD, RINGER, POOL et GAMBILL 1955; FREEMAN CRANE 1957), l'amyloïdose urétérale (ANDRÉAS et OOSTING 1948).

Le diagnostic positif correct n'est guère exigible. Mais ce à quoi il faut tendre, c'est que, l'uretère abordé, l'on sache *reconnaître la lésion, se rappeler que l'uretère, bien qu'enfoui dans une masse de mauvais aloi, est récupérable; il faut résister à la tentation réflexe de la néphrectomie sous prétexte de tumeur maligne.*

Le sarcome, bien entendu, existe; il donne même de la périurétérite (TREVOR 1958); d'autres invasions métastatiques, les lymphomes malins, la maladie de HODGKIN sont possibles. Dans ces cas, la néphro-urétérectomie sera de peu de secours, tandis qu'elle assombrira sérieusement l'avenir d'un insuffisant rénal. Il y a mieux à faire que la mutilation.

En ce qui concerne *les tumeurs rétropéritonéales* bénignes, 8 cas de lipomes repoussant l'uretère ont été décrits jusqu'ici, tous apparus chez de jeunes enfants au-dessous de 8 ans (HARVARD 1953). L'ablation en est en général facile. Avec les récidives, la malignité pointe. IMMERGUT et COTTLER (1952) ont observé un lipome vrai péripyélique comprimant le bassinet et le haut uretère, impossible à disséquer, chez une femme dans la cinquantaine.

Citons encore les *kystes rétropéritonéaux*, dont HARROW (1957) a pu rassembler 70 cas; 15 étaient d'origine lymphatique. NORFLEET, FITZSIMMONS, SMITH et CARLSON ont publié en 1959 un cas d'obstruction urétérale par un lymphangiome.

ζ) Evolution — pronostic

L'évolution est fort variable; on s'en doute après ce qui a été dit des possibilités étiologiques.

Il est vraisemblable que l'affection puisse s'arrêter ou du moins ralentir suffisamment son cours pour qu'on soit en droit de le penser; tel est le cas d'un des deux malades de BULKLEY (1960); mais il faut bien constater que dans ces cas les vérifications opératoires ou autoptiques manquent et qu'on en reste par conséquent aux conjectures.

Dans l'un des deux cas de PASSARO, ROSE et TAYLOR (1961), opéré des deux côtés, une simple néphrostomie avait été pratiquée à droite. Six mois plus tard, le calibre de l'uretère droit était redevenu normal et la néphrostomie put être supprimée.

Il paraît établi que des malades ont pu mettre dix ans à constituer leur gangue périurétérale.

Chez un malade de RAPER, les lésions visibles sur la Fig. 7 ont mis au moins $11^{1}/_{2}$ années pour mener à l'urémie terminale, avec des rémissions de plusieurs années.

Chez d'autres, les urographies prouvent que quelques semaines ou quelques mois ont suffi pour que survienne l'anurie excrétrice. Sur 13 cas collationnés par KNOWLAN, CORRADO, SCHREINER et BAKER (1960), 6 avaient des urographies normales dans des délais allant de deux semaines à six mois avant le diagnostic.

Si, dans l'ensemble, l'affection en elle-même n'est pas particulièrement redoutable, elle expose très gravement à l'insuffisance rénale, une pyélonéphrite survenant dans un tiers des cas environ, inguérissable si le libre écoulement de l'urine ne peut être assuré. L'anurie excrétrice et l'urémie constituent le stade ultime habituel de l'affection; d'après les données de la littérature, on peut estimer que 40% des malades font une poussée urémique à un moment de leur évolution. La maladie causale, si l'on a pu l'identifier, joue bien entendu également un grand rôle dans l'établissement du pronostic.

De même pour les autres manifestations de la liposclérose, qui assombrissent le pronostic général: troubles vasculaires et ictère, dans le cas cité plus haut d'atteinte du pédicule hépatique.

η) Traitement

La liposclérose rétropéritonéale compressive, bien que très probablement secondaire, peut acquérir une certaine autonomie, évoluer pour son propre compte et réclamer un traitement en propre; c'est de ce dernier qu'il sera question ici.

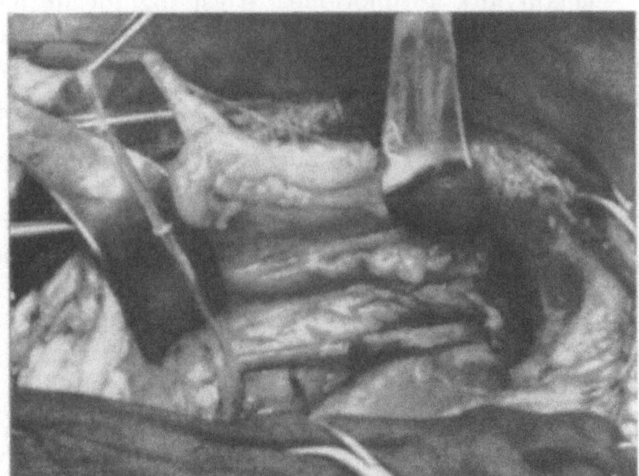

Fig. 8. *Liposclérose rétropéritonéale.* L'opérateur pèle littéralement l'uretère et le dépouille de son écorce scléreuse. (COSBIE-ROSS et TINCKLER 1958)

a) La chirurgie est sans aucun doute à la première place; le plus souvent, l'intervention à elle seule permet de faire le diagnostic ferme et de guérir le malade, par *l'urétérolyse* (Fig. 8).

Contrairement à ce que l'on attendrait, *la libération de l'uretère de sa gangue est le plus souvent remarquablement aisé.*

Toutefois, des brides serrées ou des atteintes secondaires de l'uretère ont rendu parfois des résections segmentaires nécessaires. L'allongement de l'uretère proximal, dû à la dilatation, donne alors assez d'étoffe (MULVANEY 1958) pour établir une suture sans traction. Mais il est clair qu'en territoire «chéloïdien», cette suture est un pis-aller et que la libération doit être loyalement tentée. Des néphrostomies ou pyélostomies de sécurité ont souvent été pratiquées. Il semble qu'elles soient inutiles si le diagnostic est assuré.

PASSARO, ROSE et TAYLOR (1961) ont fait une urétérolyse à gauche et, la même opération étant impossible de l'autre côté, une néphrostomie à droite. A leur grande surprise, l'amélioration fut la même des deux côtés et la néphrostomie put être supprimée 6 mois plus tard. SAMELLAS (1961), au contraire, a été déçu par les résultats des traitements chirurgicaux.

Quelques auteurs (ORMOND 1948; HEJTMANCIK et MAGID 1956; PARK et JONES 1958), ayant abordé l'uretère par voie abdominale, l'ont isolé de son entourage pathologique en lui donnant un trajet intrapéritonéal. Cette technique paraît recommandable si la fibrose semble particulièrement invasive.

Quand à la néphrectomie, elle n'est qu'un pis-aller que la connaissance de l'affection devrait rendre très rare.

b) En ce qui concerne les traitements conservateurs, *la corticothérapie* et *l'irradiation* à dose anti-inflammatoire ont été utilisées soit comme thérapeutique unique soit comme appoint. Les avis sont partagés quant à la cortisone: des guérisons ont été décrites (par exemple par Cibert, Durand et Rivière 1956), de même que de belles améliorations chez des malades très fatigués (De Gennes et coll. 1960; Hambuger et coll. 1960). Des échecs sont également mentionnés.

Lind et Pedersen (1959) ont, plus simplement, utilisé la butazolidine, avec un bon résultat.

La radiothérapie, au moins dans les cas récents, paraît logique; elle est peut-être capable d'enrayer une récidive après une intervention; elle ne saurait avoir d'effet favorable sur une sclérose ancienne.

Quant aux antibiotiques, il est logique de les employer si la preuve d'une infection accessible est faite. Dans un processus ancien, sans vascularisation, on ne peut en attendre grand effet; on se rappelle d'ailleurs que leur administration inconsidérée a été invoquée comme facteur étiologique par Houston (1957).

Les résultats sont remarquables pour la libération externe: si les reins n'ont pas trop souffert et si d'autres maladies ne viennent pas interférer, *la guérison définitive peut être escomptée.*

On peut se demander si certaines hydronéphroses, sans cause évidente, qui guérissent après une intervention qui n'a été qu'une mise à nu de l'uretère ne sont pas à ranger sous cette rubrique.

Quoi qu'il en soit, l'affection est guérissable souvent et mérite donc d'être davantage étudiée et plus souvent reconnue.

B. Le syndrome cystite

Le syndrome cystite rend manifeste l'atteinte de *la paroi de la vessie* par des agents microbiens, chimiques ou physiques. Si la muqueuse et le chorion sont le plus touchés, la musculature et l'adventice participent néanmoins aussi à l'inflammation.

Il convient de maintenir très précis ce syndrome cystite, qui est fait, à un moment au moins de son évolution, de *deux symptômes*, la pollakiurie et l'algurie et *d'un signe*, la pyurie.

Si nous rappelons ces éléments, en y insistant, c'est que le terme de cystite est employé fort souvent à tort, par les patientes surtout, à la moindre miction un peu cuisante, parfois aussi par leurs médecins. Or, l'on risque bien des erreurs si l'on croit pouvoir juger sur un seul symptôme ou sur la seule pyurie.

Ce syndrome est neuf fois sur dix la *complication* d'une affection qu'il faut chercher et trouver; elle siège le plus souvent dans le haut appareil urinaire, mais aussi dans l'urètre ou dans le voisinage immédiat de la vessie.

Si l'on admet, avec Smith et Auerbach (1960) qu'une fois sur dix, vraisemblablement, les malades présentant des cystites souffrent en réalité d'abord de désordres psychologiques, on voit qu'il ne reste guère de place pour une cystite-maladie; cette dernière ne vit plus que de nos insuffisances à découvrir ses facteurs prédisposants.

La fréquence du syndrome est extrême: la cystite est un diagnostic quotidien.

On sait que la petite enfance, la maturité sexuelle chez la femme, l'âge de l'obstruction du col de la vessie chez l'homme sont les périodes où sa fréquence est la plus grande.

Du fait des multiples combinaisons possibles des facteurs prédisposants et déclanchants, des symptômes et des signes, des circonstances d'apparition et des localisations, il existe une foule de formes cliniques de cystites. Les essais de classification ne se sont pas montrés fructueux, leur complication faisant souvent perdre de vue l'essentiel. Seules se sont maintenues les distinctions entre cystite aiguë et chronique. Mais encore, les formes intermédiaires étant très nombreuses, nous avons renoncé même à cette division dans l'étude clinique qui va suivre.

I. Symptômes généraux

Habituellement, l'état général des malades n'est pas touché au début de l'affection. S'ils ressentent bien un certain malaise, une sensation de réplétion ou d'inconfort hypogastrique, se traduisant volontiers par de l'agitation ou de l'inquiétude, ils n'en prennent pas vraiment conscience avant l'apparition des signes fonctionnels.

La cystite est *afébrile*; tout au plus peut-on admettre un mouvement subfébrile au début. *Un accès de vraie fièvre indique que l'infection a dépassé la vessie.* Le pouls et la tension artérielle ne sont en rien modifiés.

Le poids ne fléchit que si l'affection est cruelle et de longue durée. Les selles sont plutôt rares, par constipation réflexe, mais l'appétit est conservé.

Une légère polyurie est de règle.

II. Symptômes fonctionnels

Ils traduisent fidèlement la réduction progressive, voire même la perte complète de la capacité vésicale. La pollakiurie apparaît la première, puis s'accélère régulièrement. A son acmé, elle peut ne laisser que quelques minutes de répit au malade, entre deux mictions, et réaliser de la sorte une incontinence vraie. Les quantités émises, par gouttes (strangurie) sont, bien entendu, minimes. En général, les mictions deviennent inévitables tous les quarts d'heure ou toutes les demi-heures.

Comme la pollakiurie est d'origine organique, elle *persiste la nuit* et empêche le sommeil. Ce seul caractère permet d'exclure la plupart des malades «fonctionnels».

Les douleurs apparaissent un peu plus tard. Elles sont causées par la mise en tension du muscle malade et surviennent par conséquent un peu avant la miction; le besoin est immédiatement impérieux et contribue à simuler ou à causer l'incontinence. La douleur dure tout le temps de l'expulsion, puis s'exacerbe à la fin; elle peut être atroce, arracher des cris au patient, le faire se tordre et le laisser dans la terreur du prochain accès. Bien vite le malade se rend compte qu'il évite en partie le ténesme final s'il parvient à retenir quelques gouttes, ce résidu volontaire empêchant le contact douloureux des muqueuses. La douleur, qui persiste une à deux minutes, n'est pas bien définissable. Elle est décrite comme une brûlure souvent intolérable, se transformant dans l'intervalle en crampe cuisante. Elle siège dans l'hypogastre, dans la région de la symphyse pubienne, irradie sur la ligne médiane, vers le bas dans l'urètre, parfois jusqu'au gland, plus rarement dans le périnée, le rectum ou l'anus, ou bien vers le haut jusque dans l'épigastre.

Certains malades sont améliorés par le séjour au chaud, au lit; à d'autres, au contraire, qui ne peuvent rester en place, la marche semble apporter quelque soulagement. Parfois surviennent, paradoxalement, de brèves périodes de rétention, tant le mécanisme évacuateur est perturbé. Les prostatiques, déjà dysuriques, paraissent ressentir de ce fait les douleurs les plus vives. Ils présentent parfois des épreintes rectales simultanées, et peuvent évacuer involontairement quelques matières.

On conçoit que, pour peu que cet état de crise dure, l'état général du malade, par ailleurs privé de repos, s'en ressente; son caractère peut s'altérer profondément, ce que l'entourage signale spontanément.

A l'état chronique, dans la règle, la symptomatologie est moins bruyante; il ne s'agit plus que d'une *irritabilité vésicale*, constante ou récurrente. Une pollakiurie atténuée persiste, alors que les douleurs s'estompent: elles ont toutefois existé au début; on les retrouve dans l'anamnèse. Même dans les cas les plus anodins, le véritable «silence» physiologique normal est troublé. 5 à 8 mictions le jour, 2 à 4 la nuit constituent une norme, à laquelle les malades s'habituent et qu'ils ne signalent, par conséquent, pas spontanément.

III. Signes physiques

La recherche des signes physiques est en général décevante.

Hormis la découverte d'une grosse prostate ou d'une lésion aiguë du contenu scrotal, on ne constate le plus souvent qu'une sensibilité anormale de la vessie, qu'on la palpe par l'abdomen ou par les touchers rectal ou vaginal. Les lombes et les trajets des uretères peuvent être également le siège d'une douleur provoquée, symétrique, contrairement au cas des pyélonéphrites, où la douleur prédomine d'un côté.

L'examen macroscopique des urines est plus révélateur: le trouble ne devrait jamais manquer, du moins dès le second jour de la maladie.

Leur odeur peut renseigner instantanément sur la présence probable de colibacilles, ou encore de bactéries scindant l'urée, en cas de *stase infectée* seulement, les vidanges fréquentes ne leur laissant pas, dans le cas habituel, le temps d'effectuer la réaction.

Le pus est moins abondant que dans les suppurations rénales, comme on l'a déjà dit. L'urine s'éclaircit rapidement par décantation quand on la laisse au repos, contrairement au cas des pyélonéphrites.

L'urine acide, c'est le cas fréquent, montre un pus plutôt floconneux tandis que celui de l'urine de stase, alcaline, tend à être glaireux.

La pyurie est totale: les trois verres présentent sensiblement le même trouble.

L'hématurie macroscopique est fréquente; on la constate chez un malade sur 4 environ; elle est en général terminale, la muqueuse étant pressée comme une éponge en fin de miction; si elle est abondante, elle sera totale à renforcement terminal.

Une légère polyurie est de règle; si toutefois elle dépasse spontanément 2 litres par jour, il faut suspecter une cause rénale.

Signalons enfin la possibilité d'une pneumaturie spontanée, des gaz pouvant être formés par certaines bactéries, comme dans la cystite emphysémateuse, et être éliminés en fin de miction, à la surprise du malade. La percussion attentive de l'hypogastre pourrait révéler du tympanisme vésical. Bien entendu, la constatation de ce signe impose la recherche d'une fistule vésico-intestinale ou vésico-vaginale.

IV. Examens de laboratoire

Les caractères microscopiques et chimiques de l'urine purulente ont été décrits au chapitre de la pyélonéphrite. Rappelons brièvement que dans la cystite le sédiment urinaire renferme des leucocytes polynucléaires et des lymphocytes plus ou moins altérés, des globules rouges plus ou moins abondants, des cellules épithéliales desquamées, des débris organiques et des microorganismes. Notons, en passant, que dans les cystites à trichomonas et dans les affections allergiques, on peut rencontrer des pyuries à éosinophiles sans bactéries (KINDALE et NICKELS 1949; ESSEN 1950).

Le premier jour, on voit beaucoup de bactéries et relativement peu d'éléments figurés; les jours suivants, les cellules sont plus abondantes; puis, la guérison approchant, les germes disparaissent les premiers, puis les leucocytes.

La protéinurie est constante en cas de pyurie; mais dès qu'elle dépasse 1 g $^0/_{00}$, une participation rénale est probable.

La réaction reste généralement acide, du fait de la rapide évacuation du contenu vésical: les bactéries capables de scinder l'urée n'ont le temps de le faire qu'en cas de rétention.

Les épreuves fonctionnelles rénales ne souffrent en rien d'une cystite simple.

Au stade chronique, le pus devient moins abondant. La dilution d'une éventuelle polyurie aidant, on peut même, à tort, considérer l'urine comme normale. Les numérations cellulaires sont alors utiles.

La répartition sanguine peut révéler une leucocytose modérée, ou rester parfaitement normale.

La vitesse de sédimentation n'est pas accélérée, contrairement au cas des pyuries rénales.

V. Diagnostic de nature, diagnostic étiologique et de localisation

«La rencontre d'une vessie et d'un microbe, disait LEGUEU, ne produit pas fatalement la cystite. Pour que la cystite se déclare, certaines conditions sont nécessaires, qui diminuent la résistance de la vessie ou exaltent la virulence des microbes.» Infecter une vessie vraiment saine constitue une sorte de performance; les urologistes le savent, les expérimentateurs l'ont souvent noté.

V. ROCHET (1919), par exemple, cherchant à créer des infections ascendantes chez le Chien et le Lapin à l'aide de pyocyaniques et de streptocoques, écrivait: «En outre, il ne faut pas se borner à injecter le liquide (infectant) dans la vessie, et à retirer la sonde de suite après, par exemple. Il arrive alors, en effet, que l'animal pisse rapidement le liquide introduit, et la tentative d'inoculation échoue. Il faut répéter à plusieurs reprises, dans la même séance ou dans des séances séparées, et surtout laisser l'injection septique au contact de la muqueuse vésicale pendant un certain temps, dix minutes, un quart d'heure, et plus même, soit en bouchant la sonde qui reste en place après l'injection, soit plutôt en retirant cette sonde, mais en comprimant le canal de l'urètre, pendant le temps voulu, avec les doigts ou avec une ligature élastique mise sur le pénis. Le deuxième procédé vaut mieux que le premier, car, même avec la sonde laissée en place, l'animal arrive à pisser l'injection entre la sonde et son canal.

Quelques jours après l'injection (au moins une semaine), on sonde l'animal, on analyse l'urine, et on voit si les urines vésicales sont infectées et contiennent l'agent microbien injecté. Si l'urine ne le contient pas et que l'animal, *ce qui arrive souvent*, se soit débarrassé des germes injectés, on renouvelle l'injection septique, on attend encore une semaine, et ainsi de suite, jusqu'à ce qu'on constate, à un moment donné, que l'infection vésicale voulue a été réalisée.»

La limite, actuellement admise, des 100000 germes par cc d'urine nécessaires pour affirmer une infection, est l'expression moderne de ces notions anciennes.

La conclusion que nous voulons tirer de ce préambule, est que *les germes ne sont rien si le terrain résiste;* si les microbes sont la cause déclanchante incontestable de la majorité des cystites, des causes prédisposantes sont tout aussi nécessaires, qu'il faut chercher et trouver. Leur suppression est souvent possible contrairement à la destruction des germes qui nous entourent, ou foisonnent dans nos cavités naturelles.

Une fois la présence de microbes dans l'urine établie, *il convient de ne pas s'arrêter à ce point des investigations,* qui n'en est que le stade initial. Une thérapeutique étiologique efficace doit s'attaquer aux facteurs déclanchants et ne pas se borner, malgré les progrès et les facilités d'emploi des médicaments modernes, à une lutte exclusive contre les «*légions profiteuses des colibacilles*» (CHARLES NICOLLE).

Les questions de bactériologie sont traitées à part et nous n'y insisterons pas.

Signalons cependant que les cystites mycotiques, *à monilia*, existent, quoique rares encore; le champignon produit, comme dans la bouche, des placards blanchâtres légèrement surélevés et très adhérents. Le diagnostic se fait par culture sur milieux spéciaux; il est facile si l'on y songe (SAUER et METZNER 1948; ELLIOT 1955).

Il en est de même pour les trichomonas, et quelques autres parasites que les traitements ordinaires ne touchent en rien.

Parmi les facteurs prédisposants, il faudrait citer tous ceux qui sont capables de causer directement ou indirectement une *ischémie vésicale*, soit par compression des tissus, soit par congestion passive.

La stase urinaire est, comme toujours, au premier rang, puis les *irritations chimiques*, puis celles dues aux agents physiques (radiothérapie).

La connaissance des relations entre la vascularisation et l'infection est ancienne. WYSSOKOWITSCH y fait allusion en 1886 déjà, puis LUCAS (1908), puis NEWMAN (1913), LEVY et coll. (1937).

MEHROTRA (1953), observant par transillumination la vessie du Rat, a montré que les lésions sont très précoces: 6 heures après la ligature de l'urètre, on trouve des hémorragies dans toutes les couches de la vessie; *ces lésions retiennent les germes circulants* et, 24 heures plus tard, l'oedème apparaît et les hémorragies s'étendent; après 48 heures on trouve de petites nécroses dans toutes les couches; il en est de même pour le bassinet et les calices. Un cercle vicieux s'installe: la paroi vésicale, distendue, s'amincit et devient perméable, causant une bactériémie d'autant plus forte que les germes se multiplient plus rapidement du fait de la stagnation.

Les rétentions complètes aiguës, dont celle du prostatique ou du rétréci est l'exemple-type, ont donc toutes les raisons de causer des cystites bruyantes et dangereuses. Mais les états de congestion du petit bassin, par le simple ralentissement circulatoire qu'ils entraînent, créent une prédisposition non négligeable. C'est le cas des femmes surtout. Il en est de même pour les irritations, rares, dues aux produits chimiques et celles, de plus en plus fréquentes, dues aux rayons X.

On incrimine constamment dans le sexe féminin la brièveté de l'urètre, qui n'opposerait pas un trajet suffisamment long aux germes ascendants, et, de même, le raccourcissement de la distance du méat urétral à l'anus, source de colibacilles. Sans doute les vulvites jouent-elles un rôle; sans doute y a-t-il déjà chez les jeunes enfants une prédominance de l'affection chez les filles de ce fait.

Un cas rapporté par PFISTER (1953) est démonstratif à cet égard. Sa malade, une fillette, a présenté une vulvite et une cystite dues à une mite (pediculoides ventricosus); ces pédicuoïdes, d'une sorte par ailleurs inconnue dans le pays, se trouvaient nombreux dans l'urine en plus du pus. La contamination s'était faite par de la paille d'emballage venue de l'étranger. De simples soins d'hygiène guérirent la malade. Le passage direct est ici évident.

Mais la prédominance féminine n'est vraiment nette qu'à partir de la maturité sexuelle, après avoir diminué durant la grande enfance et la puberté:

d'une part à cause des remaniements épithéliaux continuels dus au cycle génital, aux périodes de congestion des organes génitaux voisins (LANGREDER 1961) et aux grossesses;

d'autre part, du fait de l'activité sexuelle elle-même; les cystites et les pyélonéphrites des jeunes mariées ne sont que des cas particuliers, qui frappent du fait des circonstances; les femmes mariées depuis longtemps y restent sujettes. Durant les deux guerres mondiales, la fréquence des cystites des épouses des soldats a été grandement réduite (COLBY 1959). Un léger traumatisme, ou plutôt un massage de l'urètre durant le coït ne peut être contesté, de même que la congestion plus ou moins durable qui s'ensuit. Sans importance la plupart du temps, il peut à l'occasion causer une passagère symptomatologie urétrale ou vésicale, mais aussi, bien que rarement, le passage de germes dans le sang (BARRINGTON et WRIGHT 1930; WEYRAUCH et coll. 1957).

Si nous dressons un catalogue des causes à rechercher par l'examen clinique, nous pouvons les classer en 4 grands groupes pathogéniques:

1. Les causes rénales

Il s'agit des pyélonéphrites et de la tuberculose rénale. On connaît les exemples de cystalgies qui cessent à l'instant de l'ablation d'un rein infecté, soit qu'il s'agisse d'une douleur reportée, soit d'une irritation chimique.

Rappelons aussi la maxime qui dit que «toute» cystite traînante est tuberculeuse jusqu'à preuve du contraire. En fait, cette fréquence se situe actuellement aux environs de 30%.

2. Les causes vésicales

Les causes de congestion ou de stase et les occasions d'apport de germes sont nombreuses: exposition au froid, ou, au contraire, séjour prolongé au chaud, néoplasies bénignes ou malignes, diverticules, fistules diverses, sclérose vésicale, inflammation du voisinage de la vessie, ou compression par des tumeurs voisines, traumatismes divers (par calcul, par corps étranger, par un instrument, par un lavage irritant, opérations sur la vessie, irradiation).

L'éducation occidentale joue peut-être encore un rôle qu'il serait intéressant de préciser en ce qui concerne les femmes; si les garçons pissent sans façon au milieu de leurs jeux, les fillettes se «retiennent» bien plus souvent. Certains traités d'anatomie admettent d'ailleurs que la vessie de la femme a une capacité plus grande que celle de l'homme, «du fait des convenances».

3. Les causes urétro-génitales

Chez l'homme, les responsabilités des tumeurs prostatiques, des lésions du col et des strictures paraissent bien établies.

Dans les deux sexes, le cas des urétrites est également clair. Toutefois, les cystites gonococciques sont très rares.

Les femmes n'ayant pas de prostate, «on oublie trop qu'elles puissent également souffrir d'obstruction» (McDONALD, UPSCHURCH et ARTIME 1959). Les travaux de WINSBURY-WHITE (1933—1947) sont démonstratifs à cet égard, de même que des études récentes des résidus urinaires chez la femme (INNES WILLIAMS et STURDY 1961).

Sur 200 cas de troubles vésicaux, O'BRIEN et MITCHELL (1953) trouvent 80% de strictures relatives, dont la moitié environ causaient une pyurie. SEMPLE (1956) trouve un résidu chez 66% de 453 femmes consultant un service d'urologie; 80% présentaient de la pollakiurie, 50% des besoins impérieux, 50% de la dysurie. PALKEN et KENNELLY (1960) trouvent 90% de troubles urétro-vésicaux chez des jeunes filles présentant des infections récidivantes.

Citons encore les modifications du revêtement urinaire dues au cycle génital, ou à l'atrophie post-ménopausique et la compression par des myomes utérins ou par un utérus gravide, normalement situé ou incarcéré, enfin l'envahissement par une tumeur maligne.

4. Les causes générales

Une cystite hémorragique peut être le symptôme dominant d'un syndrome de REITER (1913), dont on ne fera le diagnostic que si l'on recherche les manifestations oculaires, articulaires ou parfois cutanées. On trouve quelquefois, surtout chez les femmes, dans des antécédents immédiats, une infection respiratoire ou intestinale aiguë.

Le système digestif mérite une attention particulière: l'appendicite, toutes les côlites, les néoplasmes, les parasites (oxyures, Burkert 1953), les hémorroïdes même, sont des causes prédisposantes.

Des médicaments, souvent des désinfectants urinaires, mal tolérés ou surdosés, irritent la vessie.

L'allergie vésicale, qui peut causer une pyurie aseptique et répondre ainsi parfaitement à la définition de la cystite, sera évoquée au diagnostic différentiel.

Les troubles de la motricité vésicale dans les maladies nerveuses existent: tabes, traumatismes médullaires, sclérose en plaque, polynévrite diabétique.

Les maladies débilitantes, surtout le diabète et les néphropathies chroniques non purulentes, sont à considérer.

Reubi (1960) a attiré l'attention sur le fait qu'une néphropathie chronique avec pyurie n'est pas nécessairement une pyélonéphrite, l'origine basse du pus étant toujours possible.

Enfin la fréquence des troubles psychologiques ou psychiatriques est actuellement estimée à près de 10% (Smith et Auerbach 1960).

On voit que, si elle existe, la cystite «essentielle» doit être fort rare.

Le diagnostic de localisation implique des interventions instrumentales qui seront quasi proscrites durant la période aiguë. Le sondage rend manifeste la sensibilité accrue de la muqueuse. Si l'on recherche la capacité, on la trouve réduite et l'on provoque rapidement la typique douleur de distension. A la fin de la vidange, on peut ressentir de petits chocs répétés du muscle vésical contre le bec de la sonde: la vessie irritée «bégaie».

Hoyt (1953) a décrit des sensibilités localisées de la vessie, correspondant à des «trigger zones» cutanées, cicatrices abdominales, hernies graisseuses, nodule douloureux à l'émergence des nerfs cutanés, ostéo-arthrite. La constatation d'une sensibilité anormale d'une moitié de trigone, par exemple, recherchée à l'aide d'une sonde courbe qu'on promène doucement dans la vessie, et la découverte d'une zone segmentaire d'hyperesthénie cutanée peut permettre de couper lc cercle vicieux et de guérir ces malades.

Une cystoscopie ne présente en principe plus de danger une bonne semaine après le début de l'infection aiguë. L'indication principale en est, dans ce cas, une forte hématurie.

La cystoscopie est par contre indispensable dans tous les cas chroniques, et au moindre écart de l'évolution. On sait que la muqueuse est rouge sombre, dépolie, recouverte de petits débris; les vaisseaux, trop apparents aux premiers stades, ne sont plus nettement distingués.

En ce qui concerne les détails, nous renvoyons au tome VI traitant de l'endoscopie et aux descriptions de formes spéciales du chapitre suivant.

Les explorations radiologiques de la vessie n'apportent rien au diagnostic positif. Les cystogrammes sont trompeurs en période aiguë. Mais l'urographie intra-veineuse est indispensable pour s'assurer de l'état morphologique et fonctionnel du haut appareil. L'urétrographie renseigne pratiquement sans danger sur les voies basses.

VI. Diagnostic d'évolution et pronostic

Il est clair que l'évolution est étroitement liée aux causes prédisposantes et à leur accessibilité. Au contraire, la nature du germe en cause ne joue plus qu'un rôle secondaire. On admettait naguère que les lésions dues au colibacille étaient moins dangereuses mais plus durables que celles causées par le staphylocoque ou le streptocoque, qui, elles, risquaient de tuer le malade, mais guérissaient en contre-partie plus franchement.

Du fait des antibiotiques, ces nuances se sont fortement atténuées; presque toutes les infections urinaires sont influençables un moment par nos thérapeutiques, mais presque toutes aussi présentent actuellement une certaine tendance à la chronicité.

Nous distinguons 4 modes évolutifs:

1. les formes aiguës simples;

2. les formes aiguës simples récidivantes, qui assurent la transition vers le troisième groupe;

3. les formes chroniques;

4. les formes graves, c'est-à-dire la cystite gangréneuse et les complications.

1. La cystite simple guérit *spontanément*, comme le rhume; ses causes étant transitoires et le séjour des microbes réduit au minimum du fait de la pollakiurie, ses symptômes s'amendent en quelque jours; l'urine redevient claire, les bactéries disparaissent d'abord, puis les corpuscules du pus. En une dizaine de jours, le cycle complet de la maladie aiguë est terminé par une restitutio ad integrum.

2. D'autres fois, spécialement chez les femmes, après une guérison vraie ou apparente, des récidives plus ou moins franches et plus ou moins précoces surviennent. Ce sont ces cas qui nécessitent une recherche étiologique approfondie, laquelle devrait conduire à une thérapeutique causale efficace.

3. Quand les causes prédisposantes ne peuvent être supprimées (prostatique inopérable, cancer digestif fistulisé, affection neurologique) le passage à la chronicité est fatal. L'art du médecin consistera à maintenir la maladie dans des limites acceptables.

4. *La cystite grangréneuse ou exfoliante* (cystitis gangraenosa dissecans, sequestrierende Blasengangrän, Cystitis exfoliativa) mérite une description particulière.

L'affection était assez fréquente au XVIIIe siècle. Les grands ancêtres de l'urologie, frère CÔME, RUDTORFFER, TULPIUS, DESCHAMPS l'ont décrite (GUYON 1887).

Elle survient lorsque plusieurs circonstances prédisposantes sont réunies, surtout lorsque l'obstacle est difficile à lever. Il s'agit d'un utérus incarcéré ou d'une affection puerpérale grave dans un bon tiers des cas; les strictures serrées et les hypertrophies prostatiques importantes, qui donnent lieu à des manoeuvres instrumentales traumatisantes et septiques, fournissent également un fort contingent.

L'utérus incarcéré cause des troubles comparables à ceux d'une grosse prostate: le col de l'utérus est repoussé d'arrière en avant au-dessus de la symphyse pubienne; il entraîne, allonge et coude l'urètre; le cul-de-sac de DOUGLAS est comblé par un corps utérin gros, mou et fixe; la vessie est à l'ombilic, les rétentions-distensions de 2—4 litres n'étant pas rares.

La symptomatologie n'est pas toujours aussi bruyante qu'on l'attendrait, mais l'état général s'aggrave rapidement et la mortalité est élevée.

Ce qui caractérise l'évolution est l'expulsion de la muqueuse *dans sa totalité* (cystite «membraneuse» de GUYON); le traitement par sonde est souvent inefficace, des lambeaux de muqueuse nécrosée venant constamment l'obstruer; l'expulsion est possible chez la femme par l'urètre; chez l'homme, il faut savoir faire à temps une cystostomie.

Les séquelles graves (contraction de la vessie, sclérose des méats urétéraux) ne sont pas rares; mais la muqueuse peut aussi régénérer complètement et rapidement.

Hormis cette dernière forme grave, la cystite est dans l'ensemble une affection bénigne.

Toutefois, comme le disait FÉLIX GUYON, «s'il est vrai qu'on ne meurt pas d'une cystite, on meurt très bien de ses complications».

Les plus à craindre sont:
1. la pyélonéphrite ascendante;
2. les incrustations, la cystite alcaline incrustée et la formation de calculs
vésicaux;
3. la formation d'abcès de la paroi vésicale;
4. la contraction de la vessie.

1. La pyélonéphrite ascendante

Nous renvoyons le lecteur au chapitre qui lui est consacré.
Distinguons toutefois avec C. LEPOUTRE (1926) les deux mécanismes du reflux:
le reflux-accident (ou reflux-surprise) et
le reflux-maladie.

Le *reflux-accident* peut se produire à n'importe quel moment d'une cystite;
c'est le fait d'une contraction intempestive de la vessie irritée, qui surprend
l'uretère et envoie un jet d'urine purulente dans le bassinet. On peut parfois
l'observer au cours d'une cystoscopie.

Le reflux-maladie est acquis à la suite de lésions profondes de la musculature
vésicale et, par conséquent des jonctions vésico-urétérales. Il en sera question à
propos des urétérites.

2. Les incrustations, la cystite alcaline incrustée et la formation de calculs vésicaux

Les bactéries capables de scinder l'urée rendent le pH urinaire vésical alcalin;
il s'ensuit une précipitation du phosphate et du carbonate de calcium et des
phosphates ammoniaco-magnésiens. Ces cristaux peuvent se déposer et s'incruster
dans la muqueuse, ou plus ou moins profondément dans la paroi, de préférence aux
endroits où le revêtement est lésé: ulcérations, tumeurs, sutures, lésions radiologiques. La paroi peut alors tripler d'épaisseur. On a vu se former de véritables
stalactites (Stalagtitengeschwür, PASCHKIS). C'est *la cystite alcaline* incrustée,
soit localisée soit généralisée.

Par les mêmes mécanismes se forment, par sédimentation ou par imprégnation
calcique de débris divers, puis par apposition, les volumineux calculs phosphati-
ques secondaires qui entretiennent l'infection (voir tome X, O. HENNIG, p. 307).
Les porteurs de sondes à demeure et particulièrement les paraplégiques, dont la
sensibilité est nulle, et qui, par conséquent ne se plaignent pas, sont les malades
les plus menacés.

3. La formation d'abcès de la paroi vésicale

Les blessures de la vessie, les nécroses localisées, les diverticules à col étroit
sont autant de causes possibles d'abcès de la paroi vésicale. La perforation d'un
tel abcès à l'extérieur de la vessie est toujours possible; selon sa localisation, elle
donnera lieu à une péricystite, dont la symptomatologie est fort vague, ou à une
péritonite, cloisonnée ou non.

Les sondes à demeure, surtout les rigides, peuvent causer également des per-
forations par escarre de décubitus.

WITTELS, GORDON et HERSCHMAN (1958) ont rapporté récemment deux cas de péritonite
généralisée, suite d'infection vésicale chez des porteurs de sondes à demeure. Bien qu'aucun
orifice ne fût visible, on a pu suivre le passage de l'infection à travers la paroi vésicale
malade.

Il semble judicieux, chez les malades affaiblis, de ne pas abuser des divers ferments
protéolytiques actuellement en faveur.

4. La contraction de la vessie

Une cystite grave et durable peut atteindre toutes les couches vésicales suffisamment pour que la sclérose et la rétraction qui suivent lui fassent perdre sa fonction de réservoir. Comme dans le cas de la tuberculose, la petite vessie contractée comporte le pronostic le plus fâcheux pour les reins. Cette complication grave est heureusement peu fréquente, les facultés de récupération du muscle vésical étant considérables.

Les signes de gravité des cystites sont:
l'intensité des alguries;
la fréquence des mictions;
l'élimination de débris plus ou moins sphacélés, putrides, mêlés de graviers, est d'un mauvais pronostic;
l'atteinte importante, enfin, de l'état général, qui fait supposer des causes prédisposantes, elles-mêmes de mauvais pronostic.

VII. Diagnostic

Le diagnostic est d'une extrême simplicité, à la condition de ne pas juger d'après un seul symptôme (F. Guyon). Nous avons insisté, au début de cette étude, sur la nécessité de maintenir sa précision au syndrome cystite.

Si l'on s'en tient à sa définition, le diagnostic différentiel découle de la règle simple: *pas de cystite sans pyurie*; cet aphorisme met à l'abri de bien des erreurs.

En effet des affections qui ne causent que de la pollakiurie ou de l'algurie, ou les deux, sont fréquentes; elles prédisposent certes à la cystite, elles y conduisent parfois même presqu'à coup sûr, mais doivent en être séparées tant qu'une infection *vésicale* n'est pas prouvée. Ce sont:

1. dans les deux sexes, *les affections du col vésical* causant de la rétention,
2. les tumeurs et les calculs de la vessie,
3. les inflammations proches de la vessie: appendicite (surtout rétro-caecale), salpingite, vésiculite, proctite; les calculs urétéraux bas situés, mais aussi parfois des calculs du bassinet,
4. les causes de compression de la vessie: utérus gravide, tumeurs du petit bassin,
5. la phosphaturie, l'uraturie et la bactériurie. Si le diagnostic de «cystite à urine claire» est un non-sens (R. Couvelaire) ou du moins une contradiction dans les termes, inversément chaque urine trouble n'est bien entendu pas purulente. La phosphaturie, l'uraturie et la simple bactériurie, sont particulièrement trompeuses si l'on croit pouvoir se dispenser du fondamental examen chimique et microscopique de l'urine fraîchement émise.
6. les causes rares: *causes nerveuses organiques* (paraplégie par ex.) *ou non* (affections psychosomatiques).

«Cystite» interstitielle, qu'il vaut mieux appeler fibrose interstitielle ou maladie de Hunner, l'urine étant souvent normale: cette affection fait l'objet d'un chapitre particulier. *«Cystite» actinique*; il s'agit là de lésions survenant des mois après une irradiation ayant touché peu ou beaucoup la vessie; elles surviennent surtout chez les femmes, à la suite de la curiethérapie des cancers génitaux. Leur fréquence est difficile à déterminer, car les symptômes sont souvent discrets et masqués par ceux des lésions malignes. La pyurie quasi constante du début est souvent supprimée par la thérapeutique.

Pool (1958) cite 50 cas vus en 4 ans à la Mayo Clinic. La muqueuse est blanchâtre, striée de télangiectasies; des ulcérations et même des fistules peuvent se produire. L'action des agents physiques ayant déjà été excessive, il faut se garder de coaguler ces lésions sans raison impérieuse.

Quand la présence de pus est établie, le diagnostic de cystite n'est pas encore certain; il reste à déterminer, une fois la période aiguë passée, l'origine supra ou infravésicale du pus.

Pyélonéphrite ou *urétro-prostatite?* Tel est le problème quotidien. L'anamnèse, l'examen général et local, l'épreuve des 3 verres, la notion d'éclaircissement rapide (pus rénal) ou lente (pus vésical) du liquide de lavage de la vessie, l'urographie, l'urétrographie, enfin la cysto-urétroscopie et la séparation des urines devraient permettre de résoudre la question dans pratiquement tous les cas.

L'allergie vésicale commence seulement à être connue; pourtant, en 1922 déjà, DUKE publiait des cas de pollakiurie et de mictions douloureuses après ingestion de certains aliments. Sa fréquence est encore difficile à estimer; il semble qu'on puisse avancer que quelques malades urinaires sur cent sont allergiques. Quoi qu'il en soit, la musculature lisse abondante de la vessie et de l'uretère permet, a priori, de prévoir des réactions allergiques. Le début de la cystite allergique est brusque; on trouve un peu de pus, à monocytes surtout, pas de bactérie. L'interrogatoire révèle parfois des accès semblables ou d'autres manifestations allergiques après ingestion d'aliments inhabituels. Mais il faut savoir que les fruits et légumes d'usage quotidien peuvent être les responsables. La présence d'éosinophiles abondants dans le pus ou d'éventuels fragments prélevés permet d'affirmer la réaction allergique, une fois les autres causes d'éosinophilie exclues (parasites, affection maligne du sang, réaction aux rayons X, périartérite noueuse) (POWEL et POWEL 1954). Nous renvoyons au chapitre consacré à l'allergie en Urologie (tome XII, C. E. BURKLAND 1960).

VIII. Traitement

L'économie des moyens, qui révèle la maîtrise du thérapeute, n'est plus guère en honneur, en notre siècle écrasé par la publicité.

En dépit des slogans, nous persistons à croire qu'il est faux d'administrer d'emblée des sulfamides dans tous les cas de cystite aiguë. Le recours aux antibiotiques nous paraît inutile la plupart du temps pour traiter la seule vessie. Il vaut mieux les garder en réserve.

Nous reprenons volontiers à notre compte les sages avertissements des médecins de la Mayo Clinic (MARTIN, NICHOLS et COOK 1955): «Il faudrait rappeler constamment que les agents antimicrobiens ne constituent pas une panacée bénie et que leur emploi fait souvent négliger une étude bactériologique complète, approfondie et techniquement correcte; qu'ils peuvent masquer une uropathie non diagnostiquée auparavant; qu'ils causent l'apparition de souches résistantes ou de germes nouveaux intraitables, comme la surinfection par des staphylocoques; qu'ils sont coûteux, qu'ils créent un climat de fausse sécurité chez les médecins, et sont finalement responsables de mauvaises appréciations des situations.»

Le programme thérapeutique est simple:

a) Dans les cas habituels aigus, il suffit presque de mettre le malade dans de bonnes conditions pour guérir.

b) Dans les cas compliqués, il faudra traiter les causes, faute de quoi les effets du traitement ne seront, au mieux, que transitoires.

a) Le repos au lit, un régime léger, le contrôle du transit intestinal, l'administration d'un désinfectant urinaire banal suffisent à guérir simplement et complètement la plupart des cystites aiguës.

La douleur peut être si cruelle qu'elle nécessitera l'emploi d'opiacés. Mais les bains de siège chauds ou les compresses chaudes soulagent déjà bon nombre de malades. L'augmentation légère de la diurèse, en diluant des déchets irritants, améliore le plus souvent les mictions; mais forcer la diurèse ne fait qu'augmenter la pollakiurie. L'alcalinisation d'une urine très acide (par la prise de 15 à 20 g de bicarbonate de sodium, par exemple, ou par des jus de fruits) peut également contribuer à la sédation.

S'il existe un résidu, la sonde à demeure, mettant la vessie au repos, pourra être bienfaisante, bien qu'elle constitue indéniablement un corps étranger irritant; le danger du reflux vésico-rénal sera diminué si l'on prend soin de la laisser ouverte. Si les troubles ne s'amendent pas en quelques jours, le recours aux sulfamides, après identification soigneuse c'est-à-dire valable, de l'agent pathogène, est logique, pour autant bien entendu que le germe mis en évidence y soit sensible habituellement. Rappelons que les tests de sensibilité concernant les sulfamides (voir bactériologie) sont à considérer avec une méfiance particulière. D'une manière générale, les dérivés de la nitro-furantoïne paraissent actuellement supérieurs aux sulfamides pour stériliser l'urine.

Après 10 ou 12 jours, si les symptômes n'ont pas disparu, le moment des mesures locales est venu; il faudra les exécuter avec une grande douceur: tant que la vessie est sensible, instillation d'une dizaine de cc d'une préparation argentique. Puis, la vessie se calmant, quelques petits lavages *à la seringue* (pour que la vidange ne sollicite pas le muscle, «ne pas lutter contre la vessie») libéreront la muqueuse des derniers débris et des derniers germes.

Les préparations à base de trypsine, de streptodornase et streptokynase paraissent logiques pour accélérer la lyse des détritus infectieux et soustraire aux microbes un milieu de culture favorable.

b) Dans les cas récidivants ou chroniques, le grand problème consiste dans la suppression des causes. On a vu, dans les pages qui précèdent, que celles-ci relèvent de l'urologie dans son ensemble, souvent aussi d'une ou de plusieurs autres spécialités.

C. Les lésions proliférantes chroniques de la vessie, de l'uretère et du bassinet

Il sera question, dans ce chapitre, de lésions qu'on trouve en général décrites isolément, comme des formes particulières des cystites chroniques. Une telle description, uniquement analytique, ne permet pas d'appréhender la réalité des faits; les confusions et les contradictions qu'on relève dans les textes et dans les atlas d'endoscopie n'ont pas d'autre origine.

Il s'agit en effet de rendre compte que des lésions apparemment fort distinctes peuvent *coexister dans l'arbre urinaire*; bien plus, certaines d'entre elles peuvent se *transformer les unes dans les autres*.

Toutes ces lésions présentent un commun facteur étiologique: *l'irritation chronique* des muqueuses urinaires.

Après HINMAN et CORDONNIER (1935) et STIRLING et ASH (1941), nous pensons que cette unité fondamentale autorise sans artifice à grouper ces lésions proliférantes dans un chapitre unique, synthétique, c'est-à-dire valable à la fois pour l'appareil excréteur entier et la vessie.

Nous décrirons, dans l'ordre approximatif des fréquences, les cystites, urétérites et pyélites causées par:

a) les lésions folliculaires,

b) les lésions granulomateuses,

c) les lésions kystiques et glandulaires,

d) les lésions emphysémateuses,

e) les lésions leucoplasiques,

f) les lésions malacoplasiques.

Etiologie — pathogenèse

De l'avis général, le facteur étiologique de beaucoup le plus important de ces lésions est *l'irritation chronique des muqueuses urinaires.*

Pratiquement, c'est *l'infection chronique* qui est en cause. Elle constitue le facteur le mieux saisissable, celui qui accélère et péjore l'évolution des lésions, qui les fait durer et entraîne ainsi le risque de dégénérescence maligne.

Ces lésions peuvent toutefois incontestablement exister sans infection: l'irritation provient alors d'une lithiase, d'une tumeur, d'une substance nocive connue ou inconnue; une avitaminose A (Wolbach et Howe 1933) rend d'autre part les muqueuses urinaires des animaux d'expérience plus vulnérables. De toute manière, l'infection secondaire menace, qui brouille les responsabilités: comme elle rend manifestes des lésions latentes, on les lui attribue aisément.

Mais, non moins incontestablement, la guérison d'infections chroniques fait disparaître certaines lésions.

Nous dirons donc que ces lésions sont presque toutes *associées* à la pyurie, mais qu'elles ne sont pas nécessairement toutes *causées* par elle; *la pyurie* chronique *constitue toutefois le facteur étiologique principal.*

La symptomatologie, pauvre ou riche, est banale. La plupart du temps, c'est celle d'une cystite. Nous n'y reviendrons donc pas.

Le diagnostic pose des problèmes difficiles, du fait de l'intrication fréquente des lésions, de leurs multiples formes possibles, de leur ressemblance fréquente et de l'incroyable discordance qui peut exister entre les aspects cystoscopique et histologique. C'est d'ailleurs une notion banale de pathologie que la macroscopie est plus trompeuse que la microscopie. Ainsi s'expliquent les dénominations différentes de lésions d'aspect semblable, d'un atlas d'endoscopie à l'autre.

Les urologistes savent la difficulté du diagnostic endoscopique d'une muqueuse enflammée. Chacun est surpris de temps à autre des réponses du pathologiste pour des biopsies à peine suspectes. Nesbit (1956) a rapporté un épisode particulièrement instructif. Chez un malade présentant, de l'avis unanime, une cystite kystique, un endoscopiste débutant préleva un élément typique pour sa collection personnelle. Le laboratoire répondit carcinome papillaire. Des prélèvements plus larges et plus nombreux montrèrent, pour des lésions strictement semblables au cystoscope, des nids de von Brunn, des kystes typiques et un carcinome in situ. La pièce de cystectomie montrait déjà une invasion importante. L'idée obsédante d'une substance carcinogénétique responsable de l'ensemble des lésions est fortifiée par de tels exemples.

On ne saurait donc être trop prudent à la table d'endoscopie. L'examen du malade entier d'abord, de son appareil urinaire ensuite, la palpation sous narcose de l'organe malade et l'estimation de sa souplesse, l'observation de l'évolution des lésions, en bref une saine appréciation clinique classique de l'ensemble des problèmes, renseignent mieux qu'une biopsie unique et superficielle, souvent dangereuse par la fausse sécurité qu'elle donne.

Ce n'est pas le principe du diagnostic histologique, qui malgré ses limites reste notre meilleur critère, qui est en cause, mais son application insuffisante.

L'évolution est fort variable. Les transformations malignes sont, dans l'ensemble, peu fréquentes. On a plutôt l'impression que la malignité, si elle se manifeste, était latente dès le début. Ces grands problèmes ne seront qu'effleurés au passage.

Les lésions du bassinet et de l'uretère, plus que celles de la vessie, menacent constamment de devenir obstructives, avec l'aggravation que cela comporte pour les fonctions rénales. *Le traitement* s'attaque soit aux lésions, quand elles peuvent être détruites, en général par coagulation ou ablation chirurgicale, soit, le plus souvent, à l'infection, dont la disparition amène la guérison ou du moins une nette amélioration.

1. Les lésions folliculaires

On trouve fréquemment les synonymes suivants: cystite (urétérite ou pyélite) *nodulaire*, état *mamelonné*, cystite *granulaire*; il faut abandonner ce dernier terme (de même que celui de cystitis granulosa) parce qu'il prête à la confusion avec les lésions granulomateuses.

Ces lésions siègent aussi bien dans le bassinet (BERNING et PRÉVÔT 1952) et l'uretère que dans la vessie, où elles paraissent toutefois plus fréquentes. Elles sont constituées par des *follicules lymphoïdes* situés dans la muqueuse immédiatement sous la couche épithéliale. Les pseudo-follicules de certains auteurs paraissent être des formes jeunes des amas (PUTSCHAR 1934). Les avis sont partagés quant à la présence de tels follicules dans une muqueuse urinaire normale. CHIARI (1881) n'en trouvait pas dans des vessies saines; STOERCK et ZUCKERKANDL (1907) étaient du même avis. Par contre, WEICHSELBAUM (1881) en mit en évidence chez 5 adultes jeunes, décédés accident-

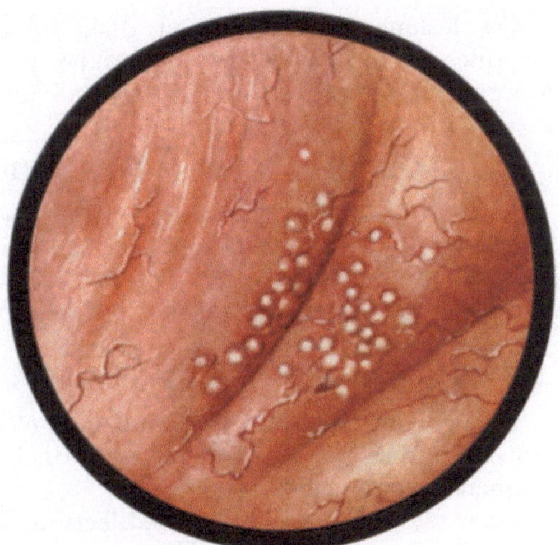

ellement et ne souffrant pas de la vessie. Plus récemment, MOMBAERTS (1953) a trouvé 6 fois des amas lymphocytaires dans dix biopsies de muqueuse saine, sans infection urinaire.

Il semble vraisemblable que la présence de ces amas est normale, mais sujette à de fortes variations individuelles. Ils ne sont normalement pas visibles.

Une infection urinaire atténuée est quasi-constante, bien que des cas à urine stérile aient incontestablement été observés.

Elle joue vraisemblablement un rôle révélateur ou renforçateur (HINMAN et CORDONNIER 1935; CIFUENTES 1948; MOMBAERTS 1953: cystopathie folliculaire).

Fig. 9 *Cystite folliculaire*. (BARNES, BERGMAN et HADLEY 1959)

Notons en passant que cette lésion n'est pas particulière au système urinaire: STIRLING et ASH (1941) l'ont vue 33 fois sur 155 dans des cas de sinusite chronique.

BAETZNER (1913) mettait l'accent sur la fièvre typhoïde et la bacillurie qu'elle entraîne. Cette hypothèse, parfaitement défendable, a perdu de son intérêt. Pratiquement, c'est toujours le colibacille qui est cultivé.

L'affection n'est pas rare. C'est la plus fréquente de celle qui font l'objet de ce chapitre et *la plus souvent associée aux autres lésions*.

En 1912, KRETSCHMER n'en trouvait que 7 cas rapportés; SUTER, en 1928, en voyait dans plus de 15% de ses cas de cystite. Le sexe féminin est le plus atteint, comme on peut s'y attendre.

L'âge ne semble pas jouer de rôle.

a) Aspect cystoscopique

Il s'agit de *nodules* pouvant atteindre diverses grandeurs, mais dans l'ensemble assez bien calibrés, au voisinage de 2 mm de diamètre; leur forme est hémisphérique le plus souvent, grossièrement pyramidale parfois; *la couleur est blanchâtre mate, grise à gris-jaune, ivoirine*; souvent un liseré rouge d'injection capillaire les entoure. Ils sont fréquemment rassemblés en amas confluents et ressemblent alors aux plaques de Peyer de l'intestin (état mamelonné); ils sont d'apparence pleine et ferme, contrairement aux kystes; ils siègent de préférence au trigone et à la base de la vessie.

Le fond de muqueuse est moyennement irrité (Fig. 9).

b) Diagnostic

Il est à faire avec toutes les «granulations» vésicales. Deux affections prêtent particulièrement à la confusion cystoscopique:
les tubercules spécifiques,
les lésions de la bilharziose.
Les lésions associées et l'examen des urines sont toutefois caractéristiques.

c) Evolution

Ces lésions apparaissent et disparaissent rapidement. Elles sont souvent invisibles au cours d'une poussée aiguë, parce que noyées dans une inflammation importante. On les retrouve durant la convalescence.

2. Les lésions granulomateuses

Diverses dénominations ont été utilisées, qui se rapportent à des formes différentes de la même lésion: cystitis *granularis, granulosa*, mais aussi *hyperplastica, proliferans* ou *proliferativa, villosa, papillomatosa*. Ces termes sont uniquement descriptifs et engendrent des confusions. Il faut donc les éviter.

a) Pathologie — étiologie

Il s'agit de vrai tissu de granulation, c'est-à-dire de capillaires jeunes à parois minces, entourés d'une infiltration de cellules inflammatoires et situés dans la muqueuse ou la sous-muqueuse.

La vessie en est le lieu de prédilection; mais plusieurs cas ont été décrits dans le bas-uretère (Braasch et Hurley 1927; Patch 1931; Hauer, Metz et Wishard 1933; Felber 1952); les lésions sont rarement étendues, dans ce cas, à plus d'un ou deux tronçons, mais on en a vu sur toute la longueur de l'uretère également. Le bassinet et les calices sont fréquemment touchés dans la pyélonéphrite chronique (Berning et Prévôt 1952).

En 1960, Brown a décrit le premier granulome éosinophile de la vessie. L'affection était déjà connue pour la peau, l'os (Jaffe-Liechtenstein 1940) le tube digestif, la prostate. Nous renvoyons, à ce sujet, au chapitre de l'allergie urinaire (C. E. Burkland, tome XIII).

Les traumatismes aigus (instrumentaux, passages de calculs) ou chroniques (lithiases en place, sondes à demeure) et l'infection banale semble résumer l'essentiel de l'étiologie. Il a été question des formes primaires au chapitre de l'urétérite.

b) Aspect cystoscopique

Si l'histologie est constante, l'aspect de ces lésions, à l'optique, est particulièrement déroutant: les lésions de base sont *des papules rouges de dimensions assez régulières*, sur un fond de muqueuse plus claire, d'apparence solide, opaque, parfois hémorragiques (Fig. 10); mais ces papules peuvent confluer, perdre de leur netteté, s'entourer ou être soulevées d'œdème, devenir villeuse, touffues, incrustées et former des proliférations papillomateuses étendues.

Dans le cas d'un granulome de la jonction urétéro-vésicale, on a pu le voir faire hernie dans la vessie comme un vrai papillome.

c) Diagnostic

Dans les formes pseudo-tumorales, le diagnostic immédiat avec les tumeurs vésicales est presque impossible. On fera bien, malgré les biopsies, de traiter la vessie puis de la revoir avant de décider du diagnostic.

d) Evolution

L'évolution est rapidement favorable si les causes s'effacent, alors qu'à première vue le pronostic paraissait souvent sombre.

3. Les lésions kystiques et glandulaires

Nous décrirons ces deux formes simultanément, car leur parenté est établie. On ne sait encore toutefois si l'une précède l'autre, ou si elles sont nécessairement simultanées (Fig. 11). Les termes employés reflètent cette incertitude: cystitis cystica *sive* glandularis (SUTER 1928), cystitis cystica glandularis (GRAIG 1939), cystitis cystica *et* glandularis, cystitis glandularia. On a encore utilisé les termes d'herpes mucosae vesicae et souvent, à tort, de cystitis granulosa.

a) Etiologie — pathogénie

Dans une première période, l'affection est restée une curiosité qu'observait le pathologiste (Fig. 12). Depuis 1930 environ, la possibilité du diagnostic chez le vivant étant établie, l'intérêt des cliniciens s'est progressivement éveillé, comme le montre le nombre croissant des publications.

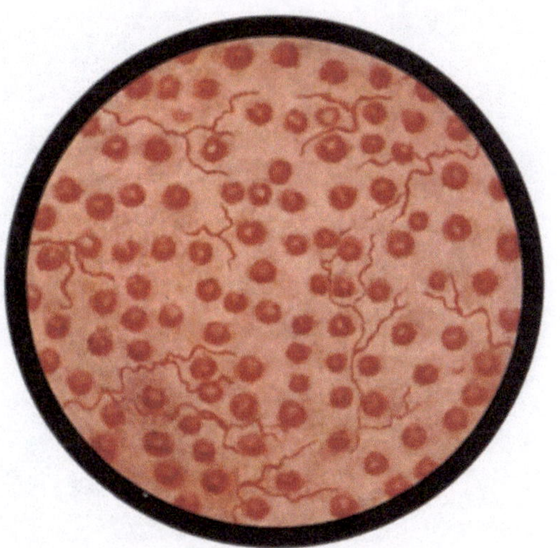

Fig. 10. *Cystite granulomateuse.* (BARNES, BERGMAN et HADLEY 1959)

Alors qu'en 1893, LUBARSCH n'en trouvait que 4 cas sur 3000 autopsies, MORSE, en 1928, en observait 3 touchant le bassinet, l'uretère et la vessie sur 125 autopsies *consécutives* et 33 sur 190 cas de pyélonéphrites chroniques, soit 17% environ. WELLER (cité par STIRLING et ASH 1941) estimait la fréquence des proliférations kystiques à 1,4% de toutes les autopsies du Johns Hopkins Hospital. L'affection n'est donc pas rare. Mais le diagnostic clinique n'est pas souvent fait. SUTER (1928), par exemple, ne le faisait qu'une fois dans une série de 136 cystoscopies pour cystites chroniques.

La plupart des auteurs admettent que la vessie est de beaucoup la plus touchée. BOTHE et CRISTOL (1942) pensent au contraire que les voies excrétrices du rein sont plus fréquemment atteintes, mais que le diagnostic en est plus difficile. En 1939, on ne comptait que 10 observations faites sur le vivant: celles de JACOBY (1928), de JOELSON (1928), de KINDALL (1933), de FITE (1935), de CHEVASSU (1936), de HINMAN (1936) et de PATCH (1939).

C'est incontestablement l'illustre MORGAGNI qui, en 1761, a décrit le premier des kystes (ou hydatides) des voies urinaires, chez deux hommes; dans l'un des cas, les deux uretères étaient dilatés. Par la suite, JOHNSON (1816), RAYER (1841) et ROKITANSKY (1861) lui consacrent de brèves mentions dans leurs écrits. En 1863, VIRCHOW les considère comme des

glandes prostatiques aberrantes et, s'élevant comme à son habitude au général, les compare
aux kystes qu'on trouve dans le vagin. En 1876, Litten en étudie le premier l'aspect au
microscope et émet l'hypothèse de l'obturation de plis de la muqueuse pour expliquer leur
genèse.

Eve (1889) soulève l'hypothèse d'une parasitose (coccidiose) et nomme l'affection psoro-
spermiase. On trouvera cette dénomination coriace en 1930 encore, soutenue par Osler;
pourtant, dès 1898, Clarke en avait fait justice.

En 1887 paraît l'étude de R. von Limbeck, faite dans l'institut du Professeur Chiari à
Prague. Il décrivait parfaitement, chez 7 malades décédés, deux modes de formation possibles
des lésions:

1. par l'accollement des bords d'une invagination muqueuse, idée reprise de Litten;

2. par liquéfaction du centre de *bourgeons épithéliaux* particuliers, dont ce fut la première
description.

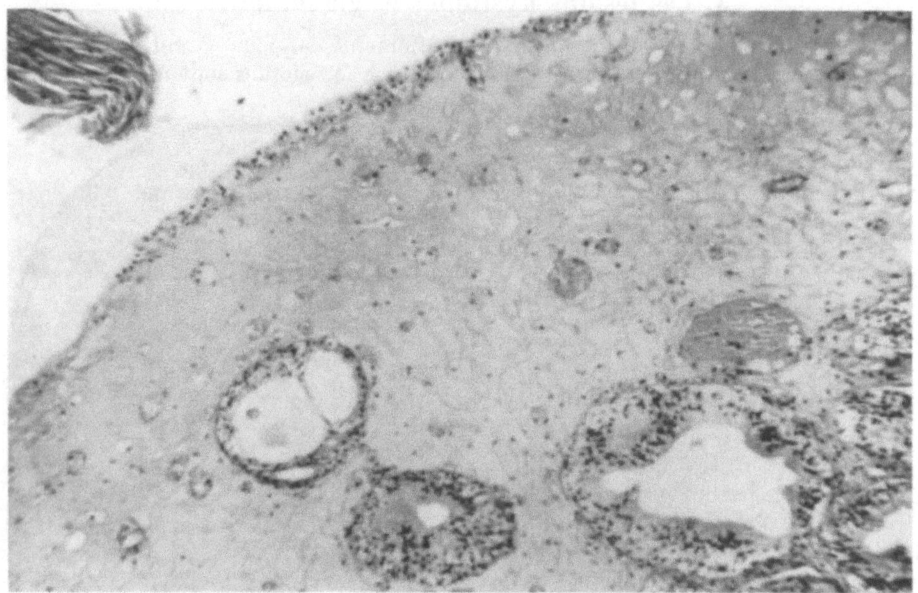

Fig. 11. *Cystite kystique et glandulaire.* Urothélium légèrement œdématié. Présence simultanée de lésions
kystiques (à gauche) et glandulaires (au milieu et à droite). (Kittredge et Brannan 1959)

En 1893, von Brunn, puis Lubarsch précisent l'histologie de ces boyaux épithéliaux
(Epithelsprossen), s'enfonçant dans la profondeur de la paroi vésicale pour donner les *«nids»*
de Brunn (Epithelnester). Aschoff (1894) confirma ce point de vue; il admet que des lames
de proliférations conjonctives viennent séparer ces boyaux de la surface. Quant aux glandes,
elles n'existent pas dans la muqueuse de la vessie normale; il doit donc s'agir de glandes
provenant de l'urètre. Il constate, de plus, la prédilection des lésions pour les rétrécissements physiologiques: cols des calices, jonction urétéro-vésicale et col de vessie. Markwald (1898) observa de telles lésions chez un nouveau-né et en conclut qu'une infection
n'était pas nécessaire à leur formation.

En 1906, Herxheimer, qui ne trouve pas de nids de Brunn chez des enfants de moins
de 2 ans fait le premier allusion au rôle pathogénique possible de substances irritantes, qui
expliqueraient le cas de Markwald. La même année, dans un travail *expérimental* apparemment unique, Giani reproduit des kystes en introduisant dans la vessie du Lapin des capsules
contenant des bacilles de Koch. Après plusieurs mois, une fois les kystes éclatés, les lésions
disparurent sans laisser de trace.

En 1907, Stoerk et Zuckerkandl contestent l'hypothèse de v. Limbeck — v. Brunn de
la dégénérescence de l'intérieur des boyaux épithéliaux. Pour eux, il s'agit d'une sécrétion
active des cellules du nid épithélial. Ils décrivent des cellules caliciformes analogues à celles
de l'intestin. François (1913) incrimine l'inclusion de restes embryonnaires intestinaux dans
la vessie. Scholl (1922) établit la fréquence des transformations glandulaires dans l'exstrophie
vésicale. Il montre que plus le malade est âgé, plus les lésions sont avancées. Enfin, en 1928,
une revue fort complète de Morse clôt ce que nous avons appelé *l'ère anatomique.*

Avec JOELSON, aux Etats-Unis, et JACOBY, en Allemagne, qui font tous deux en 1928, le premier diagnostic cystoscopique et pyélographique de l'affection chez le vivant, on entre dans *l'ère clinique*. Les cas diagnostiqués et publiés vont en nombre croissant.

Les principaux auteurs qui se sont occupés de la question sont KINDALL (1933), PUTSCHAR (1934), PATCH (1935—1939), CRAIG (1939), STIRLING et ASH (1941), FAGERSTROM (1948), HOYT (1948), WERSHUB, KIRWIN et BIEL (1952), BIBUS et MÄRZ (1955), HERMANEK et HASCHEK (1957), KITTREDGE et BRANNAN (1959).

De l'ensemble de ces travaux ressort, pour l'essentiel, ce qui suit:

1. La prolifération en profondeur de boyaux épithéliaux est si fréquente qu'on peut la considérer comme un processus «d'usure» physiologique. *La*

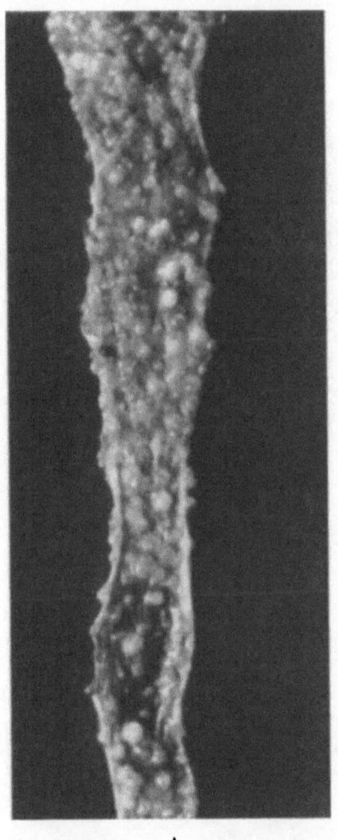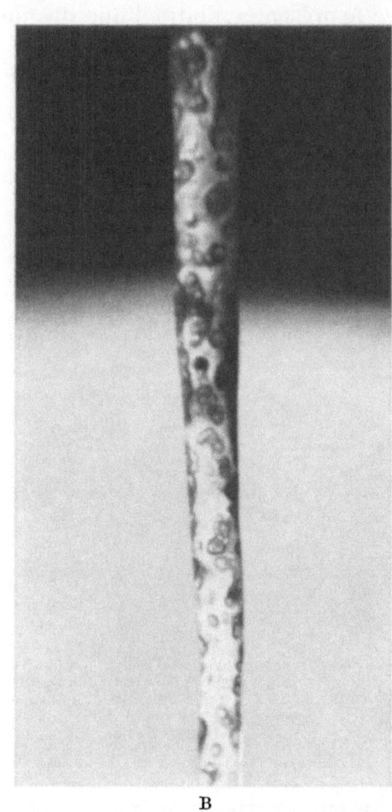

A   B

Fig. 12 A et B. *Urétérite kystique.* A gauche uretère ouvert; à droite, uretère gonflé d'air et transilluminé, de manière à mettre en évidence l'extrême finesse de la paroi. (FAGERSTROM 1948)

fréquence augmente, en effet, régulièrement avec l'âge. Dans son étude de 120 cadavres non choisis, FAGERSTROM (1948) n'en trouve pas avant 1 an, mais 70% entre 50 et 60 ans et 100% entre 80 et 90 ans.

Rappelons, dans le même ordre d'idée, que SCHOLL (1922) a vu, dans les vessies exstrophiées, des lésions d'autant plus étendues que les malades étaient plus âgés, alors que, séparément, ENDERLEN (1904) et FORMIGGINI (1920) n'ont trouvé ni kystes ni glandes dans les vessies exstrophiées des nouveau-nés. Pour FAGERSTROM, il n'y a pas de rapport direct avec l'infection; le sexe est sans influence.

STIRLING et ASH (1941) ont coupé en série des «nids» de BRUNN; ils ont toujours retrouvé la liaison avec la surface; le terme de «nid» est donc impropre et doit être abandonné, de même que l'hypothèse d'ASCHOFF des proliférations conjonctives qui seraient venues séparer les boyaux de leur origine superficielle. Ces données sont entièrement confirmées par FAGERSTROM, pour qui, de plus, les proliférations en profondeur (Fig. 13 B) sont nettement plus fréquentes que celle vers la surface de la muqueuse (papillomes, Fig. 13 A), peut-être du fait de la pression intra-vésicale. Ces proliférations sont soit pleines, soit cryptiques, avec toutes les formes mixtes imaginables; on ne peut d'ailleurs s'en assurer qu'en étudiant des coupes en *série*, les fonds des cryptes ou les coupes tangentielles donnant des aspects de boyau plein (Fig. 13 C, 14 et 15). Les discussions sur les deux formes sont donc oiseuses; il semble toutefois qu'un individu donné aît tendance à présenter plutôt l'une des deux formes.

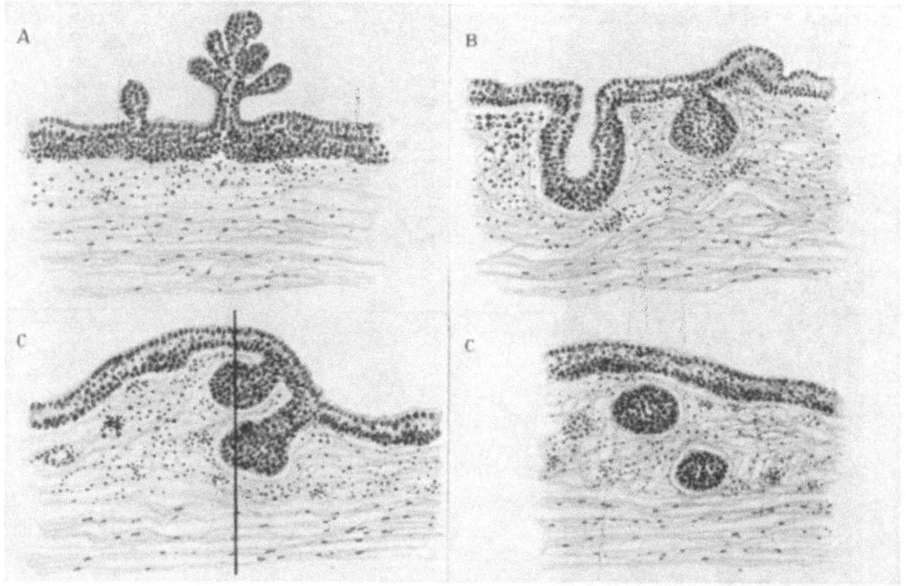

Fig. 13 A—C. *Schéma des proliférations de l'urothélium.* A. Prolifération centripète, dans la cavité vésicale (papillome). B. Prolifération centrifuge, dans l'épaisseur de la paroi vésicale (« nids » de VON LIMBECK-VON BRUNN). C. Coupe par deux boyaux pleins. La coupe de gauche donne l'aspect de « nids » visible à droite. Une coupe par le fond d'une crypte, ne touchant pas la lumière donnerait le même aspect. Seules des coupes en série permettent de retrouver la liaison avec la surface. (FAGERSTROM 1948)

Cet auteur rejette de même, après STOERK et ZUCKERKANDL (1907) l'hypothèse de la genèse des kystes par nécrose centrale des boyaux, l'illusion étant causée par la présence de débris cellulaires à l'intérieur du kyste. Il n'a jamais pu observer de kystes formés à partir d'un bourgeon et il estime qu'ils proviennent exclusivement de cryptes obturées. Les dimensions considérables qu'ils peuvent atteindre parlent, de plus, en faveur du pouvoir sécréteur de l'épithélium du kyste (Fig. 16).

Le revêtement de la vessie, d'une part, issu de l'endoderme et celui des voies excrétrices. d'autre part, provenant du mésoderme, diffèrent quant à leur potentiel évolutif. Si l'on ne peut faire de différence entre les kystes formés, on constate que la vessie possède une plus grande aptitude à former de vraies glandes d'aspect intestinal, c'est-à-dire à épithélium columnaire où les noyaux sont régulièrement rangés à la base et où l'on voit d'abondantes cellules caliciformes (Fig. 17). Ces cellules donnent la coloration de la mucine, qu'il ne faut pas confondre avec les substances d'aspect muqueux du pus, la pseudo-mucine, c'est-à-dire des nucléoprotéines issues des leucocytes. Dans la transformation maligne, la vessie produirait plutôt des formations alvéolaires. HERMANEK et HASCHEK (1957) ont fait les mêmes remarques concernant les cellules caliciformes.

Si tous les auteurs sont d'accord pour admettre la simultanéité fréquente des formes kystiques et glandulaires, l'on ne sait pas sûrement si l'une est

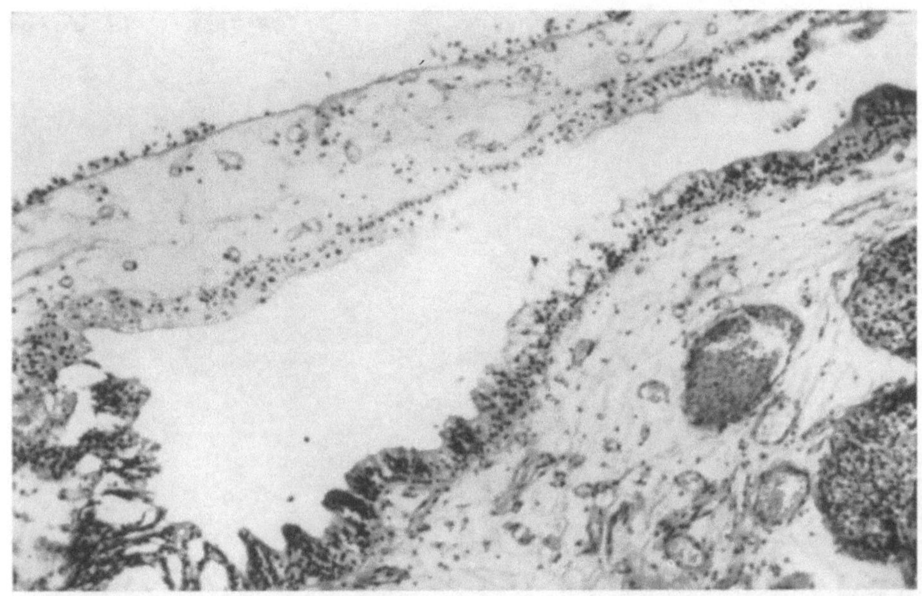

Fig. 14. *Cystite glandulaire*. Passage de l'épithélium de transition (en haut) au type glandulaire (en bas à gauche). « Nids » de VON LIMBECK-VON BRUNN à droite (cf. Fig. 13 C). (KITTREDGE et BRANNAN 1959)

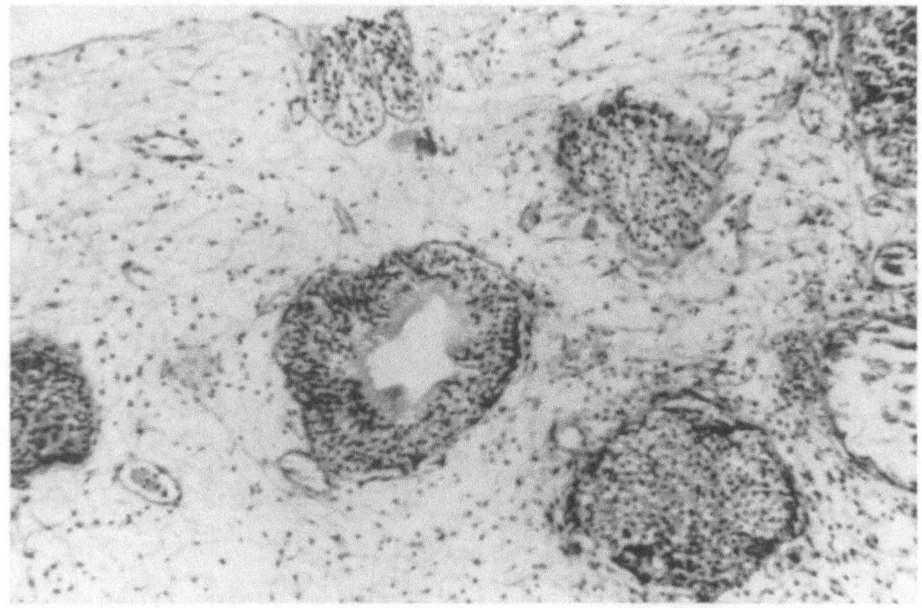

Fig. 15. *Cystite kystique et glandulaire*. Boyau épithélial en surface, « nids » de VON LIMBECK-VON BRUNN (pleins) et kystes à épithélium columnaire (au milieu). (KITTREDGE et BRANNAN 1959)

antérieure, ouvrant la route à l'autre. Pour PATCH (1939), les kystes sont les premiers formés. CRAIG (1939) estime que les glandes sont la réponse à une irritation intense et prolongée. Au contraire, Stirling et Ash (1941) pensent que les formations glandulaires obturées sont à l'origine des kystes. Contre cette dernière

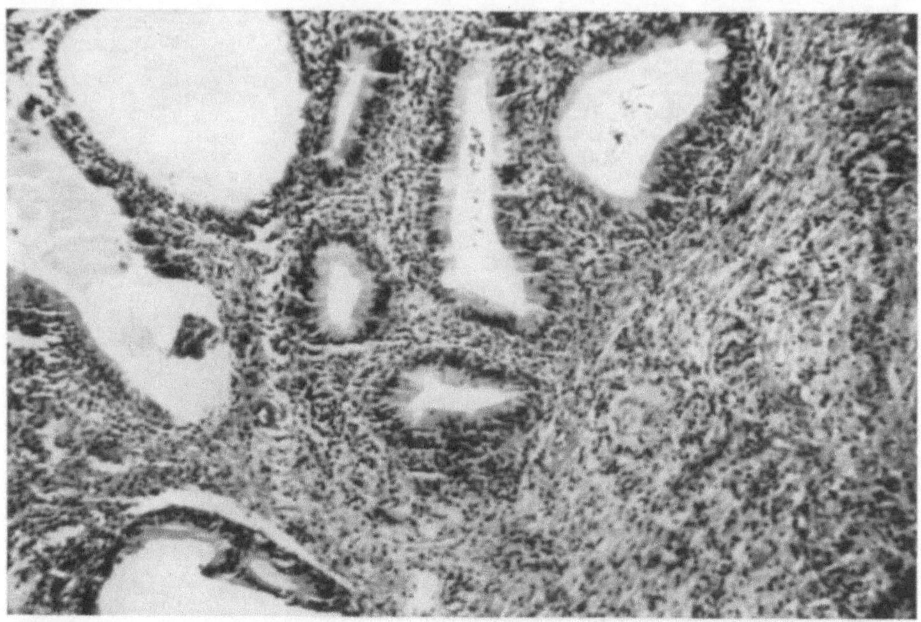

Fig. 16. *Cystite glandulaire.* Epithélium colummaire sécrétant de type intestinal. (Kittredge et Brannan 1959)

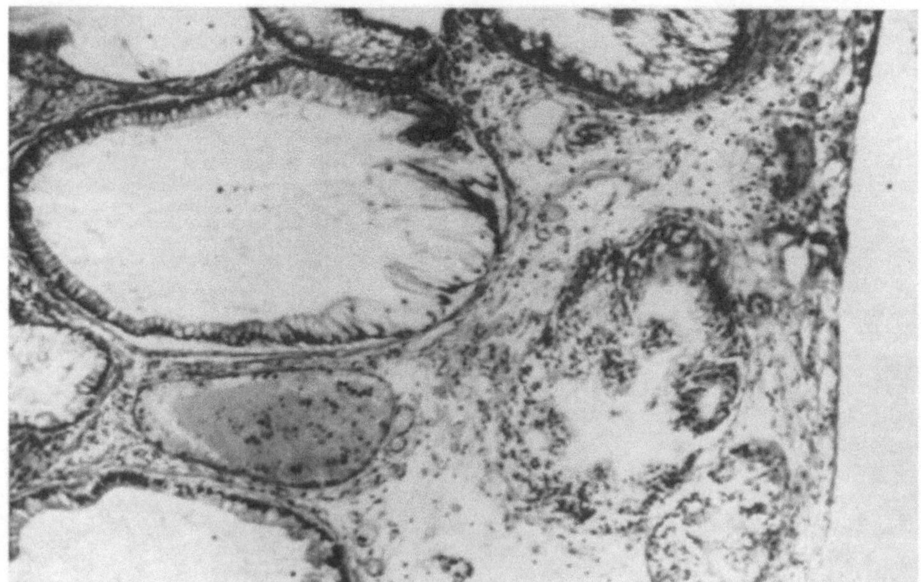

Fig. 17. *Cystite glandulaire.* Cellules caliciformes sécrétant activement. (Kittredge et Brannan 1959)

manière de voir semble devoir être retenu le fait que la cystite glandulaire, macroscopiquement du moins, est beaucoup plus rare que la kystique. Mais si l'on songe aux phénomènes microscopiques et à la difficulté de leur interprétation rigoureuse, on admettra qu'il est prématuré de vouloir trancher ces questions de détail.

2. L'unanimité et faite sur la responsabilité de l'irritation et, en premier lieu, de celle due aux infections; dans l'immense majorité des cas rapportés, il existait une infection importante et de longue durée; les calculs (50% des cas de Patch) et les pyélonéphrites chroniques semblent avoir une influence particulièrement nette. Les autre facteurs étiologiques qu'on incrimine sont moins précis: avitaminose A surtout, «mauvais équilibre» endocriniens, produits «toxiques» du métabolisme, toutes notions mal objectivables pour le moment et, de ce fait, reléguées, peut-être à tort, au second plan. En effet, pour Fagerstrom, l'infection ne joue aucun rôle au début, en ce qui concerne les proliférations épithéliales. Quatre des 7 malades de Kittredge et Brannan (1959) ne présentaient pas d'infection au moment du diagnostic de cystite kystique; deux d'entre eux avaient toutefois souffert de prostatite auparavant. Dans son étude bactériologique de la cystite kystique, Warrick (1941) a trouvé 8 cas d'urine stérile sur 28; Mais tous les 8 avaient présenté des symptômes urinaires auparavant et souffraient d'une affection concommittante du système génito-urinaire.

En ce qui concerne les germes, toujours banaux, leur nature n'influence en rien les lésions.

Kretschmer (1928) a également soutenu que l'infection était secondaire et non causale. On en vient donc à se poser la question d'un agent irritant circulant dans le sang et éliminé par l'urine, qui serait à l'origine de tout le processus pathologique.

A l'heure actuelle, si bien des détails ont été précisés, nous ne sommes guère plus avancés, en ce qui concerne une thérapeutique étiologique qu'au temps de von Limbeck (1887) et de Herxheimer (1907). Gay (1937), étudiant la pathologie des tumeurs dues à l'aniline, a trouvé les premières lésions dans les capillaires sous-épithéliaux. Rien ne s'oppose à l'idée qu'un facteur capable de causer un cancer à la longue ne puisse provoquer une hyperplasie épithéliale au début. Toutefois, les relations des lésions kystiques et glandulaires avec les adénocarcinomes de la vessie, d'ailleurs fort rares, ne sont nullement précisées. On ne saurait sans abus considérer ces proliférations comme des précancéroses.

Bien des recherches restent à faire sur cet hypothétique facteur irritant de l'urine ou du sang, qui dépassent largement le cadre de l'urologie.

b) Aspect cystoscopique

α) Les lésions kystiques

L'aspect typique des kystes, d'un diamètre de 3 à 5 mm, ronds, réguliers, de couleur grise brillante, translucides, est celui de perles assez symétriquement disposées dans la région du trigone, en nombre nettement moins grand que les follicules et sur un fond muqueux généralement moins irrité (Fig. 12).

Mais tel n'est pas toujours le cas; les kystes peuvent varier de dimensions microscopiques jusqu'à des diamètres de plusieurs cm; ils peuvent devenir ovoïdes, rester sessiles ou se pédiculer, prendre des teintes blanc-jaunâtres, brunes bleuâtres; ils sont parfois hémorragiques.

Ils crèvent facilement. On observe alors des ulcérations saignantes, parfois recouvertes de membranes. Leur contenu est fluide, aqueux ou au contraire épais, visqueux, colloïdal. La notion que le trigone est le plus atteint ne correspond peut-être pas à la réalité, mais simplement au fait que cette région est plus facile à examiner.

Warrick (1941) a observé 18 fois des lésions à l'hémisphère supérieur de la vessie contre 16 fois à l'inférieur.

CRAIG (1939) et HOYT (1948) ont décrit une plaque unique, grande comme une petite paume de main, composée de kystes serrés les uns contre les autres. ZUCKER-KANDL, qui avait observé cet aspect, l'avait baptisé « papillome kystique ».

β) Les lésions glandulaires

Il s'agit d'une image cystoscopique difficile à reconnaître : la muqueuse, normale ou rougie, est parsemée de papules lisses, rouges, souvent multilobées, ressemblant à de l'œdème, mais dont les éléments seraient charnus et opaques, parfois ombiliqués. L'ensemble, à surface irrégulièrement mamelonnée, évoque incontestablement le néoplasme (Fig. 18).

Dans le cas de ROLL (1960), une cystectomie pour cancer était déjà projetée quand l'histologie corrigea le diagnostic.

Des kystes sont fréquemment présents, qui risquent d'accaparer toute l'attention de l'observateur.

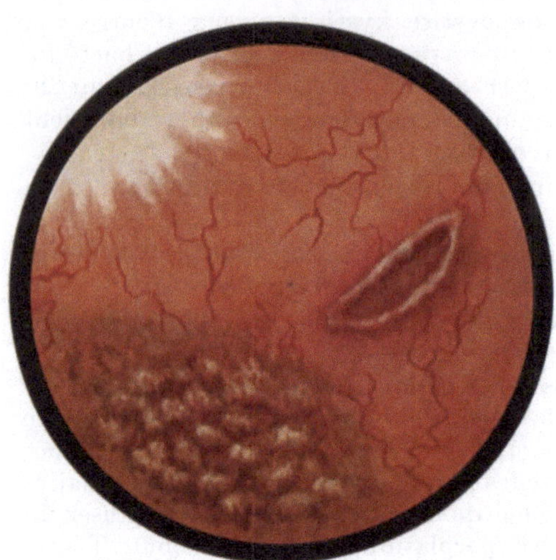

Fig. 18. *Cystite glandulaire* (en bas); de plus, leucoplasie (à gauche en haut) et ulcère (à droite). (BARNES, BERGMAN et HADLEY 1959)

c) Symptomatologie

Elle découle de ce qui a été dit au chapitre de l'étiologie : il s'agit en général d'individus âgés, les lésions prenant du temps pour se former : ils sont affligés d'une autre affection uro-génitale (surtout lithiase et pyélonéphrite) et d'une pyurie à germes banaux. Un signe important, qui doit faire rechercher les lésions, est la présence de mucus dans l'urine, facile à constater quand on lave la vessie pour une cystoscopie.

Les pyélographies montrent des images lacunaires, *à l'emporte-pièce*, des uretères et des bassinets, qui peuvent sauter aux yeux (Fig. 19 et 20). Mais on n'observera souvent que des tortuosités, des constrictions et des dilatations secondaires importantes, cachant la lésion primitive.

d) Diagnostic

Les lésions peuvent être évidentes, mais souvent aussi impossibles à séparer des autres « granulations » et à étiqueter sans biopsie.

L'aspect pyélographique est à distinguer des calculs transparents (généralement peu nombreux), des granulations vraies, des bulles d'air (parfaitement lisses et sphériques, nettes sur tout leur pourtour), des papillomes de l'uretère, des caillots de sang en transit, du rein « en éponge » (aux lésions nettement médullaires, visibles sur les images sans artifice), des varices de l'uretère (qui font onduler la paroi du côté médian exclusivement, à la moitié supérieure (BERMAN et COPELAND 1953). Le diagnostic nécessitera donc souvent une étude très complète.

e) Evolution

Le développement des kystes n'est pas rapide : il demande des semaines ou des mois. STOERK et ZUCKERKANDL ont eu l'occasion d'en observer après 42 jours de maladie. Ils admettaient qu'ils persistaient toute la vie. PATCH (1935), au contraire, les a vus disparaître rapidement après traitement.

L'épaisseur de la paroi urétérale diminuant fortement (Fig. 12 B), sa rupture est possible. SHICK et SHEA (1960) ont pu observer un tel cas, grâce à l'urographie i. v., 2 jours après remplissage rétrograde à la sonde de CHEVASSU apparemment non traumatisant; à l'intervention les extravasations étaient évidentes.

f) Traitement

La suppression du facteur irritant devrait amener la guérison. Comme mesures locales, divers auteurs ont préconisé la dilatation de l'uretère (KINDALL 1933), soit une sorte de ramonage ou curetage, et la cautérisation aux sels argentiques.

Le pronostic est celui de pyuries rénales chroniques. Les lésions elles-même pour autant que leur volume ne les rendent pas obstructives, ne semblent guère l'aggraver. Ainsi B. FEY (1949) a pu citer le cas d'une malade de CHEVASSU (1936), revue 12 ans après le diagnostic, n'accusant aucun trouble, alors que la dégénérescence kystique était toujours manifeste.

4. Les lésions emphysémateuses

a) Pathologie—étiologie

Ces lésions siègent avant tout dans la vessie, mais elles touchent aussi les uretères et vraisemblablement les bassinets.

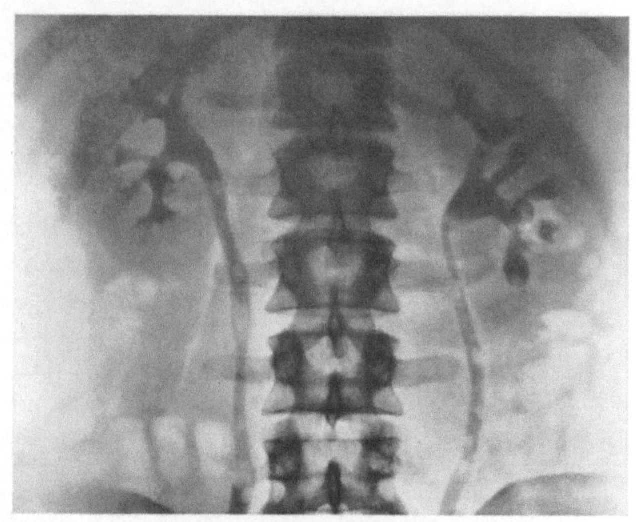

Fig. 19. *Pyélite et urétérite kystiques.* Kystes relativement volumineux. Urographie i.v. (WELLENS 1958)

Il s'agit d'une infection de la paroi vésicale, donc d'une vraie cystite, caractérisée par la présence d'une infiltration gazeuse de la muqueuse et de la sous-muqueuse exclusivement; *les gaz n'infiltrent donc pas les tissus voisins.*

En 1958, ENGLERT pouvait rassembler 50 cas d'autopsie et établissait que les femmes sont atteintes 4 fois plus que les hommes. LEE (1960) compte 68 cas rapportés dont 29 diagnostiqués durant la vie. L'affection étant transitoire, le médecin peut vraisemblablement l'ignorer complètement, surtout si son traitement anti-infectieux est efficace. Toutes les classes d'âge ont été touchées, de 3 mois à 76 ans. La vessie, œdémateuse, épaissie, montre sur sa face interne une multitude de petites vésicules très rapprochées les unes des autres, d'un diamètre de 1 à 5 mm. Le trigone, dont les tissus sont plus denses, est en partie épargné, alors que la vessie postérieure est atteinte avec prédilection.

L'histologie est banale: vésicules minces, congestion des vaisseaux, desquamations épithéliales, œdème et infiltration cellulaire, présence fréquente de cellules géantes, vraisemblablement à corps étrangers (ENGLERT 1958), obstruction lymphatique. Les uretères inférieurs peuvent être atteints. Quant aux bassinets, si la preuve matérielle de leur atteinte n'est pas encore donnée, il est vraisemblable qu'ils ne doivent pas échapper à ces lésions. Les pyélogrammes gazeux «spontanés» parlent dans ce sens.

Comme à l'ordinaire, les infections, les dysectasies, les traumatismes vésicaux (MILLS 1930) sont les facteurs déclanchants.

Théoriquement, tous les germes capables de produire un gaz sont suceptibles de causer une cystite emphysémateuse. Escherichia Coli est en cause le plus

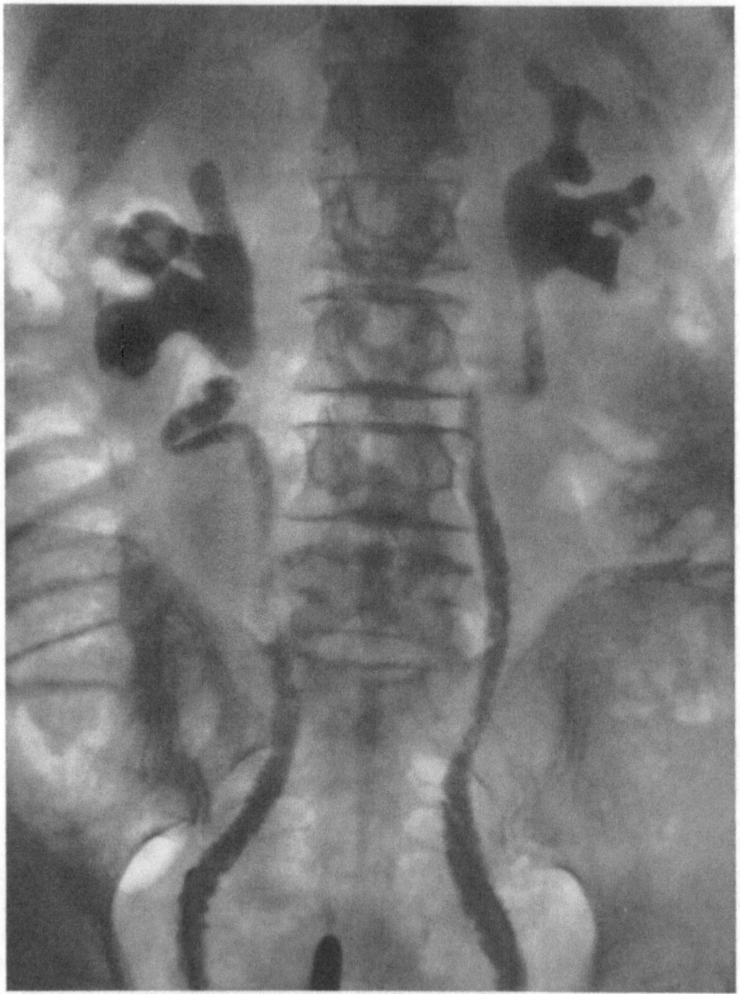

Fig. 20. *Urétérite kystique.* Pyélographie rétrograde. (FAGERSTROM 1948)

souvent. Néanmoins BOIJSEN et LEWIS-JÖNSSON (1954) rapportent 3 infections à Clostridium Welchii; ENGLERT (1958) ne relève que 17 mises en évidence de colibacilles sur 48 cas. Le gaz produit est du CO_2 (LUND, ZINGALE et O'DOWD 1939).

Les affections débilitantes sont notées 1 fois sur 4 (LEE 1960): alcoolisme chronique (LANE et FRANCKE 1956), cancer ou ulcère gastrique, cancer côlique, cholécystite, tuberculose, pyélonéphrite chronique avec papillite nécrosante, hémochromatose (ZATZKIN 1956).

Le diabète mérite une mention spéciale; en plus de son effet prédisposant général, il favorise, par la glycosurie, la respiration des germes et la formation de CO_2.

Burrel (1936) a causé l'affection chez le Lapin en irritant d'abord sa vessie à l'aide d'$AgNO_3$ à 20%, puis en injectant des colibacilles dans la vessie tous les deux jours, en même temps qu'il administrait du glucose par voie i. v. En 8 jours, il obtenait une cystite emphysémateuse.

Rappelons enfin que les mêmes infiltrations gezeuses ont été étudiées à propos du vagin et de l'intestin depuis fort longtemps (Eisenlohr 1888). On connait aussi une cholécystite emphysémateuse (Wheeler 1954).

b) Aspect cystoscopique

L'observation de vésicules nombreuses, serrées les unes contre les autres, de grandeurs variables, parfaitement sphériques, très brillantes, réparties sur toute la surface d'une muqueuse fortement irritée, mais épargnant plutôt le trigone, en bref, l'image de bulles d'air captives, devrait imposer le diagnostic. T. Antoine (1934), qui fit le premier le diagnostic cystoscopique, note que les vésicules éclataient spontanément, ou au moindre contact; l'émission, dans ces conditions, de bulles de gaz, est pathognomonique. La comparaison suggestive qu'il fit de cet aspect mérite d'être retenue: ,,Wie ein Quecksilberinjektionspräparat von Lymphgefäßen". Des hémorragies sont fréquentes et peuvent donner un aspect tumoral.

c) Symptomatologie

Celle de la cystite obligée est banale. L'hématurie macroscopique, due à la rupture des vésicules, se voit une fois sur deux. La pneumaturie est plus rare qu'on ne l'attendrait: une fois sur dix environ.

Enfin, si la pneumatisation de la paroi et le remplissage d'air sont très marqués, on a pu, exceptionnellement, percuter nettement une vessie gazeuse et la palper, comme une baudruche crépitant sous les doigts (Suter 1928).

d) Aspect radiologique

Les radiologistes ont fourni ces dernières années une contribution importante au diagnostic (Faingold, Hansen et Rigler 1953; Boijsen et Lewis-Jönsson 1954; Zatzkin 1956; Soteropoulos, Kawashima et Gilmore 1957; Loitman et Chiat 1959).

On peut voir, à condition d'être attentif aux images gazeuses comme aux structures opaques, un anneau clair correspondant à la paroi de la vessie, qui signe le diagnostic.

Parfois, de grosses vésicules sont visibles isolément, mais on les prend pour des gaz intestinaux; ou encore on observe un anormal volume de gaz rassemblé dans la vessie. Il faut savoir que *cet aspect est fugace.*

C'est peut-être la raison pour laquelle le diagnostic est souvent fait par le radiologiste, sur l'image fixée d'un aspect transitoire. Soteropoulos, Kawashima et Gilmore (1957) ont fourni des images de 2 uretères inférieurs rendus visibles par l'infiltration gazeuse.

e) Diagnostic

Il faut d'abord éliminer la possibilité de gaz parvenu dans la vessie par une sonde, ou par une fistule avec l'intestin, ce qui est facile. Dans les cas atypiques, le diagnostic avec les lésions kystiques, remplies de liquide, peut être plus difficile.

f) Evolution

L'affection n'est pas grave par elle-même, mais elle est le signe d'une baisse sérieuse de l'état général. Son évolution est intimement liée aux causes dé-clanchantes.

g) Traitement

C'est celui de la cystite. Le diabète doit être tout particulièrement recherché et réglé. Même chez les non-diabétiques, l'administration éventuelle de solutions sucrées doit être réduite au minimum.

5. Les lésions leucoplasiques

On sait qu'on observe des plaques de leucoplasie en de multiples endroits: tube digestif (dans toute son étendue), voies aériennes (des sinus faciaux aux bronches), système génital féminin. L'appareil urinaire n'en est pas exempt, quoique en partie d'origine mésodermique. C'est toutefois bien le trigone, d'origine endo-dermique qui est le plus atteint. Alors qu'on trouve pour les autres localisations une foule de dénominations (pachydermies, leucokératoses, «psoriasis», tylosis, plaques épidermiques, «métaplasies»), l'urologie ne connaît que les termes de leucoplasie (ou leucoplakie) et de xerosis. Celui de cholestéatome a été rapidement abandonné.

a) Pathologie — étiologie

Le nombre des cas publiés depuis le premier d'Ebstein (1882) a été diverse-ment apprécié. En 1936, Rabson, dans une étude exhaustive de la littérature, en trouvait 125. Connery (1953) en rapportait 150 cas de la seule Mayo Clinic, pour 1 500 000 malades vus de 1915 à 1947. La fréquence, parmi cette population hospitalisée, est donc de 1/10 000. Cet auteur a trouvé par ailleurs, 8 leucoplasies parfaitement nettes dans des vessies réputées normales. Il est vraisemblable que l'affection n'est pas spécialement rare, mais qu'elle passe facilement inaperçue.

En ce qui concerne les sexes, on s'accorde actuellement à trouver les hommes nettement plus atteints que les femmes, dans la proportion des 2—3 à 1 ou même de 4 à 1 (Rabson 1936: 57 hommes pour 14 femmes; Thompson et Stein 1944: 23 hommes pour 11 femmes). En 1924, par contre, Hinman, Kutzman et Gibson trouvaient les 2 sexes également atteints.

C'est une affection de la maturité sexuelle, qui survient entre 30 et 50 ans. Les courbes montrent un net maximum à 40 ans. On ne connaît qu'un seul cas avant 10 ans et un autre entre 10 et 20 ans, ce qui porte à penser que la lésion prend du temps pour se constituer et parle contre les hypothèses d'hétérotopies congénitales. Laughlin et Bilotta (1940) ne pensent toutefois pas que l'âge soit à considérer.

L'épithélium de transition habituel, l'urothélium, est remplacé, par endroit, par un revêtement ressemblant en tous points, quoiqu'en moins épais, à de la peau; c'est-à-dire que l'épithelium urinaire s'est hypertrophié, kératinisé et qu'il desquame. Le revêtement, dont la surface seule s'agrandit, a tendance par conséquent à faire des plis. Pour la clinique, cette définition nous paraît suffisante.

Des développements embryologiques, histologiques et cystoscopiques de grand intérêt sur la genèse de l'affection ont été faits depuis Virchow et Lubarsch, partisans de la métaplasie et Schridde, tenant de la prosoplasie; ils n'ont toutefois pas leur place ici. Disons que la théorie de la métaplasie indirecte, c'est-à-dire la prolifération d'une nouvelle sorte de cellules après destruction de l'épithélium urinaire est la plus communément admise.

La vessie semble atteinte avec une nette prédilection; mais il est difficile, pour les petites lésions surtout, de faire la part de la plus grande facilité du diagnostic dans la vessie. Corsdress (1923) trouvait 13 cas de leucoplasie du bassinet seul pour 37 cas de lésions uniquement, soit une proportion inattendue de 1/3, alors que les cas combinés ne représentent que le 1/7 environ, soit entre 15 et 20%. On compte actuellement plus de 100 observations de leucoplasie du bassinet.

En cas d'atteinte multiple, la bilatéralité est encore plus rare, heureusement; Falk (1954) l'estime à moins de 5%. Ces nombres sont de toute importance pour la thérapeutique.

On admet comme causes probables les classiques facteurs irritants: infection, calculose, néoplasmes. La flore est banale. Toutefois Thompson et Stein (1944) n'ont trouvé que des coques dans leur cas.

Mais des leucoplasies survenant dans des organes parfaitement normaux ne sont pas contestables (Connery 1953). Une prédisposition nécessaire a été évoquée (Thompson et Stein 1944): «ne ferait pas une leucoplasie qui veut».

C'est ici le lieu de rapporter les expériences de Wolbach et Howe (1925 à 1933); ces auteurs ont privé des Rats de vitamine A liposoluble; ils ont alors observé le remplacement des épithéliums respiratoire, digestif, génito-urinaire et oculaire par un revêtement stratifié pavimenteux et kératinisé. A noter que curieusement, les reins et les tubes séminifères n'étaient pas touchés. Les infections, très communes, étaient nettement secondaires; dans les voies excrétrices, les desquamations étaient si importantes qu'elles devenaient obstructives et entraînaient la mort de 20% des animaux. Ces résultats, certes intéressants en eux-mêmes, n'ont guère fait progresser la connaissance de la leucoplasie humaine. On peut en tirer argument pour l'opinion maintes fois émise, par exemple par Hinman, Kutzman et Gibson (1924), Melikow (1945) que l'affection représentait un effort de protection de l'organisme, après une atrophie initiale, due dans ce cas à l'avitaminose.

Montgomery, Counseller et Craig ont publié en 1934 l'observation d'une malade atteinte de kraurosis et de prurit vulvaire avec leucoplasies, qui fut guérie par la section des nerfs honteux. Rupture d'un cercle vicieux ou influence trophique? La question reste ouverte.

En ce qui concerne les relations des leucoplasies avec les cancers épithéliaux, nous renvoyons au tome consacré aux tumeurs. Certaines conclusions sont impressionnantes. Patch (1929) estime que 30% des leucoplasies de la bouche donnent des cancers. Il a observé des formes transitionnelles entre les leucoplasies et les cancers épithéliaux de la vessie.

Disons que si certains les considèrent, non sans raisons, comme des précancéroses et préconisent des thérapeutiques radicales, les auteurs plus récents, sans nier la fréquence des cancers associés ou développés sur des leucoplasies (Montgomery et coll. 1934; Connery 1953: 20%; Thompson et Stein 1944: 6% au maximum) ne pensent pas que la dégénérescence soit assez à craindre pour justifier de grosses mutilations. Les deux affections auraient bien plutôt une cause commune qu'il faudrait déceler et combattre. Ni la syphilis, ni la gonorrhée, ni la tuberculose ne peuvent être retenues sérieusement comme facteurs étiologiques, mais, par les lésions qu'elles causent ou par les thérapeutiques qu'elles réclament, elles peuvent certainement participer à l'irritation.

b) Aspect cystoscopique

Il s'agit de plaques blanc-crême ou grises, le vrai blanc n'existant pas dans la vessie (Kneise-Stolze 1953), à bords irrégulièrement découpés, mais très nets, sans dessins vasculaires, siégeant particulièrement dans la région du trigone, sur une muqueuse généralement irritée (Fig. 21 et 18).

La dimension des plaques varie fortement: de la taille d'une lentille à l'envahissement total de la vessie et des deux uretères (Hallé 1896).

Les lésions peuvent être masquées ou prendre au contraire un aspect tumoral du fait des phénomènes inflammatoires surajoutés, mais peut-être dans une mesure moindre que pour les autres formes de proliférations chroniques. Hinman, Kutzman et Gibson ont vu une malade dont l'histoire et les observations cystoscopiques étaient typiques pour un ulcère de Hunner; l'histologie était celle d'une transformation leucoplasique. On voit, une fois de plus, que des biopsies répétées peuvent être nécessaires pour mener au diagnostic.

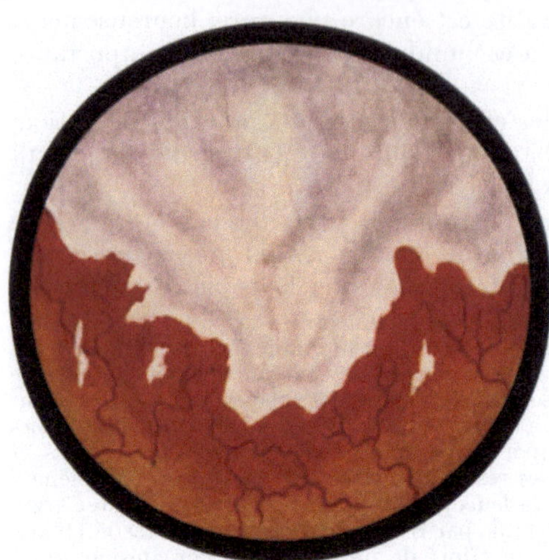

Fig. 21. *Leucoplasie vésicale.* (Barnes, Bergman et Hadley 1959)

c) Symptomatologie

La cystite est la règle. Mais il est certain que des leucoplasies peuvent rester muettes (Rabson 1936, Connery 1953).

La fréquence de la pyurie vésicale est de l'ordre de 90 % (Connery); celle des voies supérieures est chiffrée à 56 %.

La présence de cristaux de cholestérol dans l'urine est insuffisante pour qu'on affirme le diagnostic; c'est tout de même un élément de présomption.

Le passage dans l'urine de membranes grisâtres, dont l'examen microscopique prouve l'origine épithéliale, peut au contraire être considéré comme pathognomonique.

Les perles épithéliales émises avec l'urine ont disparu; au siècle passé, Löwenson (1862) et Cabot (1891) en avaient chacun signalé un cas, et repris le terme de cholestéatome proposé par Rokitansky (1861).

Les localisations hautes sont parfois révélées par des épisodes obstructifs; ainsi le malade de Falk (1954) souffrait de coliques néphrétiques depuis une dizaine d'années. En cas de suspicion d'atteinte urétérale, on a proposé, comme pour les papillomes, d'essayer de détacher des fragments à l'aide d'une sonde ou d'une pince à calcul.

d) Aspect radiologique

Dans l'uretère et le bassinet, les lésions leucoplasiques peuvent apparaître comme des obstacles sans caractère distinctif.

Arnholdt (1938) a montré toutefois que les plis longitudinaux de la muqueuse du bassinet peuvent être mis en évidence à l'aide de substance de contraste diluée. Il les considère comme pathognomoniques, pour autant que la clinique corresponde.

e) Diagnostic

Il faut éliminer, dans la vessie ou dans le haut appareil, sans oublier que ces lésions peuvent coexister: le cancer, les urétérites et pyélites kystiques ou glandulaires, la cystite alcaline incrustée, les mycoses, la malakoplasie.

f) Traitement

Précancérose ou non ? L'attitude du thérapeute dépendra de ses convictions. Actuellement, l'expectative armée est en honneur: fulguration des lésions, qui disparaissent souvent, contrôles assidus, traitement des affections concommittantes, infectieuses la plupart du temps. THOMPSON et STEIN (1944) ont décrit deux cas de guérison après surdistention de la vessie, qui provoqua le détachement de longues membranes. En 1953, HELFERT et BREMEN ont décrit un effet favorable impressionnant, dans un cas de leukoplasie bilatérale, dû à l'ACTH.

6. Les lésions malacoplasiques

Le terme de malacoplasie (de $\mu\alpha\lambda\alpha\varkappa o\varsigma$ malacos mou) a été forgé en 1903 par VON HANSEMANN pour décrire des lésions fort rares qui touchent, en plus de la vessie et les voies excrétrices, parfois le parenchyme rénal lui-même.

MICHAELIS et GUTMAN, conseillés par VON HANSEMANN, en avaient observé le premier cas l'année précédente (1902).

a) Pathologie — étiologie

De l'avis unanime, les femmes sont atteintes au moins deux fois plus souvent que les hommes.

Il doit exister une centaine de cas publiés à ce jour; en 1928, PASCHKIS en dénombrait une cinquantaine. Les malades ont la plupart du temps dépassé 40 ans.

Le rôle causal de l'infection paraît ici bien établi. On ne connaît pas d'observation d'urine stérile. Au contraire, les infections sont constamment massives. Un argument de poids est constitué par les disparitions des lésions, qu'on a pu observer après guérison de l'infection (BENNET 1953).

En 1906, KIMLA, puis H. WILDBOLZ (1907) pensèrent à une forme particulière de la tuberculose. Si cette hypothèse a pu être écartée, il n'en reste pas moins que les malades porteurs de ces lésions sont très fréquemment atteints de tuberculose d'un autre organe, laquelle n'agit vraisemblablement que comme maladie cachectisante. Ces malades présentent en effet presque tous une affection débilitante, qui a imposé au début l'idée de tumeur (MICHAELIS et GUTMAN 1902).

Dans cet ordre d'idée, citons le bon résultat obtenu par CURTIS, BOZZEL et GREEN (1961) à l'aide de l'association de streptomycine et d'isoniazide.

McDONALD et SEWALD (1914) ont pensé que des restes embryonnaires étaient activés par l'infection. En 1927, DICKSON, GRAY et KIDD reprenaient l'hypothèse de VON HANSEMANN d'une mycose, les corpuscules caractéristiques étant considérés comme une possible forme ancienne ou dégénérée du parasite.

Plus récemment, BLEISCH et NADYA KONIKOV (1952) ont supposé que la dénutrition et un trophisme mononucléaire, d'origine peut-être hormonale, donnaient un cours particulier à l'infection urinaire. Enfin, VAN ZILE SCOTT et SCOTT (1918) ont incriminé une affection à virus, sans pouvoir toutefois la préciser.

Il s'agit de papules de quelques millimètres de diamètre ou de plaques de diverses grandeurs, pouvant, dans les cas extrêmes, couvrir la muqueuse vésicale. Ces lésions sont plus ou moins surélevées, plates, convexes ou ombiliquées. Elles sont friables, on peut les détruires au tampon.

Leur couleur va du chamois au jaune-rosé; un liseré inflammatoire les entoure, sur un fond de muqueuse irritée.

L'histologie est caractérisée par la présence, en nodules, d'abondants macrophages «spongieux» et de corpuscules de MICHAELIS-GUTMAN. Ce sont des formations solides, sphériques, de structure laminaire concentrique; ces calcosphérites, qu'on trouve également à l'intérieur des macrophages, sont des précipités de phosphates calciques et ferreux.

Dès le début du siècle, on a pensé attribuer leur formation à la stase d'une urine infectée épaisse, riche en protéines. C'est également l'interprétation récente de Bleisch et Konikov (1952).

Les bacilles coliformes sont abondants partout. Des cellules inflammatoires infiltrent les espaces entre les modules.

b) Aspect cystoscopique

C'est celui des plaques irrégulièrement disposées décrites plus haut. L'intensité de la cystite peut en rendre l'aspect méconnaissable. L'association à des lésions granulomateuses qui peuvent les remplacer en cas d'amélioration a été signalée.

c) Diagnostic

Il est à faire avec la plupart des affections ulcérantes et proliférantes. La biopsie est le plus souvent nécessaire.

d) Traitement

C'est celui de la pyurie chronique, mais surtout celui de l'état général, la plupart du temps gravement défaillant. C'est cet aspect de l'affection qui rend le pronostic très sérieux.

Berg (1926) a toutefois pu constater que des lésions malacoplasiques de la vessie ne s'étaient pas modifiées en 18 ans, chez une malade restée sans traitement.

Bibliographie

Akerberg, E.: Leukoplakie der Harnwege bei Schrumpfblase. Z. urol. Chir. **34**, 353 (1932). — Albarran, J.: Rétention rénale par péri-urétérite, libération externe de l'uretère. Ass. franç. Urol. **9**, 511 (1905). — Médecine opératoire des voies urinaires. Paris: Masson & Cie. 1909. — d'Alessandro, A.: Osservazioni anatomo-cliniche sulla fascite di Gerota ad evoluzione discendente toraco-addominale. Arch. ital. Urol. **32**, 341 (1959). — Sulle ureteriti terminali, considerazioni anatomo-et isto-patologiche. Rass. int. Clin. Ter. **40**, 279 (1960). — Allemann, R.: Über die Leukoplaquie der Harnwege. Schweiz. med. Wschr. **56**, 998 (1926). — Amselem, A.: Hidronefrosis bilateral gigante sin obstaculo organico apparente (pseudo-sclerosis renal). Med. esp. **23**, 230 (1950). — Andreas, B. F., and M. Oosting: Primary amyloidosis of the ureter. J. Urol. (Baltimore) **79**, 929 (1958). — Antoine, T.: Zur Klinik der Cystitis emphysematosa. Zbl. Gynäk. **58**, 2230 (1934). — Arnholdt, F.: Zur Diagnose der Leukoplaquie des Nierenbeckens. Z. urol. Chir. **44**, 292 (1939). — Abeshouse, B. S., and C. H. Tankim: Leukoplakia of the renal pelvis and the bladder. J. Urol. (Baltimore) **76**, 330 (1956). — Aschoff, L.: Ein Beitrag zur normalen und pathologischen Anatomie der Schleimhaut der Harnwege und ihrer drüsigen Anhänge. Virchows Arch. path. Anat. **138**, 119, 220 (1894).

Baetzner, W.: Beitrag zur Kenntnis der Pyelitis granulosa. Z. urol. Chir. **1**, 285 (1913). — Ballanger, R., G. Delorme, F. Aubert et J. Tavernier: Radiodiagnostic des pyélo-urétérites kystiques. J. Radiol. Électrol. **39**, 659 (1958). — Barnes, R. W., R. T. Bergmann and H. L. Hadley: Endoscopy. Encyclopedia of urology, Bd. VI. Berlin-Göttingen-Heidelberg: Springer 1959. — Bates, B. C.: Periureteritis obliterans: a case report with a review of the literature. J. Urol. (Baltimore) **82**, 58 (1959). — Bauereisen, A.: Über die Lymphgefäße des menschlichen Ureters. Z. gynäk. Urol. **2**, 235 (1911). — Baumann, J. A.: Développement et anatomie de la loge rénale chez l'homme. Acta anat. (Basel) **1**, 15 (1945). — Bennet, W. H.: Malakoplakia of the urinary tract: report of three cases. J. Urol. (Baltimore) **70**, 84 (1953). — Bennetts, F. A., J. F. Crane, J. J. Crane, G. H. Gummess and H. B. Miles: Diseases of ureteral stumps. J. Urol. (Baltimore) **73**, 238 (1955). — Berg, G.: Zur Malacoplacia vesicae. Verh. Dtsch. Ges. Urol., Wien 1926. — Berg, R. L., H. Weinberger and L. Deines: Acute hemorrhagic cystitis: an infection associated with pleuro-pneumonia-like organisms and related to urethritis and prostatitis. Amer. J. Med. **22**, 848 (1957). — Berman, M. A., and H. Copeland: Filling defect of ureterogram caused by a varicose ureteral vein. J. Urol. (Baltimore) **70**, 168 (1953). — Berning, H., u. R. Prévôt: Die klinischen Verlaufsformen der Pyelonephritis. Ergeb. inn. Med. Kinderheilk. **3**, 320 (1952). — Bibus, B., and G. R. März: Tumor forming cystitis. Z. Urol. 48, 170 (1955). — Bieberach, W. D., Ph. H. Cooke and R. H. Goodale: Pyeloureteritis cystica, with report of a case. Amer. J. Roentgenol. 31, 778 (1934). — Blanc, W.: Adénoliposclérose dysprotéinique. Congr. français de médecine 27e séance, 1949, p. 119. — Blanc, W. A.: Syndromes nouveaux de pathologie adipeuse. Paris: Masson & Cie. 1951. — Liposclérose métabolique. Arch. sci. (Genève) 153, 528 (1958). — Blanc, W. A., G. G. Meilland et G. Voluter: Morphologie radiologique et anatomo-pathologique de l'urétérite kystique. J. Radiol. Électrol. 853 (1953). — Bleisch, V. R., and N. F. Konikov: Malakoplakia of urinary Bladder: report of four cases and discussion of Etiology. Arch. Path. 54, 388 (1952). — Blum, E., R. Gandar et J. Grenier: Complications vésicales de la rétroflexion de l'utérus gravide. Bull. Féd. Soc. Gynéc. Obstét. franç. 8, 229 (1956). — Boijsen, E., and J. Lewis-Jönsson: Emphysematous cystitis. Acta radiol. (Stockh.) 41, 269 (1954). — Bothe, A. E., and D. S. Cristol: Cystic disease of the upper urinary tract. Amer. J. Roentgenol. 48, 787 (1942). — Braasch, W. F., and M. V. Hurley: Granulomas in urinary tract. J. Urol. (Baltimore) 18, 595 (1927). — Brayshaw, H. C.: Urologic aspect of lower abdominal pain. S. Afr. med. J. 27, 851 (1953). — Brock, D. R.: Ureteral obstruction from endometriosis. J. Urol. (Baltimore) 83, 100 (1960). — Brosig, W.: Periureteritis plastica. Bruns' Beitr. klin. Chir. 200, 313 (1960). — Brown, E. W.: Eosinophilic granuloma of the bladder. J. Urol. (Baltimore) 83, 665 (1960). — Brunn, A. v.: Über drüsenähnliche Bildungen in der Schleimhaut des Nierenbeckens, des Ureters und der Harnblase beim Menschen. Arch. mikr. Anat. 41, 294 (1893). — Bücher, K.: Pyeloureteritis cystica beiderseits. Z. Urol. 51, 693 (1958). — Bulkley, G. J.: Retroperitoneal fibrosis. Quart. Bull. Northw. Univ. med. Sch. 34, 113 (1960). — Burkert, S.: Role of allergy in chronic cystitis associated with oxyuriasis: case. Z. Urol. 46, 158 (1953). — Burkland, C. E.: Urogenital allergy. In: Handbuch der Urologie, Bd. XII, S. 112. Berlin-Göttingen-Heidelberg: Springer 1960. — Burrel, N. L.: Cystitis emphysematosa: case report and review of literature. J. Urol. (Baltimore) 36, 690 (1936).

Calafati, F., and A. Vegeto: Prednisolone trimethylacetane associated with antibiotics treatment of cystitis. Minerva urol. 11, 47 (1959). — Caroli, J., A. Paraf et E. Herzog: Les pédiculites hépatiques. Sem. Hôp. Paris 25, 1752 (1949). — Carson, R. B.: Management of vesicourethral dysfunction in women. J. Amer. med. Ass. 153, 1152 (1953). — Chauvin, H. F., et C. Jean: Iléo-urétéro-plastie droite pour péri-urétérite sténosante rétro-péritonéale lombaire basse. J. Urol. méd. chir. 65, 98 (1959). — Chevassu, M.: Kystes épithéliaux disséminés sur la muqueuse du bassinet et de l'uretère des deux côtés. J. d'Urol. 41, 483 (1936). — Chiari, W.: Med. Jahrbuch 9, 1881. Cité par Hinman-Cordonnier. — Chisholm, E. R., J. A. Hutch and A. A. Bolomey: Bilareral ureteral obstruction due to chronic inflammation of fascia around the ureters. J. Urol. (Baltimore) 72, 812 (1954). — Cibert, J., L. Durand et C. Rivière: Les compressions urétérales par scléroses de tissu cellulo-adipeux péri-urétéral: péri-urétérites primitives. J. Urol. méd. chir. 62, 705 (1956). — Cibert, J., et J. Perrin: Urologie chirurgicale. Flammarion 1958. — Cifuentes, L.: Epithelium of vaginal type in the female trigone. The clinical problem of trigonitis. J. Urol. (Baltimore) 57, 1028 (1947). — Clarke, J. J.: Mucous cysts of the ureter. Brit. med. J. 1898, 274. — Connery, D. B.: Leukoplakia: association with carcinoma. J. Urol. (Baltimore) 69, 121 (1953). — Cornu, Ch.: Phlegmon ligneux rétropéritonéal. Thèse de Genève 1948. — Corsdress, O.: Ein Fall von Leukoplakie des Nierenbeckens mit Bildung eines Epithelsprosses (sog. Cholesteatom). Z. urol. Chir. 13, 1 (1923). — Cosbie Ross, J., and L. F. Tinckler: Renal failure due to peri-ureteric fibrosis. Brit. J. Surg. 46, 58 (1958). — Cox, A. J., and F. Deeds: Diatary production of lipogranuloma in rats. Amer. J. Path. 34, 263 (1958). — Craig, L. G.: Cystitis cystica glandularis. J. Urol. (Baltimore) 42, 1197 (1939). — Culp, D. S.: Ureteral diverticulum: Classification of literature and report of authentic case. J. Urol. (Baltimore) 58, 309 (1957). — Curtis, W. R., J. D. Bozzel and C. L. Green: Malakoplakia of the bladder: report of a case successfully treated with antituberculosis medical therapy. J. Urol. (Baltimore) 86, 78 (1961).

Daseler, E. H., and B. J. Anson: Anatomical relation of ectopic iliolumbar kidneys bilateral in adult, unilateral in foetus. J. Urol. (Baltimore) 48, 785 (1943). — Dickson, W. E. C., A. C. E. Gray and F. Kidd: Malakoplakia vesicae; an investigation of certain mycotic infection of the genito-urinary tract. Urol. cutan. Rev. 31, 611 (1927). — Dolan, P. A., and W. E. Kirkpatrick: Multiple ureteral diverticula. J. Urol. (Baltimore) 83, 570 (1960). — Dreyfuss, W., and H. E. Goodsitt: Acute regional ureteritis. J. Urol. (Baltimore) 79, 202 (1958). — Ducrot, H.: La liposclérose péri-urétérale, syndrome nouveau en pathologie urinaire. Thèse Paris 1955. — Dupont, R.: A propos d'un cas de cancer développé sur une vessie exstrophiée. J. d'Urol. 13, 433 (1922).

Ebstein, W.: Zur Lehre von den chronischen Katarrhen der Schleimhaut der Harnwege und der Cystenbildung in derselben. Dtsch. Arch. klin. Med. 31, 63 (1882). — Eisenlohr, W.: Das interstitielle Vagina-Darm- und Harnblasenemphysem zurückgeführt auf gasentwickelnde Bakterien. Beitr. path. Anat. 3, 101 (1882). — Elliot, A.: Cystitis mycotica.

Nord. Med. **54**, 1348 (1955). — Enderlen: Zur Histologie der Schleimhaut der ektopierten Blase. Verh. dtsch. path. Ges. **7**, 164 (1904). — Englert, R. G.: Cystitis emphysematosa. Zbl. allg. Path. path. Anat. **97**, 471 (1958). — Englisch, J.: Über Leukoplasie und Malakoplakie. Z. Urol. **1**, 641, 745 (1907). — Essen, L. E.: Eosinophilic trichomonal cystitis. Acta allerg. (Kbh.) **3**, 39 (1950). — Eve, F. S.: Psorospermial cysts of both ureters. Trans. path. Soc. Lond. **40**, 444 (1889).

Fagerstrom, D. P.: Proliferative tumors of the ureter and renal pelvis with further observations on the significance of "epithelial cell nests" six cases reports. J. Urol. (Baltimore) **59**, 333 (1948). — Faingold, J. E., C. O. Hansen and L. G. Rigler: Cystitis emphysematosa; review of literature and report of 4 cases diagnosed by roentgen examination. Radiology **61**, 346 (1953). — Falk, C. C.: Leukoplakia of renal pelvis and ureters. J. Urol. (Baltimore) **72**, 310 (1954). — Farley, S. E., and C. L. Smith: Primary Hodgkin's (paragranulomatous type) disease of the bladder. J. Urol. (Baltimore) **81**, 275 (1959). — Fastowskii, V. L.: A case ulcerative cystitis complicated by perforation of the urinary bladder. Urologia (Moscow) **25**, 54 (1960). — Felber, E.: Granuloma of the ureter. J. Urol. (Baltimore) **67**, 152 (1952). — Ferguson, C.: Peripancreatitis secondary to perirenal infections. J. Urol. (Baltimore) **35**, 286 (1936). — Fey, B.: Dégénérescence kystique des muqueuses des voies excrétrices. J. d'Urol. **55**, 86 (1949). — Fite, E. H.: Report of a case of ureteritis cystica with result of treatment. Urol. cutan. Rev. **39**, 91 (1935). — Formiggini: Contribution à l'étude histologique de la muqueuse vésicale exstrophiée. Rif. med. **36**, 212 (1920). — Francke, C., and K. Wiggers: Bilateral idiopathic periureteric fibrosis. Arch. chir. neerl. **10**, 165 (1958). — Francke, H.: Die Leukoplakie des Nierenbeckens. Beitr. path. Anat. **78**, 315 (1927). — François, J.: Sur la transformation de la cystite kystique en cystite glandulaire. J. d'Urol. **4**, 207 (1913). — Freeman Crane, J.: Ureteral involvement by aortic aneurysm. Trans. west. Sect. Amer. urol. Ass. **24**, 138 (1957).

Ganem, E. J., J. Calitri and H. S. Glidden: The roentgenographic diagnosis of cystitis emphysematosa. J. Urol. (Baltimore) **78**, 245 (1957). — Gay, D. M.: Pathology of anilin tumor of bladder. J. Urol. (Baltimore) **38**, 221 (1937). — Gayet, R.: Un cas d'exstrophie vésicale cancérisée. J. d'Urol. **39**, 295 (1935). — Gennes, L. de, H. Bricaire, R. Tourneur et L. Cournot: Les rétrécissements péri-urinaires idiopathiques. Lyon méd. **92**, 279 (1960). — Gianni, K.: Neuer experimenteller Beitrag zur Entstehung der cystitis cystica. Zbl. allg. Path. path. Anat. **17**, 180, 900 (1906). — Giannoni, R., i. G. G. Englaro: La malattia cistica delle vie urinarie. Revisione generale della casistica. Arch. ital. Urol. **33**, 177 (1960). — Ginsburg, L., and G. Oppenheimer: Urologic complications of regional ileitis. J. Urol. (Baltimore) **59**, 948 (1948). — Gleissner, O.: Über den Tonus der entzündeten Blase. Z. Urol. **45**, 765 (1952). — Glyn, Millard D., and St. M. Wyman: Periureteric fibrosis: radiographic diagnosis. Radiology **72**, 191 (1959). — Goerke, H.: Pyeloureteritis cystica. Fortschr. Röntgenstr. **91**, 817 (1959). — Götzen, F. J.: Periureteritis plastica et obliterans. Z. Urol. **53**, 657 (1960).

Hackett, E.: Idiopathic retroperitoneal fibrosis: a condition involving the ureters, the aorta and the inferior vena cava. Brit. J. Surg. **46**, 3 (1958). — Haferkamp, O.: Das retroperitoneale Granulom. Virchows Arch. path. Anat. **332**, 264 (1959). — Zur klinischen Diagnostik des sogenannten retroperitonealen Granuloms. Klin. Wschr. **37**, 873 (1959). — Hallé, N.: Urétérite et pyélite. Thèse Paris 1887. — Hallé, N.: Leucoplasies et cancroïdes de l'appareil urinaire. Ann. Mal. Org. gén.-urin. **14**, 481, 577 (1896). — Hamburger, J., G. Richet, et H. Ducrot: Une maladie nouvelle: la liposclérose périurétérale. Acquisitions médicales récentes, p. 39. Paris: Flammarion 1957. — Hansemann, H. v.: Über Malakoplakie der Harnblase. Virchows Arch. path. Anat. **73**, 302 (1903). — Harlin, H. C.: Urologic complications of regional enteritis. New York St. J. Med. **54**, 65 (1954). — Harlin, H. C., and F. C. Hamm: Urologic disease resulting from non-specific inflammatory conditions of the bowel. J. Urol. (Baltimore) **68**, 383 (1952). — Harrow, B. F.: Retroperitoneal lymphatic cyst. J. Urol. (Baltimore) **77**, 82 (1952). — Harvard, M. B.: Retroperitoneal lipoma in children: report of case and review of literature. J. Urol. (Baltimore) **70**, 159 (1953). — Hauer, H. G., H. O. Metz and W. N. Wishard: Ureteral granuloma. J. Urol. (Baltimore) **29**, 43 (1933). — Hawk, W. A., and J. B. Hazard: Sclerosing retroperitonitis and sclerosing mediastinitis. Amer. J. clin. Path. **32**, 321 (1959). — Heim, U.: Kompression des proximalen Ureters durch Tumorinvasion. Urol. int. (Basel) **8**, 215 (1959). — Hejtmancik, J. H., and M. A. Magid: Bilateral periureteritis plastica. J. Urol. (Baltimore) **76**, 57 (1956). — Helfert, I., and H. A. Bremen: Leukoplakia of urinary tract treated by ACTH. Ohio St. med. J. **49**, 109 (1953). — Hennesey, R. A.: Leukoplakia of the bladder. J. Amer. med. Ass. **88**, 146 (1927). — Hermanek, P., u. H. Haschek: Dickdarmähnliche Umwandlung der Nierenbeckenschleimhaut (zur Kenntnis der sog. Pyelitis glandularis). Z. Urol. **50**, 593 (1957). — Herxheimer, G.: Über Cystenbildung der Niere und abführenden Harnwege. Virchows Arch. path. Anat. **185**, 91 (1906). — Heuck, F.: Pyelitis und ureteritis cystica bei Nephrolithiasis. Z. Urol. **48**, 751 (1955). — Hewett, A. L., and J. W. Headstream: Pericystitis plastica. J. Urol. (Baltimore) **83**, 103 (1960). — HEYMANN, A.: Die Cystitis trigoni der Frau. Zbl. Krankh. Harn- u. Sexualorg. **16**, 422 (1905); **17**, 177 (1906). — HINMAN, F., and J. CORDONNIER: Cystitis follicularis. J. Urol. (Baltimore) **34**, 302 (1935). — HINMAN, F., and T. E. GIBSON: Squamous cells carcinoma of the bladder. J. Urol. (Baltimore) **6**, 1 (1921). — HINMAN, F., C. M. JOHNSON and J. H. McCORKLE: Pyelitis and ureteritis cystica. J. Urol. (Baltimore) **35**, 174 (1936). — HINMAN, F., A. A. KUTZMAN and T. E. GIBSON: Leukoplakia of the kidney pelvis. Surg. Gynec. Obstet. **39**, 472 (1924). — HODGES, CL. V.: Chronic urethritis in girls. J. Amer. med. Ass. **149**, 753 (1952). — HOLLY, L. E., and B. SUMCAD: Diverticular ureteral changes: report of four cases. Amer. J. Roentgenol. **78**, 1053 (1957). — HOUSTON, W.: Periureteritis plastica: a report of a case with indications of the probable pathology. Brit. J. Urol. **29**, 38 (1957). — HOYT, H. S.: Cystitis cystica as a single tumor. J. Urol. (Baltimore) **59**, 424 (1948). — Segmental nerve lesions as a cause of the trigonitis syndrome. Stanf. med. Bull. **11**, 61 (1953). — HUNNER, GUY L.: End results in one hundred cases of ureteral strictures. J. Urol. (Baltimore) **12**, 295 (1924). — Remarks on the clinical features of eight cases of ureteral strictures. J. Urol. (Baltimore) **15**, 93 (1926). — HUNNER, G. L., and L. R. WHARTON: The pathological finding in cases clinically diagnosed as ureteral stricture. J. Urol. (Baltimore) **15**, 57 (1926). — HUTCH, J. A., R. C. ATKINSON and G. S. LOQUVAM: Perirenal (Gerota's) fascitis. J. Urol. (Baltimore) **81**, 76 (1959).

IMMERGUT, S., and Z. R. COTTLER: Peripelvic lipoma. J. Urol. (Baltimore) **67**, 50 (1912). INNES, WILLIAMS D.: Urology in childhood. In: Handbuch der Urologie, Bd. XV. Berlin-Göttingen-Heidelberg: Springer 1958. — INNES WILLIAMS D., and D. E. STURDY: Recurrent urinary infection in girls. Arch. Dis. Childh. **36**, 130 (1961). — ISRAEL, J.: Chirurgische Klinik der Nierenkrankheiten. Berlin: Hirschwald 1901.

JACOBY, M.: Hypernephroider Krebs der Niere kombiniert mit Nieren-Beckenstein, papillärer Krebs des Nierenbeckens und Harnleiters. Ureteritis cystica. Z. Urol. **23**, 718 (1929). — JOELSON, J. J.: Pyelitis, ureteritis and cystitis cystica, report of a case showing urographic evidence of the lesions in the ureters and pelves. Arch. Surg. **18**, 1570 (1929).

KIMLA, R.: v. Hansemanns Malakoplakia vesicae urinariae und ihre Beziehungen zur plaqueförmigen Tuberkulose der Harnblase. Virchows Arch. path. Anat. **184**, 496 (1906). — KINDALL, L.: Pyelitis cystica and ureteritis cystica. J. Urol. (Baltimore) **29**, 645 (1933). — KINDT, E.: Abacterial pyuria. Acta chir. scand. **105**, 182 (1953). — KISCHEFF, S.: Trypsin. Its possibilities in the treatment of chronic, non-specific cysto-urethritis. Acta urol. belg. **26**, 126 (1958). — KITTREDGE, W. E., and W. BRANNAN: Cystitis glandularis. J. Urol. (Baltimore) **81**, 419 (1959). — KNEISE, O., u. M. STOLZE: Handatlas der Cystoskopie und Urethrocystoskopie. Leipzig: Georg Thieme 1953. — KNOWLAN, D., M. CORRADO, G. E. SCHREINER and R. BAKER: Periureteral fibrosis with a diabetes insipidus-like syndrome occuring with progressive partial obstruction of ureter unilaterally. Amer. J. Med. **28**, 22 (1960). — KNY, W.: Harnleiterkompression bei der Ileitis regionalis. Z. Urol. **52**, 73 (1959). — KRETSCHMER, H. L.: Leukoplakia of the urinary organs, Leukoplakia of the bladder and ureter. Surg. Gynec. Obstet. **31**, 325 (1920); **47**, 145 (1928). — KUTZMANN, A. A.: Leukoplakia of the renal pelvis. Arch. Surg. **19**, 871 (1929).

Lancet: editorial: Periureteric fibrosis. Lancet **1957** II, 780. — LANDES, R. R., and J. W. HOOKER: Sclerosing lipogranuloma and peri-ureteral fibrosis following extravasation of urographic contrast media. J. Urol. (Baltimore) **68**, 403 (1952). — LANE, J. W., and P. FRANCKE jr.: Cystitis emphysematosa case report. J. Urol. (Baltimore) **75**, 256 (1956). — LANGREDER, W.: Gynäkologische Urologie. Stuttgart: Georg Thieme 1961. — LAUGHLIN, V. C., and J. F. L. BILOTTA: Leukoplakia of the urinary tract. J. Urol. (Baltimore) **44**, 258 (1940). — LECÈNE, P., et A. HOVELACQUE: Les cancers developpés sur la vessie exstrophiée. J. d'Urol. **1**, 493 (1912). — LE DUC, I. E.: Ureteral syndromes in the male. J. Urol. (Baltimore) **53**, 295 (1945). — LEE, J. B.: Cystitis emphysematosa. A review and report of a case with disseminated inflammatory emphysema. Arch. intern. Med. **105**, 618 (1960). — LEGUEU, F., et B. FEY: Les rétrécissements de l'uretère. J. d'Urol. **25**, 417 (1928). — LIMBECK, R. v.: Zur Kenntnis der Epithelcysten der Harnblase und der Ureteren. Z. Heilk. **8**, 55 (1887). — LIND, F., and J. PEDERSEN: Periureteritis fibrosa (Gerota's fascitis). Ugeskr. Laeg. **121**, 1853 (1959). — LINDSJÖ: Case of pyuria with unusual etiology. Acta paediat. (Stockh.) **4**, 104 (1924). — LITTEN, M.: Ureteritis chronica cystica polyposa nebst cystischer Veränderungen der Niere. Virchows Arch. path. Anat. **66**, 139 (1876). — LJUNGGREN, E.: Complications caused by the stumps of the ureter after nephrectomy. J. Urol. (Baltimore) **59**, 178 (1948). — LOEF, J. A., and PH. A. CASELLA: Squamous cell carcinoma occuring in the stump of a chronically infected ureter many years after nephrectomy. J. Urol. (Baltimore) **67**, 159 (1952). — LOITMAN, B. S., and H. CHIAT: Ureteritis cystica and pyelitis cystica. A review of cases and roentgenologic criteria. Radiology **68**, 345 (1957). — LÖWENSON: Über einen besonderen Folgezustand der epidermoidalen Umwandlung des Harn-Blasenepithels. St. Petersburg. med. Z. **2**, 225 (1862). — LUBARSCH, D.: Über Cysten der ableitenden Harnwege. Arch. mikr. Anat. **41**, 303 (1893). — Die Metaplasiefrage und ihre Bedeutung für die Geschwulstlehre, in Arb. a. d. path.-anat. Abt. d. Kgl. hyg. Inst. zu Posen. Wiesbaden: J. F. Bergmann 1901. — Lucas, D. R.: Physiological and pharmacological studies of ureter. Amer. J. Physiol. 22, 245 (1908). — Lund, H. G., F. G. Zingale and J. A. O'Dowd: Cystitis emphysematosa. J. Urol. (Baltimore) 42, 684 (1939). — Lutzeyer, W., u. H. H. Teichmann: Erkrankungen des Restureters nach Nephrektomie. Z. Urol. 54, 341 (1961).

Marckwald: Die multiple Cystenbildung in den Ureteren und der Harnblase, sogenannten Ureteritis cystica. Münch. med. Wschr. 45, 1049 (1898). — Margoles, J. S., and A. J. McQueeney: Ormond's syndrom. A discussion of the problem and a presentation of three cases. Arch. Surg. 81, 660 (1960). — McCrea, L. E.: Leukoplakia of the renal pelvis. J. Amer. med. Ass. 142, 631 (1950). — McDonald, H. P., W. E. Upchurch and M. Artime: Urethritis-cystitis syndrome in the female. J. Amer. med. Ass. 171, 2291 (1959). — McDonald, J. H., and J. A. Calams: Experimental ureteral stricture, ureteral regrowth following ureterotomy with and without intubation. J. Urol. (Baltimore) 84, 52 (1960). — McFarlane, C. A., V. C. Hodges, H. V. Anderson and R. C. Benson: Urological complications of stromal endometrios. J. Urol. (Baltimore) 79, 436 (1958). — McKenzie, D. W., and S. Beck: A histopathological study of the female bladder neck and urethra. J. Urol. (Baltimore) 36, 414 (1936). — McKenzie, D. W., and A. B. Wallace: The lymphatics of the lower urinary and genital tracts. J. Urol. (Baltimore) 34, 516 (1935). — McNulty, M.: Pyelo-ureteritis cystica. Brit. J. Radiol. 30, 648 (1957). — Mehrotra, R. M. J.: Experimental study of vesical circulation in cystitis. J. Path. Bact. 66, 79 (1953). — Melikow, M. M.: Tumors of the urinary drainage tract: urothelial tumors. J. Urol. (Baltimore) 54, 186 (1945). — Michaelis, L., u. C. Gutmann: Über Einschlüsse in Blasentumoren. Z. klin. Med. 47, 208 (1902). — Millard, D. G., and S. M. Wyman: Periureteric fibrosis: radiographic diagnosis. Radiology 72, 191 (1959). — Miller, J. M., R. J. Lipin, H. J. Meisel and P. H. Long: Bilateral ureteral obstruction due to compression by chronic retroperitoneal inflammation. J. Urol. (Baltimore) 68, 447 (1952). — Mills, R. G.: Cystitis emphysematosa: a case in a woman in which trauma appeared to be an etiological factor. Amer. J. Obstet. Gynec. 20, 688 (1930). — Mims, M. M.: Multiple acquired diverticulosis of the ureter. J. Urol. (Baltimore) 84, 297 (1960). — Mirabile, C. S., and R. J. Spillane: Bilateral ureteral compression with obstruction from a non-specific retroperitoneal inflammatory process, case report. J. Urol. (Baltimore) 73, 783 (1955). — Mombaerts, J.: Cystopathie folliculaire. J. d'Urol. 59, 165 (1953). — Montgomery, H., V. S. Counseller and W. McK. Graig: Kraurosis, leucoplakia and pruritus vulvae. Arch. Derm. Syph. (Chic.) 30, 80 (1934). — Morgagni, J.: De sedibus et causis morborum per anatomem indagatis. Lett. XLII, art. 2, 1761. — Morse, H. D.: The etiology and pathology of pyelitis cystica, ureteritis cystica and cystitis cystica. Amer. J. Path. 4, 33 (1928). — Mulvaney, W. P.: Periureteritis obliterans: a retroperitoneal inflammatory disease. J. Urol. (Baltimore) 79, 410 (1958).

Nesbit, R. M.: Is cystitis cystica innocent or malefic lesion? J. Urol. (Baltimore) 75, 443 (1956). — Ney, C., and J. C. Ehrlich: Squamous epithelium in trigone of cystoscopic observations during estrogen therapy. J. Urol. (Baltimore) 73, 809 (1955). — Niederhäusern, W. v.: La reperméabilisation spontanée du canal déférent; étude expérimentale. Helv. chir. Acta 23, 139 (1954). — Norfleet, C. M., L. E. Fitzsimmons, L. C. Smith and K. P. Carlson: Ureteral obstruction due to retroperitoneal lymphatic cyst (cystic lymphangioma). J. Urol. (Baltimore) 81, 737 (1959). — Noring, O.: Nonspecific ureteritis elucidated by a case of primary ureteritis. J. Urol. (Baltimore) 79, 701 (1958).

Oberling, Ch.: Retroperitoneal xanthogranuloma. Amer. J. Cancer 23, 477 (1935). — O'Brien, H. A., and J. D. Mitchell: Chronic irritation in females. J. Amer. med. Ass. 153, 1149 (1953). — Ochsner, S., and E. Burns: Ureteritis cystica and pyelitis cystica. Sth. med. J. (Bgham, Ala.) 51, 951 (1958). — Oeconomos, N.: Dégénérescence kystique de la muqueuse des voies excrétrices ou urétérite et cystite kystique. J. d'Urol. 56, 33 (1950). — Oppenheimer, G. D., L. Narins and N. Simon: Radiotherapy in treatment of non-specific inflammatory stricture of ureter. J. Urol. (Baltimore) 67, 476 (1952). — Ormond, J. K.: Bilateral ureteral obstruction due to enveloppement and compression by an inflammatory retroperitoneal process. J. Urol. (Baltimore) 59, 1072 (1948). — Idiopathic retroperitoneal fibrosis: an established clinical entity. J. Amer. med. Ass. 174, 1561 (1960). — Orr, L. M., F. Mathers and Th. C. Butt: Somatic pain due to fibrolipomatous nodules, simulating ureterorenal disease: a preliminary report. J. Urol. (Baltimore) 59, 1061 (1948). — Osler, W.: Psorospermiasis in Principles and practice of medicine, p. 238. Appleton & Co. 1930.

Palken, M., and J. M. Kennelly: Recurrent urinary tract infections in girls. J. Urol. 83, 745 (1960). — Park, H., and I. Jones: Periureteric fibrosis. Lancet 1958I, 195. — Parker, A. E.: Lymph collectors from the ureters, their regional nodes and relations to post-abdominal lymphchannels. J. Urol. (Baltimore) 43, 811 (1940). — Paschkis, R.: Die Erkrankungen der Harnblase ohne Entzündungen. In: Handbuch der Urologie, Bd. V. Berlin: Springer 1928. — Passaro jr., E. P., R. S. Rose and J. N. Taylor: Periureteritic fibrosis: a review of the literature and presentation of two cases. J. Urol. (Baltimore) 95, 506 (1961). —

PATCH, F. S.: The association between leukoplakia and squamous-cell carcinoma in the upper urinary tract. New Engl. J. Med. **200**, 423 (1928). — Pyelitis, ureteritis and cystitis cystica. New Engl. J. Med. **220**, 979 (1939). — PATCH, F. S., and L. J. RHEA: Genesis and development of Brunn's nests and their relation to cystitis cystica, cystitis glandularis and primary adeno-carcinoma of bladder. J. Canad. med. Ass. **33**, 597 (1935). — PAULL, D. P., J. C. CAUSEY and C. V. HODGES: Perinephritis plastica. J. Urol. (Baltimore) **73**, 212 (1955). — PELOUZE, P. S.: Obscure pseudomembranous trigonitis. Trigonitis areata alba. Ann. Surg. **101**, 594 (1935). — PÉRARD, J., et P. ORSONI: Anurie par urétérite oblitérante bilatérale. Ass. franç. Urol. **37**, 629 (1927). — PFISTER, R.: Vulvitis und Cystitis, hervorgerufen durch die Milbe Pediculoides ventricosus, eine bisher in Deutschland nicht beobachtete und nachgewiesene Milbenart. Hautarzt **4**, 375 (1953). — PINTO DE CARVALHO, A.: Stenosierende Periureteritis idiopathica. Z. Urol. **53**, 681 (1960). — PIORA, J.: Cystitis and hematuria as predominant symptoms of Reiter's disease. Acta med. scand. **144**, 284 (1953). — POLITANO, V. A.: Leukoplakia of the renal pelvis and ureter. J. Urol. (Baltimore) **75**, 633 (1956). — POOL, T. L.: Irridiation cystitis. J. Amer. med. Ass. **168**, 854 (1958). — POPHAM, B. I., and T. D. STEVENSON: Idiopathic retroperitoneal fibrosis associated with a coagulation defect (factor VII deficiency) report of a case and review of the literature. Ann. intern. Med. **52**, 894 (1960). — POWELL, N. D., and E. B. POWELL: Allergy in females. Sth. med. J. (Bgham, Ala.) **47**, 841 (1954). — PUGH, R. C. B.: Communication personnelle. — PUTSCHAR, W.: Leukoplakie der Harnwege. In: Handbuch der speziellen pathologischen Anatomie und Histologie (Ed. O. LUBARSCH und F. HENKE). Berlin: Springer 1934.

RABSON, S. M.: Leukoplakia and carcinom of the urinary bladder, report of a case with review of the literature. J. Urol. (Baltimore) **35**, 321 (1936). — RANK, W. B., G. T. MELLINGER and E. SPIRO: Ureteral diverticula, etiologic considerations. J. Urol. (Baltimore) **83**, 566 (1960). — RAPER, F. P.: Idiopathic retroperitoneal fibrosis involving the ureters. Brit. J. Urol. **28**, 436 (1956). — RATHBURN, N. P.: The incidence of ureteral stricture. J. Urol. (Baltimore) **14**, 403 (1925). — RATLIFF, R. K., and W. B. CRENSHAW: Ureteral obstruction from endometriosis. Surg. Gynec. Obstet. **100**, 414 (1955). — RAYER, P. F. O.: Traité des maladies des reins, T. III. Paris 1841. — REITER, H.: Über eine bisher unerkannte Spirochäteninfektion. Dtsch. med. Wschr. **42**, 1532 (1916). — RISCHAR, W.: Die Selbstausschaltung der nichttuberkulosen Niere. Z. Urol. **31**, 116 (1937). — RIVA, G.: Das Serumeiweißbild. Bern u. Stuttgart: H. Huber 1957. — ROCHET, V.: Recherches expérimentales et cliniques sur les urétérites dites ascendantes. J. d'Urol. **8**, 257 (1919). — RODECK, G.: Ein Fall von Ureteritis cystica, gleichzeitig ein Beitrag zur Hypertonie bei einseitiger Nierenerkrankung. Z. Urol. **48**, 751 (1955). — ROKITANSKY, C.: Lehrbuch der pathologischen Anatomie. Wien: Wilh. Braumüller 1861. — ROLL, W. A.: Cystitis glandularis as a cause of hydronephrosis. J. Urol. (Baltimore) **84**, 76 (1960). — ROMINGER, C. J., R. H. FLANDREAU, F. T. MCGINNIS and C. SCHNALL: Ureteral obstruction from regional enteritis. Amer. J. Roentgenol. **86**, 114 (1961). — ROSS, J. A.: Peri-ureteritis fibrosa, with notes on three cases. J. Fac. Radiol. (Lond.) **9**, 142 (1958). — RUTISHAUER, E.: Préface à W. BLANC: Syndromes nouveaux...

SAMELLAS, W.: Ureteral obstruction due to compression by an idiopathic retroperitoneal inflammatory process. J. Urol. (Baltimore) **85**, 928 (1961). — SAUER, H. R., and W. R. T. METZNER: Thrush infection of the urinary bladder: case report. J. Urol. (Baltimore) **59**, 38 (1948). — SCHIFRIN, A., G. D. OPPENHEIMER and D. R. KRAWITT: Idiopathic non-specific fibrosing retroperitonitis causing bilateral ureteral compression. J. Mt Sinai Hosp. **24**, 1186 (1957). — SCHLAGENHAUFER, F.: Über eigentümliche Staphylomycosen der Nieren und des pararenalen Bindegewebes. Frankfurt. Z. Path. **19**, 193 (1916). — SCHOLL, A. J.: Potential malignancy in exstrophy of bladder. Ann. Surg. **75**, 265 (1922). — SCHRIDDE, H.: Die ortsfremden Epithelgewebe des Menschen, in Sammlung anatomischer und physiologischer Vorträge und Aufsätze, S. 11 (Ed. E. GAUPP und W. NAGEL). Jena: Gustav Fischer 1909. — SCHULTHESS, E. v., u. F. v. SCHULTHESS: Über Cystitis allergica. Stuttgart: Hippokrates **28**, 486 (1957). — SCHULTZE, B. B.: Ureteral stump giving rise to symptoms. Acta chir. scand. **107**, 41 (1954). — SCOTT, F. B., and A. M. THOMAS: Clinical managment of leukoplakia of the renal pelvis. History of the disease and report of three cases. J. Amer. med. Ass. **174**, 363 (1960). — SCOTT, W. W.: A review of primary carcinoma of ureter. J. Urol. (Baltimore) **50**, 45 (1943). — In year book of urology, p. 229. Chicago: The Year book Publishers 1955—1956. — SEMPLE, J. E.: Frequency in female due to urethrotrigonitis caused by intestinal infection. Brit. med. J. **1956 II**, 696. — SERTOLI, L.: Considerazioni sulla morfologia e sulla istogenesi della ureterite e della cistite cistica. Arch. ital. Urol. **7**, 249 (1931). — SHABAD, A. L.: Leucoplakia of the bladder, a precancerous disease? Vop. Onkol. **5**, 197 (1959). — SHAHEEN, D. J., and A. JOHNSTON: Bilateral ureteral obstruction due to envelopment and compression by an inflammatory retroperitoneal process: report of two cases. J. Urol. (Baltimore) **82**, 51 (1959). — SHAW, R. E.: Ureteritis cystica. Brit. J. Surg. **44**, 105 (1956). — SHICK, J. E., and J. J. SHEA: Pyeloureteritis cystica: report of case with spontaneous rupture of ureter. Radiology **74**, 468 (1960). — SIMEONI, S., e A. ALFIERI: Fibrosi idiopatica retroperitoneale riporto di un caso con sindrome ostruttiva urinarie e di un caso con sindrome ostruttiva linfatico-venosa. Rassegna sintetica. Policlinico, Sez. prat. **65**, 1563 (1958). — Smith, D. R.: General urology. Lange medical publication. California: Los Altos 1959. — Soteropoulos, C.. E. Kawashima and J. H. Gilmore: Cystitis and ureteritis emphysematosa. Radiology **68**, 866 (1957). — Stelzner, F.: Die Retroperitonitis. Bruns' Beitr. klin. Chir. **200**, 229 (1960). — Stepita, C. T., and H. R. Newman: Empyema of ureteral stump with surgical excision: report of 15 cases. J. Urol. (Baltimore) **63**, 500 (1950). — Stevens. A. R.: Diverticulum of the ureter. Case with acute inflammation and spontaneous perforation. J. Urol. (Baltimore) **16**, 157 (1926). — Stirling, W. C.: Extensive bilateral pyelo-ureterocystitis cystica and glandularis producing pyonephrosis; nephrectomy. Report of cases. J. Urol. (Baltimore) **48**, 347 (1942). — Stirling, W. C., and J. E. Ash: Chronic proliferative lesions of the urinary tract. J. Urol. (Baltimore) **45**, 342 (1941). — Stoerk, O., and O. Zukkerkandl: Über Cystitis glandularis und den Drüsenkrebs der Harnblase. Z. Urol. **1**, 3, 133 (1907). — Stueber jr., P. J.: Primary retroperitoneal inflammatory process with ureteral obstruction. J. Urol. (Baltimore) **82**, 41 (1959). — Suter, F.: Die entzündlichen Krankheiten der Harnblase. In: Handbuch der Urologie, Bd. III. Berlin: Springer 1928.

Talbot, H. S., and E. P. Mahoney: Obstruction of both ureters by retroperitoneal inflammatory. J. Urol. (Baltimore) **78**, 738 (1957). — Taylor, W. N.: Leukoplakia of kidney pelvis and ureter. Amer. J. Surg. **32**, 335 (1936). — Thelen, A.: Über paravesikale, sklerosierende Entzündungen. Z. Urol. **54**, 493 (1961). — Thompson, G. J., and I. J. Stein: Leukoplakia of the bladder and a report of 34 cases. J. Urol. (Baltimore) **44**, 639 (1944). — Trever, W.: Reticulum cell sarcoma and periureteric fibrosis: report of case. New Engl. J. Med. **258**, 268 (1958).

Vest, S. A., and B. Barelare jr.: Periureteritis plastica: report of four cases. J. Urol. (Baltimore) **70**, 38 (1953). — Virchow, R.: Die krankhaften Geschwülste. Berlin: August Hirschfeld 1863/65.

Walker, K. M.: The paths of infection in genito-urinary tuberculosis. Lancet **1913**, 435. — Warrick, W. D.: Cystitis cystica: bacteriological studies in a serie of 28 cases. J. Urol. (Baltimore) **45**, 835 (1941). — Weerd, J. H. de, M. G. Ringer jr., T. L. Pool and E. E. Gambill: Aortic aneurysm causing bilateral ureteral obstruction. J. Urol. (Baltimore) **67**, 78 (1955). — Wellens, P.: La pyélo-urétérite (-cystite) kystique. J. belge Radiol. **41**, 465 (1958). — Wershub, L. P., T. J. Kirwin and L. Biel: Bilateral pyelitis cystica and ureteritis cystica: case report with six years follow-up. J. int. Coll. Surg. **18**, 443 (1952). — Weyeneth. R.: Spätschäden nach Pyelographie mit Thorotrast. Z. Urol. **51**, 513 (1958). — Weyrauch, H. M., M. L. Rosenberg, A. D. Amar and M. Redor: Effects of antibiotics and vaccination on experimental pyelonephritis. J. Urol. (Baltimore) **73**, 532 (1957). — Wheeler, L. D.: Cystitis emphysematosa: case report. J. Urol. (Baltimore) **71**, 43 (1954). — Wildbolz, H.: Plaqueförmige, tuberkulöse Cystitis unter dem Bilde der Malakoplakia vesicae. Z. Urol. **1**, 322 (1907). — Winsbury-White, H. P.: The spread of infection from the uterine cervix to the urinary tract and the ascent of infection from the lower urinary tract to the kidneys. Brit. J. Urol. **5**, 249 (1933). — Textbook of genito-urinary surgery. Edinburgh: E. and S. Livingstone 1949. — Wittels, B., E. T. Gordon and H. A. Hershman: Generalized peritonitis following infection of the bladder. J. Urol. (Baltimore) **80**, 357 (1958). — Wolbach, S. B., and P. R. Howe: Time changes following deprivation of fat-soluble A vitamin. J. exp. Med. **42**, 753 (1925).

Zangemeister, W.: Über Malakoplakia der Harnblase. Z. Urol. **1**, 877 (1907). — Zatzkin, H. R.: Hemochromatosis with diabetes, associated with cystitis emphysematosa. Radiology **66**, 744 (1956). — Zile Scott, E. van, and W. F. Scott: Fatal case of malakoplakia of urinary tract. J. Urol. (Baltimore) **79**, 52 (1958).

Remerciements

Nous tenons à exprimer notre gratitude à nos confrères dont les noms suivent, qui ont eu l'obligeance de mettre certaines de leurs illustrations à notre disposition:

M. M. R. W. Barnes, R. T. Bergman, H. L. Hadley, J. A. Hutch, R. C. Atkinson, G. S. Loquvam, W. E. Kittredge, W. Brannan, D. P. Fagerstrom, F. P. Raper, O. Haferkamp, J. Cosbie Ross, L. F. Tinckler, P. Wellens, W. Blanc, J. A. Baumann, E. Rutishauser.

Nos remerciements vont également aux revues médicales suivantes:

The Journal of Urology, The British Journal of Urology, die Klinische Wochenschrift, The British Journal of Surgery, le journal belge de Radiologie, Acta anatomica.

Interstitial cystitis

By

V. J. O'CONOR†

"Interstitial cystitis" was the name applied to a symptom-complex in females as long ago as 1887 (*148*). The outstanding symptoms were "clock-like" frequency of urination and suprapubic and vaginal pain which was relieved temporarily by emptying the bladder.

Many names have been used to describe this condition over the years. In 1901 (*97*) "cystite douloureuse"; in 1907 (*115*) "cystitis parenchymatosa"; in 1914 (*93*) "elusive ulcer and interstial cystitis"; in 1915 (*55*) "localized cystitis"; in 1916 (*11*) "pan mural cystitis and *submucous ulcer*"; "paracystitis" in 1917 (*55*); "punctate ulcer" in 1919 (*135*); "circumscribed pan mural ulcerative cystitis" in 1920 (*83*); "Hunner ulcer" in 1922 (*67*); "linear ulcer" in 1928 (*62*); "submucous cystitis" in 1929 (*34*); "cystitis infiltrans circumscripta" in 1929 (*155*); "submucous fibrosis" in 1936 (*7*); and "cystitis lymphopathica" in 1949 (*131*).

Despite this bewildering succession of names to describe the same condition, or various phases of its development, the terms "elusive ulcer", "Hunner ulcer" and "interstitial cystitis" are generally used in present-day literature.

The concept that an "interstitial ulcer" was either the fore-runner or the omnipresent accompaniment of the constricted bladder has largely prevailed since 1914.

The theories as to the etiology of interstitial cystitis are as many and varied as the synonyms. The original concept that the disease is the result of a progressive phase of chronic cystitis (*148*) is not now considered seriously, since it has never been proved that the condition originates as, or is associated with, any known infection or toxic agent. Sources such as infected teeth, tonsils, gall bladder, intestine, appendix, salpinges, uterine cervix or peri-anal structures acting as foci for the bladder wall, by hematogenous or lymphatic distribution, have been the most plausible, but, as yet, incompletely proven etiological theory of origin (*73*), (*149*), (*82*). Bladder allergies (*36*), localized myositis (*13*), impaired circulation of the bladder wall (*103*), a primary lesion in the presacral nerve or celiac plexus (*4*), lymphatic stasis, or block, in the bladder wall (*129*), "adaptation syndrome" of SELYE (*58*), "attenuated acid-fast bacillus", herpes zoster (*26*), lupus erythematosus (*47*), lymphogranuloma venereum (*101*), hypothyroid syndrome (*167*), linitis plastica (*126*) are among the many other causes listed by various investigators.

Some unusual and interesting clinical observations have been recorded in the literature over the years. Originally the condition of interstitial cystitis was described as occurring only in females. It is now recognized that the condition does occur in the male. Fifty-eight authors reported on 1,160 females, 205 males and six female children with interstitial cystitis. A marked exacerbation of bladder symptoms has been noted in a luetic patient with interstitial cystitis following treatment with Salvarsan and mercury. Two authors report lasting cure of the disease after the bladder had ruptured during therapeutic overdistension. The disease has been reported much less frequently in Europe as compared to England and the United States of America. Five authors have reported that carcinoma developed in the site of a previous elusive ulcer which had been under observation and treatment for many years. This is unusual as there is otherwise no evident relationship between elusive ulcer, interstitial cystitis and vesical carcinoma. The condition appears in negroes very infrequently. Many observers have noted that the condition disappears, or lessens in severity during pregnancy. Others claim a direct relationship with pelvic surgery and uterine myomas. One observer saw many cases of interstitial cystitis in males previously held in concentration camps (*108*). It has been suggested that many patients with frequency of urination persisting after successful relief of prostatic obstruction have, in fact, an interstitial cystitis (*5*).

The lesions suggested as simulating interstitial cystitis have been given as: areal cystitis, simple ulcers of pyogenic origin, tuberculosis, infiltrating carcinoma, irradiation reaction in bladder wall, infectious cystitis, syphilis, bilharziasis, and amoebic cystitis (*58*). It has been stated that the disease can be diagnosed by combined cystoscopic examination and cystometric tracings (*138*).

It is quite apparent from all these recorded observations that the relationship of antecedent acute and chronic bladder infections, and constitutional, psychogenic and iatrogenic factors to interstitial cystitis has not been elucidated.

The ratio of female to male incidence has varied in reports from 11 to 1 to 5.7 to 1. In one urological clinic in the American Northwest, the disease was diagnosed in 4.79 % of the patients having a urological workup from 1930 to 1946 (*58*).

There is one thing about the lesion of interstitial cystitis which seems to meet general agreement and that is the presence of submucosal fibrosis in the bladder wall. Pathologists suggest that this could result from long-standing interstitial infection, ischemia or lymphatic obstruction, but histologic specimens demonstrating the actual ulceration have been rarely, if ever, demonstrated.

Many experimental attempts have been made to reproduce the lesion of interstitial cystitis in experimental animals. Intravenous injection of pathogenic organisms in both rabbits and dogs has produced an occasional lesion in the bladder which resembled interstitial cystitis (*97*), (*14*), (*139*). Others have made tissue cultures after segmental resection of the involved area, and obtained no growth (*68*). Extensive studies of the lymphatic connections between the bladder and cervix uteri have been made in guinea pigs, rabbits, dogs and in female infant cadavers. It is stated that in female infants there is no anastomosis of the lymphatics of the dome with the anterior wall of the bladder. This was determined by India ink injections (*129*). Normal lymphatic anastomoses were found in the posterior wall and trigonal areas. The lesion has been produced in dogs by ligating various blood vessels (*63*). The lesion has also been reproduced in dogs by severely traumatizing the sympathetic ganglia at various levels of the vertebral column (*4*). From these and other experiments, along similar lines, but too numerous to mention, it can be readily seen that our knowledge of the exact etiology, pathogenesis and actual pathology of elusive ulcer of the bladder and interstitial cystitis is far from clear and that most of the originally-propounded theories have been abandoned or disproved.

The diagnosis of interstitial cystitis is made upon a characteristic history of increasing "clock-like" frequency of urination, a clear and usually sterile urine, a definite decrease in bladder capacity on hydrostatic filling (and cystometric determination), capillary mucosal oozing on over-distention of the bladder, suprapubic distress or pain when urgency of voiding is present and cystoscopic observation of minute areas of localized congestion in the free portions of the bladder wall. These latter can be seen to crack and fissure upon over-distention, and a fine column of capillary bleeding will emerge from the center of the area. A patient with this disease *always* has nocturia as well as day frequency.

In every-day practice, the two most common bladder lesions which have to be differentiated are tuberculosis and infiltrating neoplasm. In some communities, the unmarried woman seems to be more often afflicted than those who have borne children. This observation is confusing when we try to correlate cervical erosions, endocervicitis and pelvic trauma as the primary cause.

The many methods of treatment for interstitial cystitis will be given. This is surely an imponderable condition and the prognosis should always be guarded. Varying degrees of temporary or permanent relief from frequency and discomfort can be obtained but long-lasting "cures" are, unfortunately, all too infrequent. The disease may go through cycles of severity or long periods of remaining static, or it may respond immediately and spectacularly to methods of treatment. These methods of treatment may be divided into: 1. Conservative non-surgical treatment, 2. conservative surgical treatment, and 3. radical surgical treatment.

1. Conservative non-surgical treatment

This treatment has been largely confined to various methods of medicating and over-distending the bladder, either with or without anesthesia. In addition to the local treatment, attempts should be made to discover and eradicate any active or latent focus of infection, such as an apical abscess, diseased tonsil, chronic enteritis, chronic endocervical lesions, etc.

As a matter of summary, we will enumerate the various treatments that have been suggested. Bladder distention and instillation of varying strengths of $AgNO_3$ solutions; dilatation of urethral and ureteral strictures; diathermy coagulation of "ulcer" area through the cystoscope; over-distention of the bladder by various methods and techniques; external ultraviolet radiation; internal ultraviolet radiation by special technique; balloon and condom distention of the bladder; vesical applications of methylene blue, absolute alcohol, aniline dyes, ammotin in oil, argyrol and application of pure phenol to the ulcer through direct vision cystoscope in women.

Intravenous mercurochrome, parenteral bismuth and gold, emetine hydrochloric acid by mouth, thyroid therapy, histadine, streptomycin, ACTH, alpha tocopherol, cortisone, banthine have all been acclaimed as giving relief of symptoms in selected patients.

Infiltration of the "ulcer" area in the bladder wall through special cystoscopic technique with absolute alcohol, penicillin, streptomycin, ACTH and cortisone have all been tried. Deep x-ray therapy and short wave diathermy have had no lasting beneficial effects.

Parasacral procaine injection, tidal drainage and self-distention have given temporary improvement. More recently we have obtained most gratifying improvement by the instillation of "Clorpactin WCS 90" — a 1% solution which liberates hydrochlorous acid in amount sufficient to penetrate the bladder wall and cause a marked reaction. The original treatments are given four to seven days apart, using 0.5% solution to bladder capacity and retaining for one full minute. This procedure is repeated three to four times. The original one or two treatments will be followed in about half the patients by a marked reaction in the bladder with increased frequency and dysuria lasting from 24 to 48 hours.

Following this, most patients experience a great relief and improvement. After four to six such treatments, about 90% experience so much relief of pain, and such a gratifying improvement in bladder capacity that the intervals between treatments can be markedly lengthened. This method has been in use by us for over four years, and is by far the most useful conservative non-surgical method at our command.

2. Conservative surgical therapy

This might be said to encompass open cystotomy with segmental resection of the bladder wall; open cystotomy with fulguration and coagulation of "ulcer" areas; and cystoscopic division of fibrotic or scarred areas in the bladder wall.

3. Radical surgical therapy

Radical surgery is rarely employed except in patients with extreme vesical pain of an intractable type, markedly-diminished bladder capacity, necessitating extreme dysuria and frequency even to the point of total incontinence.

The purposeful surgical establishment of a vesico-vaginal fistula was the first method advocated in relieving a desperate situation. Diversion of the urinary flow by transplantation of the ureters to bowel, skin or intestinal segment has been advised in intractable cases. Presacral neurectomy, sympathectomy, cordotomy and more recently sacral neurectomy (bilateral division of the third sacral nerves) have been recommended. The latter procedure is new and not many patients have been treated up to date, but so far seems to offer the maximum relief in desperate cases.

Subtotal bladder resection has been unsatisfactory. Recently the application of a patch of ileum or colon to the dome of the bladder has been successful in relieving a severe situation due to interstitial cystitis.

In summary, we may conclude that elusive ulcer and interstitial cystitis is a fairly common lesion, affecting women about ten times as often as men. Many of the women are said to have a neurotic temperament and a definite percentage have had previous pelvic surgery. The disease is frequently found in virginal women and nulliparae without evidence of pelvic disease. The etiology is still unknown, but temporary, and sometimes lasting relief, can usually be obtained, by hydraulic distention of the bladder under spinal or general anesthesia. Clorpactin irrigations and instillations have improved the results as compared to other local medications used to date. Radical surgery should be reserved for the occasional intractable condition which does not respond favorably to other measures.

Except in the patients who have had to have major surgery for the condition, there is no evidence that this distressing, often disabling disease, produces any marked effect on general health or life span.

References

1. Adams, A. W.: Refractory ulcerative cystitis. Proc. roy. Soc. Med. **35**, 434 (1942).
2. Alexander, J. C.: Submucous injection of alcohol for relief of pain in Hunner ulcer. Dallas med. J. **22**, 100 (1936).
3. —, and A. B. Christie: Submucous injection of alcohol for relief of pain in Hunner ulcer. Urol. cutan. Rev. **40**, 793 (1936).
4. Altschulcer, L. N.: Role of nervous system in pathogenesis of so-called simple ulcer of the bladder. Nov. khir. Arkh. **48**, 94 (1940).
5. Baker, W. J., and E. C. Graf: Interstitial cystitis: a cause of persistent bladder disability. J. Urol. (Baltimore) **72**, 646 (1954).

6. BARNES, R. W.: Treatment of interstitial cystitis. Calif. Med. **66**, 347 (1947).
7. BARRON, W. R.: Submucous fibrosis of the urinary bladder. Sth. med. (Bgham, Ala.) **29**, 623 (1936).
8. BAUMRUCKER, G. O.: Experimental study of the elusive bladder ulcer of Hunner. J. int. Coll. Surg. **23**, 221 (1955).
9. BIDGOOD, C. Y.: Tissue cultures in two cases of interstitial cystitis. Amer. J. Surg. **4**, 140 (1928).
10. BOHNE, A. W., and R. J. FETZ: Interstitial cystitis: an adjunct in its treatment. Arch. Surg. **69**, 831 (1954).
11. BUMPUS, H. C.: (See No. *79*.)
12. BOWERS, J. E., and J. K. LATTIMER: Interstitial cystitis. Int. Abstr. Surg., Surg. Gynec. Obstet. **105**, 313—320 (1957).
13. — — Submucous ulcer of the bladder in the male. J. Urol. (Baltimore) **5**, 249 (1921). (See No. *11*).
14. — — Hunner ulcer. Proc. Mayo Clin. **3**, 102 (1928).
15. — — Interstitial cystitis; its treatment by overdistention of the bladder. Med. Clin. N. Amer. **13**, 1495 (1930).
16. BUMPUS, H. C., and J. G. MEISSLER: Focal infection and selective localization of streptococci in pyelonephritis. Arch. intern. Med. **27**, 326 (1921).
17. BURKE, J., and H. K. VERNON: Effects of ACTH on Hunner's ulcer. Brit. med. J. **1952II**, 477.
18. CAULK, J. R., and F. EWERHARDT: The transurethral application of ultraviolet irradiation. J. Urol. (Baltimore) **28**, 503 (1952).
19. CIBERT, J.: Diagnosis of interstitial cystitis, phantom inflammatory tumors. J. Urol. méd. chir. **57**, 507 (1951).
20. COPPRIDGE, W. M., L. C. ROBERTS and R. C. ROSSER: Bladder operations outside cystoscope. J. Urol. (Baltimore) **63**, 630 (1950).
21. COUNSELLOR, V. S.: Bilateral transplantation of ureters. Amer. J. Obstet. Gynec. **33**, 234 (1937).
22. COUTTS, W., and R. VARGAS-ZALAZAR: Chronic interstitial cystitis and lymphogranuloma venereum. Urol. cutan. Rev. **49**, 166 (1945).
23. CRENSHAW, J. L.: Late results of panmural fibrosis of the bladder. Trans. Amer. Ass. gen.-urin. Surg. **27**, 109 (1934).
24. CRISTOL, D. S., L. F. GREENE and G. J. THOMPSON: Interstitial cystitis of men. J. Amer. med. Ass. **126**, 825 (1944).
25. CULLEN, T.: [See G. J. HUNNER, J. Amer. med. Ass. **70**, 201 (1918).]
26. DARGET, R.: Two cases of herpes zoster of the bladder. J. Urol. méd. chir. **27**, 229 (1929).
27. —, and R. CHENILLEAU: Novocaine infiltration of erector nerves by parasacral route. J. Urol. méd. chir. **52**, 284 (1944—1945).
28. DAVID, E.: Aniline dyes in treatment of Hunner ulcer. J. Urol. (Baltimore) **46**, 899 (1941).
29. DAY, R.: (See No. *123*, Discussion.)
30. DEES, J. E.: Use of cortisone in interstitial cystitis. J. Urol. (Baltimore) **69**, 496 (1953).
31. DEL CASTILLO, E. B., J. ARGONZ and C. G. MAININI: Cytological cycle of the urinary sediment and its parallelism with the vaginal cycle. J. clin. Endocr. **8**, 76 (1948).
32. DIXON, C. F.: Interstitial cystitis. Surg. Clin. N. Amer. **10**, 147 (1930).
33. DODSON, A. I.: Hunner's ulcer of the bladder: report of 10 cases. Virginia med. Mth. **53**, 305 (1926).
34. DONAHUE, P. S.: Submucous cystitis. J. Urol. (Baltimore) **29**, 465 (1929).
35. DOUGLASS, H. L.: Excision of hypogastric plexus in interstitial cystitis. Amer. J. Surg. **25**, 249 (1934).
36. DUKE, W.: (See No. 88, Discussion.)
37. EATON, F. H.: Hunner ulcers of the female bladder: review of cases. Urol. cutan. Rev. **46**, 304 (1942).
38. EIKNER, W. C.: Interstitial cystitis. Urol. cutan. Rev. **45**, 385 (1941).
39. EISENSTADT, J. S., and T. C. McDOUGALL: Rupture of bladder through Hunner ulcer. Amer. J. Surg. **14**, 477 (1931).
40. ELLENBERG, J.: Fibrotic bladder due to G.C. infection. J. Mt Sinai Hosp. **9**, 876 (1942).
41. EMMETT, J. L.: Atypical symptoms in interstitial cystitis. Proc. Mayo Clin. **17**, 261 (1942).
42. ENGEL, W. J.: Interstitial cystitis. Cleveland Clin. Quart. **6**, 307 (1939).
43. FADELY, J. M.: Hunner ulcer. Virginia med. Mth. **53**, 737 (1927).
44. FENWICK, E. H.: The clinical significance of simple ulcer of the bladder. Brit. med. J. **1896I**, 1133.

45. — Ulceration of the bladder: simple, tuberculous and malignant, p. 8. London: J. and A. Churchill 1900.
46. FERRIS, D. O.: An operation to increase the capacity of a contracted urinary bladder. Proc. Mayo Clin. **30**, 305 (1955).
47. FISTER, G. M.: Similarity of interstitial cystitis to lupus erythematosus. J. Urol. (Baltimore) **40**, 37 (1938).
48. FOLSOM, A. I.: Hunner's ulcer. Tex. St. J. Med. **27**, 718 (1932).
49. —, and H. A. O'BRIEN: Transvesical alcoholic injection for elusive ulcer of the bladder. J. Urol. (Baltimore) **37**, 808 (1937).
50. — — and G. T. CALDWELL: Subtotal cystectomy for Hunner ulcer. J. Urol. (Baltimore) **44**, 650 (1940).
51. FOULDS, G. S.: Resection of presacral nerve in genitourinary cases. Brit. J. Surg. **20**, 143 (1932).
52. FOWLER, H. A.: Ulcer of the bladder (Hunner type). J. Amer. med. Ass. **75**, 1480 (1920).
53. FRONTZ, W. A.: Observations on the pathology, clinical diagnosis and treatment of submucous fibrosis (localized cystitis). Sth. med. J. (Bgham, Ala.) **21**, 899 (1928).
54. FURNISS, H. D.: Fulguration of Hunner ulcers. Amer. J. Obstet. **7**, 288 (1924).
55. — (See No. *89*.)
56. GERAGHTY, J. T.: Infections of the bladder with special reference to localized resistant areas of cystitis. Surg. Gynec. Obstet. **24**, 655 (1917).
57. HAGNER, F. R.: Malignancy of the bladder occurring in a Hunner ulcer. Trans. Amer. Ass. gen.-urin. Surg. **30**, 197 (1937).
58. HAND, J. R.: Interstitial cystitis. J. Urol. (Baltimore) **61**, 291 (1949).
59. HELMHOLZ, H.: Pathologic changes in experimental ascending and descending pyelitis. J. Urol. (Baltimore) **8**, 301 (1922).
60. HENLINE, R. B.: (See No. *92*, Discussion.)
61. HERBST, R. H.: Ulcer of the bladder. Surg. Clin. (Chic.) **4**, 867 (1920).
62. — Linear ulcer of the bladder. Surg. Clin. N. Amer. **8**, 607 (1928).
63. — G. O. BAUMRUCKER and K. L. GERMAN: Elusive ulcer (Hunner) of the bladder with an experimental study of the etiology. Amer. J. Surg. **38**, 152 (1937).
64. HESLIN, J. E., and C. MAMONAS: Interstitial cystitis in the male. N.Y. St. J. Med. **50**, 59 (1950).
65. HIGGINS, C. C.: Hunner ulcer of the bladder, a report of 38 cases. Urol. cutan. Rev. **34**, 665 (1930).
66. — Hunner ulcer of the bladder. Ann. intern. Med. **15**, 708 (1941).
67. HINMAN, F.: (See MEISSER, J. G., and H. BUMPUS, Discussion.) J. Urol. (Baltimore) **6**, 299 (1921).
68. — (See No. *88*, Discussion.)
69. — Principles and practice of urology, p. 912. Philadelphia: W. B. Saunders Company 1935.
70. — What causes Hunner ulcer? Surgery **5**, 950 (1939).
71. HOWARD, T. L.: My personal opinions on interstitial cystitis. J. Urol. (Baltimore) **51**, 526 (1944).
72. HOYT, H. SPENCER: Cortisone in urologic conditions, with report of a trial in interstitial cystitis. J. Urol. (Baltimore) **67**, 899 (1952).
73. HUGHES, T. J.: Submucous ulcer of the bladder. Virginia med. Mth. **49**, 202 (1922).
74. HUNNER, G. L.: A rare type of bladder ulcer in women: report of eight cases. Trans. sth. surg. Ass. **27**, 247—292 (1914).
75. — A rare type of bladder ulcer in women: report of cases. Boston med. surg. J. **172**, 660 (1915).
76. — Elusive ulcer of the bladder. Amer. J. Obstet. Gynec. **78**, 374 (1918).
77. — A rare type of bladder ulcer. J. Amer. med. Ass. **70**, 203 (1918).
78. — Intractable bladder symptoms due to urethritis. J. Urol. (Baltimore) **4**, 503 (1920).
79. — Neurosis of the bladder. J. Urol. (Baltimore) **24**, 567 (1930).
80. HUNT, V. C.: Submucous ulcer of the bladder and its surgical treatment. Minn. Med. **4**, 703 (1921).
81. KAMIL, F.: Über die Hunnerschen Blasenulzera. Z. Urol. **28**, 793 (1934).
82. KEARNS, W. M.: A new method to bring about dilatation of the contracted bladder. Urol. cutan. Rev. **36**, 184 (1932).
83. KEENE, F. B.: Circumscribed panmural ulcerative cystitis. Ann. Surg. **71**, 479 (1920).
84. — Elusive ulcer of the bladder. Amer. J. Obstet. **10**, 380 (1925).
85. KEYES, E. L.: Character and treatment of bladder ulcers. J. Urol. (Baltimore) **8**, 167 (1922).
86. KRETSCHMER, H. L.: Elusive ulcer of the bladder. Surg. Clin. (Chic.) **4**, 1241 (1920).
87. — The surgical treatment of so-called elusive ulcer of the bladder. J. Amer. med. Ass. **76**, 990 (1921).

88. — Elusive ulcer of the bladder. Surg. Gynec. Obstet. **35**, 759 (1922).
89. — Elusive ulcer of the bladder. Trans. Amer. Ass. gen.-urin. Surg. **15**, 434 (1922).
90. — Elusive ulcer of the bladder — 44 cases. J. Amer. med. Ass. **86**, 739 (1926).
91. — Elusive ulcer of the bladder. J. Urol. (Baltimore) **42**, 385 (1939).
92. KREUTZMANN, H.: The treatment of Hunner's ulcer with deep x-ray therapy. J. Urol. (Baltimore) **46**, 907 (1941).
93. KREUTZMANN, H. A. R.: The treatment of Hunner's ulcer of the bladder by fulguration. Calif. J. Med. **20**, 128 (1922).
94. KRUSE, F. H., and W. W. HERMANN: Hunner ulcer with G. I. symptoms. Calif. west. Med. **50**, 363 (1939).
95. LEARMONTH, J. R.: Neurosurgery in diseases of the urinary bladder. J. Urol. (Baltimore) **26**, 13 (1931).
96. —, and W. F. BRAASCH: Resection of the presacral nerve for diseases of the bladder: experience in 24 cases. Trans. Amer. Ass. gen.-urin. Surg. **25**, 313 (1932).
97. LEFUR, R.: Des ulcerations vesicales et en particulier de l'ulcere simple de la vessie. Paris: G. Steinheil 1901.
98. LEVY, S. I., and J. S. HORN: A case of contracted bladder. Lancet **1944I**, 501.
99. LONGACRE, J. J.: The treatment of contracted bladder with controlled tidal irrigation. J. Urol. (Baltimore) **36**, 25 (1936).
100. LOWER, W. E., and F. C. SCHLUMBERGER: Bilateral simultaneous ureterosigmoidostomy for chronic interstitial cystitis. Cleveland Clin. Quart. **6**, 181 (1939).
101. MARSHALL, V. F., and E. A. ENDICOTT: Clinical study of obscure bladder disease using the Frei test. J. Urol. (Baltimore) **50**, 76 (1943).
102. McDONALD, H. P., W. UPCHURCH and C. E. STURDIVANT: Interstitial cystitis in children. J. Urol. (Baltimore) **70**, 890 (1953).
103. MEADS, A. M.: Hunner ulcer. Urol. cutan. Rev. **38**, 631 (1934).
104. MEISSER, J. G., and H. C. BUMPUS: Focal infections in relation to submucous ulcer of the bladder and to cystitis. J. Urol. (Baltimore) **6**, 285 (1921).
105. MERCIER, L. A.: Ulceration et perforation spontanées de la vessie. Gaz. méd. Paris **4**, 257, 273 (1836).
106. MILLIN, T.: Case of contracted bladder. Proc. roy. Soc. Med. **34**, 385 (1941).
107. MOENCH, B., and V. COUNSELLOR: (See No. *15*.)
108. MOMBAERTS, J.: Sur la pathogenie des cystopathies interstitielles ulcerofibrosantes. J. Urol. méd. chir. **60**, 860 (1954).
109. MOORE, T. D.: Panmural fibrosis of the bladder. J. Tenn. med. Ass. **22**, 82 (1929).
110. MOULDER, M. K., and A. M. MEIROWSKY: Management of Hunner's ulcer by differential sacral neurotomy. J. Urol. (Baltimore) **75**, 261 (1956).
111. NELSON, O. A., and C. J. PINARD jr.: Interstitial cystitis. Northw. Med. (Seattle) **40**, 230 (1941).
112. NESBIT, R. M.: Anterolateral cordotomy for refractory interstitial cystitis with intractable pain. J. Urol. (Baltimore) **57**, 741 (1947).
113. —, and F. C. McLELLAN: Sympathectomy for relief of pain and spasm resulting from intractable bladder infection. Surg. Gynec. Obstet. **68**, 540 (1939).
114. MILNER, W. A., and W. B. GARLICK: Selected sacral neurectomy in interstitial cystitis. J. Urol. (Baltimore) **78**, 600 (1957).
115. NITZE, M.: Lehrbuch der Kystoskopie: ihre Technik und klinische Bedeutung, S. 207—208. Berlin: J. F. Bergmann 1907.
116. NYST, P. M.: Hunner ulcer. Ned. T. Geneesk. **79**, 5438 (1935).
117. O'CONOR, V. J.: Clorpactin WCS-90 in interstitial cystitis. Quart. Bull. Northw. Univ. med. Sch. **29**, 392 (1955).
118. ORMOND, J. K.: Interstitial cystitis. J. Urol. (Baltimore) **33**, 576 (1937).
119. PAQUIN, A. J., and V. F. MARHALL: Clinical effect of ACTH in 3 cases of severe chronic interstitial cystitis. J. Urol. (Baltimore) **69**, 787 (1953).
120. PASCHKIS, R.: Über das inkrustierte Geschwür der Blase. Z. urol. Chir. **9**, 230 (1922).
121. — Über das Ulcus simplex der Blase. Z. urol. Chir. **22**, 257 (1927).
122. — Nonspecific chronic ulcers of the bladder. Urol. cutan. Rev. **33**, 217 (1929).
123. PEARL, F., and B. STRAUSS: Presacral neurectomy and sacral ganglionectomy. J. Urol. (Baltimore) **39**, 645 (1938).
124. PETERSON, A., and B. H. HAGER: Interstitial cystitis: report of cases. Calif. west. Med. **31**, 262 (1929).
125. POLLAK, W.: Über das Ulcus simplex der Blase. Z. urol. Chir. **39**, 363 (1934).
126. POOL, T. L.: Interstitial cystitis: clinical aspects and treatment. Med. Clin. N. Amer. **28**, 1008 (1944).
127. —, and J. L. CRENSHAW: Treatment of interstitial cystitis with silver nitrate. Proc. Mayo Clin. **16**, 718 (1941).

128. —, and H. F. Rives: Interstitial cystitis. J. Urol. (Baltimore) **51**, 520 (1944).
129. Powell, T. O.: Studies on lymphatics of female urinary bladder. Surg. Gynec. Obstet. **78**, 605 (1944).
130. — Studies on the etiology of Hunner ulcer. J. Urol. (Baltimore) **53**, 823 (1945).
131. — Treatment of Hunner ulcer. Urol. cutan. Rev. **53**, 397 (1949).
132. — Hunner ulcer. West. J. Surg. **58**, 118 (1950).
133. — Interstitial cystitis. J. int. Coll. Surg. **23**, 571 (1955).
134. Quinby, W. C.: Resection of the presacral nerve in the painful bladder of interstitial cystitis. Trans. Amer. Ass. gen.-urin. Surg. **24**, 355 (1931).
135. Reed, C. A. L.: Irritable bladder in women. J. Amer. med. Ass. **72**, 332 (1919).
136. Riskind, L. A., and H. A. Zide: Banthine in urologic disorders. J. Urol. (Baltimore) **68**, 636 (1952).
137. Ritch, C. O.: Cystitis in the female: interstitial cystitis. Illinois med. J. **97**, 92 (1950).
138. Robb, D.: Two cases of Hunner ulcer of the bladder. Aust. N.Z. J. Surg. **10**, 393 (1941).
139. Rose, D. K.: Infiltration treatment of Hunner ulcer. J. Urol. (Baltimore) **65**, 1021 (1951).
140. Rosenow, E. C.: Elective localization of streptococci. J. Amer. med. Ass. **65**, 1687 (1915).
141. Rusche, C., and B. H. Hager: Observations on the development of malignancy in Hunner ulcer. Trans. Amer. Ass. gen.-urin. Surg. **32**, 203 (1939).
142. Satterthwaite, R., and T. White: Streptomycin in G.U. infections. J. Urol. (Baltimore) **60**, 678 (1948).
143. Schulte, T. L., and L. R. Reynolds: Transurethral intramural injection of hydrocortone hyaluronidase for Hunner's ulcers. J. Urol. (Baltimore) **75**, 63 (1956).
144. Schwartz, J., and D. Kastoff: Interstitial cystitis: report of case with necropsy. J. Urol. (Baltimore) **66**, 301 (1940).
145. Seaman, J. A.: Interstitial cystitis. J. Urol. (Baltimore) **63**, 105 (1950).
146. Sears, N. P.: Elusive ulcer of bladder: treatment with pure phenol. N.Y. med. J. **36**, 724 (1936).
147. — Treatment of elusive ulcer of the bladder by application of pure phenol. Amer. J. Obstet. **30**, 85 (1935).
148. Selye, H.: The general adaptation syndrome and the diseases of adaptation. J. clin. Endocr. **6**, 117 (1946).
149. Skene, A. J.: Diseases of the bladder and urethra in women, pp. 167, 234. New York: Wm. Wood & Co. 1887.
150. Smith, E., and F. D. Conroy: Interstitial cystitis. Canad. med. Ass. J. **45**, 342 (1941).
151. Smith, G. G.: Experiences with submucous fibrosis of the bladder. J. Urol. (Baltimore) **26**, 455 (1931).
152. — Interstitial cystitis. J. Urol. (Baltimore) **67**, 903 (1952).
153. Smith, P.: (See No. *163*, Discussion.)
154. Somerset, J. B.: Interstitial cystitis. Med. J. Aust. **1**, 222 (1955).
155. Stevens, A. R.: Panmural cystitis. Unusual case. Trans. Amer. Ass. gen.-urin. Surg. **16**, 255 (1923).
156. Stevens, W. E.: (See No. *123*, Discussion.)
157. Swanson, K. F., and M. McKellar: Use of histidine in treatment of Hunner ulcer. J. Okla. med. Ass. **32**, 249 (1939).
158. Treahy, P. A.: Interstitial cystitis. N.Z. med. J. **45**, 280 (1946).
159. van Duzen, R. E., and R. Mustain: Alpha-tocopherol in treatment of interstitial cystitis. J. Urol. (Baltimore) **65**, 1033 (1951).
160. Vose, S. N., and G. M. Dixey: Coincidence of carcinoma of the bladder and interstitial cystitis. J. Urol. (Baltimore) **59**, 580 (1948).
161. Waller, J.: The management of interstitial cystitis. J. Kans. med. Soc. **54**, 201 (1953).
162. Weaver, R. G., and F. H. Tyler: The use of ACTH in interstitial cystitis. Proc. Second Clin. ACTH Conf. Philadelphia: Blakiston 1950.
163. Wehrbein, H.: Unusual pathology of a Hunner ulcer. J. Urol. (Baltimore) **22**, 99 (1929).
164. Wharton, L. R.: A new and simple procedure in the treatment of chronic interstitial cystitis. Trans. sth. surg. Ass. **61**, 178 (1950).
165. Winsbury-White, H.: Spread of infection from cervix to urinary tract. Brit. J. Urol. **5**, 248 (1933).
166. Young, H. H.: Practice of urology, vol. I, p. 147. Philadelphia: W. B. Saunders Company 1926.
167. — Elusive ulcer of the bladder. Mississippi V. med. J. **65**, 15 (1943).
168. Young, J. E.: Hunner ulcer of the bladder. Cleveland Clin. Quart. **2**, 51 (1935).

Unspezifische Infektionen der Geschlechtsorgane und der Harnröhre

Von

Hermann Dettmar

A. Die unspezifische Entzündung der Prostata

I. Einleitung

Die entzündlichen Erkrankungen der Prostata und ihrer Anhangsorgane stellen mit ihren zahlreichen Wechselwirkungen auf die der Drüse benachbarten Organe sowie mit den Fernwirkungen auf den Allgemeinorganismus ein medizinisches Problem ersten Ranges dar. Die Tatsache, daß diese Erkrankung mit ihrer so mannigfachen Erscheinungsform sehr häufig in einer ausgesprochen blanden Art verläuft, die oft die Ursache für ein Nichterkennen ist, erhöht die Problematik dieses ganzen Komplexes naturgemäß noch erheblich. Daraus ergeben sich auch die so häufig diskutierten Schwierigkeiten in der Begriffsbestimmung und auch in der Einteilung, die bei Entzündungen anderer Organe im allgemeinen nicht so problematisch ist, da bei den Entzündungen der Vorsteherdrüse nur ganz selten einmal dieses Organ als einziges erkrankt. Die unmittelbar anatomische und auch funktionelle Nachbarschaft sowohl zum Harn- als auch zum Genitalapparat machen es verständlich, daß Überschneidungen mit dem einen oder mit dem anderen Gebiet laufend vorkommen, und daß dadurch die Abgrenzung klarer isolierter Krankheitsbilder so außerordentlich schwierig ist.

Eine Ausnahme davon bildet vielleicht, und auch das wahrscheinlich nur ganz zu Beginn der Erkrankung, die hämatogene Prostatitis. Daraus haben manche Autoren dann auch die Konsequenz gezogen, nicht mehr von der Prostatitis, sondern von der Adnexitis männlicher Patienten zu sprechen (Staehler u. a.). Dieser Komplexbegriff der Adnexitis, der naturgemäß besonders für die chronischen Formen in Frage kommt, mag sicherlich in zahlreichen Fällen seine Berechtigung haben, wie es ja vielfach die Praxis auch zeigt. Trotzdem glaube ich, daß es aus didaktischen Gründen zweckmäßiger ist, eine an das Einzelorgan gebundene Krankheitsbeschreibung zu entwerfen, ohne dabei dann allerdings den komplexen Begriff der chronischen Adnexitis ganz aus dem Auge zu verlieren. Ob eine weitere Begriffsdifferenzierung in Urethro-Prostatitis, Vesiculo-Prostatitis oder aber Prostato-Urethritis bzw. Prostata-Vesiculitis, je nach dem primären Sitz der Erkrankung, angebracht ist, mag dahingestellt bleiben, zumal es häufig außerordentliche Schwierigkeiten bereiten dürfte, den wirklichen primären Sitz der Erkrankung, ob also Harnröhre, Prostata oder Samenblase, eindeutig zu erkennen. Bezüglich der Einteilung der akuten Prostatitis ist wohl dem Vorschlag Blumensaats zuzustimmen, der den Begriff der Prostatitis acuta catarrhalis, den der Prostatitis acuta follicularis seu glandularis und den der Prostatitis parenchymatosa besser ersetzt sehen will durch die Prostatitis acuta catarrhalis und die Prostatitis acuta purulenta. Im übrigen aber dürfte auch der Streit um diese Dinge nicht so gravierend sein, daß es erforderlich wäre, ich weiter und gründlicher damit auseinanderzusetzen.

II. Allgemeine Pathologie und Pathogenese

Die Prostata, die ihrem Bau nach eine tubulo-acinöse Drüse ist, kann durch zahlreiche Noxen in einen entzündlichen Zustand versetzt werden. Im Vordergrund stehen dabei Bakterieninvasionen, dauernde schwerere Zirkulationsstörungen und mechanische Irritationen. Zunächst wird der Reiz der Infektion mit einer vermehrten Exsudation der Drüsenepithelien beantwortet. Kommt es zu einer erheblichen leukocytären Reaktion, können durch eitrige Exsudatmassen die Ausführungsgänge verstopft werden. Die Drüsenlumina werden dadurch erweitert und es folgt eine Stauung des hier vorhandenen Exsudates mit dem Sekret vermischt, wodurch schließlich ein zunächst katarrhalisches Stadium in ein eitriges purulentes übergeht. Durch Zusammenfließen derartig eingeschmolzener kleiner Drüsenläppchen kann es schließlich zu mehr oder weniger großen Absceßbildungen im Bereiche der Vorsteherdrüse kommen. Der Durchbruch eines derartigen Abscesses in die Nachbarschaft führt schließlich zu der früher so gefürchteten akuten periprostatischen Phlegmone. Die bakterielle Invasion der Prostata kann entweder lokal, auf dem Blutweg oder auf dem Lymphweg erfolgen. Die sog. lokale oder örtliche Infektion kann einmal urocanaliculär aufsteigend bei einer Urethritis oder descendierend bei einer Cystitis zustande kommen. Vom Genitalapparat aus entwickelt können sich die Infektionen bei einer Samenblasenentzündung oder aber auch bei einer Nebenhodenentzündung oder einer Affektion des Vas deferens im Bereiche der Prostata manifestieren. Beim hämatogenen Befall der Prostata finden sich Infektionen nach zahlreichen Erkrankungen wie beispielsweise Scharlach, Furunkulose, Angina, allgemeiner Sepsis und osteomyelitischen Herden, bei Enteritiden, Appendicitiden, Infektionsherden im Bereiche des Urogenitaltraktes u. v. a. Außerordentlich wichtig ist auch der hämatogen-fokal-toxische Invasionsweg, der vor allem bei Zahngranulomen, bei Herden im Bereiche der Kiefer- und Stirnhöhle und bei Herden im Bereiche der Tonsillen in Frage kommt. Der lymphogene Infektionsweg schließlich muß in Betracht gezogen werden bei allen primären Erkrankungen im Bereiche der Anal-, der Damm- und der kleinen Beckengegend, wie beispielsweise Analfisteln, Hämorrhoiden oder Analfissuren. An erster Stelle stehen, was die Häufigkeit des Infektionsweges angeht, die urethrogenen Infektionen, sowie die hämatogenen Streuungen. Besonders bei der chronischen Form ist es naturgemäß außerordentlich schwierig, etwas Bindendes über den genauen Entstehungsmodus der Erkrankung auszusagen. Anders liegen die Dinge, wenn sich eine Prostatitis eindeutig im Anschluß an eine Infektionskrankheit entwickelt, oder aber z. B. im Anschluß an einen Katheterismus. Findet sich eine Prostatitis mit gleichzeitiger Urethritis posterior, ohne daß jedoch die Blase in erheblichem Ausmaß in die entzündlichen Prozesse verwickelt ist, darf man im allgemeinen wohl annehmen, daß es sich dabei um einen hämatogenen Infektionsweg der Prostata gehandelt hat, mit sekundärem Befallensein der Urethra. Derartige Kombinationen und Variationen mit den Nachbarorganen der Vorsteherdrüse ließen sich natürlich beliebig fortsetzen. Die Entstehung einer Entzündung im Bereiche der Vorsteherdrüse durch Radfahren, Reiten oder Motorradfahren, wird man im allgemeinen ablehnen müssen, wenn nicht dabei ganz besonders erhebliche und starke Traumen im Bereiche des Dammes zur Einwirkung kommen, zumal die Drüse durch ihre Lage oberhalb des Diaphragma urogenitale derartigen Einwirkungen gegenüber doch erheblich gesichert erscheint. Durch den außerordentlichen Gefäßreichtum der Prostata, sowie durch ihre Neigung zu Stauungszuständen ist einer metastatisch bakteriellen Infektion unter Umständen eher Tor und Tür geöffnet als das bei anderen Organen, die nicht derartig stark vascularisiert sind, der Fall ist. Hinzu kommt noch bei der Vorsteherdrüse die große fokale Sensibilisier- und Allergisierbarkeit, die im Zusammenhang mit lokalen Gründen die Neigung zur Erkrankung an metastatischen Entzündungen erklärt. Die parallergische Prostatitis schließlich entsteht durch eine aus der Ferne wirkende Fokalintoxikation (Zahngranulome und Tonsillenherde) in Kombination mit einem örtlichen Faktor in Form einer Resistenzminderung des Drüsengewebes gegen lokal angreifende Erreger (BOSHAMER, HÜDEPOHL). Der Entstehungsmodus einer Prostatitis ist ohne Bedeutung auf die pathologisch-anatomische Manifestation des Infektes. Einschränkend hierzu muß gesagt werden, daß die eitrige Form im allgemeinen mehr bei der hämatogenen Entstehungsweise auftreten wird, während die katarrhalische Form häufiger durch eine urethrale Infektion zustande kommt, wobei natürlich auch die Erregerarten eine gewisse Rolle spielen. Bei der akuten Prostatitis kommen als Erreger im wesentlichen Staphylokokken, Enterokokken und Coli-Bakterien in Frage, während bei dem chronischen Infekt häufig zahlreiche andere Bakterienarten festgestellt werden und außerdem auch häufiger Polyinfektionen anzutreffen sind. In der Häufigkeit stehen aber auch beim chronischen Infekt die Coli-Bakterien an erster Stelle, gefolgt von den Staphylokokken, Proteus, Enterokokken, Pyocyaneus und Trichomonaden. Bei der mikrobiologischen Untersuchung des prostatischen Sekretes fand ULDRICH, daß von 188 Kulturen in 87 Fällen eine Monoinfektion vorlag und in 98 Fällen eine Polyinfektion, in 3 Fällen war der mikrobiologische Befund negativ.

Monoinfektion (87mal)		Polyinfektion (98mal)	
Staphylococcus albus	50	Staphylococcus albus	69
Staphylococcus aur. haem.	14	Streptococcus	43
Pneumococcus	7	Corynebact. pseudodiphth.	36
Streptococcus (α)	5	Staphylococcus aureus haem.	30
Escherichia coli	3	Pneumococcus	23
Proteus vulgaris	2	Streptococcus foecalis	12
Corynebact. pseudodiphther.	2	Escherichia coli	6
Streptococcus foecalis	1	Escherichia coli haem.	2
Aerobacter aerogenes	1	Staphylococcus pyogenes	4
Streptococcus haem. (β)	1	Streptococcus	4
Staphylococcus pyogenes	1	Streptococcus (β)	3
		Pseudomonas aeruginosa	1
		Streptococcus zymogenes	1

Eine besondere Stellung nehmen die sog. aseptischen Prostatitiden ein, auf die später noch genauer eingegangen werden soll.

III. Pathologische Anatomie

Bei der Besprechung der pathologischen Anatomie der entzündlichen Prostataerkrankungen ist es zweckmäßig, die akute von der chronischen Form zu trennen.

1. Prostatitis acuta catarrhalis

Bei der katarrhalischen Form kommt es zu einer oberflächlichen Desquamation der Epithelien, sowie zur Auswanderung von Leukocyten in das Lumen der Drüsen und Drüsenausführungsgänge. Dabei ist die Intensität der Entzündung, sowie die sich daraus ergebenden Folgezustände, nämlich die Exsudat- und Eiterbildung, so geringfügig, daß das gesamte Organ in seiner Größe und auch in Form und Beschaffenheit keine wesentlichen Abweichungen von der Norm erfährt. Die Urethra posterior zeigt aber auch bei dieser Entzündungsform bereits eine samtartige Rötung und eine Verdickung der oberen Epithelschichten als Ausdruck eines kollateralen Ödems. Die katarrhalische Form erscheint also als eine zunächst flüchtige Manifestation eines akuten Infektes, der natürlich später in schwerere Formen übergehen kann.

2. Prostatitis acuta purulenta

wird unterteilt in
  a) Prostatitis acuta purulenta diffusa,
  b) Prostatitis acuta abscedens,
  c) Prostatitis acuta phlegmonosa.

a) Die Prostatitis acuta purulenta diffusa

die in ihren wesentlichen Zügen wohl dem Bild der früheren Prostatitis glandularis entspricht, ist gekennzeichnet durch eine erhebliche eitrige Sekretion, wobei im Bereiche der gesamten Vorsteherdrüse es zur Bildung von mikroskopisch kleinen miliaren Absceßchen kommen kann, die allerdings nur selten durch Konfluenz benachbarter Drüsenlichtungen die Entwicklung größerer Hohlräume bedingen. Im allgemeinen ist in diesem Stadium die Vorsteherdrüse auf Grund der begleitenden erheblichen ödematösen Durchtränkung des Gewebes vergrößert. Die Konsistenz der Drüse erscheint dadurch auch derber und eine Asymmetrie im Bereiche der Lappen deutet unter Umständen auf die Lokalisation der einen oder anderen Seite hin. Histologisch erscheint das den infizierten Herd umgebende Gewebe teils ödematös, teils kleinzellig infiltriert. Das Epithel der Drüsenlumen ist abgehoben, teilweise aber auch von polynucleären Eiterzellen durchsetzt. Der Drüsenhohlraum selbst ist von rein purulenten Massen erfüllt.

b) Die Prostatitis acuta abscedens

ist charakterisiert durch die bienenwabenartige Durchsetzung einzelner Lappen oder des ganzen Organs mit kleinen Abscessen, die im weiteren Verlauf konfluieren können und eine eitrige Einschmelzung des gesamten fibromuskulären Stromas der Drüse zu großer Absceßbildung bedingen. Das die Drüsenlappen umgebende Muskelgewebe sowie das Bindegewebe der Prostata ist naturgemäß in den Krankheitsprozeß mit einbezogen. Die Durchsetzung mit Eiterkörperchen und die folgende eitrige Einschmelzung der bindegewebigen Scheidewände zwischen den einzelnen Drüsenlappen, verwandelt mehr oder weniger schnell bezirksweise das Drüsengewebe in eine Absceßhöhle, die unter Umständen das ganze Organ in einen einzigen großen Absceß verwandeln kann. Durch die oft erhebliche Ausdehnung des Abscesses und die damit bedingten Druckerscheinungen auf die Nachbarschaft, ist auch die prostatische Harnröhre zusätzlich zu dem kollateralen Ödem noch vorgewölbt und bedingt die gar nicht so seltene Harnsperre beim Prostataabsceß. Da im Bereiche der Harnröhre auch eine bindegewebige Kapsel fehlt, ist dies die Stelle, zu der ein Absceß am häufigsten durchbricht, da ja die Wand des Abscesses hier nur von der relativ weichen Schleimhaut der Urethra posterior gebildet wird. Seltener bereits ist die Perforation eines derartigen Abscesses in den Mastdarm.

c) Die Prostatitis acuta phlegmonosa

besser vielleicht noch periprostatische Phlegmone genannt, ist charakterisiert durch eine akute Entzündung der periprostatischen Lymphräume, eventuell mit

Thrombosebildung in den großen Venenplexus, die die Vorsteherdrüse umgeben. Das periprostatische Ödem, anfangs lymphatisch serös, später eitrig, kann sich nun nach verschiedenen Richtungen hin ausdehnen. Zunächst schiebt der Prozeß die Lamina visceralis-Fasciae pelvis vor sich her und kann schließlich unterhalb der genannten Fascie längs des Überzugs der Blase hinaufziehen und das Peritoneum über dem Blasenscheitel anheben. Nach vorne gelangt die Phlegmone dann in das Cavum Retzii, so daß sie rings um den Körper der Blase als pericystitische Eiterung auftreten kann. Schließlich ist noch eine Durchwanderung zum Perineum in die Fossa ischioa rectalis oder sogar in die Inguinalgegend oder durch das Foramen obturatorium zum Oberschenkel hin möglich. ARVERSAN und DIOELARVOE haben sich ausführlich mit der Anatomie und der Pathogenese der periprostatischen Eiterungen befaßt und teilen sie ein in vordere, seitliche und hintere periprostatische Absceßbildungen je nach ihrer Lokalisation, sowie in vordere, laterale und hintere extraprostatische Phlegmonenbildungen, wobei die prärectale Phlegmone der häufigste Ausgang eines derartigen eitrigen Einschmelzungsvorganges zu sein scheint. Erfreulicherweise gehören aber derartige Erscheinungsbilder heute zu den größten Seltenheiten.

3. Die chronische Prostatitis

Auch bei der chronischen Prostatitis hält man sich am zweckmäßigsten an die für die akute Prostatitis skizzierte Einteilungsform. Generell ist zu sagen, daß die chronischen Formen sich in pathologisch-anatomischer Hinsicht nicht wesentlich von den Bildern der verschiedenen Formen der akuten Prostatitis unterscheiden. Charakteristisch für die chronische Form gegenüber den Bildern der akuten Entzündung ist jedoch die Ausbildung von cystischen Hohlräumen im Parenchym der Drüse als Folge langdauernder Stauung des Drüseninhalts bei verschlossenem Ausführungsgang. Durch Wucherung des Bindegewebes kommt es häufig zur Obliteration der Gänge und die erweiterten Hohlräume der Prostata, angefüllt mit serös-eitrigem Exsudat und stagnierendem Prostatainhalt wie Lipoidkörperchen und Corpora amylacea, bilden ein System von dünnwandigen Cysten, die an die Bildung von cystischen Adenomen erinnern können. Einen chronischen Entzündungsprozeß erleidet naturgemäß auch das fibromuskuläre Gewebe, das kleinzellige Infiltrationen sowie Wucherung des Bindegewebes und das Auftreten von Plasmazellen aufweist. Schließlich kann es bei den chronischen Formen durch Induration und narbige Schrumpfung zu ausgesprochen atrophisch imponierenden Endzuständen kommen, die zunächst auf dem Weg über eine Bindegewebswucherung, ausgehend von einer kleinzelligen Infiltration des Stromas der Prostata, zu enormen Schrumpfungen der Ausführungsgänge und schließlich auch der Drüsenläppchen der Prostata führen. Schließlich erscheint die ganze Drüse als eine Bindegewebsmasse, in welcher die Prostatamuskulatur und natürlich auch der drüsige Charakter kaum mehr nachzuweisen ist. Vereinzelte cystische Hohlräume mit Detritus und Corpora amylacea, sind die letzten Reste der Drüse. Vielfach bleiben die Schrumpfungsprozesse nicht allein auf die Prostata beschränkt, sondern gehen auch auf das periprostatische Gewebe über, so daß schließlich Samenblasen, Vasa deferentia und Prostata in schweren und langdauernden Prozessen in eine glatte und bindegewebige Masse umgewandelt werden. Die anatomische Folge dieses die ganze Drüse und ihre Umgebung erfassenden Schrumpfungsprozesses, ist schließlich eine charakteristische Veränderung im Bereiche des Orificium internum, die Sphinctersklerose.

IV. Klinik

1. Symptomatologie

Die Symptomatologie der Prostatitis kann außerordentlich vielseitig sein und bewegt sich in der breiten Skala der praktischen Beschwerdelosigkeit bis hin zu schwersten Schmerzattacken bei der Miktion, unter Umständen verbunden und kombiniert mit septischen Krankheitsbildern. Durch ihre potentielle Symptomenfülle kann die Prostatitis zu einem sehr schwer diagnostizierbaren Leiden werden, falls sie sich nicht durch eindeutige lokale Erscheinungen und Befunde zu erkennen gibt. Im Vordergrund der akuten Prostatitis und der akuten Exacerbation der chronischen, stehen vielfach Beschwerden im Sinne einer Urethritis, teils durch nervale Irritation, häufig aber durch eine primäre oder durch Abseuchung sekundäre Entzündung, was für unsere therapeutischen Maßnahmen eine wesentliche Rolle spielt. Neben diesen Sensationen seitens der hinteren Harnröhre mit ihren Tenesmen, terminalen Hämaturien, gehäuftem Harndrang und wechselndem Ausfluß, werden Druck im Damm mit Ausstrahlung zum After, in Penis und Hoden, Leistengegend und Kreuz geklagt. Diese Beschwerden treten je nach Aktivität des Prozesses, sowie auch je nach Mitbeteiligung der benachbarten Organe einzeln oder vergesellschaftet auf und sind individuell außerordentlich verschieden. Da die Prostatitis oft mit anderen Leiden des Urogenitalsystems vergesellschaftet vorkommt, erweitert sich die Symptomenfülle und reicht von der Nierenkolik bis zu Kreuzschmerzen und ischialgieformen Beschwerden, die unter Umständen eine Diagnose schwierig gestalten können. Die Krankheitssymptome reichen von einer leichten, unter Umständen auch wahrgenommenen Dysurie oder Strangurie, bis zur Pollakisurie, zu Harntenesmen, Bildung von Restharn und völliger Harnverhaltung. Ein Krankheitsbild also, das auch bei der Urethritis posterior sehr häufig wahrgenommen wird. Gleiches gilt auch für den Urinbefund, bei dem einerseits im Sediment nichts, andererseits aber auch eine ausgesprochene Pyurie nachgewiesen werden kann. Die Prostatitis, vor allem auch die akute, kann stürmisch oder auch schleichend beginnen, sie kann mit einer ungeheuren Vielzahl von Symptomen oder aber völlig symptomlos ihren Anfang nehmen. Zwischen diesen beiden polaren Möglichkeiten sind alle auch nur denkbaren Variationsmöglichkeiten gegeben. Entscheidend ist in der Symptomatologie auch das Verhältnis von der Vitalität der Erreger zur Widerstandsfähigkeit des Gewebes, wobei natürlich die Art der Erreger eine wesentliche Rolle spielen kann. Ganz wesentlich wird aber die Symptomatik dieser Erkrankung durch die individuelle Reizbarkeit des autonomen örtlichen Systems beeinflußt. Charakteristisch ist ein ständiger Druck im Bereiche des Dammes, der sich unter Umständen zu einem ausgesprochenen Schmerzgefühl steigern kann. Diese Sensationen sind im Sitzen besonders ausgeprägt und steigern sich während der Defäkation. Der terminale Schmerz, der sehr häufig von den Patienten als schneidend und krampfend bezeichnet wird, ist ein weiterer charakteristischer Hinweis auf eine bestehende entzündliche Veränderung im Bereiche der Vorsteherdrüse. Die Störungen von seiten des Mastdarms können von der Obstipation einerseits bis hin zu Sphincterspasmen und ausgesprochenen Tenesmen reichen. Ist die Entzündung in ein chronisches Stadium übergetreten, werden sehr häufig mehr oder minder starke Störungen im Bereiche der Sexualsphäre geklagt. Im Vordergrund stehen dabei Potenzstörungen und Libidoverlust. Seltener trifft man auf gehäufte, nicht lustbetonte Erektionen, sowie Hämospermie und Spermatorrhoen. Vermehrte schmerzhafte Erektionen, sowie Ejaculatio praecox runden das Bild der Störungen im Bereiche der Sexualsphäre ab. Reflektorisch sind nach Boshamer auch die häufig zu beobachtenden Miktionsstörungen zu erklären, in denen nicht etwa die kongestionierte Prostata den Harnstrahl behindert, sondern die nerval bedingte Hypertonie des Sphincter internus, die sich in chronischen Fällen zur mechanischen Sphinctersklerose fixieren kann. Diese nerval funktionellen Zusammenhänge führen in extremen Fällen zur sog. Prostataneurose, einem mehr im Psychischen als im Organischen verankerten Leiden, bei dem der Organbefund in krassem Gegensatz zu den Beschwerden steht. Außer einer wechselnd starken Kongestionierung ist hier kein pathologischer Befund, weder im Exprimat noch im Urin zu erheben. Eine Form davon ist wohl auch die Prostatitis congestiva Posner, die ohne bakteriellen Befund bei meist reichlicher Exprimatmenge primär, d. h. ohne vorhergegangene Entzündung aufzutreten pflegt. Auch hier sollte man nicht auf Focussuche verzichten, weil häufig ein chronischer fokal-toxisch bedingter Reizzustand von ätiologischer Bedeutung ist. Sollte man entgegen den hier geschilderten Symptomen bei der akuten und chronischen Prostatitis vom Prostataabsceß annehmen, daß er immer eine eindeutige Diagnose bereits auf Grund der Symptomatologie gestatte, so ist das ein großer Irrtum. Auch der Prostataabsceß kann relativ stumm verlaufen. Man kann sogar die Beobachtung machen, daß Prostataabscesse vollkommen afebril verlaufen, vor allen Dingen ist das bei den Abscedierungen der Drüse der Fall, die sich in einer hypertrophierten Prostata abspielen. Häufig aber ist die Symptomatologie des Prostatabscesses durch die außergewöhnlich starken Schmerzen, die hohe Fieberhaftigkeit, die außergewöhnliche Erschwerung der Harn- und Stuhlentleerung, sowie das sehr beeinträchtigte Allgemeinbefinden wohl charakterisiert. Kommt es im Verlaufe einer derartigen protrahierten Fieberkurve zu einer einmaligen makroskopisch sichtbaren Eiterentleerung bei der Miktion, so ist das ein sicheres Zeichen, daß ein Prostataabsceß in die hintere Harnröhre hinein durchgebrochen ist und sich anläßlich einer Miktion weitgehend entleert hat, ein klinisches Schauspiel, das wohl jedem von uns verschiedentlich begegnet ist.

2. Diagnose und Differentialdiagnose

Die Diagnose der entzündlichen Erkrankungen der Vorsteherdrüse kann außergewöhnlich einfach sein, sie kann aber auch die höchsten Schwierigkeitsgrade der medizinischen Diagnostik überhaupt erreichen. Im akuten Fall ist sie einfach, oder kann sie einfach sein. Je mehr sich jedoch der Prozeß der Chronizität zuneigt, um so schwieriger wird sie und bedarf recht häufig des gesamten Rüstzeugs der modernen Untersuchungsmethoden. Daß eine exakte Anamnese die diagnostische Abklärung einer fraglichen Prostatitis untermauern muß, bedarf wohl keiner besonderen Betonung. Diese anamnestischen Erhebungen werden ganz wesentlich durch einen Blick auf die Wäsche des zu untersuchenden Patienten unterstützt, die möglicherweise durch einen bestehenden Ausfluß bereits beschmutzt ist. Das Kernstück der diagnostischen Maßnahmen stellt dann die rectale Abtastung der Prostata dar. Es ist die erste, die einfachste und auch die ergiebigste, somit auch die wichtigste Untersuchungsmethode bei der Feststellung einer entzündlichen Erkrankung der Vorsteherdrüse. Dabei sind Größe, Form, Begrenzung, Schmerzhaftigkeit und Beschaffenheit der Drüse festzustellen. Die Palpation ist in verschiedenen Stellungen des Untersuchten möglich. Am besten erfolgt sie in der von CASPAR vorgeschlagenen Hockstellung, wobei der Patient auf dem eingeführten Finger des Untersuchers sitzt und durch Gegendruck, sowie durch Bauchpresse den Abstand Fingerkuppe-Samenblase verringert. Letztere müssen bei der rectalen Untersuchung ebenfalls geprüft werden. Der Finger fühlt normalerweise die kastaniengroße, kartenherzförmige und feste,

weder weiche noch harte Drüse. Ihre beiden Seitenlappen sind durch die seichte
Längsfurche getrennt, scharf begrenzt und gewöhnlich gleich groß. Ein leichter
Größenunterschied hat bei unauffälliger Konsistenz nichts zu besagen. Die
Spitze der Prostata geht unmittelbar in den membranösen Teil der Harnröhre
über. Cranial tastet man die mediale Incisur der Drüse, darüber die konver-
gierenden Samenblasen, sofern die Prostata nicht vergrößert ist oder die Samenblasen unmittelbar nach einer Ejaculation entleert sind, und noch ein wenig
höher zwischen den Samenblasen die Ampullen der Samenleiter. Da der Palpationsbefund wechselnd sein kann, sollte man die Palpation an verschiedenen Tagen
wiederholen. Mit der Rectaluntersuchung sollte man tunlichst immer die Gewinnung des Prostatasekretes und seine mikroskopische und bakteriologische
Untersuchung kombinieren. Es muß allerdings besonders betont werden, daß
eine derartige Expression der Prostata, also die Exprimatgewinnung, außerordentlich schonend zu erfolgen hat, damit nicht etwa eine diagnostische Exprimatgewinnung der früher einmal üblichen therapeutischen Massage gleichkommt, die
immer schlecht sein muß. Man geht am besten so vor, daß man auf jeder Seite
der Prostata, d. h. im Bereiche eines jeden Seitenlappens von cranialwärts
beginnend, von oben außen nach unten innen absteigend, drei vorsichtige Streich-
bewegungen mit dem Finger zum Sulcus interlobaris durchführt und anschließend
diesen Sulcus interlobaris mittels einer leichten Touschierung des Fingers in
Längsrichtung exprimiert.

Untersuchung des Prostatasekretes. Normalerweise ist das Sekret der Vorsteherdrüse dünnflüssig und sieht etwa wie stark verwässerte Milch aus. Es
kann aber auch dickflüssig sein, ähnlich dem Samenblasensekret oder eine
gelbliche Farbe haben, ohne daß dabei Eiterbeimengungen vorzuliegen brauchen.
Hingewiesen sei auch auf den durch Spermabeimengungen bedingten eigenartigen
Geruch des Sekretes. Nach Chwalla weist eine alkalische Reaktion des Prostatasekretes auf eine vorliegende bzw. eine durchgemachte Entzündung hin. Eine
Verminderung der Sekretmenge kann normalerweise vorkommen, kann aber auch
durch einen teilweisen Ausfall des Drüsenepithels bedingt sein. Fehlt das Sekret
überhaupt, ist also bei der Expression kein Preßsaft der Drüse zu erhalten, so
ist das entweder eine völlige Funktionslosigkeit des Organs oder aber es handelt
sich um eine Verlegung der Ausführungsgänge und damit um eine larvierte Form
einer Funktionslosigkeit. Nach der Inspektion des Exprimates hat die Untersuchung im Mikroskop zu folgen, wobei besonders Leukocyten und Bakterien
im Exprimat auf eine Prostatitis hinweisen. Die Anwesenheit beider Formelemente kann man aber aus verschiedenen Gründen nur mit Vorbehalt verwenden, da diese Beimengungen unter Umständen auch aus der Harnröhre
stammen können. Die Angaben über pathologisch verwertbare Zeichen in der
Literatur gehen außerordentlich weit auseinander. Chwalla verlangt ein völlig
leukocytenfreies Exprimat, während O'Shaugnessy, Parrino und White soweit
gehen, bis zu 50 Leukocyten im Gesichtsfeld als nicht krankheitsbeweisend zu
betrachten. Nach Blumensaat kann man bis zu zehn Leukocyten im Gesichtsfeld nicht als krankhaft bezeichnen, und diese Feststellung dürfte den Tatsachen
wohl am nächsten kommen. Das gleiche trifft für die Bakterienbeimengungen
zu, und man darf Chwalla wohl recht geben, wenn er sagt, die bakteriologische
Kultur aus der Prostata ist bekanntermaßen eine sehr mißliche Angelegenheit,
weil wir nicht wissen, ob Keime die angehen, aus der Urethra anterior gestammt
haben, durch die das Sekret ja auf jeden Fall hindurch muß, oder aus der Prostata.
Also ist auch hier noch ein Problem offen. Da nun der Wert eines exakten
Erregernachweises, besonders bei den chronischen Fällen, außerordentlich wichtig
ist, schlägt Blumensaat vor, aus der Vorsteherdrüse durch Punktion Gewebs-

stücke zu erhalten und diese sowohl histologisch als auch bakteriologisch untersuchen zu lassen. Die papierelektrophoretischen Untersuchungen, wie sie von ALKEN, PIONTEK, von OBE und HERRMANN durchgeführt wurden, haben bisher nur einzelne deutlich ausgeprägte quantitative Unterschiede der Fraktionen des Prostataexprimates gegeben und sind in dieser Form für die Diagnose der akuten oder chronischen unspezifischen Prostatitis nicht zu verwerten.

Zur diagnostischen Klärung der Prostatitisfälle hat man auch die Drei-Gläser-Probe herangezogen. Es kommt hier vor allem auf den Befund in der dritten Harnportion an, denn durch die terminale Kontraktion des Blasenhalses und der Dammuskulatur wird die Vorsteherdrüse gewissermaßen exprimiert, so daß ihr Sekret dem Urin beigemischt wird. Gegenüber der Exprimatgewinnung hat die Drei-Gläser-Probe den Vorteil, daß in der dritten Portion kaum noch Beimengungen aus der vorderen Harnröhre vorhanden sind. Natürlich ist das Mischungsverhältnis in der dritten Portion wesentlich geringer als das bei der normalen Exprimatgewinnung der Fall ist. Außerdem muß man bedenken, daß bei einer konkomitierenden eitrigen Cystitis unter Umständen der im Blasenboden abgesetzte Eiter zu Fehlurteilen führen kann. Trotzdem ist gerade die Drei-Gläser-Probe besonders in Kombination mit einer vorsichtig durchgeführten Expression der Drüse für die Diagnose von ganz besonderem Wert. Man geht am besten so vor, daß man die Drei-Gläser-Probe an zwei aufeinanderfolgenden Tagen wiederholt und zwar zunächst die allgemein üblich durchgeführte Untersuchung des Urins der Drei-Gläser-Probe ohne Exprimierung der Drüse. Die am darauffolgenden Tag durchgeführte Drei-Gläser-Probe sollte so arrangiert werden, daß bei dem Patienten bei gefüllter Blase eine sanfte diagnostische Exprimierung der Drüse stattfindet und im Anschluß daran die Drei-Gläser-Probe durchgeführt wird. Durch einen Vergleich der Formelemente in den verschiedenen Portionen kann man dann mit großer Wahrscheinlichkeit etwas Bindendes über die Herkunft der eventuell vorhandenen Formelemente aussagen. Will man den Untersuchungsprozeß abkürzen, empfiehlt es sich, den Patienten im Anschluß an einen Wasserstoß diesen Untersuchungen zu unterziehen, da dann innerhalb kurzer Zeit bei wiedergefüllter Blase die Zweituntersuchung der Erstuntersuchung unmittelbar angeschlossen werden kann. Hierdurch wird es in einer Reihe von Fällen möglich sein, bisher noch bestehende Zweifel durch erstens mikroskopische Untersuchungen des Sedimentes der drei Portionen und zweitens durch eine entsprechende Anlegung einer Kultur mit gleichzeitig durchgeführter Resistenzbestimmung zu beseitigen. Ähnliche Gedankengänge weist auch das Pickersche Verfahren auf, das darin besteht, daß die Harnblase mittels einer Zwei-Gläser-Probe entleert wird, danach eine Expression der Vorsteherdrüse stattfindet und abschließend die Blase mit steriler Kochsalzlösung aufgefüllt wird. Der Blaseninhalt aus Kochsalzlösung plus Prostataexprimat kann anschließend bei einer erfolgten Miktion untersucht werden. Der Methode haftet der Nachteil an, daß man die Blase katheterisieren muß. Diesen Katheterismus sollte man tunlichst (wenn es eben geht) vermeiden. Bei den konfluierenden eitrigen Prostataentzündungen mit Ausgang in Abszeßbildungen kann die Diagnose unter Umständen außerordentlich leicht zu stellen sein, andererseits aber können sich erhebliche Schwierigkeiten in der Diagnosestellung ergeben. Zwar gibt die Harnsperre, die sehr häufig beim Prostataabsceß vorliegt, einen gewissen Hinweis auf eine derartige Absceßbildung, mit Sicherheit aber kann man eine derartige Diagnose häufig nicht stellen. Temperaturen können subfebril bis zu Schüttelfrösten mit 40 und 41° auftreten. Hier kann man nun zur Sicherung der Diagnose die Darstellung der Samenwege mittels Kontrastmittel, wie sie von STAEHLER durchgeführt wird, zu Hilfe nehmen. In Lokalanaesthesie werden beide Samenstränge freigelegt und 1,5—2 cm³ eines Kontrastmittels injiziert (Cave Thorotrast)! Auf Grund der Röntgenbilder lassen sich nun bestimmte Veränderungen beim Prostataabsceß feststellen. Die Achse zwischen den beiden Samenblasen, die sich als Mittellinie bezeichnen läßt, wird durch den Prostataabsceß seitlich verschoben, wobei die Stärke der konvexen Verdrängung nach cranial und lateral mit dem Sitz des Abscesses zusammenhängt. Vor allen Dingen sehr hochliegende, im Bereich der Samenblasen anzutreffende Abscesse, die man unter Umständen rectal kaum palpieren kann, lassen sich röntgenologisch so gut nachweisen. Eventuell wird an einer fraglichen Stelle die Probepunktion vom Damm unter Leitung des Fingers vom Rectum her entsprechenden und endgültigen Aufschluß geben, mit sich gleich daran anschließender chirurgischer Eröffnung. Differentialdiagnostische Erwägungen und Abgrenzungen sind vor allem der Tuberkulose, dem Carcinom und den Prostatasteinen gegenüber erforderlich, da sie häufig ähnliche Palpationsbefunde, bei allerdings verschiedener Druckempfindlichkeit der Drüse aufweisen. Weitere differentialdiagnostische Abklärungen sind gegenüber der Lumbago und dem ano-rectalen Symptomenkomplex erforderlich. Eine recht gute Zusammenstellung über die diagnostischen Möglichkeiten und die differentialdiagnostische Abgrenzung der verschiedenen Krankheitsbilder stammt von BLUMENSAAT. Ich lasse die Zusammenstellung folgen, wie sie im Original beschrieben ist. An der Mannigfaltigkeit der Symptomatik gehen eindeutig und klar die unter Umständen auftretenden diagnostischen Schwierigkeiten hervor. Wichtig und wesentlich wie bei jeder Diagnostik ist die Tatsache, daß man eben an die Möglichkeit des Vorliegens einer Erkrankung der Vorsteherdrüse denken muß.

Tabelle

Symptome	Krankheiten
Normaler Tastbefund an der Vorsteherdrüse	Akute Prostatitis, chronisch-rezidivierende unspezifische Prostatitis
Vergrößerte Prostata ohne Konsistenzänderung	Akute und chronisch-rückfällige, unspezifische und spezifische Entzündung. Prostataabsceß. Prostataretention. Maligne und benigne Tumoren. Cysten
Ödematöse Prostatavergrößerung	Akute, weniger chronisch-rückfällige Prostatitis. Anasarka bei dekompensierten Herzkrankheiten (ALKEN). Infizierte Prostatahypertrophie
Umschriebene Verhärtung(en) in der Prostata	Prostatatuberkulose. Prostatitis eosinophilica. Beginnendes Prostatacarcinom. Prostatasteine(?)
Diffuse Konsistenzvermehrung der Prostata	Akute Prostatitis, besonders purulenta. Prostataabsceß. Prostatitis tuberculosa. Chronisch-rückfällige purulente oder abscedierende, seltener katarrhalische Prostatitis
Diffuse Härte der Prostata mit und ohne Abgrenzbarkeit	Prostatacarcinom. Narbig ausgeheilte Prostatitis non specifica. Indurierte Prostatatuberkulose
Umschriebene oder diffuse Fluktuation	Prostataabsceß. Gelegentlich bei Prostatatuberkulose
Verkleinerte, harte Prostata . . .	Folgezustand nach unspezifischer Prostatitis (meist mit Blasenhalssperre). Angeborene Prostatahypoplasie

Tabelle (Fortsetzung)

Symptome	Krankheiten
Geringe Druckschmerzhaftigkeit der Prostata	Physiologisch. Bei akuter und rückfälliger unspezifischer Prostatitis. Adnexitis
Keine Druckschmerzhaftigkeit	Physiologisch. Prostatacarcinom. Urethritis
Starke Druckschmerzhaftigkeit der Prostata	Akute, weniger bei rückfälliger, Prostatitis. Prostataretention. Prostatatuberkulose. Sog. Prostataneurose. Prostataabsceß. Prostatagonorrhoe
Kein Prostataexprimat oder verminderte Sekretmenge	Bei rückfälliger, seltener bei akuter Prostatitis. Retentionsprostatitis. Prostataabsceß. Tuberkulose der Prostata. Sog. Prostataneurose. Hyposekretion durch Drüsenausfall nach Entzündung. Adnexitis
Trübes oder serös bis eitriges Sekret	Akute Prostatitis, weniger bei rückfälliger Prostatitis. Adnexitis. Perforierter Prostataabsceß. Prostatatuberkulose. Gelegentlich bei sog. Prostataneurose
Gelbes Exprimat	Wie bei serös-eitrigem Sekret. Ohne Leukocyten physiologisch
Alkalische Reaktion oder Lecithinkörperchenverminderung im Sekret	Akute und rückfällige Prostatitis
Verminderter oder fehlender Geruch des Exprimates	Chronisch-rückfällige Prostatitis
Leukocyten und Lymphocyten im Exprimat	Bei unspezifischer und spezifischer Prostatitis. Sog. Prostataneurose. Bis zehn Leukocyten ohne sonstige Befunde noch normal
Bakterien im Exprimat	Akute und chronisch-rückfällige Prostatitis. Urethritis posterior. Spermatocystitis
Elektrophoretische Exprimatbefunde	Prostatatuberkulose
Prostato-Spermatorrhoe	Chronisch-rückfällige Prostatitis. Adnexitis. Selten bei akuter Prostatitis
Hämospermie	Adnexitis, besonders tuberculosa. Seltener bei unspezifischer Prostatitis. Prostatacarcinom
Pyospermie	Eitrige Adnexitis, seltener Prostatitis
Urinbefund bei Dreigläserprobe	Erste Portion positiv = Urethritis Dritte Portion positiv = Prostatitis, Urethritis post. Eitrige Cystitis Erste und dritte Portion positiv = Urethroprostatitis bzw. Prostatourethritis Erste, zweite und dritte Portion positiv = Cystitis
Terminale Hämaturie oder Blut im dritten Glas	Prostatitis acuta. Schwere Urethritis post. Besonders bei Prostatatuberkulose. Hämorrhagische Cystitis. Blasentuberkulose. Blasentumor
Vergrößerung und Ödem des Colliculus seminalis	Bei den meisten akuten und rückfälligen Entzündungen der Prostata. Adnexitis. Prostatahypertrophie
Höhlen im Urethrogramm	Prostatatuberkulose. In Harnröhre perforierter Prostataabsceß
Deformierungen und Verdrängung im Vesiculogramm	Prostataabsceß. Prostatacarcinom. Prostatahypertrophie. Prostatacyste. Spermatocystitis specifica et non specifica. Adnexitis

Tabelle (Fortsetzung)

Symptome	Krankheiten
Defektfüllungen, Erweiterungen, Grenzüberschreitungen im Vesiculogramm	Adnexitis. Narbenbildung nach Adnexitis. Adnextuberkulose
Spontanschmerz am Damm und im unteren Rectum	Akute und rezidivierende Prostatitis. Prostataretention. Sog. Prostataneurose. Adnexitis
Sitz- und Defäkationsschmerz der Prostata	Akute und rezidivierende Prostatitis. Besonders Prostataabsceß. Sog. Prostataneurose. Adnexitis
Initialer Miktionsschmerz	Urethritis
Terminaler Miktionsschmerz . . .	Akute Prostatitis, rückfällige Prostatitis. Urethritis post. Spermatocystitis
Dys- und Strangurie, Harntenesmen	Akute, weniger rezidivierende Prostatitis. Akute Urethritis post. Blasenausgangscystitis. Blasentuberkulose
Restharn oder akute Harnverhaltung	Akute Prostatitis. Besonders beim Prostataabsceß als Initialzeichen. Blasenhalsstarre. Prostatahypertrophie
Pollakisurie	Akute Cystitis. Akute Urethritis. Akute Prostatourethritis
Stuhlverhaltung, Mastdarmtenesmen	Akute, seltener rezidivierende Prostatitis. Prostataabsceß. Sog. Prostataneurose. Proctitis. Fissura ani inflammata
Eiter im Stuhl	Ins Rectum perforierter Prostataabsceß. Proctitis. Colitis. Rectumcarcinom
Akuter stürmischer Beginn . . .	Akute unspezifische Prostatitis. Akute Urethritis. Akute Prostatourethritis oder Urethroprostatitis. Selten bei rezidivierender Prostatitis und akuter Adnexitis
Schleichender Beginn	Akute Prostatitis. Primär-chronische Prostatitis. Prostataabsceß. Akute Adnexitis. Prostatatuberkulose. Rezidivierende unspezifische Prostatitis
Fieber	Akute unspezifische Prostatitis, besonders bei eitriger oder abscedierender Form. Seltener bei chronisch-rückfälliger Prostatitis
Leukocytose	Akute, seltener rezidivierende Prostatitis purulenta oder Prostataabsceß
Schüttelfrost	Akute unspezifische Prostatourethritis, besonders bei Retention oder Absceß
Allgemeines Krankheitsgefühl . .	Akute Prostatitis. Akute Adnexitis. Gelegentlich bei Adnextuberkulose
Impotentia coeundi	Akute Prostatitis und Adnexitis. Sog. Prostataneurose
Impotentia generandi	Nach Prostatitis. Adnexitis
Ejaculatio praecox	Sog. Prostataneurose
Libidoverlust	Gelegentlich bei akuter Prostatitis und Adnexitis. Sog. Prostataneurose
Gesteigerte Libido	Gelegentlich bei Prostatitis (Pollutionen). Bei sog. Prostataneurose
Sexualneurasthenie	Sog. Prostataneurose
Epididymitis, indurierte Nebenhodenköpfe	Adnexitis acuta. Prostata-Adnextuberkulose. Adnexitis eosinophilica

Tabelle (Fortsetzung)

Symptome	Krankheiten
Unterbauchschmerzen	Akute und rezidivierende Prostatitis non specifica. Spermatocystitis. Sog. Prostataneurose
Kreuzschmerzen	Akute und rezidivierende Prostatitis. Spermatocystitis. Adnexitis chronica. Prostatacarcinom. Wirbelsäulen prozesse
Leisten-Hodenschmerz	Akute Prostatitis. Rezidivierende Prostatitis. Akute und chronische Adnexitis. Akute Spermatocystitis. Prostataneurose. Ilioinguinalis-Spermaticusneuralgie. Harnstein
Eichelspitzenschmerz	Akute Prostatitis. Akute Urethritis
Erhöhung der sauren Phosphatasewerte	Prostatacarcinom. Chronisch-rezidivierende Prostatitis. Nach Prostatamassage
Septische Erscheinungen	Eitrige Prostatitis. Prostataphlegmone. Urosepsis bei Prostatitis
Rötung, Schwellung oder Absceß am Damm	Periproktitischer oder periurethraler Absceß. Perineale Perforation eines Prostataabscesses
Perineale Urinfistel	Perforierter Prostataabsceß
Tuberkelbakterien im Urin . . .	Urotuberkulose. Beginnende Prostatatuberkulose
Ausfluß aus der Harnröhre . . .	Urethritis, besonders gonorrhoica, Prostatourethritis. Urethroprostatitis trichomonas
(Symptomatische) Hydrocele . .	Prostata-Adnex-Tuberkulose, akute und chronische Prostatitis non specifica

(Aus BLUMENSAAT: Die entzündlichen Erkrankungen der Prostata.)

3. Prognose

Die Prognose und der Verlauf der entzündlichen Erkrankungen der Vorsteherdrüse hängen im wesentlichen wohl von dem Zeitpunkt einer einsetzenden Therapie ab. So ist die akute Prostatitis durch eine entsprechende Therapie zielstrebig und planvoll angegangen, eine Erkrankung, die durchaus zur Ausheilung gebracht werden kann. Ist das Leiden aber in ein chronisches Stadium, mit der kryptogenen latenten Infektion übergegangen, so kann man wohl BOEMINGHAUS nur zustimmen, wenn er sagt, daß eine derartige Prostatitis den Patienten das ganze Leben über begleitet. Ob es sich dabei jeweils um Neuinfektionen eines geschwächten Organs oder aber um Rezidivierungen und Exacerbationen versteckter, temporär abgeschwächter Keime handelt, dürfte sich schwer entscheiden lassen. Sicherlich spielt in derartigen Fällen eine dauernde Reizbarkeit der Vorsteherdrüse in Verbindung mit vegetativen Einflüssen eine ganz wesentliche Rolle. Die akute Form der Vorsteherdrüsenentzündung verschwindet im allgemeinen bereits nach wenigen Tagen oder 1—2 Wochen nach Einsetzen der Therapie. Wichtig erscheint mir der Hinweis, daß der Leukocytengehalt des Exprimates bzw. der Drei-Gläser-Probe, manchmal auch der Bakterienbefund, den subjektiven und auch den objektiven Tastbefunden der Drüse gegenüber etwas nachhinken. Erfreulicherweise sieht man die schwersten Krankheitsbilder, die sich an eine akute Prostatitis anschließen, so besonders die periprostatische Phlegmone, heute kaum mehr. Ist es zu einer eitrigen Einschmelzung und somit zu einer Absceßbildung gekommen, heilt der Absceß nach chirurgischer Behandlung im allgemeinen recht schnell und sehr häufig auch völlig folgenlos ab und führt nur in den seltensten Fällen einmal zu einer Rezidivbildung (wie wir hier

selbst einmal beobachten konnten). Exacerbationen können bei der chronischen
Form der Infektion, wie gesagt, immer wieder auftreten. An diese Möglichkeit
muß man denken, und diese Möglichkeit sollte man auch den Patienten nicht
vorenthalten.

4. Therapie

Die Behandlung der Infektionen der Vorsteherdrüse hat da einzusetzen, wo
eigentlich eine Prophylaxe den Ausbruch eines solchen Leidens in vielen Fällen
hätte verhindern können, nämlich in der radikalen Sanierung irgendwelcher im
Organismus vorhandenen Infektionsherde, besonders in der Sanierung sog. fokaler
Infekte, die sich besonders im Bereiche des Nasen-Rachen-Raumes, der Nebenhöhlen, sowie der Zähne finden können. Ist die Diagnose Prostatitis einmal
gestellt, so hat als unmittelbare Konsequenz an die Diagnosestellung nicht die
Therapie einzusetzen, sondern die systematische Suche nach derartigen Herden
(HÜDEPOHL, BOSHAMER u. a.). Die eigentliche Therapie der Prostatitis, wenn
man die Herdsanierung nicht bereits als Therapie dieses Leidens bezeichnen will,
hat etwa 1—2 Wochen nach erfolgter Sanierung einzusetzen und besteht in einer
gezielten chemotherapeutischen oder antibiotischen Behandlung nach Austestung
der die Erkrankung auslösenden Erregerarten. Keinesfalls sollte man ohne
Erregernachweis und ohne eine entsprechende Austestung eine Chemotherapie
oder eine antibiotische Therapie einleiten. Eine solche Behandlung ist nur zulässig
bei ganz akut auftretenden Formen, wobei man sich dann natürlich eines Breit-
bandantibioticums bedienen muß. Am zweckmäßigsten gestaltet sich jede Behandlung einer Prostatitis unter dem dringenden Anraten strikter Bettruhe, um
eine möglichst weitgehende Ruhigstellung des gesamten infizierten Gebietes zu
gewährleisten. Zu dieser Ruhigstellung gehört auch das Unterlassen jeglicher
instrumenteller und jeglicher überflüssiger digitalen Untersuchungen und Bougie-
rungen der Drüse. Wesentlich ist zur Ruhigstellung des Gebietes der Entzündung
auch die Beseitigung von Spasmen und Tenesmen, die wohl von der Blase als
auch vom Mastdarm ausgehen können. Anwendung von Wärme, entweder in
Form von warmen Aufschlägen oder aber von Diathermiedurchflutung, diätetische
Stuhlgangregulierung und die Anwendung von Spasmolytica haben sich hier
sehr bewährt. Suppositorien, die Atropin enthalten, sollte man wegen der sekre-
tionsfördernden Wirkung dieses Medikamentes nicht verwenden. Sehr günstig
wirken sich in derartigen Fällen auch Ichthyol-Zäpfchen aus, denen aber kein
Belladonna aus den oben erwähnten Gründen zugefügt werden sollte. Bei starken
Blasentenesmen, sowie bei einer erheblichen entzündlichen Beteiligung der Urethra
ist häufig auch die Anwendung von 1—2%iger Novocainlösung, die sehr vorsichtig in die Harnröhre instilliert wird, von Nutzen, da hierdurch häufig Sphincterspasmen behoben werden, die unter Umständen einmal Ursache für eine Harnsperre bei derartigen Entzündungen sein können. Die Applikation von Kälte mit
dem Arzberger-Apparat vom Rectum aus wird heute wohl kaum noch angewendet,
zumal die Patienten auf Kälte manchmal außerordentlich negativ mit ihren entzündlichen Erscheinungen reagieren. Bei länger bestehender Erkrankung ist der
Erregungszustand im Plexus prostaticus derartig gefestigt, daß unter Umständen
zusätzliche therapeutische Maßnahmen notwendig sind. Diese Maßnahmen bestehen in der Injektion von 1—2%igem Novocain in den Plexus praesacralis oder
aber in die entzündete Vorsteherdrüse selbst. Häufig kann die Zuhilfenahme
einer Echinacinkur von recht eindeutigem und eindrucksvollem Erfolg sein. Das
Echinacin wirkt nicht nur auf die vegetative Störung, sondern ebenso auf die
Entzündung in der Vorsteherdrüse selbst. Dabei spielen allgemein umstimmende
und aktivierende Wirkungen des Stoffes, besonders bei Kombination mit bakterio-

statischen Mitteln eine wesentliche Rolle. Nach dem Vorschlag von BOSHAMER beginnt man mit der Injektion von 0,1 g Echinacin intravenös und steigert in ein- bis zweitägigen Intervallen bis zu einer Dosis von 0,1—1,5. Diese Echinacinkur soll man im allgemeinen 1—2 Wochen im Anschluß an die durchgeführte, unter Umständen notwendige Fokalsanierung durchführen. Unterstützend und sehr günstig kann sich auch eine Balneotherapie in radiumhaltigen Bädern auswirken. Daß eine gleichzeitige Mitbehandlung einer begleitenden Adnexitis oder einer Urethritis erforderlich ist, braucht wohl nicht besonders betont zu werden. Sehr häufig ist die zusätzliche Verabreichung von psychisch-sedierenden Medikamenten von großem Vorteil, weil gerade unter den Prostatitiskranken sehr häufig vegetativ stigmatisierte Menschen mit einer außerordentlich großen psychischen Labilität vorherrschen, die auf derartige Sedierungstherapie, auch mit ihren lokalen, durch die Prostatitis ausgelösten Beschwerden sehr günstig reagieren. Ungemein wichtig ist auch das Einwirken des Arztes auf die Psyche des Patienten, indem nämlich dem Laien, der häufig die abenteuerlichsten Vorstellungen bei einer einmal diagnostizierten Prostatitis hat, von seiten des behandelnden Arztes die Angst vor allen möglichen und unmöglichen Komplikationen und Spätfolgen genommen wird. Auf die Beachtung dieser Tatsache kann gar nicht eindringlich genug hingewiesen werden, wobei jedoch grundsätzlich bemerkt werden muß, daß nicht etwa eine Bagatellisierung der Erkrankung dem Patienten gegenüber das Entscheidende ist, sondern daß man dem Patienten klar macht, daß sich die von ihm so häufig befürchteten Folgen, vor allen Dingen sexueller Art, nicht einzustellen brauchen. Am Ende dieser Überlegungen über die sog. unspezifische Therapie der Prostatitis sei auch noch der Möglichkeit der therapeutischen Einflußnahme durch Einsetzen sog. Fieberkuren durch Olobintin bzw. Pyrifer gedacht, die dazu führen sollen, daß latente und abgekapselte Herde zum Aufflackern gebracht werden und dadurch einer gezielten antibiotischen Behandlung gegenüber aufgeschlossen werden können. Es sei jedoch darauf hingewiesen und betont, daß eine derartige Behandlung nur stationär durchgeführt werden kann, und daß vorher unter allen Umständen eine tuberkulöse Infektion ausgeschlossen werden muß, da unter Umständen durch eine derartige Provokationskur es zu miliarer tuberkulöser Aussaat kommen kann. Ist es im Verlauf der Prostatitis zu Einschmelzungen und Perforationen in die Harnröhre und zu entsprechenden Höhlenbildungen in dieser Gegend gekommen, kann unter Umständen zur Säuberung dieser Krypten eine lokale Instillationsbehandlung, entweder mit gelösten Sulfonamiden, wobei großer Wert auf die Bestimmung des p_H-Wertes dieser Substanzen gelegt werden muß, oder aber eine Lokalbehandlung mit entsprechenden antibiotischen Substanzen nach vorheriger Austestung der vorhandenen Erreger durchgeführt werden. Eine wesentliche Rolle in der Behandlung spielen ferner Medikamente, die sich von den Azofarbstoffen ableiten, die vor allem Sulfonamiden in Kombination zugefügt sind und die neben der allgemein anaesthesierenden auch noch eine adstringierende Wirkung auf die Schleimhäute des Blasenhalses der hinteren Harnröhre ausüben. Im Pyridium haben wir den klassischen Prototyp dieser Medikamentengruppe. Im Mittelpunkt der Behandlung hat natürlich die gezielte Behandlung mit einem Chemotherapeuticum bzw. mit einem Antibioticum zu stehen. Dabei ist Wert auf eine primär hohe Dosierung zu legen um nicht mit zu kleinen und verzettelten Dosen eine Resistenz der getesteten Erreger herbeizuführen, die eine spätere Behandlung dann außerordentlich schwierig, vielleicht sogar unmöglich machen können. Bei besonders therapieresistenten Fällen kann auch die lokale Injektion des Antibioticums unter Umständen in Kombination mit Novocain in die entzündete Drüse hinein von Vorteil sein. Eine Aufzählung der einzelnen Sulfonamide und Antibiotica erscheint nicht zweckmäßig, vor allem nicht in bezug auf die Wirksamkeit gegen bestimmte Erregerstämme, die ja erfahrungsgemäß bereits innerhalb kurzer Zeitspannen äußerst stark variieren können. Man sollte sich die Zeit nehmen, mit wenig Ausnahmen eine exakte Testung durchzuführen und dann das von dem untersuchenden Hygieniker vorgeschlagene Medikament zur Behandlung verwenden. Hinzu kommt, daß durch die Arzneimittelindustrie und durch die ständig sich in Fluß befindliche Entwicklung eine ständige Variation und ein ständiges Neuhinzukommen von entsprechenden Mitteln zu erwarten ist und Aussagen über optimale Wirkungen unter Umständen sehr bald der Vergangenheit angehören können. Man soll bei positiver Sensibilität für mehrere Antibiotica dasjenige wählen, das bei höchstem Gewebsspiegel die relativ wenigsten Nebenwirkungen hat. Bedauerlicherweise liegen aber Untersuchungen über Konzentrationen von antibiotischen Substanzen im Gewebe der Vorsteherdrüse nur ganz vereinzelt vor. So bestimmen SCHATTEN und PERSKY die Chlortetracyclinmenge in der Prostataflüssigkeit von Patienten, die etwa 1 g pro die erhalten hatten. Dabei war der Blutserumspiegel etwa gleich hoch wie der in der Vorsteherdrüse. Nach den Untersuchungen von SCHNEIDER entsprechen die nach peroraler Verabfolgung von Tetracyclin im Prostatagewebe auftretenden Konzentrationen ebenfalls der im Serum festgestellten Menge dieses Präparates. Vom Reverin ist bekannt, daß es noch in therapeutischen Dosen im Ejaculat ausgeschieden wird. Aus diesen Untersuchungen geht jedoch nicht hervor, ob es sich bei den Patienten um Prostatitiker gehandelt hat oder nicht. Möglicherweise ist der Gewebsspiegel bei einer infizierten Vorsteherdrüse geringer als es bei der gesunden der Fall ist. Diese Überlegungen der bestehenden Möglichkeit eines geringeren Gewebsspiegels haben dann ja auch zu der endoprostatischen Injektion der antibiotischen Substanzen geführt. Hingewiesen sei hier auch noch auf die von STAEHLER durchgeführte lokale operative Durchspülung der Samenwege zur Behandlung der Prostatitis. Abschließend sei noch die Behandlung mit Raveron, einem injizierbaren sexualhormonfreien Prostataextrakt gedacht. KUNZ, ÜBELHÖR und KNIPPER, RIEB und MATZ konnten mit dieser Behandlung recht gute Erfolge erzielen. Die Wirkung des Raverons selbst kann natürlich keine spezifisch antibakterielle sein. Nach den Untersuchungen von FLEISCH und KRÄHENBÜHL kann man aber eine Hemmung der Hodenfunktion sowie eine Aktivitätssteigerung des Prostataepithels durch das Raveron erwarten. Dadurch wird die Anwendung dieses Medikamentes als unterstützende Therapie zur Resistenzsteigerung und zur Überwindung von Entzündungen durch Regeneration des Drüsenepithels diskutabel. Ob eine Behandlung der Staphylokokken-Prostatitis mit einem antitoxischen Serum erfolgreich sein wird, muß die Zukunft zeigen. ULDRICH konnte im Anschluß an die lokale Antibioticabehandlung mit einer Autovaccine positive Erfolge erzielen.

Die Behandlung des Prostataabscesses kann nach Lage der Dinge und nach der Natur der Absceßbildung nur eine chirurgische sein. Dabei ist diese chirurgische Absceßbehandlung, die Spaltung vom Damm aus, eine dankbare und sehr rasch zum Erfolg führende Therapie. Durch eine Punktion der Absceßhöhle vom Damm aus unter digitaler Leitung der Nadel wird die Verdachtsdiagnose gesichert und gleich im Anschluß daran von einem kleinen Querschnitt aus die Incision und die Spreizung mit einer Kornzange vorgenommen. Man sollte nie auf die digitale Austastung der Absceßhöhle nach Entfernung des Eiters verzichten, um nicht unter Umständen benachbarte, kleinere, noch nicht eröffnete Absceßhöhlen zu übersehen. Zweckmäßigerweise verwendet man den durch Punktion entleerten Absceßeiter zur Züchtung der vorhandenen Keime und zur Vornahme einer Resistenzbestimmung. Eine Drainierung durch ein Polyäthylenrohr oder einen stabilen Gummischlauch hat für die nächsten 5—8 Tage zu erfolgen. Diese Drainage bietet die Möglichkeit einer Lokalapplikation von Sulfonamiden oder einem Antibioticum, je nach dem Ergebnis der Resistenzbestimmung. Hat sich der Absceß vornehmlich gegen das Rectum zu ausgedehnt und fühlt man bei der rectalen Palpation bereits einen drohenden Durchbruch ins Rectum hinein, sollte man mit einer Kornzange nach Sphincterdehnung den Absceß transrectal eröffnen. Da sich eine Drainage eines derartig eröffneten Abscesses nur außerordentlich schwierig halten läßt, ist es zweckmäßig, durch tägliche rectale digitale Dehnung der Incisionsstelle einen frühzeitigen Verschluß der Absceßhöhle zu vermeiden. Hat sich der Absceß mehr in Richtung auf die hintere Harnröhre zu entwickelt, kann durch eine transurethrale Resektion der Absceßwand an dieser Stelle die Eiteransammlung eröffnet und entleert werden (KLOTZ). Bei Durchsetzung einer Prostata mit multiplen kleinen Abscessen kann unter Umständen auch einmal eine Prostatektomie, die in diesem Falle zweckmäßigerweise auf transvesicalem Wege durchzuführen ist, von Nutzen sein. Auch bei außerordentlich hartnäckigen, chronisch rezidivierenden Prostatitiden, die für keine andere Behandlung mehr zugänglich sind, könnte man dem Gedanken nähertreten, derartige Fälle vor allen Dingen dann, wenn eine gleichzeitige Vergrößerung der Drüse vorliegt, auf diesem Wege chirurgisch anzugehen. BOEMINGHAUS und GÖTZEN konnten eine Absceßbehandlung bei eindeutiger und einwandfreier Diagnose konservativ antibiotisch mit Erfolg durchführen. Ob diese Behandlungsart sich in Zukunft allgemein wird durchführen lassen, muß noch in Frage gestellt werden. Vier Fälle des Verfassers von Prostataabsceß konnten dadurch folgenlos zur Abheilung gebracht werden, daß die Absceßhöhle mit einer dicken Kanüle punktiert, völlig entleert wurde, anschließend sehr vorsichtig mit physiologischer Kochsalzlösung gespült und abschließend ein Breitbandantibioticum in die entleerte Absceßhöhle hineingegeben wurde. In allen vier Fällen erfolgte rasche, glatte und komplikationslose Abheilung der Abscesse. Eine solche Behandlung kann natürlich nur bei unilokulärer Absceßbildung von Erfolg sein. Ist es trotz der Ära der Sulfonamide und der Antibiotica doch einmal zu einer schweren periprostatischen Phlegmone mit sepsisähnlichen Krankheitsbildern gekommen, so bleibt nichts anderes übrig als eine große chirurgische Intervention durchzuführen, wobei tunlichst vom Damm und auch suprapubisch der Herd freigelegt, breit eröffnet und durchgehend drainiert wird. Natürlich unter Zuhilfenahme einer massiven antibiotischen Behandlung.

V. Sonderformen der Prostatitis

Abschließend seien noch einige Krankheitsbilder skizziert, deren Abgrenzung von der echten und noch aktiven, akuten oder chronischen Prostatitis notwendig ist. Es handelt sich dabei entweder um eigene Krankheitsbilder oder aber um Zustände mit Resterscheinungen nach abgeklungener Prostatitis.

1. Prostatitis atrophicans

Bei der Prostatitis atrophicans liegt kein Entzündungsvorgang mehr vor, sondern es handelt sich um eine Atrophie nach einer vorhergegangenen Entzündung. Differentialdiagnostisch kann unter Umständen einmal die außerordentlich selten anzutreffende angeborene Hypoplasie der Vorsteherdrüse in Frage kommen. Das Ausgehen einer chronischen Prostatitis in die atrophische Form ist nicht sehr häufig, und diese Form der postinfektiösen Prostataatrophie ist oft mit einer sog. Sphinctersklerose, einer Blasenausgangssperre bzw. einer, Sphincterhypertrophie kombiniert. Die Frage ob die Schrumpfung der Drüse dabei eine Konsequenz der Blasenausgangsentzündung oder der Schließmuskel-

hypertrophie ist, kann nicht entschieden werden. Die Behandlung dieser postinfektiösen Prostataatrophie, bei der keine akuten Entzündungserscheinungen
und auch keine larvierten Entzündungserscheinungen mehr vorliegen, kann nur
durch eine transurethrale Elektroresektion und durch eine Beseitigung der
Sphinctersklerose erfolgreich sein.

2. Prostatitis eosinophilica

Diese Erkrankung, von der MÄDLER, VAN DE POL, RUITER, BURKHARD und
MAYER berichteten, tritt sehr häufig in Verbindung mit eosinophilen Infiltraten
im Bereiche des Nebenhodens auf. Sie kann aber auch isoliert in der Vorsteherdrüse auftreten und unter Umständen differentialdiagnostische Schwierigkeiten
gegenüber spezifischen und unspezifischen Entzündungen machen. Wichtig ist der
Nachweis dabei häufig vorkommender konkomitierender eosinophiler Lungen-
infarkte, sowie durch den Nachweis einer ausgesprochenen Eosinophilie im Blutbild als Ausdruck einer allergisch-hyperergischen Entzündungsform. Die Erscheinungen dieser Erkrankung können unter Umständen außerordentlich flüchtig sein
und sind prognostisch als gut zu bezeichnen.

3. Prostatitis congestiva

Unter der Kongestionsprostatitis „Posner" versteht man subjektive unangenehme Empfindungen ohne irgendwelche objektiv nachweisbaren Entzündungserscheinungen. Das reichlich vorhandene Exprimat ist völlig frei von pathologischen Veränderungen. Vielfach wird diese Posnersche Krankheit auch als
Sexualneurasthenie bzw. als Prostataneurose bezeichnet. Der Begriff der Prostataneurose wird jedoch abschließend noch zu definieren sein. Als Ursache macht
POSNER für diese Erkrankung alle möglichen Dauertraumen der Vorsteherdrüse
verantwortlich. Seien diese Traumen durch mechanische Erschütterungen, durch
Alkoholabusus, Masturbation oder Coitus interruptus bedingt, Ursachen, die auch
für die Prostatitis aseptica bzw. für die noch zu besprechenden Prostataneurosen
verantwortlich sind. Sicherlich muß man die mechanischen Dauertraumen als
Ursache für diese Erscheinungen streichen, da sonst ja sehr viele Radfahrer oder
Motorradfahrer unter dieser Erkrankung leiden müßten, was aber nicht der Fall
ist. Die Hypersekretion, die in diesen Fällen der Prostatitis congestiva vorliegt,
dürfte wohl im wesentlichen auf sexuelle Reize zurückzuführen sein. Aus dem
eben Ausgeführten ergibt sich, daß auch die Prostatitis congestiva „Posner" zu
den Prostataneurosen zu rechnen ist. Ein Begriff, der ein Sammelbecken für die
verschiedensten Reiz- und Mißempfindungen ohne entzündliche Grundlage ist.
Bei der Prostataneurose handelt es sich um ein komplexes Bild, das man nach
BLUMENSAAT richtiger als das Krankheitsbild einer Adnex- bzw. Urogenital-
neurose bezeichnen sollte. Diese Definition findet um so mehr ihre Berechtigung,
als es äußerst fraglich ist, ob immer dabei eine organische Grundlage vorliegt oder
vorausgegangen ist. Dieses mehr im Psychischen als im Organischen verankerte
Leiden hat ja auch häufig einen völlig negativen Organbefund. Die Heranzüchtung
einer derartigen Prostataneurose geschieht auf dem Boden einer labilen und neur-
asthenischen Persönlichkeit. Die beste Behandlung besteht in der absoluten Auf-
klärung des Patienten über die Harmlosigkeit seiner Beschwerden. Von irgendwelchen instrumentellen Behandlungen oder gar einer Massage der Prostata ist
dringend abzuraten, um das Krankheitsbild bei dem sowieso sehr labilen Patienten
durch diese unnötige Therapie, ja ich möchte sagen schädliche Therapie, nicht
noch zusätzlich zu fixieren. Ob die sog. Prostatitis aseptica, die im großen und
ganzen mit ähnlichen Symptomen einhergeht wie die Prostataneurose und auch
die Prostata congestiva, eine Eigenständigkeit hat, muß fraglich erscheinen. Man

hat versucht, Viren oder aber pleuropneumonieähnliche Organismen dafür verantwortlich zu machen, Organismen, auf die anläßlich der Besprechung der Urethritis noch näher eingegangen wird, wobei auch gezeigt wird, daß ihre Existenz
für die Entstehung der Prostatitis aseptica allergrößter Wahrscheinlichkeit nach
keine Rolle spielt. Als Ursachen werden angeschuldigt Abusus sexualis, dauernde
Masturbation, Coitus interruptus, sowie im wesentlichen frustrane Erregungen
und sexuelle Abstinenz auf der anderen Seite. Diese Entstehungsursachen fallen
auch in den Rahmen der Kongestionsprostatitis und der sog. Prostataneurosen,
womit anzunehmen ist, daß auch diese Erkrankungen, die sog. Prostatitis aseptica,
ausgesprochen neurotische Charakterzüge aufweist. Vergessen sollte man jedoch
nie, daß es sich auch bei den sog. Prostataneurosen, wenn man diesen Sammel-
begriff gebrauchen will, um behandlungsbedürftige Patienten handelt, die wohl
allerdings mehr in die Hand eines erfahrenen Psychotherapeuten als in die Hand
eines instrumentell arbeitenden Urologen gehören.

B. Die unspezifischen Entzündungen der Samenblasen

I. Einleitung

In seiner im Jahre 1912 erschienenen Monographie „Chirurgie der Samenblase"
brachte VÖLKER zum Ausdruck, daß die Erkrankungen der Samenblasen als außergewöhnliche Raritäten behandelt würden. So ist dieser Feststellung auch heute,
nachdem ein halbes Jahrhundert vergangen ist, durchaus noch zuzustimmen. Das
mag vor allen Dingen darin seine Ursache haben, daß sich bei der Erkennung der
Erkrankungen der Samenblase erhebliche diagnostische Schwierigkeiten ergaben
und daß die Erkrankungen dieses Organs im allgemeinen recht stiefmütterlich
betrachtet und auch behandelt wurden. Das muß um so mehr wundern, als bereits
VÖLKER in seiner Monographie den Vorschlag gemacht hat, durch eine Röntgenuntersuchung der Samenblasen eine entsprechende Diagnose zu stellen. BELFIELD
hat das große Verdienst, diesen Vorschlag bereits ein Jahr später in die Praxis
umgesetzt zu haben. Diese Untersuchungen wurden später von LUYS, YOUNG
WATERS, LORSLEY, v. LICHTENBERG u. a. fortgeführt. Auch BOEMINGHAUS, JUNG-
HANS, MARTINI, UNGER und FREISE haben sich vor allem in den dreißiger Jahren
um die Röntgendarstellung der Samenblasen bemüht. In letzter Zeit sind es vor
allem STAEHLER sowie HEISE gewesen, die sich um die Weiterentwicklung dieser
Untersuchungsmethode und ihre Perfektionierung maßgeblich bemüht haben.

Die Samenblasen als Anhangsgebilde des untersten Abschnittes der Samenleiter treten in nachbarschaftliche Beziehungen zum Trigonum vesicae, zur Prostata und mit ihren oberen Spitzen zum Douglasschen Raum, sowie durch ihre
direkte Anlagerung auch zum Rectum (LEIKIND). Zu diesen Organen können
die Samenblasen wechselseitig in pathogenetischen Kontakt kommen, ebenso
wie eine Irritation des juxtavesicalen Ureterabschnittes durch entzündliche Erkrankungen der Samenblase möglich ist. Bereits normalerweise kann die Größe
der einen Samenblase im Verhältnis zur anderen erheblich variieren (COMARR),
so daß ein Unterschied in der Größe nicht unbedingt auch bereits etwas über
das pathologische Befallensein des Organs aussagen muß.

II. Allgemeine Pathologie und Pathogenese

Infektionen der Samenblasen können durch alle im Bereiche des Urogenital-
apparates auftretenden Erreger ausgelöst werden. Als Infektionswege kommen
dabei erstens der intracanaliculäre, zweitens der hämatogene und drittens der

wohl seltenste, der lymphogene Weg in Betracht. Genau wie in die Prostata
können die Erreger von der Harnröhre und auch von der Harnblase direkt in die
Samenblasen gelangen. Dabei dürfte vor allen Dingen die Auflockerung des Gewebes um den Ductus ejaculatorius herum, im Bereiche des Colliculus seminalis
einer weiteren Aszension in die Samenblasen hinein Tor und Tür öffnen. Die
Gefahr einer solchen Infektion der Samenblasen wird naturgemäß bei einer gleichzeitig bestehenden Prostatitis (Poulsen) noch erheblich erhöht, weil dadurch eine
Kompression mit einer folgenden Sekretstauung im Bereiche der Samenblasen
verbunden ist (Leader), die dann natürlich um so eher einer bakteriellen Invasion
anheimfallen kann. Ganz zweifelsohne gibt es aber eine Reihe von entzündlichen
Erkrankungen der Samenblasen, die nicht durch eine begleitende Prostatitis
kompliziert oder aber durch eine Prostatitis provoziert werden. Über die Begleit-
vesiculitis als konkomitierende Erkrankung bei der Prostatahypertrophie wird an
anderer Stelle dieses Werkes berichtet. Genau wie von den Ductus ejaculatorii
aus kann die Samenblase aber auch vom Nebenhoden über das Vas deferens entzündlich befallen werden. So konnte Staehler nachweisen, daß in 50% aller
nichtspezifischen Nebenhodenentzündungen die gleichseitige Samenblase ebenfalls entzündlich involviert war.

Die hämatogene Infektion der Samenblasen erfolgt ganz besonders häufig von
Herden aus, die an den Zähnen, den Tonsillen sowie den Nebenhöhlen lokalisiert
sind, wobei natürlich bei einer entsprechenden Chronizität des Verlaufes auch die
infizierten Samenblasen von sich aus zu entsprechenden Foci werden können.

Der seltenste Infektionsweg dürfte wohl der lymphogene sein, obwohl gerade
bei den Samenblasen eine weitgehende Kommunikation im Bereiche des Lymphgefäßsystems, mit denen der Prostata, der Harnblase und auch der Harnröhre
besteht.

Natürlich hat man auch Traumen für das Entstehen einer Spermatocystitis
angeschuldigt, wobei Radfahren, Motorradfahren und Reiten mit an erster Stelle
stehen. Daß diese Ätiologie aber nur in den allerseltensten Fällen in Frage kommt,
gilt für die Entstehung der Spermatocystitis ebenso wie für die Entstehung der
Prostatitis, und die Berechtigung einer Ablehnung eines solchen Entstehungsmodus leitet sich aus den gleichen Gegebenheiten wie bei der Prostatitis ab und
wurde dort bereits diskutiert. Eine sehr häufig anzutreffende Anschuldigung für
das Auftreten einer Spermatocystitis sind Einflüsse von Kälte und Nässe. Dabei
muß man berücksichtigen, daß es eine primäre isolierte bakterielle Kälte- oder
Nässeentzündung auch im Bereiche der Samenblasen nicht gibt. Ist aber einmal
eine Infektion der Samenblase vorhanden oder ist eine solche Infektion vorhanden
gewesen und klinisch anscheinend ausgeheilt, ist es natürlich durchaus möglich,
daß es zu einem Wiederaufflackern des Infektes kommt, wenn der betreffende
Patient stärkeren und längeren Kälte- oder Nässeeinwirkungen ausgesetzt ist, wie
es sehr häufig im Kriege und auch in der Gefangenschaft der Fall gewesen ist.
Es wird natürlich in derartigen Fällen immer außerordentlich schwierig sein, eine
wirkliche Kausalität der Nässe- und Kälteeinwirkung für die Entzündung zu beweisen. Die Skala der für Samenblasenentzündungen verantwortlich zeichnenden
Noxen reicht von der geistigen Überanstrengung bis zu sexuellen Exzessen, dem
Coitus interruptus sowie der Masturbation, Ursachen also, die in ihrer ätiologischen
Bedeutung eindeutig auf eine Sexualneurose, nicht aber auf eine Samenblasen-
entzündung hinweisen.

III. Pathologische Anatomie

Bei der akuten Entzündung der Samenblasen beginnt der Prozeß immer, ganz
gleichgültig um welche Form — die intracanaliculäre, die hämatogene oder lym-

phogene — es sich handelt, mit einer Schwellung der Schleimhaut und einer dadurch bedingten vermehrten Sekretion (CALAMS). Je nach Erregerart und Virulenz wechselt dabei der Inhalt der Samenblase bezüglich seiner mikroskopischen Zusammensetzung vom blanden Erguß bis zu hämorrhagischen bzw. rein eitrigen Formen. Auch die Nachbarschaft der Samenblasen ist dann immer ödematös durchtränkt. Zunächst sind die Samenblasen vergrößert und fluktuieren von den retinierten Sekretionsprodukten der Entzündung und der Sekretion. Besteht die Infektion über längere Zeit, kann es zur Induration und zur Bildung straffer Adhäsionen zwischen den verdickten Wänden der Samenblase und ihrer Umgebung, wie Prostata und Rectum kommen. Wenn sich das Exsudat rings um die Samenblasen organisiert, kommt es unter Umständen auch zu Kompressionen bzw. zur Verziehung des benachbarten Harnleiters mit entsprechenden Beschwerden. Ebenso kann der Entzündungsprozeß auf die Blase übergreifen und hier vor allen Dingen eine sog. Trigonumcystitis erzeugen. Daß es schließlich im Terminalstadium zu einer innigen Verwachsung auch mit der die Samenblase umgebenden Fascie, die zu einer präparatorischen Unlösbarkeit führen kann, kommen kann, ist jedem der in diesem Bereich bei chronisch indurierten Samenblasen operiert hat, bekannt. Auch der Ductus deferens, der meistens mitbeteiligt ist, zeigt eine geschwollene und ödematös verdickte Mucosa. Sein Lumen ist von desquamierten Epithelien und Eiterzellen erfüllt. In fortgeschrittenen Stadien findet man kleinzellige Infiltrationen der Schleimhaut sowie der ganzen Wand. Unter Umständen kann auch die Eindickung und die anschließende Calcifizierung des Inhalts zur Steinbildung in der Samenblase führen. In leichteren Fällen kommt es unter Umständen zu einer Restitutio ad integrum, das Epithel regeneriert sich und der Kanal wird wieder durchgängig und in seiner ganzen Beschaffenheit wie vor der Entzündung. In anderen Fällen aber kommt es zu narbiger Schrumpfung der Schleimhäute und unter Umständen zur völligen Verödung des Kanälchensystems. Die hier angedeuteten chronischen Veränderungen im Bereiche der Samenblase können sich im Anschluß an eine akute Entzündung entwickeln, oder aber bereits primär schleichend als sog. primäre chronische Vesiculitis entstehen. Der Entzündungscharakter bei der Spermatocystitis kann katarrhalisch, eitrig, empyematös oder aber phlegmonös, also genauso wie bei der Prostatitis sein.

IV. Klinik der Samenblasenentzündungen

1. Symptomatologie

Wie bei jeder Entzündung, so können auch bei der Entzündung der Samenblase fieberhafte Zustände, unter Umständen septischen Charakters, vorhanden sein, sie können aber auch ganz fehlen. Eine spontane Schmerzhaftigkeit im Bereiche der Samenblasen ist nicht immer vorhanden, wohl aber eine deutlich palpatorische Druckempfindlichkeit. Unter Umständen kann es aber beim Samenblasenempyem zu ganz charakteristischen und typischen Schmerzen, die in die Kreuzbeinhöhlung und zum Rectum und zum Anus hin ausstrahlen, kommen. Es handelt sich dann um die von VÖLKER bereits charakterisierten, sog. Samenblasenkoliken, die jedoch selten sind. Manchmal ist die Vesiculitis mit Harndrang kombiniert, das trifft vor allen Dingen für die Fälle zu, bei denen es zu einer begleitenden Trigonumcystitis gekommen ist. Unter Umständen können aber Miktionsbeschwerden bei dieser Erkrankung auch vollständig fehlen oder aber sie werden durch die begleitende Prostatitis überdeckt, so daß häufig die Diagnose zwar auf eine Prostatitis gestellt wird, an die Entzündung der Samenblasen, die häufig gleichzeitig damit kombiniert wird, leider aber noch viel zu wenig gedacht wird. Die Symptomatologie beschränkt sich aber nicht nur auf die Samenblase als solche, sondern muß auch auf benachbarte bzw. entferntere Organe ausgedehnt werden.

Bei den Einwirkungen bzw. Auswirkungen auf die Blase kann es sich um eine lokale oder um eine allgemeine Cystitis durch unmittelbares Übergreifen des Entzündungsprozesses handeln. Unter Umständen kann auch einmal ein Samenblasenempyem in die Harnblase durchbrechen, jedoch gehört dieses zu den allergrößten Seltenheiten, vor allen Dingen heute in der Ära der Sulfonamid- und antibiotischen Behandlung.

Durch die unmittelbare Nachbarschaft des juxtavesicalen Harnleiterabschnittes kann dieser auch durch eine Spermatocystitis in Mitleidenschaft gezogen werden. Außer einer entzündlichen Durchwanderung kommen hier wohl im wesentlichen mechanische Momente in Frage. So kann eine chronische, zur Schrumpfung führende Vesiculitis bzw. eine Perivesiculitis durch Miteinbeziehung des untersten Harnleiterabschnittes zu Durchgängigkeitsstörungen infolge von Stenosierungen bzw. Verziehungen des Harnleiters führen. Schon Barnett hat auf diese Immobilisation beider Organe gegeneinander durch den am oberen Pol der Samenblase in nächster Nachbarschaft des Harnleiters erfolgenden Gefäßeintritt bzw. durch das die Gefäße umscheidende Bindegewebe hingewiesen. Er vergleicht diese Gefäße, die Samenblase, den Ureter und das den Ductus deferens einhüllende Bindegewebe mit dem Ligamentum latum und spricht von einem Ligamentum latum des Mannes. Barnet beschreibt auch einen klinisch beobachteten Fall von Ureterstriktur infolge chronischer Samenblasenentzündung. Auch in der Folgezeit wurden immer wieder vereinzelte Fälle einer derartigen Ureterstenosierung durch Samenblasenprozesse bekannt und beschrieben. Mark und Hoffmann konnten sogar beiderseitige Harnstauungen infolge beiderseitiger Samenblasenentzündungen beobachten. Zu bemerken bleibt auch eine Feststellung Cumminghams, daß das Fortschreiten der Samenblasenentzündungen auch die Blasenwand selbst, also eine basale bzw. Trigonumcystitis durch Übergreifen auf das Ureterostium zu einer Stenose der Uretermündung führen kann.

Eine Invasion der Entzündung in den Peritonealraum hinein hat in der älteren Literatur verschiedentlich eine Rolle gespielt (Schwarzwald), ist jedoch in letzter Zeit meines Wissens nicht mehr beobachtet worden. Der Grund für die Seltenheit dieser Komplikation, ebenso wie für die Seltenheit schwerer und schwerster phlegmonöser Prozesse, ist wohl in der allgemeinen Anwendung der Sulfonamide bzw. antibiotischer Mittel zu suchen (Seid).

Durch ein Übergreifen der Samenblasenentzündung auf die die Samenblase sehr zahlreich umgebenden Gefäßgeflechte kann es unter Umständen auch zu einer septischen Beckenvenenthrombose mit allen sich daraus ergebenden Konsequenzen kommen. Aus den gleichen oben angeführten therapeutischen Ursachen sind die sog. ischiorectalen, ischioprostatischen oder ischiovesiculären Abscesse ebenso selten geworden.

Neben diesen lokalen Reaktionen, die sich in unmittelbarer Nachbarschaft der Samenblasen abspielen, gibt es aber auch Fernwirkungen, die im Zusammenhang mit einer Samenblasenentzündung stehen. Auf die Focusrolle, die ein chronischer Infekt der Samenblase spielen kann, wurde bereits oben hingewiesen. Die einmal infizierte Samenblase ist bei der eigentümlichen Art des anatomischen Baues und dem außerordentlichen Gefäßreichtum des Organs natürlich jederzeit imstande, in ihr retinierte Bakterienmassen bzw. deren Toxine in den Kreislauf zu werfen und damit zu Reaktionen an entfernt liegenden Organen zu führen. Es sind dies vor allen Dingen Erscheinungen, die ganz allgemein gesprochen in den rheumatischen Formenkreis gehören und die gleichen Konsequenzen und Komplikationen aufweisen können, wie sie bei der Prostatitis bereits besprochen wurden.

2. Diagnose und Differentialdiagnose

Der Verdacht auf das Vorliegen einer Spermatocystitis und damit der erste diagnostische Fingerzeig ergibt sich aus den Symptomen, die von der Harnröhre, der Blase und dem Genitale ausgehen. Auf der anderen Seite aber ist gerade diese Mitbeteiligung der ebengenannten Organe gewöhnlich eine Ursache für die häufigen Fehldiagnosen bzw. für die überhaupt nicht gestellte Diagnose Spermatocystitis. Oft zeigt sich ein Ausfluß aus der Harnröhre, der manchmal unvermittelt auftritt und ebenso schnell verschwinden kann, manchmal aber ganz eindeutig mit der Defäkation oder der Miktion im Zusammenhang steht. Man spricht dann von einer Defäkations- bzw. Miktionsspermatorrhoe. Erscheinungen von seiten der Blase, die sich vor allen Dingen als chronische Cystitis manifestieren und die dann häufig zur Spiegelung der Blase führen, lassen in der bereits mehrfach angesprochenen Trigonum- bzw. basalen Cystitis eine larvierte Spermatocystitis vermuten. Das wesentliche ist eben, daß man an die Möglichkeit des Vorliegens dieser Erkrankung denken muß. Pathologische Formelemente im Sediment des Urins lassen sich sehr häufig, vor allen Dingen bei den okklusiven Formen der Entzündung nicht nachweisen, so daß ein völlig normaler Urin keinesfalls beweisend für das Nichtvorliegen einer Spermatocystitis ist, während die Drei-Gläser-Probe bei der Prostatitis uns wenigstens einigermaßen bindende Aufschlüsse geben kann, fällt diese diagnostische Klärungsmöglichkeit bei der Spermatocystitis weitgehend weg, vor allen Dingen auch deshalb, weil eine isolierte digitale Expression der Samenblasen ohne gleichzeitige Expression der Prostata kaum einmal möglich sein dürfte. Ein wichtiger diagnostischer Hinweis sind schmerzhafte bzw. hämorrhagische Pollutionen. Charakteristisch ist dabei eine mehr oder weniger gelb-rötliche bzw. braun-rötliche Verfärbung des Ejaculats. Dabei ist besonders auch auf die Homogenität der Verfärbung zu achten. Wenn es sich dabei um eine ausgesprochen fadenziehende Blutbeimengung handelt, also nicht um eine homogene Verfärbung des Ejaculats, kann die Blutung unter Umständen auch aus prostatischen Ausführungsgängen stammen. Eine an sich bedeutungslose Hämatospermie kann unter Umständen auch im Anschluß an erhebliche sexuelle Exzesse als Folge einer übermäßig starken Kongestion der Sexualsphäre auftreten. So sollte man sich also bei dem Vorliegen einer Hämospermie stets darüber im klaren sein, daß sie nicht unbedingt Ausdruck einer Entzündung sein muß, sondern unter Umständen auch einmal eine andere Ursache haben kann.

Der Wert der digitalen Rectaluntersuchung bei der entzündlichen Erkrankung der Samenblase erscheint wegen der unter Umständen gar nicht zu palpierenden Samenblasen problematisch. Es gehört schon ein recht langer Zeigefinger dazu, um immer die Samenblasen palpieren zu können. Die Tatsache, daß verschiedene Instrumente angegeben wurden, um eine Palpation bzw. Expression der Samenblase durchzuführen, deutet bereits auf die Schwierigkeit der rectalen Diagnostik hin. Diese verlängerten Finger sind natürlich völlig insuffiziente Hilfsmittel und werden meines Wissens auch heute kaum noch verwandt, zumal eine feine und subtile Palpation mit ihrer Hilfe gar nicht möglich ist, ganz abgesehen davon, daß auch bei der Expression der Samenblase eine entsprechende Dosierbarkeit mangels des Direktkontaktes nicht möglich ist. Wenn die digitale Untersuchung der Samenblase vom Rectum aus überhaupt zum Erfolg führen soll, sollte sie nur bei gefüllter und zwar bei stark gefüllter Blase vorgenommen werden, da dadurch die Samenblasen, wenn auch nur wenig, nach unten treten und somit einer rectalen Palpation eher zugänglich sind als bei entleerter Blase. Während die Vorsteherdrüse bei der rectalen Untersuchung außerordentlich gut zu beurteilen ist, da sie aus ihrer Lage nicht ausweichen kann, ist das bei den Samenblasen ganz anders, da diese im Bereiche des Blasenbodens immer die Möglichkeit haben, vor dem palpierenden Finger auszuweichen, wenn es wirklich gelingt, überhaupt in die Höhe der Samenblasen zu gelangen. Sind einmal gröbere anatomische Veränderungen im Bereiche der Samenblasen oder ihrer Umgebung eingetreten, ist auch ein positiver Palpationsbefund eher zu erwarten, als bei akut sich entwickelnden und noch nicht ins chronische Stadium übergegangenen Entzündungsfällen.

Das beste und ertragreichste diagnostische Hilfsmittel aber ist die Röntgendarstellung der Samenblasen (ANACHELS), die bereits im Jahre 1913, wie bereits oben ausgeführt, von BELFIELD mit Erfolg durchgeführt wurde. Um so erstaunlicher ist es, daß SCHWARZ und SIMKOW im Jahre 1923 noch schreiben, daß im Gegensatz zur Diagnostik der Nierenerkrankung der Palpationsbefund in der Diagnostik der Samenblasenerkrankung der wesentliche Faktor bleibt, und daß die durch Vasotomie ausgeführte Vesiculographie als diagnostisches Hilfsmittel kaum eine Verbreitung finden dürfte, es sei denn, man beabsichtige gleichzeitig therapeutische Maßnahmen. BELFIELD benützte seinerzeit für die Füllung des Ductus ejaculatorius, des Vas deferens und der Samenblasen Collargol bzw. Argyrol. Die damit gewonnenen Bilder waren von einer hervorragenden Brillanz. Versuche, die Ausführungsgänge der Samenblasen vom Colliculus seminalis aus zu entrieren und anschließend Kontrastmittel einzuspritzen, sind wohl im wesentlichen wieder aufgegeben worden, da ihre technische Durchführung unter Umständen auf ganz erhebliche Schwierigkeiten stößt. Die Schwierigkeiten ergeben sich zum Teil aus der an sich schon nicht ganz einfachen Sondierung dieser Kanälchen, zum anderen aber auch daraus, daß sehr häufig die auf dem Colliculus seminalis mündenden Ausführungsgänge durch eine gleichzeitig bestehende Urethritis posterior mit erheblicher Volumenzunahme des Colliculus technisch noch schwieriger gestaltet werden. Diese Versuche wurden in der Folgezeit im wesentlichen wohl wieder verlassen. Auch v. LICHTENBERG machte den Versuch, von den Ductus ejaculatori aus eine röntgenologische Darstellung der Samenblase zu erreichen, hat diese Versuche dann aber später wieder aufgegeben, da von 26 Fällen nur achtmal brauchbare Bilder zu erhalten waren. Neben BOEMINGHAUS und MARTINI haben sich vor allen Dingen STAEHLER, HEISE und KOLESSA sowie BOREAU um die Diagnostik der Samenblasenerkrankungen mit Hilfe der Röntgendarstellung verdient gemacht. Das beste Kontrastmittel scheint nach den Untersuchungen von HEISE die 30%ige wäßrige Jodunlösung zu sein. Die Technik der Vesiculographie ist einfach und es sollte von ihr, auch wenn es sich um einen kleinen chirurgischen Eingriff handelt, mehr Gebrauch gemacht werden. Nur auf diese Art und Weise werden wir eines Tages in der Lage sein, bindendere und genauere Aufschlüsse und Auskünfte über Erkrankungen der Samenblasen geben zu können. Immerhin ist festzustellen, daß auf Grund der Untersuchungen von HEISE und STAEHLER die bisher doch sehr im argen liegende Diagnostik der Spermatocystitis erheblich an Sicherheit gewonnen hat. Da eine percutane Punktion des mit einer Backhaus-Klemme fixierten Vas deferens außerordentlich schwierig ist, sollte man sich prinzipiell dazu entschließen, das Vas von einer kleinen, etwa 0,5—1 cm langen Incision aus freizulegen und das Lumen mit einer Nadel samenblasenwärts zu punktieren. Zur Füllung der Samenblase genügt im allgemeinen eine Flüssigkeitsmenge von knapp 3 cm³. Wird mehr injiziert, tritt bereits nach 4 bzw. 5 cm³ die injizierte Flüssigkeit in die hintere Harnröhre aus und macht sich dem Patienten durch einen auftretenden Harndrang bemerkbar.

Vor der Füllung mit dem Kontrastmittel sollte man eine langsame Spülung unter kontinuierlichem mäßigen Druck mit physiologischer Kochsalzlösung vornehmen. Dabei hat man auch die Möglichkeit, die später erforderliche Menge des zu injizierenden Kontrastmittels zu überprüfen. Es soll hier ein Hinweis auf die Technik gegeben werden, wie sie HEISE durchführt:

Die Füllung der Samenwege soll erst nach einer Übersichtsaufnahme erfolgen, um eine Verkalkung der Samenwege nach Entzündungen auszuschließen. Man wählt die anterior-posteriore Projektion in Rückenlage bei Knie-Fuß-Schluß, letztere wird schon bei den Umlagerungen vom Operationstisch bzw. von der Krankentrage auf den Röntgentisch eingehalten, damit in den Operationsgebieten keine wesentlichen Lageveränderungen der Kanülen eintreten. Der Zentralstrahl ist am besten schräg, 15° kraniocaudal auf die Symphyse zentriert. Bei senkrechtem Strahl kann die Projektion der Symphyse auf die Samenblasen stören, bei caudocranialer Projektion erfolgt Überschneidung mit dem Os ischii. Die Röntgenaufnahmen wurden in allen Fällen erst nach Beendigung der Injektion von 2—3 cm³ Kontrastmittel je Seite, in Exspiration angefertigt. Ein Röntgenschaden während der Injektion kann vermieden werden, wenn eine Schutzeinrichtung (Bleiglasschirm nach SCHUMANN) benutzt wird. Die Injektion mit Bleigummihandschuhen ist wegen der Unhandlichkeit unmöglich. Geringere Verlagerungen der Kanüle können eine extravasale Kontrastmittellagerung zur Folge haben. Da eine Röntgenaufnahme nur einen Moment des Vorgangs zu einem bestimmten Zeitpunkt darstellt, haben wir mehrere Aufnahmen zur Klärung des funktionellen Geschehens bei der Beurteilung der Samenblasen vorgenommen. Obwohl die Samenblasen zum Teil noch nach Tagen und Wochen Kontrastmittel enthalten können, genügen Röntgenkontrollen bis zu einer Zeitspanne von 24 Std. Nach unseren Erfahrungen und Beobachtungen liegt eine solche verlängerte Speicherung bei Verschluß der Ausführungsgänge vor. Dies gilt allein für 30%ige Jodorollösung. Wenn 70%ige Jodorollösung injiziert wird, dann kommt es erstens nicht zu einer homogenen Kontrastdarstellung des Samenblasenhohlraumes und zweitens wird das Kontrastmittel rascher ausgeschieden, da es vermutlich wegen der stärkeren Konzentration einen Reiz auf die Schleimhaut der Samenblasen ausübt und durch Kontraktion das Mittel ausgestoßen wird. HEISE demonstrierte auch an einer Serie von Röntgenbildern, daß einmalige Aufnahmen der Samenblasen eine exakte Diagnosestellung nicht zulassen. Während die Sofortaufnahmen der Samenblasen häufig eine inhomogene Füllung mit Aussparungen und unvollständiger Auffüllung zeigen, die unter Umständen zu Fehldiagnosen führen können, zeigen Aufnahmen beispielsweise nach 12 Std bei demselben Fall eine völlig homogene Einlagerung des Kontrastmittels in die vollständig dargestellte Samenblase, so daß auf Grund der Sofortaufnahme eine gestellte Diagnose einer chronischen Entzündung unter Umständen revidiert werden muß. Ist aber auch auf den Spätaufnahmen eine Unregelmäßigkeit im Bereiche der Samenblasen zu erkennen, kann man daraus im allgemeinen auf eine vorliegende Erkrankung des Organs schließen. Ich verweise in diesem Zusammenhang auf die ausgezeichnete Arbeit von HEISE und KULESSA [Z. Urol. 48, 295—315 (1955)], die eine Serie sehr eindrucksvoller und interessanter Röntgenbilder zeigt. Man muß auch STAEHLER zustimmen, wenn er schreibt, daß die Röntgenkontrastdarstellung der Samenwege fast immer zu einer diagnostischen Klärung führt. Besonders eindrucksvoll sind die Samenblasenkontrastbilder bei eitrigen Samenblasenentzündungen, sowie bei Prostataabscessen. Hierauf wurde bereits bei der Abhandlung der Prostatitis eingegangen. Schon 1913 hatte BELFIELDT eine Ureterkompression durch Samenblasenentzündungen röntgenologisch feststellen können. Später haben v. LICHTENBERG, KATZENSTEIN und PETILO auf solche falschen Nierensteinkoliken, Hydro-

nephrosen und Ureterstrikturen hingewiesen. Ähnliche Berichte findet man dann
in der folgenden Literatur sporadisch. Heise konnte einen sehr interessanten Fall
durch Vesiculographie bzw. durch anschließende intravenöse Pyelographie klären.
In diesem Fall war durch ein doppelseitiges Abflußhindernis im Ductus ejaculatorius das Kontrastmittel über 2 Monate in der Samenblase verblieben. Ein
ständiger geringgradiger Schmerz im Bereiche der linken Niere veranlaßte Heise,
ein intravenöses Pyelogramm anzufertigen. Dabei wurde festgestellt, daß auf der
Röntgenaufnahme nach 6 min der linke Ureter erheblich gestaut war. Nach
18 min war die Stauung allmählich zurückgegangen. Es handelte sich also hier
um eine entzündliche Erkrankung der abführenden Samenwege, die zu einer
Stauung im Bereiche der Samenblase und somit auch zu einer Stauung im Bereiche des linken Harnleiters geführt hatte. Aus diesen und ähnlichen Beobachtungen ergibt sich, daß man in solchen Fällen auch die Ausscheidungsuro-
graphie zur Diagnostik heranziehen sollte, und daß vor allen Dingen die Kombination der beiden Röntgenverfahren weitergehende Aufschlüsse über Nah- bzw.
auch Fernwirkungen geben können.

3. Prognose

Der Verlauf und namentlich wohl auch die Prognose der Samenblasenentzündung sind in erster Linie von dem jeweiligen mehr oder weniger komplizierten
Bau des erkrankten Organs abhängig. Die Pickerschen Korrosionspräparate mit
ihrer außerordentlichen Vielfältigkeit der Variationen im anatomischen Bau lassen
ohne weiteres erkennen und auch vermuten, daß die einfacher gebauten Typen
größere Neigung zu rascher und vollständiger Ausheilung zeigen als die kompliziert gebauten Samenblasen mit außerordentlich stark ausgeprägter Buchten- und
Recessusbildung. Wenn es zum Verschluß bzw. zur Obliteration des Ductus
ejaculatorius gekommen ist, wird die Ausheilung außerordentlich schwierig und
kompliziert. Es kommt zur Retention und unter Umständen zur Ausbildung eines
chronischen Empyems. Besteht ein solches Empyem sehr lange, kann unter Umständen auch entsprechend dem Hydrops der Gallenblase ein nicht mehr bak-
terienhaltiger Inhalt in der abgeschlossenen Samenblase vorliegen. Es ist also
gewissermaßen zu einer Selbstheilung gekommen. Im allgemeinen muß man aber
wohl sagen, daß die Prognose der Samenblasenentzündung, trotz der heute durchgeführten Therapie mit Sulfonamiden und antibiotischen Mitteln und auch trotz
einer unter Umständen durchgeführten Spülbehandlung der Samenblase recht
zweifelhaft ist, was die Wiederherstellung des Organs angeht. Immerhin kann man
wohl sagen, daß die katarrhalischen Formen und die weniger tiefgreifenden Eiterungen im Bereiche der Samenblase bei entsprechender frühzeitig einsetzender
Behandlung eine gute Prognose haben. Zweifelhafter ist jedoch die Prognose bei
den eitrigen Formen, besonders bei Übergreifen auf die Nachbarschaft und am
schlechtesten wohl bei den fibrösen Formen, wo es zum Untergang der Schleimhaut
und zur Verödung und Schrumpfung des gesamten Organlumens und damit
natürlich zur Funktionslosigkeit kommt. Da die entzündlichen Erkrankungen der
Samenblase sehr häufig erst in einem recht späten Stadium, wenn sie bereits
chronisch geworden sind, in die Hand des Arztes kommen, wird sowohl vom
Patienten als auch vom Arzt in der Behandlung dieser Zustandsbilder außerordentlich viel Geduld notwendig sein. Leider ist es auch bei den entzündlichen Erkrankungen der Samenblase, genau wie bei den entzündlichen Erkrankungen der
Vorsteherdrüse sehr häufig der Fall, daß die Patienten über ein wirklich be-
stehendes organisches Leiden in eine sog. Sexualneurose abgleiten, die bei der Besprechung der Prostatitis bereits behandelt wurde. Perforationen und Pene-

trationen in die Umgebung der Samenblase hinein gehören auf Grund der heute durchgeführten Therapie wohl zu den größten Seltenheiten. Immerhin ist es interessant, daß noch im Jahre 1954 HEISE die Spontanperforation eines Samenblasenabscesses in die Blase beobachten konnte.

4. Therapie

Die Behandlung der akuten Spermatocystitis soll möglichst konservativ und konservierend sein. Zu warnen ist vor allen aktiven Maßnahmen, vor allen Dingen aber vor einer versuchten Massage der Samenblase. Wesentlich ist die Verordnung einer reizlosen Diät, sowie die Regelung des Stuhlgangs. Alkohol, scharf gewürzte Speisen, allzu kalte Getränke und die Vermeidung starker sexueller Emotionen sollten in der Behandlung vornan stehen. Gleichzeitig wird man, da ein Erregernachweis und eine damit verbundene Resistenzbestimmung im allgemeinen nicht möglich sein wird, auf ein Breitbandantibioticum zurückgreifen müssen. Die gleichzeitige Verabfolgung von Ichthyol oder aber spasmolytisch und analgetisch wirkenden Zäpfchen können den Heilvorgang wesentlich unterstützen. Ist es zur Ausbildung einer intravesiculären Eiteransammlung, also zur Empyembildung gekommen, und kann das Empyem nicht nach außen abfließen, muß unter Umständen eine Vesiculotomie, entweder auf ischiorectalem Wege oder aber vom Damm aus vorgenommen werden. Immerhin ist zu sagen, daß dieses operative Vorgehen heute wohl zu den Seltenheiten gehört. Bei sehr chronisch verlaufenden Fällen, bei denen es immer wieder mal zu Sekretstauungen im Bereiche der Samenblase kommen kann, kann unter Umständen eine außerordentlich vorsichtig durchgeführte digitale Expression der Samenblase zu einer vorübergehenden Linderung der Symptome bzw. zu einer schmerzfreien Periode führen, da durch diese Expression die gestaute Samenblase entleert und damit die Ursache für die Beschwerden vorübergehend beseitigt wird. Diese Expressionserfolge sind allerdings meistens nur vorübergehender Natur, da es nach kürzeren oder längeren Zeitintervallen zu einer erneuten Füllung der Samenblase kommt, da ja die Abflußstörung durch diese Expression an sich nicht beseitigt wird. Im übrigen sei hier noch einmal an die Schwierigkeit der rectalen Expression der Samenblasen erinnert, die oben bei der Diagnostik bereits angesprochen wurde. Zahlreiche andere Vorschläge, die Abflußverhältnisse aus den Samenblasen zu verbessern, so beispielsweise die Massage der Samenblase bei gleichzeitiger Einführung einer Sonde in die Harnröhre oder aber die Aufbougierung der hinteren Harnröhre, die ebenfalls für bessere Abflußverhältnisse sorgen sollten, gehören erfreulicherweise der Vergangenheit an und werden heute kaum noch verwandt. Auch bei der Vesiculitis gilt der Grundsatz wie bei der Prostatitis, keine unnötige Polypragmasie zu betreiben und vor allen Dingen in den sog. katarrhalischen oder kongestiven Formen, die auch hier vorkommen, durch eine unnütze und allzu aktive Behandlung den Patienten von vornherein gar nicht erst das Gefühl zu geben, daß sie nun besonders schwer erkrankt seien. Die Vaccinetherapie, die eine Zeitlang erheblich im Schwunge war, ist auch weitgehend wieder aufgegeben worden, zuletzt wahrscheinlich mit aus dem Grunde, weil es so außerordentlich schwierig ist, einwandfrei und eindeutig Exprimat aus der Samenblase zu erhalten. Auch hier wird man, wie bei der chronischen Prostatitis, unter Umständen eine bestehende Schranke durch eine vorhergehende Fieberkur durchbrechen können, um somit den Herd einer gezielten oder aber einer breitbandantibiotischen Behandlung zu unterziehen. Der erste Versuch, eine tuberkulöse Erkrankung der Samenblase durch eine sog. hohe Kastration zu behandeln, geht auf v. BÜNGER zurück, der bereits im Jahre 1901 diesen Vorschlag für die tuberkulös veränderte Samenblase machte. Unter den therapeutischen Maßnahmen bleibt noch zu erwähnen die operative Durchspülung der Samenwege von einer Vasopunktur aus. Problematisch wird bei dieser Behandlungsart immer die Tatsache bleiben, daß es ja nicht mit einer einmaligen therapeutischen Durchspülung getan ist, sondern daß diese Durchspülungen häufiger wiederholt werden. Als Spülflüssigkeiten kommen im wesentlichen reizlose Sulfonamidlösungen, sowie auf einen entsprechenden p_H-Wert eingestellte antibiotische lokal anzuwendende Lösungsmittel in Frage. Die früher im Vordergrund stehenden kolloidalen Silberlösungen, sowie auch Argentum-Nitricum, Akriflabin, Merkurochrom u.v.a.m., werden heute wohl kaum noch für derartige Spülungen verwandt. Als absolute Kontraindikation für derartige Manipulationen haben natürlich akute oder subakut verlaufende konkomitierende Epididymitiden zu gelten, sowie akute Entzündungen der Urethra und eine erhebliche entzündliche Beteiligung der Vorsteherdrüse. Betrachtet man zusammenfassend noch einmal die Möglichkeiten der therapeutischen Beeinflussungen der Spermatocystitis, so kommt man zu dem Schluß, daß im großen und ganzen die gleichen Maßnahmen möglich und notwendig sind, die man bei der Behandlung der akuten und chronischen Prostatitis ebenfalls zur Anwendung bringt. Hinzu kommt, daß beide Erkrankungen sehr häufig im Sinne einer sog Adnexitis der männlichen Sexualorgane ineinander übergehen und auch die klinischen Bilder entsprechend verwischt haben. Sicher ist jedenfalls, daß in einer Reihe von Fällen, die gar nicht einmal so selten sind, die rein diagnostische Darstellung der Samenwege und der Samenblasen bereits bei einer bestehenden Spermatocystitis über mehr oder weniger lange Zeit eine relative Beschwerdefreiheit nach sich ziehen können.

C. Die unspezifischen Entzündungen des Hodens
I. Einleitung

Die Entzündungen des Hodens sind im allgemeinen hämatogenen Ursprungs und, verglichen mit Entzündungen anderer Organe, doch recht selten. Man hat früher von einer traumatischen, einer urethralen und einer metastatischen Orchitis gesprochen und diesen eine vierte, die sog. akute primäre Orchitis bei Kindern hinzugefügt. Man geht wohl nicht fehl in der Annahme, daß in der überwiegenden Mehrzahl der Fälle eine metastatische hämatogene Ursache für das Auftreten einer Hodenentzündung vorliegt. Unter diesen metastatischen Formen nimmt die Mumpsorchitis bzw. auch die Mumpsepididymitis eine besondere Stellung ein.

II. Allgemeine Pathologie und pathologische Anatomie der akuten Orchitis

Bei der akuten Hodenentzündung ist pathologisch anatomisch zunächst zu bemerken, daß immer eine beträchtliche Schwellung des Hodens mit einer prallelastischen Konsistenz vorhanden ist. Als wesentliches Merkmal ist das weitgehende Freibleiben von infektiösen Erscheinungen im Bereiche des Scrotums zu nennen. Eine konkomitierende Hydrocele ist nur sehr selten zu vermissen. Der Entzündungsvorgang kann sich in einer serösen exsudativen Form manifestieren, wobei das Hodenparenchym von dem entzündlichen Exsudat durchsetzt ist, ohne daß eine stärkere zellige Infiltration vorliegt. Aus dieser serös-exsudativen Form kann sich aber durch Einwuchern leukocytärer und lymphocytärer Infiltrationen im Bereiche des Kanälchensystems als auch im interstitiellen Gewebe eine purulente Orchitis mit schließlicher Absceßbildung entwickeln. Wenn es einmal zu einer Einschmelzung, möglicherweise auch mit eitrig-jauchigem Charakter gekommen ist, kann unter Umständen ein Durchbruch ins Cavum vaginale erfolgen und damit eine Peritonitis auftreten oder aber ein Durchbrechen durch das Scrotum mit Bildung einer Hodenfistel stattfinden. Diese nach außen reichende Fistelöffnung wird als Fungus benignus testis bezeichnet und ist eine unter Umständen außerordentlich langwierige Erkrankung, da sich das weitgehend nekrotische Hodengewebe im Laufe von vielen Wochen langsam abstößt. Der Ausgang einer Orchitis hängt davon ab, welche Form der Entzündung vorgelegen hat. Eine eitrige Einschmelzung (GADRAT, McCARTNEY) führt natürlich zu einem Totalverlust des Organs. Sind die Vernarbungsprozesse weniger ausgeprägt, kann es zur Restitutio ad integrum kommen. Sind vor allen Dingen die infiltrativen Bezirke über das ganze Organ verteilt, kann es zu einem regelrechten fibrösen Vernarbungsprozeß kommen, den man auch als Orchitis fibrosa, besser vielleicht nach einem Vorschlag SIMONs als Fibrosis testis, bezeichnet. Je nach dem Grad und auch der Ausdehnung dieser Hodennarben ist auch die Funktionsfähigkeit des Organs mehr oder weniger gestört. Im allgemeinen pflegt die Erkrankung bei jüngeren Männern innerhalb von 2—3 Wochen folgenlos abzuheilen, so daß eine Beeinträchtigung der Spermiogenese nicht stattfindet. Die Frage der Zeugungsfähigkeit (SANDLER, MARBERGER) nach Überstehen einer Mumpsorchitis wird noch besonders besprochen.

III. Klinik

1. Diagnose

Eine akute Orchitis ist charakterisiert durch eine plötzlich auftretende erhebliche Schmerzhaftigkeit eines oder beider Hoden, die innerhalb kurzer Zeit das Mehrfache der normalen Größe erreichen können. Bei der Palpation tastet man einen eiförmigen, meistens prall-elastischen Tumor mit glatter Oberfläche, der bereits spontan eine erhebliche Schmerzhaftigkeit ausstrahlt; bei der diagnostischen Palpation des Organs nimmt natürlich die Schmerzhaftigkeit noch wesentlich zu. Die Schmerzen strahlen im allgemeinen in die Leistengegend aus, können aber auch in der Mitte des Unterbauches zu erheblichen Beschwerden führen. Charakteristisch und wesentlich ist das Verhalten der Scrotalhaut für die Diagnostik der Orchitis. Während bei der Epididymitis die Scrotalhaut glänzend, straff gespannt und stark gerötet erscheint, wobei diese Rötung sich durch einen Spatel leicht wegdrücken läßt, ist bei der Orchitis im allgemeinen diese Scrotalhautbeteiligung wesentlich schwächer ausgeprägt. Häufig findet man lediglich eine leichte Dehnung im Bereiche der Scrotalhaut, ohne die typischen und charakteristischen Erscheinungen einer begleitenden Entzündung. Zu Beginn der Erkrankung läßt sich meistens auch der Nebenhoden noch als ein wurstförmiges Gebilde an der Hinterseite des entzündlichen Tumors tasten. Ist der Prozeß etwas älteren Datums und hat sich bereits eine sympathische Hydrocele entwickelt, ist diese Unterscheidung der Organe nicht mehr möglich. Man ist dann auf die Untersuchung des Vas deferens angewiesen, das bei einer Orchitis an dem entzündlichen Prozeß im allgemeinen nicht beteiligt ist. Eine diagnostische Punktion der Begleithydrocele sollte unter allen Umständen wegen der Gefahr der Infektion des Hydrocelenraumes vermieden werden.

2. Prognose und Therapie

Prognostisch sind die meisten Orchitiden als gutartig zu bezeichnen, da sie eine ausgesprochene Neigung zur Ausheilung aufweisen.

Unbedingt notwendig ist Einhaltung strenger Bettruhe mit Ruhigstellung des Hodens. Der Hoden soll auf ein Hodenbänkchen gelagert werden und in den ersten Tagen der akuten Erkrankung sollen kühlende Umschläge mit Borwasser oder essigsaurer Tonerde durchgeführt werden. Im späteren Verlauf der Erkrankung kann man zu Wärmeapplikation übergehen. Gewarnt werden muß vor der Anwendung einer Eisblase, da es unter ihrer Wirkung möglicherweise zu Hodengangrän kommen kann. Klingt die Erkrankung bei dieser Behandlung, zu der sich natürlich eine spezifische Therapie, je nach dem Grundleiden, hinzugesellt, innerhalb von 2—3 Wochen nicht ab, besteht immer der Verdacht für eine lokal begrenzte oder weitergehende Abscedierung im Organ, die dann eine chirurgische Intervention erforderlich macht. Man soll also in derartigen Fällen nicht allzu lange zuwarten und frühzeitig incidieren, bevor es zu einem Übergreifen kleinerer Abscesse auf das übrige Hodengewebe kommt. Tritt die Orchitis bei älteren Männern in dieses protrahierte Stadium, ist die Semicastratio das beste und auch das schnellste und sicherste Heilmittel.

IV. Die chronische Orchitis

Eine chronische Hodenentzündung kann sich aus einer akuten Hodenentzündung entwickeln oder aber sie kann primär subakut-chronisch entstehen und verlaufen. Streng genommen ist die oben bereits skizzierte circumscripte Abscedierung im Bereiche des Hodens zu den chronischen Verlaufsformen zu rechnen. Die diffuse, fibröse, chronische Orchitis ist durch eine Verödung der Hodenkanälchen sowie eine fibröse Umwandlung des gesamten Organes gekennzeichnet. Diese chronische Entzündung kann sich entweder diffus über den ganzen Hoden ausbreiten oder aber sie wuchert an den Septen etwa geweihförmig vor und nimmt immer nur stellenweise das Hodenparenchym in Anspruch. Es handelt sich meistens um eine Bindegewebswucherung mit kleinzelliger Infiltration, innerhalb derer die Kanälchen weitgehend untergegangen sind. Der Krankheitsprozeß verläuft außerordentlich langsam und protrahiert und kann sich über Monate, manchmal sogar über Jahre hinziehen und resultiert schließlich in der Bildung einer mehr oder weniger großen Geschwulst, die unter Umständen differential-diagnostische Schwierigkeiten gegenüber einer Periorchitis haemorrhagica proliferativa bzw. gegenüber Hodentumoren machen kann. Besteht der Verdacht auf eine Periorchitis haemorrhagica, kann bei längerem Verlauf eine Punktion mit Gewinnung blutigen Exsudates die Diagnose klären. Im Zweifelsfall sollte man sich aber zur Semicastratio entschließen, auch in den Fällen, in denen eine Aschheim-Zondeksche Reaktion negativ verlaufen ist.

V. Die Mumps-Orchitis

Bei der Mumps-Orchitis handelt es sich um eine entzündliche Erkrankung der Hoden, die, wie der Name bereits sagt, im Anschluß an eine Parotitis epidemica auftritt. Die Komplikation der Orchitis bei dieser Virusinfektion kommt im allgemeinen nur bei Erwachsenen vor, wenn auch eine Reihe von Fällen bekannt geworden sind, bei denen auch bei Kindern eine Begleitorchitis vorhanden war. Die Entzündung kann uni- oder bilateral, nicht selten von einer Epididymitis begleitet, auftreten. Etwa 20% aller Erwachsenen, die eine Parotitis epidemica haben, bekommen eine Orchitis. Hin und wieder ist beim Vorliegen von Mumpsepidemien auch lediglich das Auftreten einer Orchitis beobachtet worden, wobei aber wohl anzunehmen ist, daß in diesen Fällen die Parotitis epidemica derart unterschwellig verlief, daß sie klinisch nicht diagnostiziert wurde. Im allgemeinen ist die akute Phase der Erkrankung nach 3—4 Tagen beendet. Anschließend bildet sich die Entzündung im Laufe von 2 oder 3 Wochen langsam zurück. In Ausnahmefällen benötigt dieser Regressionsvorgang längere Zeiträume. Tritt die Erkrankung unilateral auf, ist die Frage der Fruchtbarkeit bzw. Unfruchtbarkeit eigentlich nebensächlich, da der nichtbefallene Hoden für die Funktion der Fertilität und Fortpflanzung völlig ausreicht. Anders liegen die Dinge, wenn die Erkrankung doppelseitig auftritt, was in etwa 2—10% der Fall ist. In etwa 30—60% der Fälle kommt es in dem betroffenen Hoden zur Atrophie der samenbildenden Elemente, woraus eine Azoo- bzw. Oligospermie und bei doppelseitigem Befallensein eine daraus resultierende Unfruchtbarkeit zustande kommt. So fand Nikolowski anläßlich von Fertilitätsuntersuchungen bei 518 Männern in 12% einen Mumps in der Anamnese. Nach einer Mitteilung von Heinke und Knoth wurden unter 100 Männern, die zur Hodenbiopsie kamen, 30 gefunden, die eine überstandene Mumpserkrankung in der Anamnese angaben, aber nur in zwei Fällen war eine Orchitis anamnestisch zu verifizieren. Interessant ist dabei, daß bei 23 Männern vor dem 11.—12. Lebensjahr, also schon vor der Pubertät, eine Parotitis epidemica durchgemacht worden war. Die Verfasser äußern den Verdacht, daß gewisse degenerative Hodenveränderungen nicht immer akut, sondern unter Umständen auch einmal schleichend und unbemerkt verlaufen können. Die Form und das Ausmaß der Hodenentzündungen sind absolut kein Maßstab dafür, ob sich aus der Erkrankung später einmal eine erhebliche Fertilitätsstörung entwickelt oder nicht. So können hochakut doppelseitig verlaufende Orchitiden bei Mumps vollkommen ausheilen. Dabei kann der Hoden durch eine vikariierende Hypertrophie die volle Zeugungsfähigkeit wieder herstellen. Eine Stütze für diese Erfahrungstatsache ist ein von Heinke und Knoth beschriebener Fall, der über mehrere Monate binoptisch und histologisch verfolgt werden konnte. Sullivan berichtet über das Auftreten von Seminomen in einem atrophischen Hoden nach Mumps-Orchitis.

Die Therapie der Mumps-Orchitis ist trotz aller möglichen Versuche, die Erkrankung entsprechend zu beeinflussen, wohl auch heute noch eine weitgehend symptomatische, die sich im wesentlichen auf die gleichen Maßnahmen zu beschränken hat wie bei der akuten Orchitis. Die Anwendung von hochwirksamen antibiotischen Substanzen hat die Erkrankung nicht wesentlich in ihrem Verlauf beeinflussen können. Das gleiche ist zur Behandlung mit Diäthyl-Stilboestrol zu sagen. Lediglich die Gammaglobulinextraktion von in der Rekonvaleszenz befindlichen Mumpserkrankten scheint einen gewissen Erfolg aufzuweisen (zit. nach G. C. Risman, Photokopie). Bei der Problematik der Therapie dieser Erkrankung war es verständlich, daß man bei der Behandlung auch zum Cortison griff. Hierüber liegen vor allem in der neuen Literatur zahlreiche Publikationen vor, die sich aber teilweise erheblich widersprechen (Martoni, Solem, Pitzus, Stenberg, Zeluff u.v.a.). Während eine Reihe von Autoren einen ganz eindeutig gutartigen Verlauf bei der Mumps-Orchitis unter der Einwirkung von Cortison feststellen konnten, fand Morgan beispielsweise überhaupt keinen Unterschied in dem Erfolg der Behandlung, wenn symptomatisch oder aber mit Prednison behandelt wurde. All diesen Mitteilungen haftet aber im wesentlichen der Fehler der zu kleinen Zahl an, so daß sich eine endgültige und abschließende Beurteilung dieser Behandlung zur Zeit noch nicht fällen läßt.

D. Die unspezifischen Entzündungen des Nebenhodens
I. Einleitung

Die akute Nebenhodenentzündung kann hämatogen bei Allgemeininfektion, manchmal aber auch ohne irgendwelche erkennbare Ursache auftreten. Sehr häufig ist sie die Folge einer intracanaliculären aufsteigenden Infektion, und besonders bekannt sind hierbei die Epididymitiden, die nach instrumentellen diagnostischen Maßnahmen auftreten können. Die hämatogen-metastatische Form der Nebenhodenentzündung ist also relativ selten und kommt sehr häufig in Verbindung mit der metastatischen Orchitis im Verlaufe von Infektionskrankheiten, so beispielsweise der Parotitis epidemica, der Influenza, dem Typhus und zahlreichen anderen Infektionskrankheiten vor (Ross, Schwenke, Kirsch, Gonder).

II. Allgemeine Pathologie und pathologische Anatomie
a) Akute Epididymitis

Aus pathologisch-anatomischer Sicht nimmt an dem entzündlichen Prozeß des Nebenhodens ganz wesentlich auch die Scrotalhaut mit ödematöser Schwellung teil. Dabei ist die Tunica vaginalis entzündlich verdickt, und in der Mehrzahl der Fälle kommt es zur Ausbildung einer mehr oder minder ausgeprägten symptomatischen Hydrocele. Der Nebenhoden ist bei der akuten Form diffus geschwollen und gerötet, vor allen Dingen im caudalen Anteil. Der Samenstrang ist häufig entzündlich infiltriert und als derber Strang zu tasten. Histologisch überwiegen die exsudativen und proliferativen prozeßdegenerativen Formen. Im Bereiche der Epithelien läßt sich bereits frühzeitig eine beginnende Desquamation erkennen. Die ganze Wand des Ductus ist von polynucleären Leukocyten, Lymphoycten und auch Plasmazellen durchsetzt. Im Lumen findet sich eitriges Exsudat, wodurch das Kanälchensystem völlig verlegt werden kann. Manchmal bilden sich, vor allen Dingen im Schwanzteil des Nebenhodens, kleinere Abscesse aus, welche unter Umständen konfluieren können. Neben diesen im wesentlichen exsudativen Formen können sich auch proliferative Prozesse abspielen. Schließlich können auch metaplasierende Plattenepithelveränderungen auftreten. Das subepitheliale Bindegewebe ist manchmal mit zahlreichen Plasmazellen durchsetzt, die schließlich in das Kanälchensystem durchbrechen und zum Verschluß der Lichtung führen können. Derartige Fälle haben natürlich nach der Ausheilung eine Azoospermie der erkrankten Seite zur Folge. Eine Beteiligung des Hodens bzw. ein Übergreifen der Entzündung vom Nebenhoden auf den Hoden findet nur selten statt und hängt damit zusammen, daß zwischen Hoden und Nebenhoden kein Lymphgefäßsystem besteht (F. Rényi-Vámos).

b) Chronische Epididymitis

Die chronischen unspezifischen Nebenhodenentzündungen treten in zwei pathologisch-anatomisch verschiedenen Formen auf. Einmal bilden sich bereits zu Beginn der Erkrankung kleinere Abscesse, die konfluieren können, in anderen Fällen aber kommt es zu chronisch verlaufenden Entzündungsprozessen, ohne daß es zur Einschmelzung kommt. Dann steht die Bindegewebswucherung im Vordergrund, die im allgemeinen zur knotigen Verdickung des Nebenhodens führt. Dabei handelt es sich im wesentlichen um Rundzelleninfiltrate, die um die Gefäße angeordnet auftreten oder aber auch diffus das gesamte intercanaliculäre Bindegewebe ergreifen können. Durch eine später auftretende Wucherung dieses Bindegewebes kann es dann zu einer völligen Verödung und einer Verlegung des Kanälchensystems kommen, so daß man schließlich das Bild einer kompletten Sklerose vor sich hat. Klinisch nimmt diese Erkrankung das Erscheinungsbild einer abgeschwächten akuten Epididymitis an, wobei der Prozeß sich langsam und schleichend entwickelt, wesentlich länger braucht um auf seinen Höhepunkt zu kommen und dann anschließend auch die Reparationsvorgänge, soweit sie überhaupt in Frage kommen, längere Zeit beanspruchen. Das Allgemeinbefinden kann in diesen Fällen unter Umständen recht wenig gestört sein. In der Differentialdiagnose kann in diesen Fällen unter Umständen einmal die Abgrenzung gegenüber einer typisch verlaufenden tuberkulösen Epididymitis in Frage kommen und recht erhebliche Schwierigkeiten machen. Unter Umständen kann man gezwungen sein, um eine exakte Diagnose zu stellen, eine Probeexcision aus dem erkrankten Organ vorzunehmen.

III. Klinik

1. Symptomatologie und Diagnose

Die akute Epididymitis tritt, wie der Name bereits sagt, im allgemeinen schlagartig ein und kann einseitig oder auch doppelseitig gleichzeitig oder nacheinander auftreten. Häufig machen sich als erste Symptome, bevor noch eine Schwellung des Nebenhodens tastbar ist, leichtes Ziehen im Bereiche des Samenstrangs und der Leiste bemerkbar. Innerhalb kurzer Frist pflegt sich an diese Prodromalerscheinungen eine akute Schwellung des Nebenhodens einzustellen, mit einer erheblichen Beteiligung der Scrotalhaut und der Tunica vaginalis communis. Dadurch wird sehr häufig die Differenzierung dem Hoden gegenüber, vor allen Dingen dann, wenn eine Hydrocele hinzukommt, außerordentlich schwierig, so daß zahlreiche Fälle von Epididymitiden als Orchitis ins Krankenhaus eingewiesen werden. Meistens ist auch das Allgemeinbefinden bei dieser sehr häufig akut fieberhaften Erkrankung sehr stark beeinträchtigt. Diese außerordentlich akut einsetzenden Krankheitserscheinungen haben im allgemeinen nach einem Tag bereits ihren Höhepunkt erreicht, halten sich hier 2—3 Tage, um dann langsam wieder abzuklingen. Die Palpation zeigt einen stark angeschwollenen Nebenhoden, der vor allen Dingen ganz zu Beginn der Erkrankung noch gut vom Hoden abzugrenzen ist. Wenn der Prozeß sich vornehmlich im Nebenhodenschwanz entwickelt, kann die Differenzierung dem Hoden gegenüber schwierig werden, da der Schwanzteil den Hoden nach unten stark umgreift, und so eine Differenzierung unmöglich machen kann. Im allgemeinen fühlt der Nebenhoden sich prall-gespannt, manchmal auch etwas höckrig an. Gleichzeitig ist bei der Palpation des Samenstrangs dieses Gebilde als bleistift- bis fingerdicker, entzündlich-infiltrierter Strang zu tasten. Kommt es nicht zur Ausheilung des Prozesses, kann unter Umständen eine eitrige Einschmelzung mit der Bildung von Hautfisteln die Folge sein, die erst dann zur Abheilung kommt, wenn sich das gesamte erkrankte Nebenhodengewebe abgestoßen hat. Nach Abklingen der akuten Erscheinungen findet man sehr häufig noch Wochen und Monate lang, besonders in der Cauda kleine knötchenförmige Verdickungen, die indolent sind und den Patienten auch keinerlei Beschwerden mehr bereiten. Es ist zweckmäßig, die Patienten auf diese Tatsache hinzuweisen, damit sie sich nicht unnötig Sorgen machen. Die Folgen können für den Betroffenen unter Umständen recht unangenehm werden, da bei doppelseitigem Auftreten einer akuten Nebenhodenentzündung vor allen Dingen dann, wenn es zu stärkerer infiltrativer Beteiligung des Kanälchensystems kommt, eine Azoospermie resultiert (ZETTERGREN), wodurch natürlich eine Impotentia generandi bedingt ist.

Die Diagnose einer akuten Epididymitis dürfte im allgemeinen unter Berücksichtigung der eben geschilderten Krankheitserscheinungen keine großen Schwierigkeiten bereiten. Wesentlich ist die Differenzierung, wodurch die Nebenhodenentzündung ausgelöst wurde. Ob sie also hämatogen-metastatisch oder aber instrumentell oder aber durch eine gleichzeitig bestehende Prostatitis oder Vesiculitis bedingt war. Unter Umständen kann einmal die Differentialdiagnose gegenüber der Nebenhodentuberkulose schwierig werden, die sich ja im allgemeinen langsam und schleichend entwickelt, unter Umständen aber auch einmal stürmisch und ähnlich auftreten kann wie eine unspezifische Nebenhodenentzündung. Jede Epididymitis ist deshalb gründlichst auf das Vorliegen einer tuberkulösen Infektion zu untersuchen. Prognostisch ist die akute unspezifische Epididymitis im allgemeinen als gut zu bezeichnen, da meistens nach Ablauf von 2—3 Wochen eine klinische Heilung zu erzielen ist. Es muß jedoch darauf hingewiesen werden, daß auch bei der akuten unspezifischen Epididymitis sehr häufig die Tendenz zur Rezidivierung besteht. Der Grund dafür dürfte in dem Vorhandensein von abgekapselten kleineren Herden zu suchen sein, die von Zeit zu Zeit exacerbieren können und dann wieder das Bild der akuten unspezifischen Epididymitis hervorrufen können.

2. Therapie und Prognose

Die Behandlung der akuten Nebenhodenentzündung hat zunächst wiederum in strenger Bettruhe zu bestehen, unter Hochlagerung des Hodens auf einem Hodenbänkchen, in den ersten Tagen Applikation von kalten Umschlägen, später zur schnelleren Resorption der entzündlichen Infiltrationen ist die Anwendung von warmen Umschlägen zu empfehlen. Gleichzeitig sollte man bei dem Auftreten einer akuten Epididymitis ein Breitbandantibioticum geben, um möglichst bald eine derartige Infektion aufzufangen. Außerdem hat sich vor allen Dingen bei gerade in der Entwicklung befindlichen entzündlichen Prozessen die Infiltration des Samenstranges mit 1%iger Novocainlösung außerordentlich bewährt. Ganz abgesehen von der sofort eintretenden Schmerzlosigkeit kommt es auch zu einer wesentlichen Abkürzung des gesamten krankhaften Geschehens, wenn, wie gesagt, diese Injektionen gleich zu Beginn durchgeführt werden. Es dürfte dieser Effekt wohl auf die aktive Hyperämie zurückzuführen sein, die mit der Novocainblockade erreicht wird. Wenn man nach etwa einer Woche den Patienten dann das Aufstehen erlaubt, sollte man ihnen unter allen Umständen empfehlen, auch um eine Rezidivierung der Erkrankung zu vermeiden, für die nächsten Wochen, vielleicht auch für die nächsten Monate ein Suspensorium zu tragen. Dringend darauf hingewiesen werden muß, daß, wenn man einmal gezwungen ist eine Epididymitis zu behandeln, man den Patienten sagt, daß sie unter gar keinen Umständen unter dem Einfluß der schmerzstillenden bzw. schmerzbeseitigenden Novocaininjektionen sich körperlichen Bewegungen unterziehen, die sich natürlich für das entzündliche Geschehen im Bereiche des Nebenhodens nur außerordentlich nachteilig auswirken können. Bei eitriger Einschmelzung des Nebenhodens sollte man möglichst frühzeitig die Incision durchführen, um ein Weiterfortschreiten der einschmelzenden Entzündungsprozesse hintanzuhalten. Bei chronisch-rezidivierenden, immer wieder auftretenden Nebenhodenentzündungen sollte man sich zur Nebenhodenresektion entschließen, vor allen Dingen in den Fällen, in denen von den Patienten Kinder nicht mehr gewünscht werden oder aber wegen des Alters dieses Problem nicht mehr zur Diskussion steht.

Die Therapie der chronischen Nebenhodenentzündung dürfte wohl im allgemeinen eine rein konservative sein. Wichtig ist, daß Patienten, die über ein mehr oder minder subakutes Stadium in das sich nur langsam auflösende Krankheitsbild der abklingenden chronischen Entzündung übergeführt wurden, prinzipiell über Wochen und Monate, vor allen Dingen zur Vermeidung von Rezidiven, ein Suspensorium tragen müssen. Auch hier spielt natürlich die Sanierung des Primärleidens eine wesentliche und entscheidende Rolle. Ebenso wie bei der Orchitis wurde auch bei der Epididymitis der Versuch einer Cortisonbehandlung gemacht, aber mit den gleichen, unterschiedlichen Ergebnissen (Miller, Tyler, Pace u.a.).

E. Die unspezifischen Entzündungen der Harnröhre

I. Einleitung

Unter der Bezeichnung unspezifische Urethritis wird eine Krankheitsgruppe zusammengefaßt, die eine ganze Reihe von ursächlichen und auslösenden Momenten haben können (DORN, DUVEL). Gemeinsam ist all diesen Erkrankungen die Symptomatik, die Klagen von seiten des Patienten. Diese Klagen können von einem leichten Prickeln und Brennen in der Harnröhre bis zu stärksten Miktionsbeschwerden sowie von ganz geringfügiger Sekretion bis zum schwersten eitrigen Ausfluß aus der Harnröhre reichen. Vielfach handelt es sich um ausgesprochene katarrhalische Erscheinungen, deren Abgrenzung von der Gonorrhoe unter Umständen Schwierigkeiten machen kann. Die Intensität sowie die mögliche Therapieresistenz der Erkrankung ergibt sich aus dem gleichzeitigen Mitbefallensein der Morgagnischen Lacunen oder Krypten sowie der Littreschen Drüsen, der geschlossenen Follikel und der Cooperschen Drüsen. Eine Klassifizierung der verschiedenen Urethritisformen erfolgt wohl am besten in Anlehnung an MARCHIONINI und RÖCKEL:

1. Traumatische Urethritis,
2. Infektiöse Urethritis,
3. Allergische Urethritis,
4. Reitersche Krankheit.

Aus dieser Aufstellung ergeben sich zwangsläufig die für die Entzündung der Harnröhre verantwortlich zu machenden Noxen, wobei allerdings darauf hingewiesen werden muß, daß eine Differenzierung und ihre Einordnung in eine dieser Gruppen unter Umständen, wenn es sich nicht um ganz typische Fälle handelt, zu erheblichen Schwierigkeiten führen kann.

II. Traumatische, infektiöse und allergische Urethritis

Die traumatische Urethritis dürfte wohl im allgemeinen durch eine Kombination zwischen einem bei einer Instrumentation durchgeführten Trauma unter gleichzeitiger Inoculation eines entzündlichen infektiösen Reizes zustandekommen (GUELI). Auch der Abgang eines Harnleitersteines durch die Blase und durch die Harnröhre kann unter Umständen zu einer, allerdings meistens nur für ganz kurze Zeit bestehenden sog. traumatischen Urethritis führen. Einer besonderen Besprechung wegen ihrer Bedeutung bedarf die Urethritis herpetica, die Trichomonadenurethritis sowie die Reitersche Erkrankung. Diese drei Erkrankungsformen werden in gesonderten Abschnitten behandelt werden. Hingewiesen sei an dieser Stelle auf die Möglichkeit der Entstehung einer allergischen Urethritis, die sich anamnestisch besonders bei Patienten ergibt, die eine besondere Schleimhautsensibilität im Bereiche des Auges, der Nase oder auch der Bronchien aufweisen. Bei diesen Patienten ist immer die Möglichkeit gegeben, daß die gleichen Agentien, die zur Auslösung anderer Schleimhautaffektionen führen können, auch einmal Anlaß zum Ausbruch einer Urethritis werden können.

1. Klinik und Diagnose

Die Diagnose der Urethritis wird im allgemeinen unterstützt durch die Anwendung der Drei-Gläser-Probe, wobei die pathologischen Formelemente, die im allgemeinen in Leukocytenbeimengungen, möglicherweise auch in geringen Erythrocytenbeimengungen, Bakteriengehalt in der ersten Portion vorhanden sind. Bei entsprechenden Erscheinungen und bei dem Ausfall der Drei-Gläser-Probe,

wobei in der zweiten und dritten Urinportion keinerlei Beimengungen oder aber
nur in geringfügigem Maße vorhanden sind, muß natürlich die erste Urinportion
nicht verworfen werden, wie das sonst häufig bei Untersuchungen der hinteren
Harnröhre getan wird, sondern gerade diese erste Urinportion muß zur Verwendung und zur Klärung der bakteriologischen Diagnose und natürlich auch zur
Klärung der Frage der Resistenz der getesteten Erreger herangezogen werden.

2. Therapie und Prognose

Die Behandlung besteht in einer gezielten antibiotischen Therapie nach Resi-
stenzbestimmung (Jensen, Fowler, Ferguson, Ferulano u.a.). Unter Umständen sollte man aber eine derartige Behandlung mit einer adstringierenden
Therapie der Harnröhre kombinieren. Hier spielen die alten antiseptischen Mittel
der Vorsulfonamidära noch eine erhebliche und wesentliche unterstützende Rolle.
Es sei darauf verwiesen, daß auch heute noch die Behandlung der unspezifischen
Urethritis unter Umständen auf erhebliche Schwierigkeiten stoßen kann. Die
Schwierigkeiten werden vor allen Dingen dann besonders groß sein, wenn man den
zahlreichen Möglichkeiten der auslösenden Momente bei diesem Krankheitsbild
nicht Rechnung trägt. Besonders gewarnt werden muß bei der Behandlung
manchmal auftretender belangloser Urethrorrhoen bei besonders ängstlichen
Patienten vor einer Polypragmasie. Es bedarf unter solchen Umständen häufig
gar keiner großen Anstrengung von seiten des behandelnden Arztes, der es zwar
gut meint, aus derartigen Patienten ausgesprochene Sexualneurotiker zu machen,
mit allen sich daraus ergebenden Konsequenzen für die Person des einzelnen
Patienten und auch für die Familie, die von ihm abhängt. Ist der behandelnde
Arzt sich über die Harmlosigkeit und die häufig auch objektive Belanglosigkeit
einer solchen Urethrorrhoe im klaren, sollte er seine ganze Persönlichkeit und die
ganze Kraft seiner Überzeugung dahingehend einsetzen, den Patienten von seiner
Bagatellurethritis auch wirklich zu überzeugen.

III. Sonderformen

1. Urethritis herpetica

Die Urethritis herpetica, ausgelöst durch den Erreger des Herpes simplex, ist
eine besondere Verlaufsform des genitalen Herpes. Erstmals wurde diese Urethritisform von Didee und Dorion im Jahre 1876 beschrieben. Diese Urethritis
setzt meistens akut ein, häufig 1—2 Tage nach einem Geschlechtsverkehr. Sie
kann sich aber auch bei fieberhaften Krankheiten, wie Malaria, Pneumonie und
Influenza manifestieren, worauf Estemes und Pinto 1952 hinwiesen, sowie auch
gelegentlich im Anschluß an Perversionen, beispielsweise bei genito-oralem Kontakt bei Lippenherpes der Partnerin. Verschiedentlich sind Fälle von Herpes
urethralis beobachtet worden, bei Männern, die Verkehr mit Frauen hatten, die
einen Menstruationsherpes im Bereich der Vulva aufwiesen. Nicht immer aber
lassen sich diese herpetischen Urethritiden durch eine derartige Kontaktinfektion
erklären. So berichten Nasemann und Nagai 1960 über drei Patienten, die ver-
heiratet waren, keinen extramatrimoniellen Verkehr und auch keine fieberhaften
Erkrankungen hatten. Die Ehefrauen litten weder an einem Herpes simplex noch
an Fluorbeschwerden. Auch die Patienten selbst hatten in den letzten Jahren
keinerlei Herpeseruption an sich beobachtet. Als erstes Symptom tritt Brennen
beim Wasserlassen auf. Gleichzeitig kommt es zu einem glasig-schleimigen oder
gelblich-eitrigen Ausfluß, verbunden häufig mit in die Leisten und in die Hoden
ausstrahlenden ziehenden Schmerzen. Oft ist mit dieser Urethritis herpetica ein

sog. Herpes progenitalis mit Eruption auf der Glans, zumindest aber im Bereiche des Orificium externum verbunden. Diese Virusinfektion befällt immer nur den vorderen Teil der Harnröhre, häufig sogar nur die Schleimhaut der Fossa navicularis. Es handelt sich dabei um kleine Bläschen mit gelblichem, manchmal auch ganz klarem Inhalt, die sehr schnell erodieren. Diese Erosionen haben eine tiefrote Farbe und sind sehr scharf begrenzt. Ein auf der Basis befindlicher weißlicher Belag stößt sich rasch ab und führt zur Ausheilung. Die Abheilung erfolgt im allgemeinen nach Ablauf von 2—3 Wochen und zwar spontan. Eine ausgesprochene Tendenz zu Rezidiven besteht, wenn sie auch nicht immer auftreten müssen. Die Diagnose ist leicht, wenn im Bereiche der Glans oder im Bereiche des Orificium externum Herpeseruptionen sichtbar sind. Sie kann schwierig werden, wenn die Läsionen nur im Bereich der Urethra sitzen, weil sie sich dann unter Umständen nur durch einen Fluor dokumentieren. Hier kann eine Urethroscopia anterior die Diagnose abklären. Diese Urethritisform wird fast ausschließlich bei Männern gefunden. Unter Umständen kann eine unspezifische Urethritis, aber wohl auch eine Gonorrhoe, im Sinne eines provozierenden Reizes bei dem Zustandekommen einer derartigen Herpesinfektion der Harnröhre in Frage kommen.

Bei der Urethritis herpetica muß man eine Gonorrhoe oder eine Infektion mit Candida albicans ausschließen und zwar durch Ausstrich und Kultur. Die Abgrenzung gegenüber einer Trichomonadeninfektion kann man durch das Nativpräparat und durch die May-Grünwald-Giemsa-Färbung treffen (AMBROSE).

Die Behandlung besteht in symptomatischen Maßnahmen sowie in einer antibiotischen Bekämpfung eventueller konkomitierender bakterieller Sekundärinfektion (BOSLET). Empfehlenswert ist auch die Applikation von Leukomycinsalben mehrmals täglich in den vordersten Teil der Harnröhre sowie Spülungen mit Kaliumpermanganat und Borwasserumschläge.

2. Reitersche Krankheit

Die bekanntesten und häufigsten Symptome der Reiterschen Krankheit sind Arthritis, Conjunctivitis und Urethritis. Eine Symptomentrias also, die aber unter Umständen in eine Symptomentetras übergehen kann, wenn bestimmte typische Hauterscheinungen hinzutreten. Die Reihenfolge und der Grad der Ausprägung dieser verschiedenen Veränderungen kann unterschiedlich sein und außerordentlich stark variieren (BUCHAN). Im allgemeinen geht eine Urethritis den Gelenkbeschwerden voraus, gelegentlich ist das erste eine Conjunctivitis, unter Umständen können aber auch einmal Poly- oder Monarthritiden, begleitet von Fieber, vorhanden sein, so daß sich differentialdiagnostisch große Schwierigkeiten ergeben können. Die Reitersche Erkrankung kommt fast ausschließlich bei Männern vor. Nur ganz vereinzelt liegen Mitteilungen über diese Erkrankung bei Frauen vor. Das klinische Bild ist charakterisiert durch oben bereits angesprochene Symptomentrias bzw. Symptomentetras. Dabei steht die Beteiligung der Gelenke im Vordergrund des Krankheitsgeschehens und fehlt nur in ganz seltenen Fällen vollständig. Zur Beobachtung kommen polyarthritisähnliche Formen, Monarthritis sowie auch Arthralgien. An der Spitze steht das Kniegelenk, gefolgt von weiteren großen Gelenken, wie Sprung-, Hüft-, Schulter- und Handgelenken. Es kommt zu umschriebenen teigigen Schwellungen im Bereiche der Gelenke, ohne wesentliche Rötung oder Hyperthermie der benachbarten Haut. Gelenkexsudate und periarterielle Prozesse vervollständigen das Bild. Die häufigste Form der Augenbeteiligung stellt eine doppelseitige, bei Rezidiven gelegentlich einseitige Conjunctivitis dar. Oberflächliche Keratitiden, Iritiden und Iridocycliticen komplizieren das Geschehen unter Umständen. ZIMBAL beobachtete unter 114 Fällen von Reiterscher Krankheit 94mal schwere Erscheinungen seitens der Augen, und zwar handelte es sich fast durchweg um Conjunctivitiden (zit. nach NASEMANN).

Die Erkrankung der ableitenden Harnwege stellt ein Kardinalsymptom der Reiterschen Erkrankung dar. Bei den 114 Fällen ZIMBALs waren in 74% und bei den 344 Patienten PARONENs in 79% Harnwegskomplikationen vorhanden. Eine Urethritis steht klinisch immer im Vordergrund. Sie kann unter Umständen klinisch das erste Symptom sein. Der immer bei der Reiterschen Krankheit festzustellende Ausfluß ist anfänglich klar, etwas schleimig und wird später schleimig-eitrig oder rein eitrig, manchmal auch hämorrhagisch. Das Urethralsekret enthält fast ausschließlich granulocytäre Leukocyten und nur ganz vereinzelt eosinophile Zellen. Auch Cystitiden sind von zahlreichen Autoren (SICK, HOFF, ZIMBAL, PARONEN), mitunter auch hämorrhagische Formen, wie von REITER, DORENDORF, SOMMER, STÜMER, HAAR, MILLER, TWIS u.a. beschrieben. Die Cystoskopie entdeckt eine ödematös geschwollene, diffus gerötete Schleimhaut, unter Umständen mit zahlreichen Ulcerationen besetzt. ZIMBAL gibt für die Häufigkeit der Cystitis etwa 24% an. Im Bereiche des Genitaltraktes kann ein Befallensein der Prostata in Form einer Prostatitis, der Samenblasen in Form einer Spermatocystitis und auch eine Orchitis vorkommen. Auch Epididymitiden können unter Umständen noch sehr spät und sehr verzögert auftreten (zit. nach NASEMANN).

Die Diagnose ist, wenn man an die Möglichkeit des Vorliegens einer Reiterschen Erkrankung denkt, bei Vorhandensein von wenigstens zwei Symptomen, im allgemeinen leicht zu stellen (CSONKA). Grundsätzlich muß bei der Reiterschen Erkrankung eine Gonorrhoe durch eine mikroskopische und kulturelle Untersuchung des Ausflusses und unter Umständen auch des Conjunctivalsekretes ausgeschlossen werden. Auszuschließen ist ferner auch das Vorliegen einer unspezifischen oder einer Virusurethritis, bei gleichzeitigem Bestehen einer rheumatischen Arthritis. Die Prognose ist quoad vitam gut. Man sollte sich aber darüber im klaren sein, daß die Möglichkeit einer monate- oder jahrelangen Krankheitsdauer besteht, zumal eine spezifische Behandlung der Reiterschen Krankheit nicht bekannt ist.

Therapie: Insgesamt gesehen ist die Behandlung der Reiterschen Erkrankung recht unbefriedigend. Von Fall zu Fall muß entschieden werden, ob man bei schwereren Krankheitsbildern eine Fiebertherapie durchführen will oder aber bei leichteren Erkrankungen eine Lokaltherapie anwendet, die in Applikation von Wärme, vorsichtigen Massagen, Urethralspülungen, Sitzbädern und bei dem Auftreten einer Balanitis durch die Verwendung von Hydrocortisonsalbe zu bestehen hat. Bemerkt muß werden, daß man Efflorescenzen durch diese Salbenbehandlung zwar sehr schnell zum Verschwinden bringen kann, daß aber sofort nach Absetzen der Behandlung die Erscheinungen wieder auftreten. Eine endgültige Heilung der Erkrankung ist von keiner der bisher bekannten Behandlungsmethoden zu erwarten, sie kann aber unter Umständen einmal spontan eintreten. Nach STAEHLER soll als Mittel der Wahl das Streptomycin in Frage kommen. Danach soll ziemlich schnell eine rezidivlose Heilung eintreten, was STAEHLER an einem Fall beobachten konnte. Es wurde 5 Tage lang 1 g Dihydrostreptomycin gegeben, nach einer Pause von einer Woche noch einmal die gleiche Dosierung über weitere 5 Tage. In schwereren Fällen soll eine kurzfristige höhere Dosierung zu wählen sein. Die Problematik der Erkrankung kam aber auch auf dem ersten kanadischen Symposion über nichtgonorrhoische Urethritis in Montreal im Jahre 1959 eindeutig zur Sprache, so daß man sagen muß, daß die Therapie der Reiterschen Erkrankung nach wie vor außerordentlich problematisch ist (CAPPARELLI, CLARKE, FOXWORTHY). Wie bei vielen anderen Krankheiten unbekannter Ätiologie hat man auch bei der Reiterschen Krankheit je nach der augenblicklichen Forschungsrichtung in der Medizin ursächlich bald eine toxische Bedingtheit, bald ein allergisches Krankheitsgeschehen oder einen unbekannten Erreger, vor allem aber einen Virus angenommen. Neuerdings wird die Genese durch die Annahme der Infektion durch einen pleuropneumonieähnlichen Organismus diskutiert (RÖCKL und NASEMANN, JOOS, KRÜCKEN). Ob allerdings dieses PPLO wirklich für das Auftreten der Reiterschen Erkrankung verantwortlich ist, muß mehr als fraglich erscheinen, nachdem es vielfach gelungen ist, diesen Erreger sozusagen als Saprophyten auf allen möglichen Schleimhäuten nachzuweisen (HAUSER). Bei dieser Gelegenheit soll einiges Prinzipielles über die potentielle Pathogenität der pleuropneumonieähnlichen Organismen gesagt werden. Die meisten dieser Organismen sind eindeutig tierpathogen, obwohl auch Fälle bekannt sind, wo bei Tieren diese Organismen gefunden wurden, ohne daß eine Krankheit vorlag. Seit DIEMIS und SMITH im Jahre 1942 aus dem Urethralabstrich und aus dem Prostatasekret bei Männern diese Organismen isolieren konnten, ist das Interesse wegen der möglichen Pathogenität und wegen der möglichen Auslösung einer unspezifischen Urethritis und Prostatitis außerordentlich stark gewesen. KING kommt auf Grund eines eingehenden Studiums der gesamten Literatur über die mögliche Pathogenität dieser Keime zu der Feststellung, daß der Beweis für die Auslösung einer Urethritis noch außerordentlich spekulativ ist. Es ist also noch unklar, ob sie wirklich für eine unspezifische Urethritis in Frage kommen. Ebenso sind auch alle anderen Fragen die dieses Problem betreffen, bisher unbeantwortet geblieben, wie beispielsweise die Saprophytenfrage oder die Frage nichtpathogener Organismen, die durch den Geschlechtsverkehr aquiriert werden, oder die Frage, ob es sich um nichtpathogene Organismen handelt, die unter bestimmten Umständen pathogen werden können. Alle diese Fragen können, wie gesagt, zur Zeit noch nicht mit Sicherheit beantwortet werden.

3. Trichomonadenurethritis

Unter den Sonderformen der nichtspezifischen Urethritis nimmt sicher die Trichomonadeninfektion eine hervorragende Rolle ein. Diese Krankheitserreger, man muß sie wohl so nennen, haben jahrzehntelang unter dem Namen Trichomonas vaginalis in der Literatur die Rolle eines harmlosen Saprophyten gespielt. Auf Grund zahlreicher Untersuchungen, wobei vor allen Dingen die ausgezeichneten grundlegenden und richtungsweisenden Arbeiten von BAUER zählen, wurde dann aber diesen Erregern die Maske der Harmlosigkeit genommen, und es wurde ihnen die Bedeutung zugemessen, die ihnen auf Grund ihrer Pathogenität zustand. Sicherlich hat zum Teil auch die Benennung Trichomonas vaginalis zu dieser Bagatellisierung ihrer Bedeutung mit beigetragen. Die beste Bezeichnung dürfte ohne Frage die von BAUER vorgeschlagene Trichomoniasis urogenitalis sein, jedoch sollte man, um weitere Unklarheiten und Komplikationen in der Nomenklatur zu vermeiden, die auf dem Reimser Symposion allgemein akzeptierte Nomenklatur Trichomoniasis verwenden, wenn sie auch wortstammäßig nicht ganz richtig ist. Unter den drei beim Menschen vorkommenden Protozoenarten, zu denen außerdem noch die Trichomonas buccalis sowie die Trichomonas intestinalis zu rechnen sind, dürfte wohl nur der Trichomonas urogenitalis eine pathogene Bedeutung zukommen. Es hat lange Zeit einen Streit gegeben, ob nicht alle drei Formen möglicherweise pathogen sein könnten, wobei auch die Frage der Standortvarietät aufgeworfen wurde. Auf Grund von Inoculationsversuchen muß man jedoch annehmen, daß nur die Trichomonas urogenitalis zum Angehen in der Harnröhrenschleimhaut gebracht werden kann. So gelang LANGLEY und McENTEGART im Jahre 1953 beispielsweise die Übertragung von Kulturen von Trichomonas urogenitalis bei fünf freiwilligen Versuchspersonen. Alle fünf entwickelten innerhalb von 24 Std eine gradmäßig verschiedene Urethritis. In drei Fällen wurden Trichomonaden nachgewiesen, aber erst vom 6.—9. Tag nach der Inoculation (zit. nach A. J. King). Bauer stellt auf Grund seiner eigenen Untersuchungen sowie unter Zugrundelegung des Schrifttums folgende für die Trichomonadenurethritis wichtige Feststellung:

1. Nicht jeder Mann ist in seiner Harnröhre für Trichomonaden empfänglich. Ältere sind leichter zu infizieren, sie behalten in der Regel die Infektion länger.

2. Von den Kulturtrichomonaden der menschlichen Arten Trichomonas vaginalis, buccalis und intestinalis ist in der männlichen Urethra nur Trichomonas vaginalis (Trichomonas urogenitalis) zum Haften zu bringen.

3. Die kürzeste Inkubationszeit, d.h. die Zeit von der Inoculation bis zum Gelingen des Trichomonadennachweises im Harnröhrenschleimhautabstrich bei fehlenden Erscheinungen betrug 3 Tage.

4. Es konnte eine Reihe urethraler Latenzfälle erzeugt werden, die durch eine nur mikroskopisch nachweisbare Urethritis gekennzeichnet sind. Dabei besteht entweder keine oder nur eine zeitweilig vorhandene, minimale, erst auf energisches Ausstreichen der gesamten Urethra (beginnend vom Perineum) nachweisbare weißliche, manchmal leicht schäumende Sekretion, bei deutlich vermehrtem Leukocytengehalt, der auch dann vorhanden ist, wenn keinerlei Sekretion besteht und die Untersuchung mit Hilfe eines Urethralgeschabsels erfolgt.

5. Mit dem Haften der Trichomonaden vergesellschaftet sich nach kürzerer Zeit nicht obligatorisch eine makroskopische Urethritis, d.h. eine Urethritis im üblichen Sinne, mit deutlichem Fluor, den eventuell der Patient selbst bemerkt, und den üblichen subjektiven Erscheinungen.

6. Die Infektion kann spontan wieder erlöschen, sie kann aber auch trotz sexueller Abstinenz selbst bei Latenzfällen mindestens 9 Monate andauern, ohne daß dabei eine Infektion der Prostata mit Trichomonaden vorzuliegen braucht. Alleinige Prostatainfektion ohne gleichzeitigen Befall der Urethra konnte weder unter den experimentell erzeugten, noch unter den zur Beobachtung gelangten mehreren Latenzfällen eines großen Krankheitsgutes nachgewiesen werden. Bauer ist überzeugt, daß bei den angeblichen isolierten Prostatalatenzfällen, die hauptsächlich von US-amerikanischen Gynäkologen vereinzelt beobachtet wurden, immer auch eine makroskopische Urethritis mit positivem Trichomonadenbefund vorliegt, welche nur bei geeigneter Untersuchungstechnik, wie sie hauptsächlich dem Venerologen geläufig ist, und bei entsprechender Erfahrung nachweisbar ist. Es ergab sich ferner, daß bei der Trichomoniasis des Mannes eine wiederholte Exposition bzw. Infektion zum endgültigen Haften bei der Mehrzahl der Fälle Vorbedingung ist. Eine spontane Ausheilung, ohne daß hernach eine Immunität eintritt, ist ein weiterer Gesichtspunkt, der sich aus der Beobachtung ergab und zusammen mit den übrigen für die Annahme einer gewissen Disposition der Urethra vor allen Dingen des älteren Mannes spricht [Literatur Bauer, H.: Zur Herkunft der Urogenitaltrichomonaden besonders beim Mann. Z. Urol. **39**, 14 (1945)].

Im allgemeinen verläuft die Trichomonadeninfektion unter dem Bilde einer milden chronischen Urethritis, die dem Infizierten unter Umständen selbst entgehen kann und manchmal erst zutage tritt, wenn systematische und gründliche Partneruntersuchungen durchgeführt werden. Die aus der Harnröhre auftretende Sekretion in Form eines dünnflüssigen Eiters oder eines häufig milchig getrübten Ausflusses wird auch von dem Kranken manchmal erst bei längeren Miktionspausen bemerkt, wie sie beispielsweise im Sommer auftreten können, wenn durch die Haut sehr viel Flüssigkeit abgegeben wird. Auch das gleichzeitig dabei vorhandene Kribbeln in der Harnröhre kann so schwach ausgeprägt sein, daß es von den Patienten nur als gelegentliche und unwesentliche Irritierung vermerkt wird, so daß unter Umständen bis zur Stellung einer Diagnose, wenn dies überhaupt erfolgt, Wochen und Monate, manchmal sogar Jahre verstreichen können. Wenn die Urethritis stärker ausgeprägt ist, oder aber die Patienten außerordentlich ängstlich gegenüber venerischen Infektionen sind, kann die Diagnose unter Umständen auch frühzeitig gestellt werden. Im Urethralsekret sind fast immer massenhaft Leukocyten nachzuweisen, unter entsprechender Beimengung von Epithelien. Vereinzelt können auch Erythrocyten vorhanden sein. Die meist beteiligte bunte Mischflora sollte nicht dazu führen, die Suche nach Trichomonaden vorzeitig aufzugeben. Bei der Drei-Gläser-Probe findet man in der ersten Portion die oben beschriebenen Elemente und gleichzeitig auch langsam zu Boden sinkende Trübungen und Flocken. An diesen Flocken sind die Trichomonaden am leichtesten nachzuweisen. Die zweite und dritte Portion dagegen ist vollkommen klar und weist auch im Schleudersatz kaum pathologische Elemente auf, wenn es sich um eine leichtere Form der Trichomonadeninfektion handelt. Ist es zu einer Aszension der Infektion auch in die Prostata hinein gekommen, gibt natürlich die Drei-Gläser-Probe nicht dieses typische und charakteristische Bild. Dann sind im allgemeinen die erste und besonders auch die dritte Portion trüb und weisen die oben beschriebenen und angesprochenen Formelemente in stärkerem Maße auf als die zweite Portion. Bei chronisch rezidivierenden Urethritiden, die manchmal in sehr abgeschwächter Form verlaufen, manchmal aber auch wieder akut exacerbieren können, sollte man immer an die Möglichkeit einer Infektion mit Trichomonaden denken. Bei jeder chronischen Trichomonadenurethritis ist ein besonderes Augenmerk auf das Befallensein der Prostata zu richten, da die Vorsteherdrüse bei wirklich auftretenden Aszensionen am häufigsten befallen wird, nach BAUER in etwa 30—40% der chronischen Trichomoniasis. Auffälligerweise ist bei Befallensein der Prostata sehr häufig ein negativer Palpationsbefund im Bereiche der Drüse zu erheben. Immerhin aber sollte der Nachweis von reichlich vermehrten Leukocyten im Prostataexprimat den Gedanken an die Existenz einer Trichomonadeninfektion der Vorsteherdrüse näherlegen. Eine akute Prostatitis mit den bereits beschriebenen Krankheitserscheinungen dürfte nur in Ausnahmefällen durch eine Trichomonadeninfektion einmal zustande kommen. Die Samenblasen sind entsprechend ihrer weiteren Entfernung von dem Primärherd der Harnröhre gegenüber der Vorsteherdrüse auch entsprechend weniger von der Trichomonadeninfektion befallen und machen sich klinisch auch kaum bemerkbar. Kommt es zu einer weiteren Aszension in den Bereich der Nebenhoden hinein, kann es zu einer akuten, einer subakuten oder chronischen Epididymitis kommen, die im allgemeinen afebril verläuft und mit einer mäßig schmerzhaften, manchmal sogar völlig schmerzlosen Schwellung des entsprechenden Nebenhodens einhergeht. Häufig ist dabei der Funiculus als Ausdruck einer begleitenden Deferentitis zu tasten. BAUER gibt die Häufigkeit der begleitenden Epididymitis mit 8,5%, PETSCHIERSKI mit 10% an. Verschiedentlich wurden auch in exstirpierten Nebenhoden Trichomonaden nachgewiesen. In einigen dieser Fälle wurden bakteriologische Untersuchungen angestellt, die völlig negativ verliefen, so daß angenommen werden muß, daß das Trichomonas urogenitalis auch für sich allein Epididymitiden mit allen sich daraus ergebenden Konsequenzen hervorrufen kann. Ob Balanitiden sowie Ulcerationen der Glans durch Trichomonaden hervorgerufen werden können, ist noch fraglich. Möglicherweise werden sie, wenn sie einmal entstanden sind, aber durch das Trichomonas urogenitalis unterhalten. Die Angaben über die Strikturbildungen nach Trichomonadeninfektionen im Bereiche der Harnröhre schwanken in der Literatur ganz außerordentlich und liegen in Zahlenbereichen, die sich zwischen 10 und 95% bewegen (BAUER). Eine Entscheidung darüber, ob diese Strikturen nur durch die Trichomonadeninfektion allein oder

aber durch eine unter Umständen begleitende Urethritis durch andere Bakterien
verursacht oder aber auch durch eine Lokalbehandlung bei einer vermuteten
Gonorrhoe entstanden sind, ist derzeit noch strittig und nicht geklärt. Bei den
Fällen Bauers waren in 16% abakterielle Urethralsekrete vorhanden, in 33% war
eine geringe und in 51% eine mäßige bis starke bakterielle Begleitflora nachzuweisen. Gelegentlich kann man bei der Trichomonadeninfektion auch eine
Hämatospermie, eine Ejaculatio praecox, mitunter eine makro- oder mikroskopische Hämaturie, sowie Potenzstörungen mit Erektions- und Pollutions-
schmerzen feststellen.

Die Diagnose Trichomonadenurethritis stützt sich auf den Nachweis der Para-
siten. Serologische Methoden oder auch Intracutanteste haben bisher bei der
Trichomoniasis noch keine brauchbaren diagnostischen Ergebnisse zeitigen
können. Die Therapie der Trichomonadeninfektion hängt im wesentlichen von der
Lokalisation der Erkrankung ab. Handelt es sich um ein reines Befallensein der
Glans, kommt man im allgemeinen mit Waschungen sowie unter Umständen mit
Umschlägen, mit Borwasser, Rivanol oder stark verdünnter Kaliumpermanganat-
lösung bereits zum Ziel. Zur Behandlung der Urethritis, die ohne weitere und
tiefergreifende Komplikationen verläuft, kommen im allgemeinen Instillations-
behandlungen mit verschiedenen Spülflüssigkeiten in Frage. Es soll aber gleich
hier betont werden, daß eine Therapie der Wahl auch hier erst seit kurzem bekannt
ist. Dafür spricht auch die Tatsache, daß es eine außerordentlich große Serie von
bei der Trichomonadeninfektion zu verwendenden Medikamenten gab, die je nach
Autor immer wieder in verschiedener Kombination angewandt wurden. Zu den
Instillationsflüssigkeiten gehören alle bereits im alten Handbuch der Urologie für
die Behandlung der banalen Urethritis und Cystitis angeführten Instillations- und
Spülflüssigkeiten. Liegt eine erhebliche bakterielle Mischflora vor, sollte man
natürlich eine entsprechende Testung und Resistenzbestimmung durchführen und
gleichzeitig eine Lokalbehandlung mit Instillationen der oben bereits angesprochenen Lösungen durchführen. Neuerdings hat sich in der Behandlung der Trichomonadeninfektion nach den Enttäuschungen über das Trichomycin und auch über
das Triteon eine Wende in der Behandlung der Trichomonadeninfektion ange-
bahnt. Es handelt sich bei diesem Präparat um einen Imidazolabkömmling, der
im Ausland unter dem Namen Flagyl und später in Deutschland unter dem Namen
Clont in den Handel kam. Man gibt von diesem Medikament über 6 Tage zweimal
täglich eine Tablette zu 250 mg oder aber täglich eine Vaginaltablette bei Frauen.
Bei Frauen ist auch eine kombiniert orale und lokale Behandlung möglich, während Männer nur peroral behandelt werden. Da dieses Medikament selektiv auf
die Trichomonaden wirkt, ist eine Begleitbehandlung bei bestehender bacillärer
Infektion unter Umständen durch ein entsprechendes antibiotisches Medikament
angezeigt, da möglicherweise die Urethritis trotz Abheilens der Trichomonadeninfektion durch die anderen Erregerarten aufrecht erhalten bleiben kann und somit
zum Scheinversagen des Medikamentes führen. Bei den bisher behandelten
Männern konnte in nahezu 100% der Fälle eine Vernichtung der Trichomonaden
festgestellt werden.

F. Die unspezifischen Entzündungen
von Penis und Scrotum
I. Die Cavernitis

Die Entzündung der Schwellkörper ist ein relativ seltenes Krankheitsbild. Sie
kann sich sowohl in den Corpora cavernosa penis als auch im Corpus cavernosum
urethrae entwickeln. Demnach unterscheidet man eine diffuse von einer um-

schriebenen Form. Die umschriebene Cavernitis betrifft vorzugsweise das Corpus cavernosum urethrae. Ätiologisch kommen neben infizierten Verletzungen und Harnröhrenstrikturen vor allem Infektionen der Harnröhre in Frage. Nicht ungewöhnlich ist auch die Entstehung einer Cavernitis nach längerer Dauerkatheterbehandlung. Es kommt hierbei zu einer Überwanderung der Keime aus der infizierten und druckgeschädigten Urethra. Die Entzündung beginnt meist im hinteren Anteil des Schwellkörpers. Man erkennt eine starke lokale Rötung mit Druckschmerzhaftigkeit und knotiger Infiltration, begleitet von einem mehr oder minder stark ausgeprägten Priapismus. Obwohl hohes Fieber auftritt, ist das Allgemeinbefinden nur wenig beeinträchtigt. Therapeutisch steht neben der Behandlung des Grundleidens die parenterale Sulfonamid- bzw. Antibioticaapplikation im Vordergrund. In der Regel kommt es jedoch trotz entsprechender Behandlung zur eitrigen Einschmelzung. Um ein Fortschreiten des Prozesses zu verhindern, ist daher die frühzeitige Incision fast immer erforderlich. Selbst wenn der Absceß mit der Harnröhre in Verbindung steht, ist mit einer spontanen Ausheilung nicht zu rechnen, da infolge der ausgeprägten Kryptenbildung weder der Eiter noch der infizierte Urin völlig entleert werden. Zusätzlich zur Absceßspaltung muß in einigen Fällen zwecks Urinableitung eine Blasenfistel angelegt werden.

Im Gegensatz zur umschriebenen ist die diffuse Cavernitis wesentlich gefährlicher, da ihr einerseits die örtliche Begrenzung fehlt und sie andererseits stets von schweren Allgemeinerscheinungen begleitet ist. Schüttelfröste, hohes Fieber, Somnolenz und Intoxikation charakterisieren das Krankheitsbild. Lokal liegt eine diffuse ödematöse Schwellung des gesamten Gliedes vor. Das Corpus cavernosum penis fühlt sich derb-elastisch an, ist aber nur gering druckempfindlich. Auch hier besteht fast immer ein Priapismus. Als Entstehungsursachen werden außer lokalen Faktoren hämatogene Metastasierungen bei Sepsis, Fleckfieber, Variola und Typhus beobachtet.

Therapeutisch ist eine frühzeitige und ausgiebige Incision unerläßlich, da sich anderenfalls eine Penisgangrän oder eine penile Sepsis entwickeln kann. Daneben steht die Allgemeinbehandlung mit Sulfonamiden oder Antibioticis. Gleichzeitig mit der Incision sollte man immer bei diesen schwereren Krankheitsformen eine suprapubische Blasenfistel anlegen.

Die Prognose der Cavernitis ist insofern ungünstig, da fast immer Harnröhrenfisteln, häufiger aber noch Potenzstörungen zurückbleiben. Selbst kleinere Narben, die am erschlafften Penis kaum zu tasten sind, bewirken bei der Erektion so starke Verbiegungen, daß eine Impotentia coeundi resultieren kann. Es ist deshalb nach Abheilung der Cavernitis oft noch eine weitere operative Behandlung zur Beseitigung der Folgezustände erforderlich.

Differentialdiagnostisch bereitet die akute Cavernitis keine großen Schwierigkeiten. Es ist lediglich die Infektion mit banalen Erregerformen von der meist milder und schleppender verlaufenden gonorrhoischen Cavernitis abzugrenzen.

II. Die idiopathische Gangrän von Penis und Scrotum

Abgesehen von den in den Bereich der Dermatologie gehörenden entzündlichen Erkrankungen des Scrotums und Penis wäre hier die idiopathische Gangrän des Penis und des Scrotums zu erwähnen. Außer den Streptokokken, die ätiologisch die größte Bedeutung bei dieser Erkrankung spielen, kommen aber auch noch eine Reihe anderer Erreger in Frage. Die Eingangspforte für die Erkrankungen dürften wohl kleinere Rhagaden im Bereiche der Scrotalhaut bilden. Diese Erkrankung ist dadurch charakterisiert, daß sie perakut verlaufend auftritt und zu einer völ-

ligen Gangrän der Scrotal- und der Penishaut führt. Das Primäre dürfte wohl
eine subcutane Phlegmone sein, an die sich auf Grund einiger Eigenarten der
Scrotalhaut die Gangrän anschließt. Dabei spielt das fettarme, außerordentlich
lockere Bindegewebe zwischen Tunica dartos und Tunica vaginalis sowie der
außerordentlich starke Lymphreichtum dieser Gegend eine ausschlaggebende
Rolle, so daß diese anatomischen Gegebenheiten die günstige Ausgangsposition
für eingedrungene Keime für einen derartig foudroyanten Verlauf geben, eine
Erkrankung, die charakterisiert ist durch das plötzliche Auftreten mit Schüttelfrost, Pulsbeschleunigung, außergewöhnlich starkem Krankheitsgefühl, mit Erbrechen und deliranten Zuständen. Im allgemeinen verläuft diese Erkrankung
unter dem Bild einer schweren septischen Allgemeininfektion. Nach einer zunächst auftretenden leichten Rötung und Schwellung kommt es zur Bildung von
blau-roten, bis kindskopfgroßen Massen im Bereiche der befallenen Organe, einer
lividen Verfärbung mit schwärzlichen Flecken, Blutaustritten, die zur Gangrän
und schließlich zur Abstoßung des gesamten bedeckenden Hautsystems führen.
Der Prozeß kann unter Umständen auch auf die unteren Bauchpartien übergreifen. Eigenartigerweise wird aber der Damm selbst nie davon befallen, eine
Tatsache, die in der Abflußrichtung des Blut- und Lymphstromes in Richtung
Bauch zu suchen ist. Zuweilen ist auch eine Gasbildung in dem phlegmonös entzündeten Gebiet festzustellen, als Ausdruck einer Mischinfektion mit gasbildenden
Bakterien. Nach Abstoßung des nekrotischen Gewebes und meist lytischem Abfall
des Fiebers geht die Heilung, vor allen Dingen was das Allgemeinbefinden angeht,
außerordentlich schnell vonstatten. Die Mortalität bei dieser Erkrankung betrug
früher 20—30%, so daß also die Prognose im allgemeinen als sehr ernst zu stellen
war. Unter dem Einfluß der modernen chirurgischen und antibiotischen Behandlung hat sich das aber wesentlich gebessert (CAMPBELL, FERCUCOLA, FRIEDMANN,
GRABSTALD, GRABAMA, GREGORY, OKAMOTO u.a.).

Die Therapie der Fournierschen Gangrän des Scrotums und des Penis hat in
einer möglichst frühzeitigen radikalen chirurgischen Entfernung der gesamten befallenen Hautpartien zu bestehen, um eine Intoxikation des Organismus durch die
der Colliquation anheimgefallenen Zellelemente möglichst zu vermeiden. Auch
wird durch dieses frühzeitige aktive chirurgische Vorgehen ein Übergreifen auf die
unteren Bauchpartien verhindert, wodurch einem später stattzufindenden plastischen Ersatz der der Gangrän zum Opfer gefallenen Haut wesentlich entgegen-
gekommen wird. Gleichzeitig hat natürlich eine sofortige Therapie mit einem
Breitbandantibioticum stattzufinden, um auch von dieser Seite aus die Infektion
möglichst frühzeitig und radikal zu bekämpfen. Auffallend ist die ausgesprochene
Tendenz zur Re-Epithelisierung der teilweise doch recht erheblichen Substanz-
defekte, so daß bei geringerer Ausdehnung von jeglichen plastischen Deckungs-
versuchen Abstand genommen werden kann.

Literatur

ABESHOUSE, B. S., E. HELLER and J. O. SALIK: Vaso-epididymography and vasoseminal
vesiculography. J. Urol. (Baltimore) 72, 983—991. — ABESHOUSE, B. S., and M. E. RUBEN:
Prostatic and periprostatic phlebography. J. Urol. (Baltimore) 48, 640 (1952). — AMBROSE,
S. G.: Nongonococcal urethritis: Diagnosis and treatment. J. med. Ass. 43, 950—953 (1954).—
ATKINSON, R. K.: Evaluation of antibiotics in treatment for chronic prostatitis. Geriatrics 12,
515—520 (1957). — AUCKLAND, G., and W. J. PRESTON: Nonspecific urethritis, is mycotic
infection important? Brit. J. vener. Dis. 30, 81—87 (1954).
BARR, E. O.: The relation between foci of infection and prostatitis. Urol. cutan. Rev. 42,
733 (1938). — BARNETT, C. E.: The vesicules seminales. Surg. Gynec. Obstet. 10, 122 (1910). —
BAUER, H.: Zur Herkunft der Urogenitaltrichomonaden, besonders beim Manne. Z. Urol. 39,
14 (1945); Zur Symptomatologie der urogenitalen Trichomonadenkrankheit des Mannes. Z.
Urol. 45, 293 (1952); — Zur Herkunft der Urogenitaltrichomonaden bei der Frau. Zbl.

Gynäk. **75**, 102—108 (1953); — Die urogenitale Trichomoniasis des Mannes im Lichte der neuesten Trichomoniasis-Monographien. Derm. Wschr. **46**, 96 (1954); — Trichomonasis urogenitalis. Med. Welt **1959**, 1401; — Mikroskopischer Nachweis der manifesten und latenten Trichomoniasis urogenitalis beim Manne. Urol. int. (Basel) **9**, 154 (1959). — BAUER, K. M.: Seltene Erkrankungen der Samenblasen. Z. Urol. **49**, 287 (1956); — Die chronisch-unspezifische Adnexitis des Mannes und ihre derzeitige Behandlung. Medizinische **1957**, 1863—1865. — BELFIELD, W. T.: Vasotomy, radiographie of the seminal duct. J. Amer. med. Ass. **61**, 1867 (1913). — BIBUS, B.: Der Prostataabszeß, seine Symptomatologie und Therapie. Wien. klin. Wschr. **1938** I, 51—53. — BLANC, H.: La prostatide ligneuse hypertrophique pseudo-neoplesique. J. belge Urol. **12**, 296 (1939). — BLUMENSAAT, C.: Die entzündlichen Erkrankungen der Prostata. Stuttgart: Ferdinand Enke 1961. — BOEMINGHAUS, H.: Beitrag zur Samenblasenpathologie. Langenbecks Arch. klin. Chir. **139**, 641 (1926). — BOEMINGHAUS, H., u. F. J. GÖTZEN: Zur antibiotischen Behandlung akut eitriger urologischer Krankheitsprozesse. Z. Urol. **45**, 421 (1952). — BOREAU, J.: L'étude radiologique des voies séminales normales et pathologiques, vol. VI, 129 p. illus. Paris: Masson & Cie. 1953. — BOSHAMER, K.: Benachrichtigungen über die chronische Prostatitis und zur Frage der Massagebehandlung dieser Erkrankung. Langenbecks Arch. klin. Chir. **191**, 585 (1938); — Lehrbuch der Urologie, 5. Aufl. Stuttgart: Georg Thieme 1953; — Zur Auswertung des Plasma-Eiweißbildes (Elektrophorese) bei der Uro-Tuberkulose. Z. Urol. **51**, 189 (1958). — BOSLET, W.: Zur Therapie der unspezifischen Urethritis. Med. Klin. **50**, 529—530 (1955). — BOWERS, J. E., and G. B. THOMAS: The clinical significance of abnormal prostatic secretion. J. Urol. **79**, 976—982 (1958). — BROSCH, W.: Ostitis pubis bei Prostatitis. Münch. med. Wschr. **99**, 444—445 (1957). — BUCHAN, J. F.: Reiters' disease: Review of present position. Proc. roy. Soc. Med. **48**, 432—436 (1955). — BURFORD, E. H., and C. E. BURFORD: Epididymectomy for recurring disabling epididymitis. Missouri Med. **53**, 288 (1956). — BURGHELE, T., H. JOACHIM and D. BOCANCEA: Diagnostic histopathologique des lesions épididymaires par ponction-biopsie. J. urol. méd. et chir. **61**, 685—693 (1955).

CALAMS, J. A.: A histopathologic search for chronic seminal vesiculitis. J. Urol. (Baltimore) **74**, 638—645 (1955). — CALISE, M.: Sulla tricomoniasi spermatica. Riv. Ostet. Ginec. prat. **39**, 860—867 (1957). — CAMPBELL, J. C.: Fourniers gangrene. Brit. J. Urol. **27**, 106—115 (1955). — CAPPARELLI, V.: Sindrome de Reiter tratada com successo pela cortisona. Rev. bras. Med. **11**, 331—333 (1954). — CASTRO, G.: Si puô prevenire l'orchite da parotite epidemica? G. Med. milit. **107**, 339—345 (1957). — CAVAILLON, M.: Symposium sur les uréthrites non gonococciques, Monaco, 21—24, septembre 1954. Rev. Hyg. Méd. soc. **3**, 61—63 (1955). — CERHA, W.: Erfahrungen mit Raveron in der urologischen Praxis. Ars Med. (Liestal) **49**, 496—498 (1959). — CHAPPAZ, G.: Note sur la trichomonase génitale humaine. Sa fréquence chez l'homme et la femme, et le mode de contamination placeraient actuellement cette infection au premier rang des maladies vénériennes. Bull. Acad. nat. Méd. (Paris) **139**, 45—48 (1955). — CHITTY, K.: Prostatic abscess. Brit. J. Surg. **44**, 599—602 (1957). — GHORMLEY, K. O., E. N. COOK and C. M. NEEDHAM: Bacterial flora in chronic prostatitis. Amer. J. clin. Path. **24**, 2 (1954). — CHWALLA, R.: Diskussion zum Vortrag SCHULZE über gehäuftes Auftreten von spezifischen und unspezifischen Nebenhodenentzündungen der Nachkriegsjahre. Verh. dtsch. Ges. Urol. 307 (1949); — Urologische Endokrinologie. Wien: Springer 1951. — CLARK, A. L.: The treatment of acute prostatitis. J. Urol. (Baltimore) **39**, 145 (1938). — CLARKE, B. G., H. CHAIMSON, H. GOLDEN and H. N. TASHIAN: Notes on the treatment of nongonococcal urethritis in males with tetracycline. Bull. Tufts-New Engl. med. Cent. **1**, 34—36 (1955). — CLEGG, E. J.: Arterial supply of human prostate and seminal vesicles. J. Anat. (Lond.) **89**, 209—216 (1955). — CLEMENS, H.: Über die Prostatitis. Langenbecks Arch. klin. Chir. **260**, 599 (1948). — COLOMBO, F.: Je cortisone nella cura della orchite da parotite epidemica. G. Med. milit. **106**, 61—66 (1956). — COMARR, A. E., and E. BORS: Spermatocystography in patients with spina cord injuries. J. Urol. (Baltimore) **73**, 172—178 (1955). — CSONKA, G. W.: Involvement of the nervous system by Reiter's syndrome. Ann. rheum. Dis. **17**, 334—336 (1958). — CSONKA, G. W., and E. KAWERAN: Electrophoretic analysis of serum protein in Reiter's syndrome. Ann. rheum. Dis. **17**, 429—435 (1958). — CUMMING, R. E., and G. E. CHITTERDEN: Pyogenic prostatitis, a clinical analysis of the immune response. Z. Urol. **39**, 118 (1938). — CUMMINGHAM, J. H.: Operative treatment of seminal vesiculitis. J. Urol. (Baltimore) **3**, 175 (1919).

DE FRANCHIS, V.: Cura della orchite parotitica con terramicina. Gazz. med. ital. **116**, 172 (1957). — DE LA PENA, A., and E. DE LA PENE: Diverticular or cavitacy chronic prostatitis. J. Urol. (Baltimore) **55**, 273 (1946). — DELZOTTO, L.: Pachivaginalite emorragica bilaterale. Urologia (Treviso) **23**, 74—78 (1956). — DENCK, H., u. R. HOHENFELLNER: Über die chronische, unspezifische Prostatitis. Klin. Med. (Wien) **13**, 245—250 (1958). — DIAS, C. DE M.: Infeccao focal e prostatovesiculite. Rev. bras. Med. **12**, 116—118 (1955). — DIETERLE, RUDOLF: Über eigenartige geschwulstähnliche Epithelwucherung bei chronischer Orchitis. Schweiz. Z. allg. Path. **13** (1950). — DOMEIJ, B., G. GIERTZ, B. OLHAGEN and

R. ROMANUS: Genitourinary focus in rheumatic disorder in the male. Acta chir. scand. 115, 1—10 (1958). — DORN, H.: Nicht gonorrhoische Urethritiden. Z. Haut- u. Geschl.-Kr. 18, 365—369 (1955). — DRUMMOND, A. C.: Staphylococcus prostatitis treated with staphylococcus toxid. Amer. J. Surg. 51, 393 (1941). — DUREL, P., V. ROIRON-RATNER, A. SIBOULET and C. SOREL: Non-gonococcal urethritis. Brit. J. vener. Dis. 30, 69—72 (1954). — DUREL, P., and A. SIBOULET: Sur lès urétrites non gonococciques (Symposium de Monaco, septembre 1954). Presse méd. 63, 1435—1437 (1955); — Les urétrites à virus, leur place parmi les autres urétrites non gonococciques. Proph. sanit. morale 28, 191—203 (1956).

FERGUSON, C., and J. CARRON: Topical neomycin in treatment of non-specific urethritis: preliminary report. Milit. Surg. 115, 176—179 (1954). — FERNICOLA, A. R.: Idiopathic septic gangrene of the testis in the newborn. Amer. J. Surg. 93, 466—469 (1957). — FERULANO, O.: Sul trattamento delle prostatiti croniche con la magnesioterapia ionoforesica. Rif. med. 69, 599—604 (1955). — FERULANO, O., and T. REDA: Uso topico della terramicina nel trattamento delle uretriti aspecifiche. G. ital. Chir. 11, 211—242 (1955). — FLORENCE, T. J.: Cortisone in treatment of epididymitis. J. Urol. (Baltimore) 75, 133—134 (1956). — FÖRSTER, Z.: Zur Therapie der chronischen Prostatitis. Wien. klin. Wschr. 1940, 193—195. — FOWLER, W.: Candida albicans urethritis; report of a case. Brit. J. vener. Dis. 34, 166—168 (1958). — FOWLER, W., and G. H. KNIGHT: Value of treatment in Reiter's disease. Brit. J. vener. Dis. 32, 2—6 (1956). — FOXWORTHY, D. T., R. M. POSKE, E. M. BARTON, L. A. BAKER and M. M. MONTGOMERY: Adrenocorticotropin and cortisone in treatment of severe Reiter's syndrome. Ann. intern. Med. 44, 52—62 (1956). — FRANKSSON, C., and J. PETERSEN: Chronic prostatavesiculitis and affections of the spinal nerve roots. Urol. int. (Basel) 1, 171 (1955). — FREIRE, J. G. d. C.: Valor diagnostico das radiografias contrastadas das vias esparmáticas, 104 p. illus. Sao Paulo 1943. — FRIEDMAN, S.: Gas gangrene of penis and scrotum. J. Urol. (Baltimore) 72, 51—52 (1954).

GADEHOLT, H.: Prostatitis typhosa chronica. Nord. Med. 59, 473 (1958). — GADRAT, J., J. QUERCY, J. CUZACQ et J. IZARD: Forme ulcéro-necrotique d'orchi-epididymite melitococcique. Sem. Hôp. (Paris) 34, 2271—2273 (1958). — GARTMAN, E.: Outbreak of acute epididymitis associated with pneumonitis. U.S. armed Forces med. J. 6, 981—982 (1955); The causes of epididymitis. U.S. armed Forces med. J. 7, 531—539 (1956). — GARTMAN, E., and A. LEIBOVITZ: Study of non-gonococcal urethritis, presumably venereal in origin, based upon 588 infections in 529 patients. Brit. J. vener. Dis. 31, 92—97 (1955). — GARZA, L. A.: Trichomonas vaginalis urethritis in male patients and its treatment with local oxophenarsine hydrochloride (Mapharsen). Antibiot. Med. 5, 36—38 (1958). — GIERTZ, G., F. P. RAPER, A. H. HARKNESS and H. P. WINSBURY-WHITE: Discussion on nonspecific prostatitis. Proc. roy. Soc. Med. 48, 413—424 (1955). — GIOMI, C., e P. CHIAPPARA: Su un caso di sindrome di Reiter. Minerva ortop. 5, 467—476 (1954). — GLENN, J. F., and D. L. SPANEL: Serum acid phosphatase and the effect of prostatic massage. J. Urol. (Baltimore) 82, 240 (1959). — GOLDEROS, A. F.: Abacterial urethritis, abacterial pyuria and Reiter's syndrome. J. Urol. (Baltimore) 73, 536—539 (1955). — GOLJI, H.: Clinical value of epididymovesiculography. J. Urol. (Baltimore) 78, 445—455 (1957). — GONDER, M. G.: Acute epididymitis. Med. Bull. U.S. Army, Europe 13, 239—240 (1956). — GOURDEAU, Y., et J. J. BERNIER: Mélicorten dans le traitement de l'epididymite. Laval méd. 25, 200—202 (1958). — GRABSTALD, H.: Further experience with transrectal biopsy of prostate. J. Urol. (Baltimore) 74, 211 (1955). — GRAHAM, R. S.: Nongonococcal urethritis. Amer. J. Syph. 38, 599—605 (1954). — GRANELLI, U.: Sopra un caso di uretrite di origine micosica. Minerva derm. 30, 191—193 (1955). — GRANT, O.: Treatment of recalcitrant prostatitis by drung injection. J. Urol. (Baltimore) 39, 150 (1938). — GRATAMA, S.: Acute necrosis of scrotal skin. Docum. Med. geogr. trop. (Amst.) 9, 280 (1957). — GREEN, M. R., and A. L. DEAN: Some psychiatric aspects of symptoms of genitourinary disease. J. Urol. (Baltimore) 72, 742—747 (1954). — GREGORY, J. L.: Fournier's gangrene. Brit. J. Urol. 27, 116—119 (1955). — GUELI, F.: Uretriti traumatiche. Minerva derm. 32, 206—208 (1957). — GUNST, W.: Über die Bewertung der lokalen Therapie bei unspezifischen Infektionen der unteren Harnwege. Medizinische 1955, 817—819.

HAEDICKE, T. A., and B. JONES: Response of trichomonas hominis to carbasone: Case report from Korea. Tex. Rep. Biol. Med. 12, 975—978 (1954). — HAMMER, J. M., A. DE GROAT and J. R. MacGREGOR: Atabrin in treatment of trichomonas infestation in prostate. J. Mich. med. Soc. 53, 888—889 (1954). — HARKNESS, A.: Non gonococcal urethritis, including the genital manifestations of local and systemic diseases and infestations of the urinary tract with protozoa, metozoa and fungi, Bd. XI, 424 p. illus. Edinburgh: E. & S. Livingstone 1950. — HARKNESS, A. H.: Arthritis associated with non-gonococcal urethritis. Rheumatism 10, 91—95 (1954). — HARTMANN, E. H.: Mumps epididymitis. J. Urol. (Baltimore) 79, 999—1000 (1958). — HARTZ, P. H., and D. TOLEDANO: Specific orchitis in Chagas's disease. Docum. Med. geog. trop. (Amst.) 6 (1954). — HATSCH, W. E.: Intraprostatic injection of penicillin. J. Urol. (Baltimore) 64, 763 (1950). — HAVEN, W. K.: The relationship of lesions of the nose, throat, accesory sinuses and the eye, to chronic pyogenic prostatitis. J. Urol.

(Baltimore) **39**, 128 (1938). — HEINKE, E., u. W. KNOTH: Fertilitätsstörung durch Mumps-orchitis. Archiv klin. exp. Derm. **201**, 298—310 (1955). — HEISE, G. W.: Zur Chirurgie der Samenblasenerkrankungen. Z. Urol. **49**, 9—22 (1956). — HEISE, G. W., u. A. KULESSA: Mitteilungen über eine verbesserte Röntgendiagnostik der Samenblasenerkrankungen. Z. Urol. **48**, 295—315 (1955). — HELLER, W., u. H. BACH: Die chronische unspezifische Prosta-titis und Möglichkeiten ihrer derzeitigen Behandlung. Münch. med. Wschr. **96**, 639—640 (1954). — HIRT, A.: Über subakute und chronische Prostatitis. Bruns Beitr. klin. Chir. **171**, 131 (1940). — HOLLIS, W. J.: Abacterial urethritis: report of 8 cases with isolation of pleuro-pneumonia-like organism. J. Urol. (Baltimore) **72**, 671—676 (1954). — HUDSON, P. B., W. W. S. BUTLER, H. BRENDLER and W. W. SCOTT: Vascular perfusion of the prostata gland. J. Urol. (Baltimore) **63**, 319 (1950). — HÜDEPOHL, F.: Fokalinfektion und Urogenitalsystem. Z. Urol. **45**, 425 (1952).

JAEGER, H.: Etat actuel du problème des urétrites non gonococciques. Dermatologica (Basel) **110**, 342—343 (1955). — JENSEN, T.: Non-gonococcal urethritis treated with aureo-mycin. Acta derm.-venereol. (Stockh.) **34**, 82—88 (1954); — Therapy of nonspecific urethritis. *Orig.*: Hvorledes behandler de uspecifik urethritis. Ugeskr. Laeg. **117**, 393—394 (1955) [Dänisch]. — JOHNSON, M. A.: Chronic prostatitis: a study of the prostatic fluid of 167 normal males. Trans. S. cent. Sect. Amer. urol. Ass. pp. 59—63 (1954). — JOOS, HANS: Die pleuro-pneumonieähnlichen Mikroorganismen im Urogenitaltraktus des Menschen und ihre sero-logischen Eigenschaften. Inaug.-Diss. Zürich 1953, 22 p.

KÄHLER, H. J.: Paraxin und Pyrifer in der Behandlung der unspezifischen chronischen Prostatitis. Z. Urol. **48**, 706—711 (1955). — KEUTEL, H. J.: Ascendierende Trichomoniasis beim Mann. Z. Urol. **48**, 492—499 (1955). — KEUTEL, H. J., u. W. NEUMANN: Beitrag zum Krankheitsbild der Trichomoniasis des Menschen und zu ihrer geschlechtlichen Übertragbar-keit. Zbl. Gynäk. **77**, 1352—1362 (1955). — KICKHAM, C. Z. E.: Metastatic prostatic abscess. Urol. cutan. Rev. **42**, 806 (1938). — KIRSCH, E., u. H. HERING: Zunahme der unspezifischen Nebenhodenentzündungen während der letzten drei Jahre. Dtsch. Gesundh.-Wes. **9**, 1518—1522 (1954). — KNEISE, O.: Chirurgie der Urogenitalorgane. Z. Urol. **44**, 67 (1951). — KNIPPER, W.: Zur Behandlung mit Prostataextrakt. Medizinische **1956**, 1150; — Zur Be-handlung der chronischen Prostatitis. 50. Tagg Dtsch. Ges. f. Urologie, Wien 1957. — KLIKA, M.: Die mikrobielle Flora der vorderen Harnröhre und ihre biologische und klinische Bedeutung. Münch. med. Wschr. **97**, 1255—1256 (1955). — KÖRBER, K., u. E. FLECKENSTEIN: Experimentelle Untersuchungen über die Resistenz der Trichomonas vaginalis. Hautarzt **5**, 316—318 (1954). — KRÜCKEN, H.: Urethritis non gonorrhoica. Ärztl. Wschr. **9**, 1085—1090 (1954). — KRÜCKEN, H., u. H. FABRY: Pleuropneumonia-like organismus bei Morbus Reiter und verwandten Syndromen. Ärztl. Wschr. **10**, 294—299 (1955). — KUNZ, A.: Erfahrun-gen mit Raveron in der Behandlung der Prostatahypertrophie und der chronischen Prosta-titis. Wien. klin. Wschr. **69**, 124 (1957).

LAFON, R., P. PAGES, J. ROUX, J. P. TEMPLE et J. MINVIELLE: Syndrome de Fiessinger-Leroy-Reiter, avec infiltrats pulmonaires, labiles et hémiplégie régressive, organismes L dans les sécrétions urétrales. — LANCELEY, F.: Trichomonas vaginalis infections. Med. ill. (Lond.) **9**, 17—21 (1955). — LEADER, A. J.: Chronic vesiculoprostatitis a reorientation. J. Amer. med. Ass. **168**, 995—999 (1958). — LEIKIND, E. R.: The spastic bowel and prostato-vesiculitis. Med. Tms (Lond.) **85**, 1368—1375 (1957). — LICH jr., R.: Prostatitis. Med. Tms (Lond.) **82**, 594—603 (1954). — LICHTENBERG, A. v.: Chirurgie der Samenwege. Klin. Wschr. **1924**, 2344. — LUYS, G.: Technique du lavage des vésicules séminales. Paris. chirurg. **18**, 207 (1926).

MARBERGER, E.: Beurteilung der Hodenfunktionsstörungen auf Grund der Biopsie. Klin. Med. (Wien) **12**, 510—517 (1957). — MARCHE, J.: Spondylarthrite ankylosante et syndrome de Fiessinger-Leroy-Reiter; deux aspects de la même maladie rheumatismale. France méd. **18**, (I) 7—30, (II) 5—32, (IV) 43—47 (1955). — MARCHIONINI, A., u. H. RÖCKEL: Ätiologie, Diagnose, Therapie der gonorrhoischen und nichtgonorrhoischen Urethritiden. Münch. med. Wschr. **99**, 175 (1957). — MARK, E., and R. L. HOFFMANN: Renal retention due to seminal vesiculitis. J. Urol. (Baltimore) **8**, 89 (1922). — MARTIN-LAVAL, A.: Un cas de gangréne spontanée des bourses dite gangréne de Fournier. Marseille chir. **9**, 729—735 (1957). — MARTONI, L.: L' idrocortisone nell' orchite da parotite. Clin. pediat. (Bologna) **37**, 403—406 (1955). — MATHUR, T. N.: Orchitis in brucellosis. J. Indian med. Ass. **25**, 429—431 (1955). — MATTSSON, R.: Recurrent retinitis in Reiter's disease. Acta ophthal. (Kbh.) **33**, 403—408 (1955). — MAYR, Z.: Die Behandlung der Prostatitis. Münch. med. Wschr. **1938** II, 1937—1939. — MCCARTNEY, E. T., and J. STEWART: Suppurative orchitis due to pseudomonas aeruginosa. J. Pediat. **52**, 451—453 (1958). — MELICOW, M. M.: Allergic granulomas of the prostata gland. Z. Urol. **65**, 288 (1951). — MESSENT, D., and R. SHACKMAN: Non-tuberculous and tuberculous epididymitis. Brit. med. J. **1**, 643—645 (1955). — MILLER, J. M., J. A. SURMONTE, M. GINSBERG and F. B. ABLONDI: Treatment of acute epididymitis with anti-bacterial drugs and intramuscular injection of streptokinase. J. Urol. (Baltimore) **74**, 636—637 (1955); — Treatment of mumps and complicating epididymoorchitis by tetracycline hydrochloride and streptokinase. Milit. Med. 118, 31—33 (1956). — MOSQUEIRA, M.: Local treatment of prostatitis with oxytetracycline. Antibiot. Med. 3, 117—119 (1956). — MULVANY, D.: Epididymo-orchitis. Brit. J. clin. Pract. 12, 259—261 (1958). — MYBURGH, J. A.: Granulomatous orchitis, with report of a case. S. Afr. med. J. 30, 1230—1233 (1956).

NARDELLI, L.: Le uretriti allergiche. Minerva derm. 32, 208—209 (1957). — NASEMANN, T.: Die Viruskrankheiten der Haut. Im Handbuch der Haut- und Geschlechtskrankheiten, Ergänzungswerk, S. 275. Berlin-Göttingen-Heidelberg: Springer 1961. — NASEMANN, E., u. R. NAGAI: Die Urethritis herpetica (Herpes simplex urethralis). Münch. med. Wschr. 102, 431—434, 475—479 (1960). — NICKEY, W. M., and P. O. B. MONTGOMERY: Eosinophilic granulomatous prostatitis. J. Urol. (Baltimore) 75, 730 (1956).

OATES, J. K.: Diagnosis of chronic prostatitis. Brit. J. vener. Dis. 34, 250—253 (1958). — OBE, G., u. G. HERRMANN: Papierelektrophoretische Untersuchungen am Spermaplasma, Ejakulat und Prostataexprimat. Z. Urol. 47, 393 (1954). — OKAMOTO, S., S. KOMIYAMA and N. GOTO: On a case of genital gaseous phlegmon. Yokohama med. Bull. 8, 15—24 (1957). — ORR, L. M.: Medical and surgical treatment of chronic prostatitis. Amer. J. Surg. 39, 602 (1938). — O'SHAUGHNESSY, E. J., P. S. PARRINO and J. D. WHITE: Chronic prostatitis—fact or fiction? J. Amer. med. Ass. 160, 540—542 (1956).

PACE, J. M.: Coccidiomycosis of the epididymitis. South. med. J. 48, 259—260 (1955). — PERRENOUD, J. P.: L'orchite ourlienne et son traitement. Presse méd. 64, 186—187 (1956). — PERSKY, L., G. AUSTEN jr., and W. E. SCHATTEN: Recent experiences with prostatic abscess. Surg. Gynec. Obstet. 101, 629—633 (1955). — PETERSDORF, R. G., and J. L. BENNETT jr.: Treatment of mumps orchitis with adrenal hormones, report of twenty-three cases with a note on hepatic involvement in mumps. Arch. intern. Med. 99, 222—233 (1957). — PICCINELLI, O., e F. NICROSINI: Il prednisone nel trattamento della complicanza orchitica della parotite epidemica. Gazz. med. ital. 117, 112—114 (1958). — PIONTEK, H.: Papierelektrophorese und Resistenzbestimmung bei Urogenitaltuberkulose. Z. Urol. 49, 295 (1956). — PIRINGER, W., u. E. PIRINGER: Prostatitis chronica — Trichomonas vaginalis. Wien. med. Wschr. 107, 609—610 (1957). — PITZUS, F.: Il cortisone nella terapia della complicanze orchitiche della parotite epidemica, uso profilattico e terapeutico e sua influenza sel quadro immunologico. Acta med. ital. Mal. infett. 12, 113—121 (1957). — POULSEN, O.: Surgical treatment of seminal vesiculitis. Acta chir. scand. 113, 109—117 (1957); — Spermatocystitis, prostatovesiculitis. Nord. Med. 58, 1762—1768 (1957).

QUACKELS, R.: Propos sur la spermatocystographie. Acta urol. belg. 25, 413—419 (1957).

REFVEM, O.: The Reiter syndrome in females, three cases. Acta rheum. scand. 3, 282—288 (1957). — REID, H. A.: Reiter's syndrome and cortisone. Amer. Rheumat. Dis. 13, 161—162 (1954). — RÉNYI-VÁMOS, F.: Das Lymphsystem des Hodens und des Nebenhodens. Z. Urol. 48, 355—372 (1955). — RIEF, J. A., u. J. MATZ: Der Prostataextrakt Raveron und seine Bedeutung für die Urologie. Ther. d. Gegenw. 98, 392—395 (1959). — RISMAN, G. C.: Effect of cortisone in orchitis of epidemic parotitis (Mumps). J. Amer. med. Ass. 162, 875—877 (1956); — The use of steroid and adrenocorticotropic hormones in the treatment of mumps orchitis. J. M. Ass. Alabama 28, 77—79 (1958). — RÖCKL, H., u. T. NASEMANN: Die pleuropneumonie-ähnlichen Organismen (PPLO) und ihre Bedeutung für die unspezifische Urethritis. Zbl. Bakt., I. Abt. Orig. 165, 313—328 (1956). — RÖCKL, H., T. NASEMANN u. E. STETTWIESER: Untersuchungen über Pathogenität der pleuropneumonieähnlichen Organismen im Urogenitaltrakt des Menschen mit besonderer Berücksichtigung der unspezifischen Urethritis. Hautarzt 5, 340—348 (1954). — ROSEMAN, B. D.: Mumps, orchitis. Clin. Proc. Child. Hosp. (Wash.) 14, 239—254 (1958). — ROSENBLOOM, D.: Chronic prostatitis: psychosexual approach. Calif. Med. 82, 454—457 (1955). — ROSS, W. M., and J. H. MAYNARD: Nonspecific epididymitis in the military service. U.S. armed Forces med. J. 8, 841—845 (1957).

SANDLER, B.: Recovery from sterility after mumps orchitis. Brit. med. J. 2, 795 (1954). — SCHWARZ, O. A., u. A. SIMKOW: Über Erfolge der konservativen und operativen Behandlung der Samenblasenerkrankungen. Z. urol. Chir. 14, 180 (1923). — SCHWENKE, W.: Zur Frage der unspezifischen Nebenhodenentzündungen. Dtsch. Gesundh.-Wes. 11, 196—199 (1956). — SEID, B.: Management of seminal vesiculitis. Illinois med. J. 113, 297—299 (1958). — SIBOULET, A.: Urétrites non gonococciques; leur fréquence, leur éventuelle gravité. J. Urol. méd. chir. 61, 74—80 (1955). — SIEBERT, G.: Zur Antibiotica-Behandlung der sogenannten unspezifischen Urethritiden. Med. Klin. 50, 910—912 (1955). — SIKORSKI, H.: Die lokale Behandlung der unspezifischen Urethritis mit Leukomycin. Z. Haut- u. Geschl.-Kr. 17, 145—147 (1954). — SMITH, J. M., and J. W. BISHIR: Treatment of mumps orchitis with CATH and cortisone. New Engl. J. Med. 258, 120—124 (1958). — SOLEM, J. H.: Effect of corticotropin in orchitis of mumps. Preliminary report. Acta med. scand. 149, 341—344 (1954). — SOMERSET, J.: Chronic prostatitis. Med. J. Aust. 44, 502—503 (1957). — STÄHLER, H.: Zur Behandlung unspezifischer Infektionen der hinteren Harnröhre und Prostata. Z. Urol. 48, 285 (1955). — STAEHLER, W.: Die Diagnose des Prostataabscesses im Röntgenbild.

Z. Urol. **40**, 161 (1947); — Röntgendiagnostik der eitrigen unspezifischen Samenblasen-Entzündungen. Verh. Dtsch. Ges. Urol. Tagg 1948, S. 230. — STENBERG jr., E. S., and W. C. BERRY: The use of cortisone in the treatment of mumps orchitis. U.S. armed Forces med. J. **7**, 1414—1418 (1956). — STEWART, M. J., S. WRAY and M. HALL: Allergic prostatitis in asthmatics. J. Path. and Bact. **67**, 423—430 (1954). — SULLIVAN, A. W., and J. R. HAND: Seminoma of the testis following mumps orchitis with atrophy, report of a case. Portl. Clin. Bull. **12**, 17—26 (1958).

TESSLER, A. N., and J. F. RICHARDSON: Nonspecific prostatourethritis. U.S. armed Forces med. J. **8**, 820—824 (1957). — TITUS, N. E.: Electrotherapy in chronic prostatitis. Urol. cutan. Rev. **42**, 256 (1938). — THOMAS, J. F.: Fourniers gangrene of penis and scrotum. J. Urol. (Baltimore) **75**, 719—727 (1956). — THOMPSON, G. J.: Chronic abscess of the prostate gland. Amer. J. Surg. **38**, 96 (1937). — TYLER, D. E., and W. L. SENDERS: Effect of ACTH on acute epididymitis. U.S. armed Forces med. J. **7**, 1302—1304 (1956).

UHLMANN, W. J.: Beitrag zur Differentialdiagnose und Therapie neurovegetativ bedingter Störungen im Bereich der männlichen Adnexe. Medizinische **1958**, 81—84. — ULDRICH, J.: Chronische Entzündungen der männlichen Adnexe. Z. Urol. **50**, 343 (1957).

WALTHER, H.: Der Fluor vaginalis als Symptom der Trichomoniasis der Frau und Ursache der Urethritis beim Mann. Ther. d. Gegenw. **93**, 458—461 (1954). — WEINBERGER, H. J., and W. BAUER: Symposium on rheumatic diseases; diagnosis and treatment of Reiter's syndrome. Med. Clin. N. Amer. **39**, 587—599 (1955). — WESSON, M. B.: Symptoms of nonveneral acute and chronic prostatitis. J. Urol. (Baltimore) **39**, 135 (1938). — WILDBOLZ, H.: Lehrbuch der Urologie, 3. Aufl. Berlin-Göttingen-Heidelberg: Springer 1952. — WILDE, H.: Paraprostatopathie. Z. Haut- u. Geschl.-Kr. **17**, 61—62 (1954). — WILLCOX, R. R.: Etiology of nongonococcal (nonspecific) urethritis. J. chron. Dis. **1**, 381—391 (1955).

ZELUFF, G. W., and T. J. FATHERREE: Steroid therapy in mumps orchitis. Ann. intern. Med. **46**, 852—856 (1957). — ZETTERGREN, L.: Epididymitis spermiostatica granulomatosa. Acta chir. scand. **114**, 150—156 (1958).

La Colibacillose

Par

G. BICKEL[1]

Le terme de *colibacillose* a été proposé par GILBERT à la fin du siècle dernier. Plus particulièrement utilisé par les auteurs de langue française, il s'applique à un ensemble de manifestations morbides provoquées soit par une augmentation de virulence du colibacille, soit par sa propagation à divers organes qui ne constituent pas son habitat normal.

L'augmentation de virulence du colibacille peut s'observer «in loco», au niveau de l'intestin lui-même, donnant lieu à des entérites dont l'étiologie exacte demeura longtemps obscure. On sait aujourd'hui qu'elles sont dues à la multiplication prépondérante de certaines souches spéciales de colibacilles, dites *entéropathogènes*, souches dont les principaux représentants appartiennent aux types sérologiques 0 111:B 4, 0 55:B 5 et 0 127:B 8 de la classification de KAUFFMANN. Ces entérites colibacillaires, qui peuvent prendre un caractère de haute gravité, sont particulièrement fréquentes chez les nouveaux-nés et les enfants en bas âge (BRAUN). Bien que s'extériorisant essentiellement par une diarrhée fébrile, souvent accompagnée de vomissements et d'une tendance à l'acidose et à la déshydratation, elles peuvent, comme l'ont signalé HERWEG et MIDDELKAMP, se compliquer de manifestations infectieuses extra-intestinales, mais ne se fixent que très exceptionnellement sur les voies urinaires. Elles ne constituent, de ce fait, que rarement un problème urologique.

Dans des cas plus fréquents le colibacille, sans provoquer par lui-même de réaction intestinale significative, franchit les limites de son habitat normal pour coloniser d'autres organes. Ces migrations, particulièrement fréquentes au niveau des voies biliaires et de l'appareil uro-génital, s'effectuent soit par continuité, c'est à dire par voie ascendante, lorsque les colibacilles, à la faveur d'une défaillance des réactions de défense de l'organisme, remontent le long de l'intestin grêle et des voies biliaires; soit de façon métastatique, par voie descendante, à l'occasion d'une altération des parois intestinales permettant le passage des colibacilles dans le sang. Parti de ces divers foyers secondaires, le colibacille peut à nouveau envahir le sang, donnant lieu soit à une simple bactériémie, soit à une véritable septicémie.

Depuis l'ère de la chimiothérapie anti-infectieuse, un troisième mécanisme pathogène, jusqu'alors exceptionnel, a pris une importance capitale. Il se produit en effet, sous l'influence des antibiotiques, dans toutes les régions de l'organisme occupées par des saprophytes, un remaniement plus ou moins poussé de la flore microbienne. C'est ainsi que la pénicilline, dont l'action bactéricide atteint surtout les germes gram positifs mais épargne généralement les colibacilles, permet à ces derniers d'élargir les limites de leur habitat, de remonter le long de l'intestin grêle, de l'estomac et de l'oesophage, de se multiplier dans la cavité bucco-pharyngée, voire même de descendre dans les bronches et les poumons. Les voies urinaires sont généralement à l'abri de cette invasion, du fait que la pénicilline est excrétée par les reins sous une concentration environ 50 fois plus grande que son taux

---

[1] Clinique universitaire de médecine interne de Genève.

sanguin, concentration qui confère à l'urine des propriétés bactéricides pour la grande majorité des souches de colibacille et pour beaucoup de coliformes.

Un phénomène inverse se produit lorsqu'on utilise, dans le but de combattre une infection urinaire à germes gram négatifs, la streptomycine, le chloramphénicol ou une tétracycline. La disparition du colibacille est alors fréquemment suivie de l'apparition d'un germe résistant, germe dont l'éradication sera fréquemment moins aisée que celle de son prédécesseur. Ce processus de réinfection, par des germes de plus en plus réfractaires au traitement, a grandement compliqué le chapitre des infections urinaires en général et de la colibacillose en particulier.

Le terme de colibacillose, appliqué à l'origine à toutes les manifestations pathologiques dans lesquelles le colibacille est en jeu, a vu, par la suite, sa signification se restreindre et s'élargir tout à la fois. Certains l'ont limité, en effet, au syndrome entéro-rénal de Heitz-Boyer, affection dans laquelle le colibacille, venu de l'intestin, s'est secondairement fixé sur les voies urinaires. D'autres l'ont étendu, sans mesure ni raisons plausibles, à toute une série de troubles fonctionnels imprécis, tels que céphalées, algies diffuses, états dépressifs ou instabilité du caractère, troubles dont les relations avec la présence du colibacille n'étaient, dans la plupart des cas, rien moins que démontrées. Il en est résulté que la colibacillose a constitué durant une quinzaine d'années, de 1920 à 1935, une maladie à la mode dont le diagnostic était posé avec autant de facilité que d'inexactitude. Le résultat de cet engouement fut que certains esprits positifs, avec une rigueur non moins condamnable que la superficialité de ceux qu'ils voulaient combattre, allèrent jusqu'à nier l'existence même de la colibacillose. Aussi essaierons-nous ici de ramener le cadre de la colibacillose à ses justes proportions.

I. Historique

On peut, avec Strominger, distinguer deux étapes dans nos connaissances de la colibacillose.

Dans une première période, antérieure à l'identification du colibacille et de ce fait purement clinique, divers auteurs ont signalé les relations qui unissent les troubles urinaires aux affections du tube digestif. Ainsi Fischl, dans la seconde partie du siècle dernier, décrit les répercussions urinaires de l'entérocolite des vieillards, English celles de l'étranglement herniaire, tandis que Guyon insiste sur la nécessité de surveiller strictement, en vue de prévenir la fièvre urinaire, les fonctions intestinales des prostatiques.

La seconde période débute en 1885, avec la découverte par Escherich, dans les matières fécales de l'homme et de divers animaux, du bacille auquel il donna le nom de *bacterium coli commune*. Escherich, injectant ce bacille à un certain nombre de cobayes et de lapins, montra qu'il était susceptible de devenir pathogène et qu'il déterminait alors des lésions hémorragiques des plaques de Peyer, particulièrement abondantes dans le voisinage du cæcum.

Deux ans plus tard Clado découvrait, dans l'urine de certains sujets atteints de troubles urinaires, un bacille auquel il donna le nom de *bacille septique de la vessie*, microbe dont Achard et Renault devaient démontrer, quelques années plus tard, qu'il s'identifiait par tous ses caractères au bacille d'Escherich. Ainsi était démontré, pour la première fois en clinique, que le colibacille, hôte inoffensif de l'intestin, pouvait être occasionnellement responsable d'importantes infections des voies urinaires. Ce fait, rapidement vérifié par Albarran, devait être confirmé par une multitude d'auteurs.

Très rapidement, toutefois, on se rendit compte — ce fait fut tout d'abord signalé par Goldgerg et par Barlow — que certaines bactériuries à colibacilles pouvaient s'observer en l'absence de toute lésion inflammatoire des voies urinaires. De ces observations devait naître la notion du colibacille *«microbe de sortie»*, capable de traverser le rein et les voies urinaires inférieures sans y provoquer d'altérations anatomiques.

L'importance du rôle pathogène du colibacille ne fit que s'affirmer par la suite et SUTER, de Bâle, dans son rapport au Congrès international de chirurgie de Berlin, en 1914, pouvait affirmer qu'il était responsable du 85% environ des infections des voies urinaires inférieures. Il signalait toutefois que le bacille d'ESCHERICH ne se rencontrait en pareil cas pas toujours à l'état pur, mais qu'il pouvait être associé à d'autres micro-organismes, en particulier au streptocoque et au staphylocoque. Cette notion devait être reprise et développée par FISCHL, qui insista en particulier sur la possibilité d'infections mixtes dues à la présence simultanée du colibacille et de l'entérocoque.

Le colibacille étant un hôte banal et inoffensif de l'intestin, on se demanda naturellement, dès qu'on eut découvert sa présence dans les voies urinaires, comment il y effectuait sa migration. La première interprétation de ce fait fut donnée par BAZY qui signala, en 1892 déjà, que l'injection intraveineuse d'une suspension de colibacilles entraînait régulièrement chez l'animal, lorsqu'elle était précédée d'une ligature de l'urètre, le développement d'une cystite. BAZY démontrait ainsi la possibilité d'une *infection urinaire descendante*, pathogénie dont RASKY crut pouvoir affirmer, dans son rapport au Congrès d'Urologie de Budapest, en 1907, qu'elle constituait chez l'homme le mode de contamination le plus habituel des voies urinaires inférieures.

L'expérience de BAZY, en même temps qu'elle démontrait l'existence possible d'une infection urinaire descendante, permettait de supposer que l'élimination urinaire du colibacille, vraisemblablement inoffensive par elle-même, se compliquait d'infection à la faveur de la stase urinaire. Le bien-fondé de cette conception devait être démontré par REBLAUD qui, quelques mois déjà après l'expérience de BAZY, dans un mémoire traitant «des infections du rein et du bassinet consécutives à la compression de l'uretère par l'utérus gravide», put montrer que la contamination des voies urinaires par le colibacille s'effectuait à la faveur de la légère hydronéphrose provoquée par la compression de l'uretère.

Ce n'est toutefois qu'une vingtaine d'années plus tard, grâce aux observations de l'urologue français HEITZ-BOYER, que l'interdépendance entre les troubles intestinaux et ceux de l'appareil urinaire devait trouver sa consécration. Cet auteur devait en effet démontrer, à l'aide d'un ensemble d'arguments d'ordre clinique, anatomo-pathologique et bactériologique, l'existence d'un *syndrome entéro-rénal*, syndrome dans lequel certaines altérations de l'intestin, de nature fonctionelle ou anatomique, pouvaient précéder l'infection des voies urinaires et en être directement responsables.

Cette notion de syndrome colibacillaire entéro-rénal devait connaître un exceptionnel succès, qui atteignit son maximum à l'occasion du Congrès international d'Urologie de Madrid, en 1930, puis lors du Congrès de Chatel-Guyon, en 1934, à l'occasion duquel furent présentées, en plus de divers rapports, une quarantaine de communications traitant des infections urinaires à point de départ intestinal.

A partir de ce moment, le problème de la colibacillose devait se décolorer quelque peu. On se rendit compte qu'on en avait non seulement exagéré la fréquence, mais aussi surestimé la signification clinique. La maladie fut moins souvent diagnostiquée et ce n'est que depuis quelques années, lorsqu'on reconnut le rôle prépondérant tenu par les infections urinaires dans la genèse des néphropathies chroniques, que le problème redevint d'actualité.

II. Caractéristiques microbiologiques du colibacille

Le colibacille — *Escherichia coli* de la nomenclature microbiologique international — est un saprophyte normal du tube digestif, particulièrement abondant dans la partie terminale de l'iléon et dans les segments proximaux du gros intestin. On a longtemps admis qu'il s'y trouvait, par rapport aux autres saprophytes intestinaux, en quantité fortement dominante, au point d'exister presque seul dans les selles de certains sujets. On le trouve également, mais en quantité très restreinte, dans l'estomac, dans la cavité bucco-pharyngée, dans l'urètre de l'homme et de la femme, dans le vagin et dans la peau des régions anale et génitale.

Le nouveau-né naît avec un tube digestif stérile. Celui-ci se peuple de microbes dès les deuxième ou troisième jours de l'existence, du fait du passage du fœtus à travers les voies génitales de la mère, du fait aussi d'une contamination par l'air ambiant et par la nourriture.

Chez l'enfant nourri au sein, la flore intestinale demeure relativement simple et peu abondante. Elle est essentiellement représentée par un microbe anaérobie, le *Lactobacillus bifidus*, associé au *colibacille* et au *Lactobacillus acidophilus*. Dès le moment où l'alimentation devient plus variée, le colibacille tend à devenir et à demeurer prépondérant.

Cette prépondérance du colibacille, que l'on estimait jadis comme totale et définitive, n'est en réalité que relative, comme l'ont montré les travaux récemment consacrés aux entérobactériacées par BOIVIN, par KAUFFMANN et par SEELIGER.

L'étude bactériologique directe, sur frottis, des matières fécales de l'adulte révèle dans la règle une prédominance des germes gram négatifs, et plus particulièrement des colibacilles. Il n'en est pas toujours de même des résultats obtenus par coproculture. De grandes discordances peuvent alors apparaître, dont on a conclu que la flore fécale était constituée, dans sa plus grande partie, de micro-organismes morts. Conclusion toutefois prématurée, puisque l'on sait aujourd'hui, grâce au perfectionnement de nos techniques de culture, que plus du 70% des microbes expulsés dans les selles sont vivants (SEELIGER).

L'examen sérié des matières fécales a montré, d'autre part, que leur teneur globale en microbes, de même que leur richesse en chaque espèce de bactéries, étaient grandement influencées, à l'état normal, par la nature de l'alimentation et par la plus ou moins grande rapidité du transit colique. Il est dès lors difficile de dresser un tableau fidèle de la flore fécale normale, d'autant plus que celle-ci comporte plusieurs dizaines de milliards de germes — soit plus d'individus que la population humaine de globe — par cc de matières.

L'étude de la flore microbienne est rendue difficile, d'autre part, par le fait que le matériel fécal constitue, surtout en été et dans les laboratoires bien chauffés, un excellent milieu de culture, plus spécialement pour le Proteus, le colibacille et les paracolibacilles. Il est dès lors essentiel de n'étudier que des selles fraîchement émises, ou, lorsque l'analyse ne peut en être pratiquée de suite, des selles conservées à froid ou préservées par l'adjonction de produits bactériostatiques.

Étudiée dans ces conditions, la prétendue prépondérance des colibacilles et des coliformes n'est fréquemment qu'un mythe. Ces germes ne constituant parfois, chez les sujets normaux, que moins du 10% de la flore gram négative totale des matières fécales (SEELIGER); ils ne sont alors guère plus abondants que les streptocoques, avec lesquels ils peuvent d'ailleurs entrer en compétition. Cette compétition s'observe, de façon particulièrement nette, dans les milieux liquides riches en lactose et en glucose, produits pour lesquels les streptocoques intestinaux et les entérobactériacées présentent, les uns et les autres, une grande affinité.

Ces manifestations compétitives des microbes, et plus spécialement la rupture d'équilibre dans la proportion respective des entérobactériacées et des autres germes intestinaux, seraient, pour certains auteurs, responsables de divers troubles digestifs. On a proposé pour elles la dénomination de *dysbactérie intestinale* (Niszle, Koepke) et l'on s'est efforcé, avec un succès d'ailleurs souvent discutable, de les corriger par l'administration de cultures vivantes de colibacilles.

1. Les types biochimiques et sérologiques du colibacille

Bâtonnet court et trapu, de mobilité et de dimensions variables, le colibacille est morphologiquement difficile à reconnaître des autres entérobactériacées. Il se présente dans l'organisme sous un extrême polymorphisme et on a pu en décrire des types multiples, le passage de l'un à l'autre pouvant être réalisé par des artifices de culture. Certaines de ces variétés ont reçu de Gilbert le nom de paracolibacilles. L'identification morphologique du colibacille n'est dès lors pas toujours facile et son étude microscopique doit être fréquemment complétée par des réactions d'ordre biochimique et immunologique.

a) Caractéristiques biochimiques du colibacille

Les caractéristiques biochimiques du colibacille sont au nombre d'une quinzaine, dont la plupart ne sont toutefois pas indispensables aux déterminations de routine. On s'accorde toutefois à considérer comme colibacilles les germes qui, tout en présentant la morphologie habituelle de ce microbe, forment de l'indol lorsqu'on les cultive en présence de peptone, n'attaquent pas l'urée, ne liquéfient pas la gélatine et donnent lieu à une réaction de Voges-Proskauer négative et un test du rouge de méthyle positif.

b) Caractéristiques immunologiques du colibacille

Divers auteurs ont insisté, il y a bien des années déjà, sur la curieuse diversité des caractères morphologiques et biochimiques que présentent, d'une souche à l'autre et quelle que soit leur origine, les colibacilles. Ils se sont demandé, pour cette raison, si certains d'entre eux n'étaient pas doués de potentialités pathogènes spéciales. Boivin et Corre, de l'Institut Pasteur de Garches, ont, dès 1943, défendu cette conception, affirmant qu'il devait exister «de très nombreuses espèces élémentaires distinctes parmi les colibacilles (des centaines ou des milliers peut-être), la fiche signalétique de chacune d'entre elles étant représentée par une certaine constitution antigénique».

Il appartint à Kauffmann de montrer, quelques années plus tard, que les caractéristique immunologiques du colibacille constituaient une base de classification plus précise et plus utile, du point de vue clinique, que ses propriétés morphologiques et biochimiques. Ces caractéristiques ont permis de séparer les unes des autres plusieurs centaines de souches colibacillaires différentes, et surtout de distinguer les souches pathogènes, responsables de diverses infections intestinales, des souches qui font partie intégrante de la flore intestinale saprophyte normale.

La classification de Kauffmann se base sur la structure antigénique du colibacille. Celui-ci contient trois sortes d'antigènes désignés par les lettres O, K et H, antigènes dont chacun comporte un certain nombre de groupes et de types spécifiques.

α) Les antigènes O ou antigènes somatiques

occupent le corps même du microbe. Ils existent dans la totalité des colibacilles, dont ils caractérisent le groupe sérologique. Ils sont constitués de glucides, de lipides et de protéines, résistent à l'alcool et aux acides et supportent sans dommage une température de 120°. On connaît aujourd'hui 140 antigènes somatiques différents, représentant 140 groupes de colibacilles.

L'antigène somatique O est lui-même entouré d'antigènes appartenant à trois types différents, mais collectivement groupés sous la dénomination d'antigènes K ou antigènes capsulaires. A l'extérieur de ceux-ci existe encore un antigène H ou antigène flagellaire.

β) Les trois antigènes K ou antigènes capsulaires

généralement décrits sous les noms d'*antigènes L, B* et *A*, sont doués de propriétés antigéniquement et biochimiquement différentes. Les deux premiers sont thermolabiles, tandis que le troisième est thermostable. Chacun d'entre eux se présente sous de nombreux types différents.

Les *antigènes L*, qui entourent immédiatement le corps du colibacille, possèdent la propriété de protéger les *E. coli* vis-à-vis des effets agglutinants des sérums spécifiques O. Quant aux *antigènes B*, ils tirent leur intérêt du fait qu'on les a jusqu'ici décelés *dans la totalité des souches entéropathogènes*.

γ) Les antigènes H ou antigènes flagellaires

existent exclusivement dans les souches mobiles du colibacille. Ils ne se différencient pas, du point de vue biochimique, des antigènes contenus dans les cils vibratiles des autres espèces de bacilles pourvus de mobilité. On les rencontre assez fréquemment, quoique moins régulièrement que les antigènes B, dans les souches pathogènes.

L'identification des divers groupes et types antigéniques du colibacille a été effectuée, jusque tout récemment, exclusivement par des méthodes d'agglutination. Les colibacilles, cultivés sur gélose lactosée tournesolée, puis mis en présence du sérum spécifique correspondant, s'agglutinent selon diverses modalités qui renseignent sur les caractères de l'antigène. C'est ainsi que l'agglutination O présente l'aspect membraneux et s'effectue de façon élective après 20 heures à la glacière; l'agglutination L est de type granulaire; l'agglutination B est d'aspect membraneux, à disque collé au fond du tube; l'agglutination A se traduit par un gonflement capsulaire des microbes; enfin l'agglutination H est de type floconneux.

La typisation, très complexe en raison de cette multiplicité des antigènes, se complique du fait que ceux-ci se chevauchent plus ou moins sur les corps microbiens et sont susceptibles de se masquer mutuellement, ce qui se répercute sur l'intensité et la rapidité des réactions.

L'antigène O, du fait qu'il couvre la plus grande partie du corps bacillaire est, du point de vue pratique, de beaucoup le plus important. Aussi est-ce lui qui est à la base du classement des divers types d'*Escherichia coli*. Lorsque la souche n'est pas agglutinable par le sérum anti-O — du fait qu'elle contient un autre antigène, généralement du groupe K, qui masque l'agglutination —, l'émulsion bactérienne est chauffée à 100°, éventuellement aussi à 120°, ce qui élimine les antigènes masquants et permet, dès lors, de déterminer le groupe O, puis de classer le germe dans l'un des 140 types O actuellement connus. La discrimination est ensuite poussée plus loin à l'aide de sérums spécifiques anti-L, anti-B, anti-A et anti-H. La structure antigénique du colibacille en cause s'exprime finalement par un état-civil complexe, composé d'un premier chiffre (qualifiant le groupe O), puis de la lettre B suivie du chiffre de son type et enfin d'un troisième chiffre spécifiant la variété H. On dira, par exemple, que l'on a affaire au colibacille O 55:B 4:110. Il est à noter que certains des antigènes ci-dessus décrits ne sont nullement propres à *Escherichia coli*, qui les partage avec certains micro-organismes des espèces *Salmonella* et *Shigella*.

A cette technique d'agglutination spécifique, divers auteurs préfèrent aujourd'hui celle des anticorps immuno-fluorescents, préconisée par Whitaker et coll. en 1958, technique qui se caractérise tout à la fois par sa simplicité et sa rapidité. Cette méthode permet, en moins d'une heure, grâce à l'examen microscopique, par immuno-fluorescence, d'un étalement de selles sur lame, soit d'éliminer la présence d'un type donné d'*Escherichia coli*, soit d'en affirmer la présence avec une très grande probabilité. Il s'agit là d'un procédé extrêmement sensible, ne demandant pas de mise en culture préalable du matériel à identifier, mettant en jeu les mêmes antigènes et les mêmes anticorps que la méthode d'agglutination et possédant la même spécificité (Le Minor et Fournier).

Parmi les 140 sérogroupes et les innombrables sérotypes du colibacille ainsi identifiés, il n'en est guère plus d'une dizaine qui soient *entéropathogènes*, c'est à dire susceptibles de provoquer des entérites spécifiques. Les autres sérotypes, tout en étant dépourvus de tout caractère offensif dans l'intestin, sont *potentiellement pathogènes hors du tube digestif*. Ainsi s'explique que le même microbe, pourvu des mêmes propriétés biochimiques et immunologiques, puisse être à la base d'une infection urinaire ou biliaire, voire même d'une septicémie grave tout en demeurant d'une complète innocuité dans l'intestin grêle et dans le côlon.

La typisation des colibacilles a été surtout pratiquée, jusqu'ici, dans le cadre des entérocolites de l'enfance. Cette étude a montré que l'agressivité et la contagiosité des souches entéropathogènes étaient particulièrement marquées pour l'enfant en bas âge, et que celui-ci pouvait être contaminé par des porteurs de germes sains aussi bien que par des malades (Herweg, Neter).

L'étude des types immunologiques d'*Escherichia coli* responsables des infections urinaires n'a été que peu abordée jusqu'ici. Kauffmann avait toutefois signalé, en 1949 déjà, que les colibacilles des groupes O 1, O 4 et O 7 étaient isolés de l'urine plus fréquemment que des matières fécales. Ces observations ont été partiellement confirmées par Rantz qui conclut, d'une étude de grande envergure, que 45% des colibacilles isolés à l'occasion des infections urinaires appartiennent aux dix premiers groupes O, et plus spécialement aux groupes O 4 et O 6, qui seraient particulièrement agressifs pour l'appareil urinaire. Les germes de ces groupes ne se retrouveraient dans les matières fécales que dans 25% des cas. Il n'y aurait dès lors pas de concordance absolue entre les types d'*Escherichia coli* présents dans les selles et ceux responsables de l'atteinte urinaire, ce qui donne à penser qu'une partie au moins des infections colibacillaires des voies urinaires ont une origine exogène.

Le travail le plus étendu qui ait été fait dans ce domaine (Vosti et Rantz) porte sur 80 malades atteints d'infection urinaire, dont 24 présentaient une colibacillémie. Les *E. coli* isolés du sang et de l'urine appartenaient au même groupe dans 95% des cas; ceux isolés du sang et des matières fécales étaient du même groupe dans 86% des cas. En l'absence de bactériémie, le germe isolé de l'urine ne se retrouverait dans les selles que dans 75% des cas, ceci alors même que les colibacilles présents dans les matières fécales appartenaient dans la règle à plusieurs groupes immunologiquement différents.

2. Les toxines du colibacille

Le colibacille possède, en plus de ses qualités antigéniques, la propriété d'élaborer des toxines dont l'activité, sans être comparable à celle des toxines diphtérique ou tétanique, peut occasionellement se manifester par des symptômes d'ordre digestif (McLean et Weil), circulatoire et nerveux. Les mieux connues d'entre elles sont une exotoxine neutrope, thermolabile, décrite par Vincent, et une endotoxine entérotrope, thermostable, glucido-lipidique, étudiée par Boivin. Cette dernière serait, semble-t-il, intimément liée à la portion lipidique de certains antigènes du groupe O. Elle est constituée de deux fractions protidiques différente: un *polysaccharide*, responsable de la spécificité antigénique du complexe, un *phospholipide*, responsable de sa toxicité.

Ces deux toxines sont indépendantes l'une de l'autre. L'exotoxine se trouve déjà dans les cultures jeunes, tandis que l'endotoxine ne s'observe guère que dans les cultures vieillies. Toutes deux s'élaborent «in vitro» aussi bien qu'«in vivo».

3. Autres propriétés des colibacilles

Les colibacilles, pour autant qu'ils soient dépourvus de caractère pathogène, exercent, conjointement à d'autres entérobactériacées, divers effets éminemment favorables à l'hôte qui les héberge. Ils contribuent à la régulation des processus de décomposition, et plus particulièrement, grâce à leur production d'acide lactique, à la limitation des phénomènes de putréfaction intestinale. Ils interviennent, d'autre part, dans le métabolisme général de l'organisme, du fait qu'ils sont capables de synthétiser diverses vitamines, en particulier la vitamine B^1, l'acide folique et la vitamine C. Ils constituent, de ce fait, non seulement des saprophytes inoffensifs, comme on le répète couramment, mais des symbiotes utiles au fonctionnement normal du corps humain.

Au cours des dernières années, le caractère bienfaisant des colibacilles de l'intestin s'est affirmé, de manière particulièrement convaincante, à l'occasion de certains traitements par les antibiotiques polyvalents. L'action de ces derniers ne se borne pas, en effet, à la destruction des germes gram négatifs et de certains germes gram positifs pathogènes, mais élimine du même coup le colibacille et diverses autres entérobactériacées non pathogènes. Ainsi débarrassé de ses saprophytes protecteurs, l'intestin se comporte, vis-à-vis de certains micro-organismes virulents, comme un terrain sans défense et se laisse rapidement envahir par des staphylocoques, des streptocoques, des Proteus et des levures de diverses espèces, germes dont certains sont susceptibles de donner occasionnellement lieu à des entérocolites nécrotisantes (Bickel et Rentchnick) ou à de sérieux collapsus circulatoires.

III. Étiologie et pathogénie générales de la colibacillose

L'étio-pathogénie des infections colibacillaires est dominée par le fait que le bacille, tout en existant dans l'intestin sous une forme strictement saprophyte et inoffensive, est capable, dans diverses circonstances et plus particulièrement lorsqu'il sort des limites de son habitat normal, de devenir hautement pathogène. Il se comporte alors comme un micro-organisme doué de propriétés pyogènes, donnant lieu à la production de foyers de suppuration d'où émane fréquemment une odeur putride caractéristique. Ces propriétés pyogènes n'appartiennent d'ailleurs pas à la totalité des colibacilles, mais seulement à certains de leurs types. Il est difficile de dire, car on n'en a jusqu'ici jamais fourni la preuve décisive, si les divers types antigéniques sont susceptibles de se transformer spontanément les uns dans les autres ou s'ils demeurent immuablement semblables à eux-mêmes chez le même sujet. Il est en revanche certain que chaque individu renferme dans son tube digestif des colibacilles appartenant à des types sérologiques différents, germes qui ne sont pas tous potentiellement pathogènes et qui peuvent persister dans le côlon, avec les mêmes caractéristiques biochimiques et sérologiques, durant des années (Sears et Brownlee).

L'étio-pathogénie des infections colibacillaires peut, d'une façon générale, se résumer à trois mécanismes principaux:

1. L'organisme peut être envahi, à la faveur d'une *contamination exogène*, par un colibacille hautement pathogène, manifestant son agressivité dès sa pénétration dans le tube digestif ou peu de jours plus tard. C'est de cette façon que se déclenchent, plus particulièrement, les entérocolites dues aux colibacilles entéropathogènes, telles qu'on les observe surtout chez les enfants en bas âge.

2. Le colibacille s'écarte de son habitat normal pour *remonter le long des canaux excréteurs* des glandes annexes du tube digestif ou pour se propager, par *extension de voisinage*, jusqu'à des organes plus distants, y déterminant l'apparition d'inflammations ou de suppurations localisées. On a cru jadis, en se basant sur des constatations nécropsiques, qu'une pareille invasion était extrêmement fréquente. On sait aujourd'hui que ce fait ne permet pas de conclure au rôle pathogène réel du colibacille, l'invasion des canaux excréteurs des glandes annexes du tube digestif et de divers autres organes ne se faisant en général qu'après la mort ou peut-être à l'agonie, par suite du fléchissement des réactions défensives.

Il semble même, comme l'ont montré plusieurs expérimentateurs, que le cholédoque et le canal de Wirsung possèdent vis-à-vis du colibacille une immunité naturelle leur permettant de se débarrasser très rapidement des microbes injectés, même en quantité considérable, dans leur lumen. Cette propriété n'existe cependant que pour des canaux à parois intactes et dans lesquelles les sécrétions s'écoulent librement. L'infection ascendante devient au contraire facile toutes les fois que cet équilibre est compromis, soit qu'on ait lésé les parois canaliculaires, soit qu'on ait, par une ligature, créé une stase artificielle.

Les mêmes conditions se réalisent en clinique, et si le colibacille joue un rôle considérable, comme l'ont montré Chauffard et Aschoff, dans l'évolution de la lithiase biliaire, ce n'est qu'à titre secondaire, les calculs en migration favorisant presque à coup sûr l'infection ascendante. Cette particularité explique que le colibacille soit l'agent par excellence des complications de la lithiase biliaire ou pancréatique. On le retrouve dans le pus de la vésicule, dans les péritonites de voisinage, tout comme dans les septicémies consécutives à la maladie lithiasique.

Au lieu de remonter dans les annexes du tube digestif, le colibacille peut se propager, par la voie du rectum et de l'anus, puis par le périnée, jusque dans les organes génito-urinaires. La contiguïté étroite des organes génitaux externes et du tube digestif explique que ce mode de contamination, relativement rare chez l'homme, soit avant tout l'apanage du sexe féminin.

Sans pénétrer jusque dans les organes génitaux, le colibacille peut également donner lieu, par propagation directe, à toute une série de lésions cutanées périanales, prenant l'aspect de fissures, d'abcès, parfois de dermites assez tenaces.

3. Dans des cas dont la fréquence est encore difficile à préciser, les colibacilles quittent le tube digestif à la suite d'une rupture de la barrière épithéliale de l'intestin et se disséminent dans l'organisme. Ce mécanisme de propagation est naturellement difficile à saisir, exception faite des cas dans lesquels une souche d'*Escherichia coli* hautement pathogène donne naissance à un état septicémique.

Ce mode de dissémination du colibacille a été spécialement discuté à propos de la pathogénie de la colibacillose urinaire, aussi est-ce à cette occasion que nous en exposerons ci-dessous les modalités.

IV. Etio-pathogénie de la colibacillose urinaire

La fixation du colibacille sur les voies urinaires, du fait de sa fréquence, de sa tenacité et des complications qu'elle peut entraîner, constitue de beaucoup la plus importante des localisations de l'infection colibacillaire. Nous discuterons successivement son point de départ, ses causes favorisantes et le mode de pénétration du bacille dans les voies urinaires.

1. Le point de départ de l'infection

La colibacillose urinaire étant, dans la règle, une affection dont les premiers débuts sont difficiles à saisir, ce n'est que dans des cas exceptionnels que l'on peut préciser la localisation et la nature du foyer initial à partir duquel le microbe a envahi les voies urinaires. Trois hypothèses peuvent être envisagées: ou bien le colibacille s'est développé sur place, dans les voies urinaires elles-mêmes, à partir de quelques bactéries saprophytes; ou bien l'infection des voies urinaires est le résultat d'une migration, par propagation de proche en proche ou par voie sanguine, des colibacilles saprophytes de l'intestin; ou bien elle est la conséquence de la pénétration dans l'organisme, à la suite d'un contage fortuit, d'un colibacille exogène, pathogène pour les voies urinaires mais inoffensif pour l'intestin.

a) Présence du colibacille dans les voies urinaires des sujets sains

Le méat urinaire, terminaison de l'urètre, du fait de sa continuité avec un tégument fortement souillé de bactéries, contient régulièrement un certain nombre de colibacilles (HELMHOLZ), de même que des staphylocoques, des streptocoques, des entérocoques, des diphtéroïdes et des Proteus (SHACKMAN et MESSERT). Ces germes se rencontreraient, chez le 50 % environ des sujets sains, jusqu'à plus de 5 cm au-dessus du méat urinaire. On conçoit dès lors qu'une sonde, par ailleurs parfaitement stérile, puisse emporter vers la vessie un certain nombre de colibacilles et d'autres germes.

L'urine prélevée dans la vessie, à l'aide d'un cathétérisme aseptique soigneux, n'est pas toujours stérile non plus, alors même que l'étude du sédiment urinaire ne signale aucun signe d'inflammation (PHILPOT). La plupart des auteurs qui ont pratiqué l'examen bactériologique des sujets indemnes de toute atteinte clinique des voies urinaires y ont en effet relevé, dans 5 à 50 % des cas, la présence de bactéries parmi lesquelles le colibacille occupe souvent le rôle le plus important. Aussi SCHULTE, se basant sur une importante statistique dressée à la Clinique Mayo, estime-t-il qu'il existe une *flore urinaire normale, très parcimonieuse il est vrai, tout comme il existe une flore fécale normale.* Cette conclusion n'est pas reconnue valable par d'autres auteurs, qui estiment avec HELMHOLZ et MILLIKIN que les possibilités de contamination sont si grandes, au cours de prélèvements d'urine, qu'il est toujours téméraire d'assurer que les rares bacilles mis en évidence chez les sujets sains proviennent réellement de la vessie ou des voies urinaires supérieures.

On a essayé, récemment, de solutionner le problème par la méthode quantitative plutôt que par le méthode qualitative. L'urine renfermant moins de 1000 bactéries par cc pourrait être considérée comme normale, un tel chiffre de micro-

organismes pouvant s'expliquer par la contamination inhérente au cathétérisme
ou à la simple miction (Kass). En cas d'infection active, en revanche, le nombre
des micro-organismes décelés serait régulièrement supérieur à plusieurs milliers,
voire même à quelques millions par cc. Ces derniers chiffres ne s'observent toutefois que de façon très exceptionnelle chez les sujets indemnes de tout signe clinique
d'infection urinaire.

b) Infection à partir du réservoir microbien intestinal

Il n'est guère douteux, du fait de la pauvreté de la flore microbienne urinaire
normale et de son caractère inconstant, que l'origine de la plupart des infections
urinaires à colibacille doive être cherchée non pas à l'extérieur, mais bien à
l'intérieur de l'organisme. Aussi tend-on de plus en plus à admettre que l'intestin,
avec son immense réservoir de microbes, constitue la source la plus habituelle non
seulement de la colibacillose urinaire bien caractérisée, mais de la plupart des
pyélonéphrites. Le colibacille est en effet responsable, d'après Beeson, du
80% environ des infections pyélonéphritiques observées à la phase initiale,
avant le stade de superinfection par le staphylocoque, l'entérocoque, le Proteus
ou le Pseudomonas.

2. Causes générales prédisposantes

Parmi les conditions qui prédisposent aux infections colibacillaires et à la
colibacillose urinaire en particulier, il en est trois qui présentent un intérêt
particulier. Ce sont le terrain, les modifications du milieu urinaire et la stase
urinaire.

a) Rôle du terrain (facteurs généraux)

Il y a lieu de citer, parmi les facteurs généraux de la colibacillose, l'âge, le
sexe, l'état général et les troubles intestinaux.

α) Age

Bien que la colibacillose puisse se rencontrer à tout âge, et qu'elle soit avant
tout une maladie de l'adulte, on la rencontre fréquemment, sous forme de cystite,
de pyélite ou de pyélonéphrite, chez les enfants de moins de deux ans. Sa fréquence augmente de nouveau, dans une très forte mesure, après la soixantaine,
du fait de modifications anatomiques des voies urinaires et de leurs annexes
plutôt qu'en raison directe de l'âge des malades.

β) Sexe

L'infection colibacillaire prédomine nettement chez la femme. La plus grande
tendance aux troubles intestinaux, la ptose du côlon, la constipation chronique,
et plus encore l'abus des laxatifs, en sont les motifs principaux. La ptose du rein
droit, avec la coudure de l'uretère et la tendance à l'hydronéphrose qui en résultent
souvent, déterminent une stase urinaire favorable à la fixation et au développement des microbes. La grossesse, d'autre part, retentit défavorablement sur le
tube digestif aussi bien que sur l'appareil urinaire et constitue de ce fait, parmi
les causes prédisposant à la colibacillose, l'une des mieux établies.

γ) Etat général

Les défaillances de l'état général, qu'elles soient la conséquence d'un trouble
nutritif ou d'une maladie infectieuse, constituent également un facteur favorisant
l'infection colibacillaire. La poliomyélite joue à ce point de vue un rôle particu-

lièremeñt important, du fait de la paralysie vésicale et des troubles du métabolisme calcique qu'elle détermine chez de nombreux malades.

δ) Troubles intestinaux

Les affections intestinales de longue durée, sous forme d'état colitique chronique, avec mauvaise digestion, troubles de la sécrétion et de la motilité intestinale, tendance à la diarrhée ou à la constipation, constituent certainement, parmi les facteurs prédisposant à la colibacillose urinaire, l'un des plus fréquemment évoqués. Nul ne saurait s'étonner, d'ailleurs, que le gros intestin, avec les centaines de milliards d'entérobactéries qu'il héberge, puisse tenir un rôle princeps dans la pathogénie des infections à colibacilles. Aussi ne peut-on que souscrire à la récente description de FRITEL, qui oppose le *pôle intestinal*, point de départ habituel de la colibacillose, qui demande à être soigneusement étudié et traité lorsque les rechutes se répètent, au *pôle urinaire*, localisation la plus fréquente et la plus évidente sur le plan clinique.

On admet volontiers que la muqueuse intestinale, si elle se laisse traverser facilement par les substances dissoutes, est imperméable aux corps solides, tels que les microbes. Il faut, en effet, que cette barrière soit singulièrement efficace pour retenir dans le lumen de l'intestin la quantité invraisemblable de germes qu'il renferme. Une circonstance anormale est nécessaire pour que ces germes puissent la franchir. BESREDKA et GOLOVONOFF en ont fourni un exemple particulièrement péremptoire, en montrant que le décapage de la muqueuse intestinale du lapin par de fortes quantités de bile provoquait chez cet animal une infection colibacillaire. Une situation analogue se rencontre au cours de divers états inflammatoires de la muqueuse intestinale, qu'ils se produisent de façon fortuite ou qu'ils soient la conséquence d'une purgation trop énergique ou trop régulièrement répétée.

Le rôle de la stase intestinale, de la constipation chronique et de la ptose du côlon, affections souvent considérées comme génératrices d'infections colibacillaires, nous paraît en revanche beaucoup moins évident. La constipation gauche, rectosigmoïdienne, à condition de ne pas être doublée d'une diverticulose, peut en effet se prolonger sans inconvénient notable durant plus d'une semaine et la dissémination microbienne, lorsqu'elle se produit chez de pareils malades, est plus souvent provoquée par l'effet irritant et décapant des purgatifs que par la constipation elle-même.

La stase *intestinale droite*, au niveau du cæcum et de l'iléon terminal, est en revanche moins inoffensive, du fait de l'intense pullulation microbienne qui s'effectue à ce niveau, du fait aussi que la constipation droite s'accompagne, beaucoup plus souvent que la constipation gauche, d'une réaction inflammatoire de la muqueuse. Ce facteur irritatif n'est toutefois lui-même pas très important puisque LEISHMAN, pratiquant des cultures d'urine chez 14 hommes et 40 femmes souffrant de constipation particulièrement opiniâtre, a noté que la proportion des cultures positives était chez eux la même que chez les témoins.

b) Rôle des modifications du milieu urinaire

On sait, depuis près d'un siècle, que l'urine constitue un milieu favorable au développement de nombreux microbes. Au début de l'ère bactériologique, elle était utilisée comme milieu de culture au même titre que l'infusion de foin. Chacun connaît la facilité avec laquelle, durant les mois chauds de l'année, l'urine se trouble sous l'influence du développement, en moins d'une douzaine d'heures, d'une innombrable population bactérienne. Aussi n'est-il pas étonant que les

microbes puissent se multiplier dans la vessie, surtout lorsqu'il s'agit de colibacilles, ceux-ci s'accommodant des milieux de culture les plus pauvres. Ce
développement est d'autant plus facile, comme le fait remarquer GOIFFON, que
les anticorps circulants sont arrêtés par les reins et qu'ils n'exercent de ce fait
aucun effet stérilisant sur la flore urinaire.

Le seul obstacle qui puisse s'opposer, dans les voies urinaires, à la multiplication
du colibacille est l'acidose. Tout en s'accommodant fort bien de la réaction normale de l'urine, p_H 5,8, le colibacille présente un optimum de croissance lorsque
le p_H est aux environs de 7. C'est dire que *l'alcalose urinaire* constitue un excellent
stimulant à sa multiplication.

Ce fait peut s'observer «in vitro» aussi bien qu'«in vivo». Si l'on conserve
côte à côte deux bocaux renfermant des urines légèrement infectées par le colibacille, on remarque que les urines acides peuvent rester parfaitement limpides,
alors que celles dont le p_H est normal ou franchement alcalin se troublent avec
rapidité, prenant un aspect moiré caractéristique de la pullulation du colibacille.

Le même fait a été observé «in vivo» par les médecins de Vichy. Les malades
atteints de colibacillurie latente présentent volontiers, aux environs du dixième
jour de leur cure, époque à laquelle se fait sentir au maximum l'effet alcalinisant
de l'eau thermale, une poussée de colibacillurie. Celle-ci s'arrête dans la règle
spontanément vers la fin de la cure, au moment où l'acidité urinaire réapparaît.

Une constatation analogue peut être faite chez certains sujets qui, en raison
de douleurs gastriques, ingèrent une forte dose de bicarbonate de soude: celle-ci
provoque une décharge d'urines alcalines, dont l'aspect trouble peut tenir à une
décharge de colibacilles aussi bien qu'à une phosphaturie massive.

c) Rôle de la stase urinaire

Non moins important que l'état intestinal est le rôle de la stase urinaire dans
la prédisposition aux localisations urinaires de la colibacillose. Cette stase peut
être due soit à un obstacle organique obstruant les voies urinaires inférieures,
soit à une perturbation de l'innervation vésicale.

α) Lésions obstructives de l'appareil urinaire

La nature de l'obstruction qui sert de point d'appel à la fixation du colibacille
dans les voies urinaires varie avec l'âge du malade: anomalies congénitales chez
le nouveau-né, calcul, œdème inflammatoire ou stricture cicatricielle à tout âge;
néoplasme dans la seconde période de la vie.

Le rôle de l'obstruction des voies urinaires, dont chaque praticien connaît des
exemples, s'affirme de façon particulièrement décisive dans certaines statistiques.
Ainsi CAMPBELL, dans son étude de l'infection urinaire chronique de l'enfance,
estime que celle-ci est douze fois plus fréquente lorsqu'il existe un obstacle sur
le trajet des voies urinaires que lorsque l'urine s'écoule librement. BELL, dans une
étude essentiellement anatomo-pathologique, signale que les chances d'infection
sont d'autant plus grandes que l'obstacle est plus bas: 23 à 46% en cas d'obstruction d'un uretère, 61 à 83% lorsque l'obstacle siège au niveau de la vessie ou de
l'urètre. Il suggère que la différence tient au fait que l'obstruction basse provoque
une distension vésicale entraînant elle-même un reflux de l'urine dans les voies
urinaires supérieures. Il est toutefois possible, comme le fait remarquer BEESON,
que la prédominance des complications infectieuses dans les obstructions basses
soit due au fait que celles-ci exigent, beaucoup plus que les obstructions hautes,
des cathétérismes répétés.

β) Perturbations de l'innervation vésicale

Les infections urinaires à colibacilles, plus encore que celles dues au staphylocoque, au Proteus ou au Pseudomonas, sont fréquentes chez les sujets souffrant d'une affection du système nerveux central, plus spécialement de la moelle épinière. Telles sont les colibacilloses urinaires qui compliquent si fréquemment la poliomyélite, le tabès, la sclérose en plaques, les traumatismes médullaires et les myélopathies de l'anémie pernicieuse ou du diabète.

Les études pyélo- et cystographiques pratiquées par HUTCH et BUNTS chez plus de 300 paraplégiques de guerre, sans pouvoir fixer le moment précis où l'infection s'installe, permettent de suivre la succession des éléments qui, finalement, aboutissent à l'insuffisance rénale. Les dommages fonctionnels, pratiquement nuls les trois premières années, prennent par la suite une allure qui peut être rapidement progressive. On constate tout d'abord, chez le 25% des malades environ, un reflux vésico-urétéral qui, au fur et à mesure qu'il s'affirme, se complique d'une déficience fonctionnelle des reins, le facteur mécanique se superposant en pareil cas au facteur infectieux pour précipiter l'évolution de la pyélonéphrite. Il est de règle que la colibacillose, qui existe le plus souvent à l'état pur au début de la maladie, se complique à plus ou moins rapide échéance d'une superinfection à staphylocoques, à streptocoques, à Proteus ou à bacille pyocyanique.

3. Mode de pénétration du colibacille dans les voies urinaires

Le problème de la pénétration du colibacille dans les voies urinaires, bien qu'ayant fait l'objet de plusieurs centaines de travaux cliniques et expérimentaux, n'a pas trouvé jusqu'ici sa solution définitive. Le microbe peut, en effet, atteindre l'appareil urinaire par quatre voies différentes: 1. la voie directe, par contiguïté; 2. la voie ascendante ou urinaire; 3. la voie descendante ou hématogène; 4. la voie lymphatique. Nous n'étudierons ici ces voies de pénétration que de façon sommaire, vu que ce sont les mêmes que celles qui sont à la base des pyélonéphrites en général, affections décrites dans un autre chapitre de ce traité.

a) La voie de pénétration directe, par contiguïté

Ce mode de contamination ne s'observe guère lors de l'introduction initiale du colibacille dans les voies urinaires. Il tient toutefois, par la suite, une place assez importante, du fait que certaines cystites récidivantes, rebelles à toute thérapeutique médicamenteuse, sont entretenues par des infections colibacillaires de la prostate ou des vésicules séminales, elles mêmes secondaires à l'infection primitive des voies urinaires.

b) La voie ascendante, dite urinaire

Les urologues, plus que les médecins internes, ont attribué une importance dominante à la voie ascendante dans la genèse des infections colibacillaires des voies urinaires. Ce mode d'infection est extrêmement plausible, surtout chez la fillette et chez la femme, du fait de la brièveté de l'urètre qui n'offre qu'un obstacle médiocre à l'ascension des microbes qui pullulent au niveau de la vulve et du vagin. Ainsi prennent naissance des cystites à colibacilles qui, lorsqu'elles ne sont pas traitées avec toute l'énergie nécessaire, peuvent être le point de départ d'une infection pyélonéphritique occasionnellement bruyante, mais plus souvent sournoise et longtemps latente.

Chez l'homme, la contamination de la vessie par voie ascendante est certainement moins fréquente. Lorsqu'elle survient, elle est fréquemment la conséquence d'une exploration instrumentale des voies urinaires, la sonde entraînant avec elle, parmi d'autres micro-organismes, les colibacilles qui ne manquent pratiquement jamais au niveau du méat urinaire (Nesbit). Il est à signaler, toutefois, que les cystites les plus sévères s'observent généralement lorsque le sondage s'est accompagné d'un traumatisme, les lésions de la muqueuse, aussi légères et superficielles qu'elles puissent être, facilitant grandement, comme l'a montré Miescher, la fixation du colibacille dans les voies urinaires.

A partir de la vessie, la migration ascensionnelle du colibacille est gênée par divers obstacles, constitués d'une part par le courant continuel de haut en bas que provoque le péristaltisme pyélo-urétéral, d'autre part par la disposition oblique des uretères à leur entrée dans la vessie, disposition qui ne se prête guère au reflux de l'urine (Leadbetter et Duxbury). On sait toutefois qu'un certain reflux peut se produire occasionnellement, soit en raison d'une malformation de l'ostium des uretères, soit ensuite de contractions vésicales surprenant le méat uretéral au moment où il est ouvert. Il est toutefois probable que ce passage de l'isthme urétéro-vésical à contre-courant n'est qu'exceptionnel et que la propagation ascendante du colibacille, affirmée entre autres par Kass et coll., s'effectue le plus souvent par la voie des lymphatiques ou du tissu conjonctif sous-muqueux des voies urinaires. Celui-ci s'étend en effet de façon continue, sans interruption, depuis la vessie jusqu'au bassinet et jusqu'au tissu interstitiel des reins.

c) La voie descendante, dite hématogène

Bien que la voie descendante soit volontiers considérée, depuis les travaux de Legueu et Fisch, comme celle la plus régulièrement suivie par le colibacille lors de sa migration de l'intestin vers les voies urinaires — ce qui implique une *étape sanguine* de la colibacillose —, on ne peut qu'être frappé de l'extrême rareté avec laquelle il a été jusqu'ici possible, exception faite des septicémies fébriles qui sont sans relation avec la colibacillose banale, de mettre en évidence la présence du colibacille dans le sang. Ceci peut s'expliquer par le fait que ce microbe est rapidement détruit, lorsqu'il pénètre en faibles quantités dans la circulation générale, par les anticorps anticoli polyvalents mis en évidence, il y a plus de trente ans déjà, par Weinberg et Ginsbourg. Mais cette destruction précoce par les anticorps circulants, loin de faciliter l'arrivée des colibacilles aux reins, constituerait plutôt un obstacle à la théorie de l'infection descendante. Aussi cette dernière, après son succès initial, devait-elle être plus ou moins délaissée par la suite. De nombreux travaux expérimentaux devaient en effet montrer que le colibacille, alors même qu'il était injecté en quantité massive dans les veines de divers animaux, disparaissait de la circulation en quelques heures et ne présentait aucune tendance à s'implanter dans les voies urinaires (Demole et Arnold).

Depuis quelques années, à la suite des études expérimentales de Navasquez, Braude et Shapiro, ainsi que de Beeson et coll., le problème a toutefois rebondi et l'on suggère de plus en plus que l'infection hématogène constitue le plus fréquent des modes de contamination de l'appareil urinaire par le colibacille. Arrivant aux reins de façon périodique, le colibacille serait en particulier l'agent le plus habituel des pyélonéphrites chroniques, ceci même dans les cas fort nombreux où la maladie se complique d'une superinfection par le staphylocoque, l'entérocoque, le Proteus ou le bacille pyocyanique (Gal).

Un premier pas décisif fut effectué en 1954, lorsque Navasquez montra que les tentatives d'infecter les voies urinaires, et plus spécialement les reins, par une ou plusieurs inoculations intraveineuses de colibacilles, demeuraient régulièrement négatives lorsqu'elles étaient pratiquées chez des animaux à reins intacts, mais qu'elles réussissaient régulièrement lorsque l'animal avait été préparé, quelques semaines ou quelques mois plus tôt, par l'injection préalable d'une culture de staphylocoques dorés. Il se produit en pareil cas, sous l'influence de cette inoculation préalable, une néphrite interstitielle à foyers corticaux multiples, susceptible de guérir en laissant un état cicatriciel qui sensibilise le rein non seulement à l'égard du colibacille, mais à l'égard de divers autres micro-organismes.

Les expériences de NAVASQUEZ, répétées avec le même résultat par SOMMER, permirent à ces auteurs de se représenter le développement et l'évolution des pyélonéphrites de la façon suivante: 1. infection staphylococcique hématogène initiale, entraînant une pyélonéphrite aiguë; 2. organisation des lésions avec fibrose interstitielle et hydronéphrose intrarénale; 3. réinfections récidivantes par le colibacille, éventuellement par d'autres micro-organismes, avec constitution d'une pyélonéphrite chronique.

Des recherches ultérieures de BRAUDE, SHAPIRO et SIEMIENSKI ont montré que l'infection staphylococcique préalable du rein n'était pas une condition indispensable au développement de la pyélonéphrite colibacillaire hématogène, mais qu'un traumatisme rénal, tel que le massage du rein à travers la paroi abdominale, suffisait, lorsqu'il était pratiqué quelques heures avant l'injection intraveineuse d'*Escherichia coli*, à déclencher une pyélonéphrite subaiguë. Celle-ci guérit de façon généralement spontanée, en l'espace de quelques semaines, mais tend à devenir chronique si l'on répète quatre ou cinq fois, à six semaines d'intervalle, l'inoculation hématogène de colibacilles. Les mêmes auteurs ont montré que la pyélonéphrite colibacillaire ainsi produite pouvait, dans des cas exceptionnels, évoluer de façon remarquablement sournoise, sans qu'on puisse mettre en évidence dans l'urine ni colibacilles, ni aucun signe d'infection des reins ou de leurs voies d'excrétion.

Il semblerait d'autre part, d'après de récentes expériences de WOODS, que l'altération préalable du rein ne constitue pas une condition *sine qua non* à la production d'une pyélonéphrite hématogène, mais qu'il serait possible, en utilisant une souche spéciale d'*Escherichia coli*, qu'on pourrait qualifier de *néphropathogène*, de provoquer chez l'animal, dès la première injection des microbes, le développement d'une pyélonéphrite colibacillaire typique, se superposant entièrement, du point de vue anatomo-pathologique, à la pyélonéphrite chronique de l'homme. Ainsi se trouve réalisée, grâce à l'habileté des expérimentateurs, une entité qui par son étio-pathogénie aussi bien que par sa pathologie se rapproche étonnamment du syndrome entéro-rénal de HEITZ-BOYER, syndrome dont d'aucuns s'étaient demandé, d'une façon peut-être un peu trop hâtive, s'il ne constituait pas une simple vue de l'esprit.

En plus de son intérêt doctrinal, la découverte du rôle sensibilisant de l'altération préalable du rein explique pourquoi la pyélonéphrite frappe de façon particulièrement fréquente les sujets dont les reins ont été préalablement sensibilisés par une glomérulonéphrite, une néphrosclérose d'origine vasculaire, un syndrome de KIMMELSTIEL-WILSON ou un rein polykystique. Il est exceptionnel, en effet, que l'anatomo-pathologiste ne puisse mettre en évidence, à l'examen des reins des malades décédés de l'une ou l'autre de ces affections, l'existence d'une néphrite interstitielle associée, ayant souvent évolué sans symptomatologie clinique autonome. Les mêmes néphrites interstitielles peuvent également s'observer chez les sujets dont les reins ont été préalablement touchés par la goutte, la néphrocalcinose ou l'hypokaliémie, ou encore sensibilisés par l'ingestion répétée de phénacétine à doses excessives (SPÜHLER et ZOLLINGER; GSELL et MIESCHER).

d) La voie lymphatique

Bien qu'admise par divers auteurs, la contamination urinaire par voie lymphatique ne joue vraisemblablement qu'un rôle accessoire dans le développement des colibacilloses. Elle pourrait s'effectuer soit de façon directe, par l'intermédiaire des canaux lymphatiques faisant communiquer le tube digestif et les voies urinaires (Goldenberg; Murphy et Schoenberg), soit de façon indirecte, par l'intermédiaire de canaux déversant leur contenu dans le sang, après traversée de la citerne de Pecquet.

Parmi les différents modes de pénétration du colibacille dans les voies urinaires, il en est évidemment deux qui tiennent un rôle prépondérant: d'une part l'infection ascendante, la plus fréquemment rencontrée par l'urologue et dont la cause première est constituée par un obstacle au libre écoulement de l'urine ou par une infection primaire de la vessie; d'autre part l'infection descendante, principalement observée par le médecin interniste; celle-ci, bien qu'ayant une origine primitivement intestinale et hématogène, ne se matérialise pratiquement qu'à l'occasion d'une prédisposition constituée soit par une affection antérieure des reins, soit par une stase urinaire avec tendance à l'hydronéphrose.

V. Anatomie pathologique

Les lésions anatomo-pathologiques observées dans la colibacillose urinaire ne diffèrent pratiquement pas de celles observées dans les pyélonéphrites d'autre origine (Staemmler).

L'aspect macroscopique des reins varie avec l'intensité et l'extension du processus infectieux. Les *formes les plus aiguës*, de même que les *formes débutantes*, se caractérisent par des tuméfactions linéaires ou cunéiformes, de disposition radiaire, s'étendant au travers des zones médullaire et corticale des reins. Au *microscope*, la réaction cellulo-œdémateuse initiale fait bientôt place à un processus leucocytaire plus ou moins marqué, susceptible d'aller jusqu'à la fonte purulente et pouvant atteindre les papilles, les parois du bassinet, les uretères et la vessie. Un processus cicatriciel se développe ensuite dans la majorité des cas, donnant lieu à des proliférations granulomateuses et fibreuses.

Dans un certain nombre de cas, et plus particulièrement chez les diabétiques, l'atteinte des papilles devient prédominante, donnant lieu au tableau de la *nécrose papillaire*. Celle-ci est toutefois plus souvent le fait d'une superinfection par des streptocoques, des entérocoques ou des staphylocoques que d'une infection colibacillaire pure.

De nombreuses formes évoluent d'emblée de façon subaiguë, voire même chronique. Le processus d'infiltration leucocytaire et de fonte purulente est alors réduit à sa plus simple expression et la maladie aboutit finalement au *petit rein pyélonéphritique*. Spühler et Zollinger ont récemment insisté sur la grande fréquence de ce type morphologique, pour lequel ils ont proposé la dénomination de *néphrite chronique interstitielle hématogène*. Cette affection ne présente toutefois pas une origine purement colibacillaire. Elle peut être la conséquence d'un état infectieux d'autre origine, voire même d'une irritation purement chimique.

VI. Etude clinique de la colibacillose

Le colibacille est capable de se fixer sur la presque totalité des organes. Si le foie et les voies biliaires, de même que les reins et les voies urinaires, sont plus électivement atteints, le colibacille peut également s'implanter sur les organes génitaux, et plus exceptionnellement sur l'endocarde, les poumons, les méninges ou les articulations. Il en résulte que le tableau de la colibacillose variera dans une grande mesure selon les organes électivement touchés. La maladie s'extériorisera dès lors sous la forme d'une cholécystite, d'une cholangite, d'une cystopyélite, d'une pyélonéphrite, d'une métrite, d'une annexite, d'une épidydimite, d'une méningite, d'une endocardite, d'une arthrite ou d'une pneumonie, parfois aussi sous l'aspect d'une pleurésie, d'une péritonite ou d'une septicémie. Dans tous ces cas, un tableau clinique identique peut relever d'une étiologie différente, de telle sorte que la mise en évidence du colibacille assure seule le diagnostic de nature de chacune de ces affections.

Du fait que la symptomatologie de la colibacillose dépend avant tout de la diversité des organes atteints et de la sévérité du processus infectieux, on a décrit d'innombrables *formes cliniques* de cette affection. Telles sont la forme hépato-biliaire, l'entérite colibacillaire aiguë, le syndrome entéro-rénal, la forme gravidique, la colibacillose du nouveau-né, la colibacillose des prostatiques, la septicémie colibacillaire, les formes latentes de la maladie. Ces diverses formes cliniques n'intéressent pratiquement l'urologue que dans la mesure où le rein et les voies urinaires participent au tableau de la maladie.

Cette participation du rein et des voies urinaires est en général très marquée. Elle constitue parfois le symptôme unique, très souvent le symptôme dominant du tableau clinique. Elle commande de ce fait non seulement la sémiologie, mais aussi le pronostic et les indications thérapeutiques de la colibacillose. C'est d'ailleurs pour cette raison que le terme de colibacillose, après avoir été appliqué surtout au syndrome entéro-rénal, désigne aujourd'hui plutôt, dans l'esprit de la plupart des médecins, l'infection urinaire à colibacilles et à germes coliformes.

D'une façon générale, abstraction faite de quelques signes dont la présence est exceptionnelle, le tableau clinique de la colibacillose peut se dissocier en trois groupes de symptômes: les symptômes urinaires, les symptômes digestifs et les symptômes généraux.

1. Symptômes urinaires

Le colibacille peut toucher, de façon exclusive ou simultanée, la totalité des organes des voies urinaires, depuis les reins jusqu'à l'extrémité de l'urètre.

a) La cystite colibacillaire

La cystite est aujourd'hui encore considérée, peut-être à tort, comme la plus fréquente des infections urinaires à colibacilles. Ceci s'explique en partie par le fait que la cystite est, parmi toutes les infections colibacillaires, la seule dont le diagnostic s'impose de façon spontanée, en raison de la dysurie, de la pollakiurie et des douleurs hypogastriques. L'urine, parfaitement claire le premier jour dans les cas aigus, se trouble rapidement par la suite, les dernières gouttes de l'émission étant volontiers sanguinolentes. Toutefois la cystite colibacillaire peut revêtir toutes les modalités possibles. Elle ne possède de caractéristique que son origine, souvent méconnue, et son évolution, fréquemment tenace, rebelle et récidivante. Les caractères endoscopiques de cette cystite ont été bien étudiés par BLANC. Ils ne présentent rien de pathognomonique, puisqu'il s'agit de congestion, d'œdème, de suffusions sanguines, d'ulcérations, parfois aussi de foyers puriformes rappelant un furoncle ou encore de masses pseudo-néoplasiques.

La cystite colibacillaire peut être d'origine *endogène*, survenant volontiers en pareil cas après un dérangement intestinal, un écart de régime ou un refroidissement. Elle peut aussi être d'origine *iatrogène*, apparaissant alors après un sondage vésical, une cystoscopie ou toute autre intervention instrumentale sur les voies urinaires.

b) La pyélite colibacillaire

Assez fréquemment, qu'il s'agisse d'infection ascendante ou d'infection descendante, la cystite colibacillaire s'accompagne de pyélite. Celle-ci s'extériorise généralement par une symptomatologie plus bruyante que celle de la simple cystite, s'annonçant en particulier par une poussée fébrile avec frissons et lombalgies. Ces phénomènes généraux sont parfois si violents qu'ils masquent le tableau clinique, le diagnostic ne s'imposant qu'à l'occasion d'une analyse d'urine ou lorsque la palpation bimanuelle permet de saisir un rein douloureux, parfois légèrement augmenté de volume.

Les pyélocystites colibacillaires sont nettement plus fréquentes chez la femme que chez l'homme. Elles sont souvent en relation avec la vie génitale. On les observe en effet volontiers au moment de la défloration, lors des grossesses, à l'accouchement et dans les suites de couches, à l'occasion de diverses maladies ou interventions gynécologiques, enfin à la ménopause et dans la vieillesse. A chacune de ces périodes, la cystopyélite a sa pathogénie propre: traumatisme, compression ou atonie de l'uretère, propagation d'une infection colibacillaire du petit bassin, involution des organes génitaux. Chez l'homme, la cystopyélite est surtout fréquente dans les dernières périodes de la vie, chez les prostatiques rétentionnistes ou chez les rétrécis mal traités, de même qu'à la suite de sondages répétés ou brutaux.

c) La pyélonéphrite colibacillaire

Beaucoup plus redoutable que les cystites et que les pyélocystites est la pyélonéphrite colibacillaire. Cette localisation, assez déconcertante et trop souvent méconnue, accompagne fréquemment la pyélite et les infections urinaires basses, d'où le nom de *pyélonéphrite ascendante* qu'on lui donnait couramment jusqu'à ces dernières années.

Le qualificatif d'ascendante est certainement justifié lorsqu'on peut mettre en évidence, chez les sujets atteints de pyélonéphrite, une anomalie des voies urinaires inférieures, telle que malformation congénitale, sténose ou compression acquises des uretères, lithiase rénale, ou lorsque des manipulations répétées ont facilité l'introduction de germes dans la vessie. Il ne l'est guère en l'absence de ces facteurs qui, en dépit de leur multiplicité, manquent chez un grand nombre des sujets atteints de pyélonéphrite chronique. De nombreuses statistiques, en particulier celle de Mansfield et Mallory, qui porte sur un millier d'autopsies, ont en effet démontré que la fréquence, longtemps insoupçonnée, de cette affection s'élevait au 15% des cas examinés. Force est dès lors d'admettre, avec Spühler, que la pyélonéphrite doit relever, dans des cas assez nombreux si ce n'est dans la majorité d'entre eux, d'une inoculation hématogène plutôt que d'une infection urinaire ascendante. La maladie mériterait, dans ces cas particuliers, la dénomination de *néphropyélite* plutôt que celle de pyélonéphrite, choisie à l'origine pour spécifier que la maladie, partie du bassinet, n'envahissait que secondairement le rein. Nous avons d'ailleurs rappelé, en évoquant la pathogénie de la colibacillose, combien les atteintes rénales préalables, qu'elles soient d'origine glomérulaire, vasculaire, infectieuse ou toxique, favorisaient la fixation du colibacille, comme aussi de divers autres micro-organismes, dans le tissu interstitiel des reins.

La pyélonéphrite peut s'observer sous trois formes différentes: aiguë, chronique ou cicatricielle. Alors que la forme aiguë est d'un diagnostic relativement facile, la pyélonéphrite chronique n'est actuellement reconnue par les cliniciens que dans un cas sur huit environ, tandis que la forme cicatricielle se diagnostique beaucoup plus rarement encore, dans la mesure où elle a pu être mise en évidence à sa phase active.

La *pyélonéphrite colibacillaire aiguë* se caractérise, du point de vue anatomique, par une inflammation pyogène des reins et du bassinet, uni- ou bilatérale. Son début clinique est généralement brutal, se marquant par des frissons, une fièvre élevée, des lombalgies et de la pyurie, occasionnellement aussi par une hématurie ou de la dysurie. L'examen du sang révèle une leucocytose et une accélération de la vitesse de sédimentation globulaire.

De même que la pyélonéphrite colibacillaire des expérimentateurs, la pyélonéphrite aiguë humaine possède une tendance marquée à la guérison spontanée et répond généralement bien aux antibiotiques et aux sulfamidés. Elle présente toutefois une non moins forte tendance aux récidives et prépare le lit aux autres infections microbiennes, peut-être plus encore à celles de nature hématogène qu'à celles du type ascendant (PHILPOT). A partir de ce moment, l'entérocoque, le staphylocoque, le bacille pyocyanique ou le Proteus se substituent fréquemment au colibacille initialement en cause.

Contrairement à la pyélonéphrite aiguë, la *pyélonéphrite chronique* est une affection difficile à diagnostiquer et difficile à guérir. L'anamnèse est fréquemment muette, les symptômes généraux d'infection manquent le plus souvent et les signes urinaires ne se manifestent, sous forme d'une pyurie microscopique, que dans la mesure où le bassinet participe de façon active au processus infectieux.

Le micro-organisme en cause n'est pas toujours facile à isoler. Il est généralement possible de le mettre en évidence, sinon à l'examen direct, du moins par la culture d'urine, à l'occasion des poussées subaiguës de pyélonéphrite ascendante. Il n'en est pas de même dans les cas où l'atteinte du rein, d'origine purement hématogène, évolue sans participation notable du bassinet. Ces cas, pour lesquels SPÜHLER a proposé le terme de néphrite chronique destructrice (chronisch destruierende Nephritis) ne font que difficilement la preuve de leur origine bactérienne, mais tout porte à croire qu'ici encore le colibacille est le germe le plus souvent en cause, du moins à l'origine de l'affection.

Abstraction faite de l'éventuelle mise en évidence du colibacille et des signes d'infection urinaire, qui ne se manifestent dans la règle que de façon intermittente et qui peuvent se réduire à une augmentation des leucocytes et des érythrocytes lors de l'«Addis count», le diagnostic de pyélonéphrite chronique pourra éventuellement se baser, au fur et à mesure que la maladie progresse, sur l'apparition de signes d'insuffisance tubulaire avec hyposthénurie ou isosthénurie et diminution des clearances pour divers éléments endogènes et exogènes. La résorption des bases devient déficitaire, ce qui se traduit par un syndrome de «Salt loosing nephritis» avec tendance à l'hyponatrémie, à l'hypokaliémie et à la déperdition de calcium. Il s'établit ainsi une acidose sanguine métabolique, éventuellement suivie d'hyperparathyroïdisme secondaire avec élévation du taux de la phosphatase alcaline. Ce n'est qu'à une période avancée de la maladie, au fur et à mesure que le processus destructif s'étend aux glomérules, qu'apparaissent l'anémie et les manifestations urémiques qui annoncent la période terminale de la maladie.

La thérapeutique anti-infectieuse, lorsqu'on la met en œuvre à cette période avancée de la maladie, n'offre plus guère de chances de succès. Aussi est-il essentiel, dans tous les cas où l'étude morphologique et bactériologique du sédiment urinaire n'apporte pas la clef du diagnostic, de pratiquer aussi précocement que possible la ponction-biopsie du rein, seule capable de mettre en évidence les lésions, généralement très caractéristiques, de la pyélonéphrite chronique débutante. Il est occasionnellement possible, grâce à cette petite intervention, de déceler le germe responsable de l'atteinte rénale, alors même que l'analyse urinaire, répétée à de nombreuses reprises, s'est montrée constamment négative.

2. Symptômes extra-urinaires

La localisation initiale du colibacille varie avec son mode de pénétration dans les voies urinaires. Lorsqu'il y est entraîné par un cathétérisme ou par une cystoscopie, la manifestation initiale sera naturellement une cystite. Le reflux urinaire, qu'il soit spontané ou secondaire à un obstacle, déterminera la contamination du bassinet, éventuellement aussi des tissus rénaux interstitiels. Si le micro-organisme arrive par voie descendante, il donnera souvent naissance à une simple colibacillurie, mais ne tardera pas à se fixer au niveau du rein, du bassinet ou de la vessie lorsqu'un traumatisme mécanique ou chimique créera un lieu de moindre résistance au niveau de l'un ou l'autre de ces organes.

a) Symptômes généraux

Aussi longtemps que la colibacillose demeure confinée aux voies urinaires inférieures, les symptômes généraux d'infection sont généralement peu marqués ou absents, se bornant à une poussée fébrile, parfois accompagnée de leucocytose et d'accélération de la vitesse de sédimentation globulaire lorsqu'un obstacle s'oppose au libre écoulement de l'urine.

La situation se modifie dès que le rein participe au processus infectieux. On observe alors, selon l'intensité de ce dernier, une élévation thermique plus ou moins marquée et durable, parfois seulement une fébricule de longue haleine, plus marquée à l'effort qu'au repos. On note simultanément, parfois même chez des sujets apyrétiques, la présence des symptômes hématologiques traduisant l'existence d'un processus toxi-infectieux: vitesse de sédimentation globulaire accélérée, leucocytose plus ou moins marquée, déviation à gauche de la formule des polynucléaires, globules blancs à granulations toxiques, anomalies électrophorétiques du protéinogramme. En cas de pyélonéphrite chronique, le malade tend à devenir asthénique, se plaint de céphalées plus ou moins intenses, l'engageant souvent à faire une consommation exagérée d'antinévralgiques et plus particulièrement de phénacétine, elle-même nuisible à l'état rénal. Il est probable que ces symptômes généraux, d'ailleurs soumis à des exacerbations et à des rémissions périodiques, traduisent autant la destruction lentement progressive du tissu rénal que le seul effet des toxines colibacillaires.

b) Symptômes digestifs

Les symptômes digestifs, sur lesquels ont beaucoup insisté les auteurs qui admettaient, il y a une vingtaine d'années, l'origine intestinale quasi constante de la colibacillose urinaire, ne font en réalité pas partie du tableau clinique de cette affection. Ils manquent, en effet, de façon assez habituelle dans les cas d'infection urinaire ascendante, mais se manifestent régulièrement, avec une intensité d'ailleurs variable, lorsque la contamination s'est effectuée par voie descendante. Les symptômes digestifs ne sont alors nullement la conséquence de l'infection urinaire elle-même. Ils permettent toutefois, en mettant l'accent sur l'affection intestinale, de soupçonner l'origine hématogène de l'atteinte de l'appareil urinaire. Ce sont ces cas, dont il serait futile de nier l'existence, qui peuvent, aujourd'hui encore, être groupés sous l'étiquette de syndrome entérorénal.

Les troubles digestifs, lorsqu'ils existent, traduisent presque toujours la présence d'une colite, fonctionnelle ou organique, à prédominance droite. Lorsqu'ils sont discrets, ils ne consistent qu'en une constipation légère ou en une irrégularité des évacuations, avec quelques malaises dyspeptiques tels que langue saburrale, bouche pâteuse, haleine malodorante, inappétence habituelle.

Fréquemment, les troubles digestifs sont plus pénibles, prenant la forme d'une constipation chronique, de plus en plus tenace et surtout mal tolérée. Un retard d'évacuation de peu de jours, parfois de quelques heures, entraîne l'apparition de douleurs abdominales et de symptômes d'intoxication. De pareils malades — ce sont presque toujours des femmes — ont la hantise de la selle et abusent de plus en plus des purgations, les choisissant trop énergiques et entretenant ainsi leur mal en cherchant à l'atténuer.

D'autres fois encore, les périodes de constipation alternent avec des périodes de diarrhée. Cette diarrhée est d'ailleurs bien des fois une fausse diarrhée, constituée par l'émission de matières plus ou moins liquides, mais dont la stagnation dans le côlon droit a été anormalement prolongée. La fluidité des matières traduit alors fréquemment l'hypersécrétion d'une muqueuse journellement irritée par les laxatifs plutôt que l'accélération spontanée du transit.

L'examen de l'abdomen est en pareil cas assez caractéristique. Il existe souvent de l'atonie et de la ptose du côlon. Le plus souvent, des manifestations de spasme se superposent aux phénomènes d'atonie. Le cæcum est habituellement douloureux, gonflé en un boudin volontiers clapotant, témoignage objectif de la stase colique droite. Immédiatement en aval, il n'est pas rare de noter une contraction spasmodique de la seconde partie du côlon ascendant, contraction que l'on retrouve au niveau du côlon transverse et plus encore sur l'anse sigmoïdienne. L'angle colique gauche, en revanche, est souvent distendu par les gaz, ce qui se traduit par un tympanisme démesuré de l'espace sonore de TRAUBE.

Aux symptômes d'irritation et de disfonctionnement du côlon s'ajoutent assez habituellement des signes de *réaction hépato-vésiculaire*. Ceux-ci peuvent être d'origine purement fonctionnelle. Il n'est toutefois pas rare qu'ils traduisent l'existence d'une colibacillose des voies biliaires s'étant installée parallèlement aux troubles urinaires et ayant la même pathogénie.

Ce syndrome digestif, s'il s'affirme parfois de façon bruyante, doit chez d'autres malades être recherché avec soin. Il persiste, dans la règle, plus ou moins atténué, dans les périodes d'accalmie de la maladie. Il doit toujours être l'objet d'un traitement sérieux, vu qu'il constitue, dans tous les cas d'infection colibacillaire des voies urinaires, qu'ils soient de pathogénie primitivement ascendante ou descendante, une prédisposition au réensemencement hématogène de l'appareil urogénital.

VII. Diagnostic de la colibacillose

Le diagnostic de la colibacillose comporte régulièrement trois phases: 1. la mise en évidence d'un état infectieux, aigu ou chronique, touchant une partie ou l'ensemble des voies urinaires; 2. la détection du micro-organisme responsable de cette infection; 3. la recherche des anomalies, urinaires ou digestives, susceptibles d'entretenir la persistance du microbe.

Le diagnostic est aisé, voire même évident, en présence d'une infection aiguë: la fièvre élevée, les éventuelles douleurs hypogastriques ou lombaires, les symptômes dysuriques, l'aspect trouble ou sanguinolent des urines, évoquent d'emblée l'existence d'une infection cystopyélique, dont l'étiologie sera facilement déterminée par l'examen cytobactériologique des urines.

Le problème posé par les formes atténuées, chroniques ou atypiques, est déjà moins facile; aussi ces formes demeurent-elles bien souvent méconnues, alors mêmes qu'elles sont, en réalité, beaucoup plus fréquentes que les formes aiguës de la colibacillose. C'est généralement la découverte d'une légère pyurie qui mettra sur la voie du diagnostic, le malade ne se plaignant que de symptômes vagues et inconstants, attribués à un état fonctionnel ou à des troubles digestifs banaux plutôt qu'à une véritable localisation urinaire.

Beaucoup plus difficile encore est le diagnostic des pyélonéphrites chroniques à symptomatologie urinaire fruste, voire pratiquement nulle, qui peuvent évoluer durant des mois et des années, sans qu'il soit possible d'en affirmer ni l'étiologie ni même l'existence. C'est dans ces cas que l'«Addis count» des leucocytes et des érythrocytes, éventuellement suivi d'une culture d'urine, présentera une importance décisive. Lorsque le résultat de ces divers tests n'entraîne pas la conviction, une ponction-biopsie des reins deviendra souvent nécessaire. Les inconvénients de cette intervention sont en effet minimes en comparaison des dangers qui menacent les sujets atteints d'une pyélonéphrite ignorée.

Le diagnostic d'infection des voies urinaires comporte, pour être complet, la recherche et l'identification du micro-organisme responsable. Ce problème, très simple il y a une trentaine d'années, s'est notablement compliqué dès lors, du fait de la diversité grandissante des espèces microbiennes en cause et de la fréquence croissante des infections mixtes (CAROLL). On estimait, jusqu'il y a 25 ans, que le colibacille était presque toujours en cause. Suter, en 1914, dans une statistique portant sur 197 malades, relève 169 fois (soit dans 87% des cas) la présence du colibacille, 13 fois celle du staphylocoque, 9 fois celle d'un streptocoque et 6 fois celle d'autres microbes.

Cette situation se modifia, assez brusquement, dès la découverte des sulfamidés. Ainsi BRAASCH, en 1939, travaillant dans des conditions analogues à celles de SUTER, ne trouve plus le colibacille que dans 42% des cas. Ce chiffre s'abaisse encore à l'occasion de l'introduction des antibiotiques, si bien qu'une récente statistique des Seneca, de New York, ne fait état du colibacille que dans le 15% des infections urinaires. Il est vrai que cette statistique comprend de nombreux récidivistes, dont la plupart avaient vu, sous l'influence de diverses thérapeutiques, le colibacille disparaître de leurs urines pour y faire place à des micro-organismes plus résistants aux antibiotiques habituels.

Les quatre espèces microbiennes qui, sous l'influence de cette évolution, se sont progressivement substituées au colibacille sont l'entérocoque *(Streptococcus faecalis)*, le bacille pyocyanique *(Pseudomonas aeruginosa)*, le Proteus et le staphylocoque *(Micrococcus pyogenes aureus)*. Il n'est pas sans intérêt de signaler que les infections urinaires, simples ou mixtes, entretenues par ces micro-organismes de substitution, ne présentent, en dehors de la diversité des germes, aucun caractère clinique qui permette de les différencier les unes des autres. Le tableau de la colibacillose, tel que nous l'avons tracé ci-dessus, n'est pratiquement pas modifié et c'est la raison pour laquelle certains auteurs (BARON), tout en étant partisans de la colibacillose «maladie autonome», estiment que cette affection peut être sinon provoquée, du moins entretenue, avec ses caractères cliniques habituels, par la totalité des bacilles coliformes. Ceux-ci poursuivent, en l'absence d'un traitement judicieusement et patiemment conduit, le travail de sape commencé par le colibacille, ce dernier étant susceptible de disparaître et de réapparaître au gré des éventuels changement de médication.

VIII. Pronostic de la colibacillose

Livrée à elle-même, l'infection colibacillaire est susceptible, dans les cas heureux, de guérir de façon spontanée. La fixation du bacille en plein tissu rénal ne constitue pas un obstacle formel à cette guérison, le rein étant doué d'un remarquable pouvoir de défense vis-à-vis des infections microbiennes.

Trop souvent, cependant, lorsque la colibacillose est insuffisamment traitée, soit que les moyens mis en cause aient été mal choisis, soit qu'une indication efficace ait été interrompue de façon trop précoce, la maladie, après des rechutes plus ou moins répétées, finit par s'implanter de façon durable, aboutissant à une pyélonéphrite irrémédiablement progressive. Divers micro-organismes, le plus souvent des coliformes, des streptocoques ou des staphylocoques, peuvent alors se superposer ou se substituer au colibacille, donnant lieu à des infections plus résistantes et plus tenaces que celle provoquée par la colibacillose initiale.

Il arrive aussi que le stade de néphrite interstitielle irréversible, avec son aboutissement urémique fatal, soit atteint à bas bruit, sans aucun épisode infectieux évident, le stade d'invasion des voies urinaires passant complètement inaperçu. Ainsi s'explique la fréquence avec laquelle on rencontre, à l'examen anatomique de sujets dont l'atteinte infectieuse des voies urinaires n'avait jamais été soupçonnée, une pyélonéphrite bien caractérisée. Beaucoup de ces sujets, surtout ceux du sexe féminin, ne signalent dans leurs antécédents qu'une constipation habituelle, fréquemment entrecoupée d'épisodes diarrhéiques, ceux-ci étant moins souvent spontanés que provoqués par l'abus de laxatifs irritants. Beaucoup de ces cas navrants pourront certainement être évités lorsque l'on pratiquera, chez de pareils malades, une plus saine hygiène intestinale et l'examen de routine du sédiment urinaire.

IX. Thérapeutique de la colibacillose

Le traitement de la colibacillose doit s'attaquer d'une part aux germes infectieux eux-mêmes, d'autre part aux facteurs de tout ordre qui favorisent la migration et la pullulation des colibacilles en dehors du tube digestif. Ce traitement comporte des mesures de cinq ordres différents: 1. des mesures générales d'hygiène; 2. le traitement des éventuels troubles intestinaux; 3. l'élimination des obstacles au libre écoulement de l'urine; 4. le traitement des affections susceptibles de favoriser l'implantation du colibacille dans les voies urinaires ou d'en favoriser le maintien; 5. la médication antimicrobienne; 6. le traitement hydrominéral.

1. Hygiène générale

Les mesures d'hygiène générale sont celles que commande la présence de tout état infectieux chronique: Eviter les fatigues de toutes sortes, physiques ou intellectuelles; éviter le froid prolongé, grâce au port de sous-vêtements appropriés, éventuellement aussi grâce à une ceinture de flanelle enroulée à la hauteur des reins. Si cette dernière mesure ne présente pas d'effet protecteur direct, elle a l'avantage de donner au malade, durant toute la saison d'hiver, une indiscutable impression de confort. On conseillera, d'autre part, aux malades de prendre régulièrement un peu d'exercice.

L'hygiène alimentaire ne sera pas moins utile. Elle visera aussi bien à améliorer les fonctions intestinales qu'à éviter les aliments susceptibles d'irriter le parenchyme rénal, toujours menacé à plus ou moins longue échéance. On combattra avec une rigueur toute particulière l'abus des analgésiques, plus particulièrement de la phénacétine, qui sensibilise le rein aux infections microbiennes. Il sera d'autre part indiqué, toutes les fois que l'urine est trop régulièrement et trop franchement alcaline, d'en modifier la réaction par la prescription d'un régime comportant suffisamment de viande, de poisson ou de fromage, aliments dont on connaît bien le rôle acidifiant de l'urine. On se rappellera d'autre part, que les hydrates de carbone, les légumes et les fruits sont le plus souvent alcalinisants.

2. Traitement des troubles intestinaux

La grande majorité, mais non la totalité, des sujets atteints de colibacillose urinaire sont des colitiques de vieille date, constipés, chez qui la stase intestinale droite, cæco-ascendante, avec sa tendance aux fermentations, prédomine sur la stase gauche. Le traitement de cet état intestinal est souvent difficile et toujours délicat: s'il est essentiel de vider l'intestin, il n'est pas moins important d'éviter de l'irriter par l'emploi de purgatifs drastiques. Les médecins praticiens connaissent tous ces poussées de pyélocystites qui surviennent de façon brutale, mais non inattendue, au lendemain d'une purgation imprudemment énergique.

En présence d'une colite de fermentation, le sous-nitrate ou le carbonate de bismuth constituent la médication de choix. Une dose de 10 g, prise le matin à jeun dans un demi-verre d'eau tiède, suffit souvent à calmer les douleurs, à réduire le ballonnement et à neutraliser la constipation. Il n'est toutefois pas rare que la dose de 20 g, parfois même de 30 g, donnée soit en une seule prise le matin, soit en deux ou trois prises préprandiales de 10 g, soit indispensable à l'obtention de ce résultat. On obtient parfois le même succès en remplaçant une partie du bismuth, médicament assez coûteux, par une dose appropriée de carbonate de magnésie. Ce traitement, susceptible, d'apporter à la plupart des malades un soulagement remarquable, doit se prolonger, pour aboutir à un résultat durable ou définitif, durant des mois ou des années. Il y a souvent avantage, pour en rompre la monotonie, à le remplacer une semaine par mois soit par du sorbitol (poly-alcool linéaire d'origine végétale), à la dose de 5 à 15 g par jour, soit, dans les cas de constipation gauche, par de la graine de lin, du psyllium, de l'agar-agar, de la coréine ou de l'huile de paraffine. Dans les périodes de diarrhées, le bismuth sera utilisé à plus faibles doses, ou éventuellement remplacé par du carbonate de chaux, du charbon ou divers désinfectants intestinaux. L'élément spastique, souvent présent, sera combattu par de l'atropine, de la papavérine ou par un anticholinergique approprié.

3. Elimination des obstacles au libre écoulement de l'urine

La thérapeutique médicale de la colibacillose, aussi soigneusement qu'elle soit organisée et aussi patiemment qu'elle soit suivie, se heurte à de fréquents insuccès dus à l'existence d'une stase urinaire. Aussi est-il indispensable, dans la colibacillose comme dans toute autre infection urinaire, de rechercher l'éventuelle existence d'un obstacle au libre écoulement de l'urine, puis d'essayer de l'écarter par l'un des divers moyens, souvent fort efficaces, dont disposent actuellement les urologues. Cette recherche des éléments de stase, fréquemment mise en œuvre de façon trop tardive, s'impose en particulier chaque fois que l'infection urinaire tend à prendre un caractère récidivant.

4. Traitement des affections susceptibles de faciliter l'implantation du colibacille dans les voies urinaires ou d'en favoriser le maintien

Deux conditions tiennent à ce point de vue un rôle particulièrement important: le *diabète* et la *grossesse*. L'effet de cette dernière s'explique généralement par la compression qu'exerce, dès le quatrième mois de la grossesse, l'utérus gravide sur les uretères. Il tient également, pour une part non négligeable, à la constipation si souvent observée chez les femmes enceintes, de même qu'à l'abus de laxatifs qu'entraîne volontiers cette constipation. Quel que soit le mécanisme responsable, il importe de savoir que si l'invasion des voies urinaires par le colibacille s'extériorise fréquemment par une cystopyélite tapageuse, avec fièvre, douleurs lombaires et dysurie, elle peut également s'effectuer à bas bruit, sous forme de pyurie ou de bacillurie purement microscopiques. Aussi l'état urinaire des femmes enceintes doit-il être régulièrement vérifié non seulement quant à l'éventuelle présence d'albumine et de sucre, mais aussi par l'étude cytobactériologique du sédiment.

Le rôle du diabète est certainement plus complexe. On sait depuis plus d'un siècle que celui-ci facilite les états infectieux en général. On sait depuis moins longtemps que l'appareil urinaire est à ce point de vue particulièrement vulnérable, que la colibacillose urinaire des diabétiques se transforme facilement en infection mixte et qu'elle se termine trop fréquemment par une nécrose papillaire d'évolution redoutable. C'est dire que l'examen urinaire des diabétiques doit comporter, tout comme celui de la femme enceinte, une surveillance attentive de la cyto-bactériologie urinaire.

5. Médication antimicrobienne

Le succès du traitement antimicrobien de la colibacillose est conditionné, comme celui des infections urinaires en général, par la précocité du dignostic et par la persévérance dans la conduite du traitement.

Rien n'est plus facile, en fait, que de stériliser temporairement l'urine d'un sujet atteint d'une infection à *E. coli*. Il n'existe, en effet, du point de vue pratique, aucune souche de colibacille qui soit réfractaire «in vitro» à la totalité des antibiotiques ou sulfamidés actuellement connus.

La stérilisation durable des urines — le terme de «définitive» ne peut en pareil cas jamais être utilisé — constitue toutefois un problème particulièrement ardu. Plus de 20% des malades constituent en effet des insuccès du traitement, pour autant qu'on ne se base pas, pour en affirmer la réussite, sur la seule disparition des symptômes cliniques, mais sur l'élimination durable du colibacille des urines. Les succès trop rapidement acceptés, avec l'interruption thérapeutique qu'ils comportent, constituent la raison principale du développement des néphrites urémigènes découvertes à une époque où la médication anti-infectieuse, sans être inopérante, ne saurait plus aboutir à la réversibilité des lésions rénales.

a) Traitement des épisodes aigus de la colibacillose

Il est aujourd'hui exceptionnel qu'un épisode colibacillaire aigu, alors même qu'il s'accompagne de fièvre et de bacillémie, résiste à la thérapeutique antibiotique. Ce postulat s'applique aussi bien aux localisations hépato-biliaires qu'aux localisations néphro-urinaires des infections à *E. coli*.

α) Les sulfamidés

Les sulfamidés, que l'on a trop tendance à remplacer par des antibiotiques fungiques, constituent aujourd'hui encore la médication de choix des colibacilloses urinaires aiguës. Il est toutefois essentiel d'en assurer l'innocuité pour les reins par l'administration simultanée de boissons suffissament abondantes pour assurer une diurèse minima de 1 litre et demi à 2 litres par jour. On évite ainsi les diverses complications dues aux microcristaux des dérivés acétylés qui peuvent précipiter dans les tubes rénaux, les calices, les bassinets et la vessie.

En présence d'une cystopyélite colibacillaire simple, on donnera la préférence aux *sulfamidés à action urinaire élective*, c'est à dire ceux qui sont absorbés par l'intestin de façon quasi complète et dont l'élimination rapide s'accompagne d'une sulfamidurie élevée. Tels sont, en particulier, la diméthylbenzolsulfanilamide

(*Irgafène*) qu'on administre à la dose de 3 g par jour, répartie en trois prises, la sulfanilamido-diméthylpyrimidine (*Elkosine*), la sulfanilamido-pyrimidine (*Sulfa-diazine*) et le sulfaméthyl-thiodiazol (*Rufol*), ce dernier ayant l'avantage de ne nécessiter qu'une posologie très modérée (5 prises de 100 mg, soit 0,5 g par jour). Le diméthyl-sulfanilamido-isoxasol (*Gantrisine*), d'introduction plus récente, a l'avantage de posséder un spectre d'activité particulièrement étendu, ce qui lui permet d'agir, en même temps que sur le colibacille, sur divers germes de super-infection, en particulier sur certaines souches de Proteus.

Ces doses modérées de sulfamidés, qui suffisent au traitement des infections urinaires non compliquées — du fait que le médicament se concentre fortement au niveau des reins et dans l'urine —, s'avèrent insuffisantes lorsque la coli-bacillurie est *doublée d'un état septicémique*. Il convient alors soit d'en doubler ou d'en tripler la dose, soit de donner la préférence aux produits qui, tels que le sulfathiazol, donnent une sulfamidémie — et comme conséquence une imprégna-tion sulfamidée des tissus — particulièrement élevée.

Les sulfamidés d'action prolongée (sulfamidés dépôt) ont l'inconvénient, peut être plus théorique que pratique, de ne s'éliminer dans l'urine que sous une concentration relativement faible. Divers auteurs en ont néanmoins obtenu d'excellents résultats. Ceux-ci ont été réalisés avec la diméthoxy-sulfanilamido-diazine (*Madribon*) aussi bien qu'avec la sulfanilamido-méthoxypyridazine (*Leder-kin*) ou le sulfamido-benzyl-pyrazol (*Orisul*). Les sulfamidée associés, tels que la *Dosulfine* et les *Trisulfonamides*, donnent également de bons résultats.

En fait, la plupart des sulfamidés, abstraction faite de leurs formes insolubles, présentent vis-à-vis du colibacille une efficacité sensiblement équivalente, de telle sorte que leur choix peut être effectué au gré des habitudes du médecin, du prix du médicament ou de quelque propriété spéciale de ce dernier.

β) Les antibiotiques fungiques

Les antibiotiques fungiques, médicaments de choix de la plupart des infections colibacillaires chroniques, ne sont que rarement nécessaires au traitement de la colibacillose urinaire aiguë, exception faite des cas où celle-ci ne constitue qu'un épisode d'une septicémie à colibacilles. Les antibiotiques deviennent de même indispensables chez les sujets intolérants aux sulfamidés, ainsi que dans les cas, très exceptionnels, où l'infection des voies urinaires est le fait d'un colibacille sulfamido-résistant. Le choix de l'antibiotique et la conduite du traitement s'effectueront alors conformément aux indications données à propos du traitement des infections colibacillaires chroniques ou récidivantes.

γ) La nitrofurantoïne

La nitrofurantoïne (*Furadantine*) possède, vis-à-vis du colibacille, un effet sensiblement analogue à celui des sulfamidés. Administrée aux doses de 400 à 600 mg par jour, elle détermine en une trentaine de minutes une action bactéricide puissante dans l'urine, alors même que son taux sanguin demeure relativement peu élevé. Le résultat du traitement, généralement rapide et souvent définitif dans les cystites colibacillaires aiguës, est habituellement plus lent dans les pyélo-cystites, surtout lorsqu'elles sont entretenues par la présence de calculs.

b) Traitement des infections colibacillaires récidivantes ou chroniques

Les infections colibacillaires chroniques ou récidivantes des voies urinaires peuvent être dues, dans des cas exceptionnels, à une résistance spontanée ou acquise des colibacilles. Elles sont plus souvent le fait d'une invasion secondaire par le Proteus, l'Aerobacter, le Pseudomonas ou l'entérocoque. Ceux-ci peuvent soit se surajouter au colibacille, soit le supplanter complètement dans les voies urinaires. Le fait s'observe surtout à la suite des cures sulfamidées plusieurs fois répétées, ou à la suite des cathétérismes répétés ou des traumatismes instrumentaux des voies urinaires.

Le traitement devra, en pareil cas, pour exercer son maximum d'efficacité, être dirigé par une étude soigneuse de la résistance «in vitro», les antibiotiques les plus régulièrement actifs étant en pareil cas la streptomycine, les tétracyclines et le chloramphénicol.

Le rôle de la *streptomycine* est généralement très limité, en raison de l'extrême rapidité avec laquelle s'installe la streptomycino-résistance du colibacille et des bactéries coliformes. Aussi est-il indiqué de n'utiliser cet antibiotique qu'en observant strictement les règles suivantes: le médicament doit être donné aux doses quotidiennes de 1 à 2 g, réparties en deux à quatre injections; la cure ne doit pas se poursuivre au delà de cinq à sept jours; il faut, d'autre part, s'abstenir de streptomycine en présence de toute atteinte rénale tant soit peu importante.

Les *tétracyclines* se recommandent par leur grande maniabilité. Elles doivent être données, dans la règle, à la dose optima de 2 g par jour, à raison de 500 mg toutes les six heures, le traitement s'étalant sur une ou deux semaines. Ces cures peuvent être, selon les cas, répétées à plusieurs reprises, la résistance acquise du colibacille aux tétracyclines étant relativement exceptionnelle et lente à se manifester. Elles doivent être occasionnellement interrompues par la mauvaise tolérance digestive de l'antibiotique.

Le *chloramphénicol*, du fait de son efficacité élective sur le colibacille, en raison aussi de l'étendue de son spectre antibactérien et de sa bonne tolérance par l'intestin, constitue pour beaucoup d'auteurs le médicament de choix des colibacilloses chroniques. On le prescrit volontiers, tout comme les tétracyclines, par cures d'une à deux semaines, à la dose de 2 g par jour. Le bon effet du médicament est malheureusement assombri par la fréquence grandissante des accidents d'anémie aplastique attribués à son emploi, anémies dont le pronostic est des plus réservé. Le contrôle régulier de l'hémogramme ne permet pas toujours d'éviter cette complication qui peut s'installer avec une brusquerie déconcertante.

La *colimycine*, dernière venue des antibiotiques à action antibacillaire élective, voit ses indications limitées par le fait qu'elle ne peut être administrée, en raison de sa mauvaise absorption intestinale, que sous forme d'injections parentérales. Elle ne convient dès lors guère au traitement des infections colibacillaires chroniques. On en a obtenu, en revanche, quelques succès remarquables dans les septicémies colibacillaires aiguës et DEROT et coll. l'ont administrée avec profit dans diverses pyélonéphrites colibacillaires accompagnées de manifestations urémiques sévères. Cet antibiotique se signale par sa faible toxicité, bien qu'on ait occasionnellement décrit, sous son influence, une aggravation de l'état rénal ou l'apparition de manifestations encéphaliques toxiques.

Quel que soit l'antibiotique choisi, le traitement devra presque toujours être conduit de façon intermittente, la reprise de la médication étant commandée par toute réapparition du colibacille dans l'urine. Il sera surtout poursuivi de façon très prolongée, ce qui peut aboutir, même à une période avancée de la maladie, à l'élimination définitive du colibacille.

Lorsque la colibacillose résiste à toutes les tentatives ci-dessus décrites, il peut être utile de recourir aux *anciennes médications acidifiantes*, et tout particulièrement à *l'acide mandélique* et au *mandélate d'héxamine*, médicaments qui ont été récemment remis en honneur par KASS, de Boston. Le p_H urinaire doit être réduit, pour assurer le succès de ces produits, aux taux les plus bas, l'effet thérapeutique étant environ trois fois actif au pH 5 qu'au pH 5,5. Cet effet optimum s'obtiendra grâce à une ration supplémentaire d'acides aminés, grâce aussi à l'ingestion quotidienne de 4 à 12 g de méthionine ou de quelques grammes de chlorure d'ammonium.

On commencera le traitement, selon KASS, par l'administration quotidienne de 4 g de mandélate d'héxamine, cette dose étant éventuellement augmentée d'un gramme tous les deux à trois jours. La progression de la posologie est toutefois rapidement arrêtée par l'apparition d'une dysurie de nature irritative. La dose ainsi atteinte sera continuée durant au moins une semaine après stérilisation des urines, après quoi l'on s'en tiendra à la plus forte dose qui peut être administrée sans inconvénient local. Ce traitement devra être poursuivi, pour assurer un plein succès, durant un minimum de six mois, parfois durant un an.

6. Traitement hydrominéral

Lorsque la colibacillose résiste à tous les traitements ci-dessus signalés, et plus particulièrement lorsqu'elle prend un caractère indéfiniment récidivant, le traitement hydrominéral pourra être d'un réel secours. Ce traitement s'adressera, selon les cas, soit à l'état intestinal, soit aux troubles de l'appareil urinaire.

Les stations thermales françaises se sont particulièrement spécialisées dans ces types de thérapeutique. Châtel-Guyon et Plombières conviennent plus particulièrement à la cure des troubles intestinaux. La première de ces stations est spécialement efficace dans les états douloureux et spastiques du côlon. Châtel-Guyon semble exercer une action plus directe sur la muqueuse intestinale. Les cures de Vittel et d'Evian, grâce à leur effet diurétique puissant, déterminent un véritable lavage des voies urinaires, voire même un drainage de certains foyers infectieux. Enfin la station de La Preste, dans les Pyrénées Orientales, contribue occasionnellement, grâce à ses eaux silicatées et sulfureuses, à l'élimination définitive de colibacilloses urinaires ayant résisté aux traitements anti-infectieux les plus modernes.

Bibliographie

BARON, P.: La colibacillose existe-t-elle? Brux. méd. 31, 1259 (1951). — BEESON, P. B.: Factors in the pathogenesis of pyelonephritis. Yale J. Biol. Med. 28, 81 (1955). — BEESON, P. B., H. ROCHA and L. B. GUZE: Experimental pyelonephritis. Influence of localized injury in different parts of the kidney. Trans. Ass. Amer. Phys. 70, 120 (1957). — BELL, E. T.: Exsudative interstitial nephritis. Surgery 11, 261 (1942). — BICKEL, G.: La colibacillose. Étude pathogénique et clinique. Rev. méd. Suisse rom. 54, 1037 (1934). — BICKEL, G., et P. RENTCHNICK: Les entérocolites staphylococciques aiguës de la thérapeutique antibiotique. Schweiz. med. Wschr. 84, 311 (1954). — BOIVIN, A.: Multiplicité des types antigéniques chez les colibacilles de la flore intestinale de l'homme normal. C.R. Soc. Biol. (Paris) 136, 257 (1942). — Données biologiques concernant le très vaste groupe des colibacilles, germes saprophytes et pathogènes. Paris méd. 36, 157 (1946). — BRAASH, W. F.: Present status of chemotherapy for infections of the urinary tract. Amer. J. Surg. 45, 472 (1939). — BRAUDE, A. I., A. P. SHAPIRO and J. SIEMIENSKI: Hematogenous pyelonephritis in rats. Its pathogenesis when produced by a simple new method. J. clin. Invest. 34, 1489 (1955). — Hematogenous pyeloniphritis in rats. Relationship of bacterial species to the pathogenesis of acute pyelonephritis. J. Bact. 77, 270 (1959). — BRAUN, O. H.: Das Problem der Pathogenität von *Escherichia coli* im Säuglingsalter. Ergebn. inn. Med. Kinderheilk. 4, 52 (1953).

CAMPBELL, M. F.: Clinical pediatric urology. Philadelphia: W. B. Saunders Company 1951. — CAROLL, G.: The changing flora of urinary tract infections in this antibiotic age. J. Urol. (Baltimore) 73, 609 (1955).

DAVIS, D. M.: Obstruction in the pathology of pyelonephritis. In: Biology of Pyelonephritis, p. 445. London: Churchill J. & A. 1960. — DEMOLE, M. J., E. ARNOLD et R. CHAPUISAT: Recherches sur le comportement du colibacille introduit dans le sang circulant du lapin. C. R. Soc. Biol. (Paris) 118, 13 (1935). — DEROT, M., M. GOURY-LAFFONT et M. ALBONY: La colimycine en pathologie rénale. Gaz. méd. Fr. 68, 1169 (1961). — DESGEORGES, P.: La colibacillose. Paris: Maloine S. A. 1935.

FINLAND, M.: The present status of the chemotherapy of pyelonephritis. In: Biology of Pyelonephritis, p. 673. London: Churchill J. &. A. 1960. — FRITEL, D.: La colibacillose. Rev. de l'Infirmière 7, 285 (1957).

GAL, E. A.: Pyelonephritis. Bull. N.Y. Acad. Med. 37, 367 (1961). — GARROD, L. P., R. A. SHOOTER and M. P. CURWEN: Results of chemotherapy in urinary infections. Brit. med. J. 1954 II, 1003. — GOIFFON, R.: Les colibacilloses en pratique médicale. Paris: Masson & Cie. 1931. — GOLDENBERG, S.: Das conexões linfaticas dos colons com os vasos linfaticos peri-renais. Thèse de São Paulo 1958. — GSELL, O., H. D. RECHENBERG u. P. MIESCHER: Die primär chronische interstitielle Nephritis. Dtsch. med. Wschr. 82, 1718 (1957). — GUZE, L. B.: Consideration of certain host factors in the pathogenesis of pyelonephritis. Bull. N.Y. Acad. Med. 37, 468 (1961).

HEITZ-BOYER, M.: Conception d'ensemble du syndrome entéro-rénal et des syndromes associés. J. méd. franç. 23, 300 (1934). — Le syndrome entéro-rénal. Rapp. Congrès de la Colibacillose, Châtel-Guyon 1934. — HELMHOLZ, H. F.: Determination of the bacterial content of the urethra. A new method, with results in a study of 82 men. J. Urol. (Baltimore) 64, 158 (1950). — HELMHOLZ, H. F., and F. MILLIKIN: The bacteriology of the normal infants urine. Amer. J. Dis. Child. 23, 309 (1952). — HERWEG, J. C., J. N. MIDDELKAMP and H. K. THORNTON: Escherichia coli diarrhea. J. Pediat. 49, 629 (1956). — HUTCH, J. A., and R. C. BUNTS: The present urologic status of the war time paraplegic. J. Urol. (Baltimore) 66, 218 (1951). — HUTET, G.: Le syndrome entéro-urinaire existe en dépit des antibiotiques. J. Méd. Lyon 43, 507 (1962).

KASS, E. H.: Chemotherapeutic and antibiotic drugs in the management of infections of the urinary tract. Amer. J. Med. 18, 764 (1955). — Bacteriuria and the diagnosis of infections of the urinary tract. Arch. intern. Med. 100, 709 (1957). — The role of asymptomatic bacteriuria in the pathogenesis of pyelonephritis. In: Biology of Pyelonephritis, p. 399. London: Churchill J. & A. 1960. — Chemotherapy of infections of the urinary tract. Practitioner 188, 22 (1962). — KASS, E. H., E. VIVALDI, R. COTRAN and D. P. ZANGWILL: Ascending infection as a mechanism in pathogenesis of experimental pyelonephritis. Proc. Soc. exp. Biol. (N.Y.) 102, 249 (1959). — KAUFFMANN, F.: Enterobacteriaceae. Copenhague: E. Munksgaard 1954. — KLEEMAN, C. R., W. L. HEWITT and L. B. GUZE: Pyelonephritis. Medicine (Baltimore) 39, 3 (1960). — KOEPKE, H. W.: Zum Problem der Dysbakterie des Darmes. Medizinische 1957, 1321. — KUNIN, C. M.: Analysis of the restrictions imposed by renal failure on antibiotic therapy of pyelonephritis. In: Biology of pyelonephritis, p. 623. London: Churchill J. &. A. 1960.

LEADBETTER, G. W., J. H. DUXBURY and J. R. DREYFUSS: Absence of vesicoureteral reflux in normal adult males. J. Urol. (Baltimore) 81, 69 (1960). — LEISHMAN, A. W.: Bacillus colon infection of the urinary tract. Its relation to bowel function. Lancet 1939 II, 971. — LE MINOR, L., P. J. FOURNIER et E. ELIACHAR: Le dépistage rapide par la méthode de l'immunofluorescence des Escherichia coli entéropathogènes. Sem. Hôp. Paris 38, 3073 (1962).

MANSFIELD, J. S., G. K. MALLORY and L. B. ELLIS: The differential diagnosis of chronic Bright's disease. New Engl. J. Med. 229, 387 (1943). — McLEAN, L. D., and M. H. WEIL: Hypotension (shock) in dogs produced by Escherichia coli endotoxin. Circulat. Res. 4, 546 (1956). — MIESCHER, G.: Etudes expérimentales sur la dissémination et la fixation de germes (colibacille, gonocoque) dans l'organisme. Presse méd. 53, 524 (1945). — MURPHY, J. J., and H. W. SCHOENBERG: The lymphatic system of the urinary tract and pyelonephritis. In: Biology of Pyelonephritis, p. 89. London: Churchill J. &. A. 1960.

NAVASQUEZ, S. DE: Studies in experimental pyelonephritis produced by various bacteria, with special references to renal scaring as a factor in pathogenesis. J. Path. Bact. 71, 27 (1956). — NESBIT, R. M.: The relation of instrumentation to infection of the kidney. In: Biology of Pyelonephritis, p. 465. London: Churchill J. & A. 1960. — NETER, E.: Enteritis due to enteropathogenic Escherichia coli. J. Pediat. 55, 223 (1959). — NISZLE, A.: Das Problem der Dysbakterie des Dickdarmes und ihre Behandlung. Klin. Wschr. 11, 1456 (1932).

PHILPOT, V. P.: Bacterial flora of urine specimens of normal adults. J. Urol. (Baltimore) 75, 562 (1956).

RANTZ, L. A.: Serological grouping of Escherichia coli. Study in urinary tract infections. Arch. intern. Med. 109, 37 (1962).

SCHULTE, T. L.: Newer methods in a study of the bacteriology of the urinary tract. Proc. Mayo Clin. 14, 249 (1939). — SEARS, H. J., and I. BROWNLEE: Further observations on persistence of individual strains of Escherichia coli in intestinal tract of man. J. Bact. 63, 47 (1952). — SEELIGER, H. P.: Probleme der mikrobiellen Besiedlung des Darmtrakts. Dtsch. med. Wschr. 83, 629 (1958). — SENECA, H., U. K. TROC and A. ABRAHAM: Management of

Aerobacter and *Escherichia* in urinary tract infections. J. Urol. (Baltimore) **81**, 324 (1959). — Shackman, R., and D. Mersent: The effect of an indwelling catheter on the bacteriology of the male urethra and bladder. Brit. med. J. **1954 II** 1009. — Shapiro, A. P., A. I. Braude and J. Siemienski: Hematogenous pyelonephritis in rats. Production of chronic pyelonephritis by *Escherichia coli*. Proc. Soc. exp. Biol. (N.Y.) **91**, 18 (1956). — Sorice, F.: Patologia da *Escherichia coli*. Policlinico, Sez. prat. **63**, 3 (1956). — Spühler, O.: Aktuelle Probleme der chronischen Nierenaffektionen. Schweiz. med. Wschr. **86**, 895 (1956). — Die chronische Pyelonephritis. Schweiz. med. Wschr. **91**, 1079 (1961). — Grenzen der Nierendiagnostik. Dtsch. med. Wschr. **87**, 2349 (1962). — Spühler, O., u. H. U. Zollinger: Die chronisch-interstitielle Nephritis. Z. klin. Med. **151**, 1 (1953). — Staemmler, M.: Die Nephropyelitis und Pyelonephritis. In: E. Kaufmann, Lehrbuch der speziellen pathologischen Anatomie, Bd. II, Teil 1, S. 680. Berlin: W. de Gruyter &Co. 1957. — Strominger, L.: La colibacillose. Etude clinique et thérapeutique. Paris: Masson & Cie. 1935.

Vosti, K. L., A. S. Monto and L. A. Rantz: Relation of fecal flora to endogenous infections of the urinary tract. J. clin. Invest. **41**, 1408 (1962).

Whitaker, J., R. H. Page, C. S. Stulberg and W. W. Zuelzer: Rapid identification of enteropathogenic *Escherichia coli* by the fluorescent antibody technique. J. Dis. Child. **95**, 1 (1958). — Woods, J. W.: Non obstructive *E. coli* pyelonephritis in the rat. Proc. Soc. exp. Biol. (N.Y.) **104**, 116 (1960).

Zollinger, H. U.: Chronische interstitielle Nephritis bei Abusus von phenacetinhaltigen Analgetica. Schweiz. med. Wschr. **85**, 746 (1955).

Sachverzeichnis — Subject Index — Table analytique des matières